中国医学装备绿皮书

中国医学装备发展状况与趋势
（2025）

中国医学装备协会　编著

中国协和医科大学出版社
北　京

图书在版编目（CIP）数据

中国医学装备发展状况与趋势. 2025 / 中国医学装备协会编著. -- 北京：中国协和医科大学出版社, 2025. 6. -- ISBN 978-7-5679-2609-7

Ⅰ. R197.38

中国国家版本馆CIP数据核字第20257KD538号

编　　著　中国医学装备协会
策划编辑　栾　韬
责任编辑　高淑英　姚佳悦
封面设计　邱晓俐
责任校对　张　麓
责任印制　黄艳霞
出版发行　**中国协和医科大学出版社**
（北京市东城区东单三条9号　邮编100730　电话010-65260431）
网　　址　www.pumcp.com
印　　刷　廊坊市佳艺印务有限公司
开　　本　787mm×1092mm　1/16
印　　张　24
字　　数　500千字
版　　次　2025年6月第1版
印　　次　2025年6月第1次印刷
定　　价　218.00元

编委会名单

注：① 华中科技大学同济医学院附属协和医院重庆医院。
　　② 上海联影医疗科技股份有限公司。

编写说明

一、资料来源

1. 全球数据主要涵盖多个国际知名机构与官方平台，包括：行业研究机构Frost & Sullivan（弗若斯特沙利文）、IQVIA（艾昆纬）；企业公开信息；专业医疗数据库Evaluate MedTech，Statista.com；美国食品药品管理局（FDA）的510（k）注册数据库、PMA（上市前批准）审批信息，欧盟医疗器械数据库（Eudamed），欧洲医疗技术协会（Medtech Europe）；日本厚生劳动省官网，日本医药品和医疗器械局（PMDA）的普通医疗器械数据库；俄罗斯国家统计局；联合国。

2. 我国数据主要来源于中国医学装备协会、中国海关总署、国家及省（自治区、直辖市）药品监督管理局（以下简称“药监局”）、医装数胜、公开招投标信息、医知桥、企业公开信息。

3. 数据均由北京医装数胜科技有限公司整理。

二、统计口径

1. 本书中涉及的全国统计数据，除生产企业专利外，其他均未包括香港特别行政区、澳门特别行政区和台湾省数据。

2. 全书统计时间无特别说明情况下，均截至2024年12月31日。

三、误差说明

1. 因进一步统一和规范统计口径标准，细分领域市场分析与《中国医学装备发展状况与趋势（2024）》数据存在出入，以本书数据为准。

2. 本书饼状图、百分比堆积柱状图中的各分类数据占比总和为100%，因保留数据采用四舍五入法，会存在极小误差。

四、统计分组

本书中涉及的部分细分领域对应产品分类，对照国家药监局《医疗器械分类目录》（2017），说明如下：①低值耗材主要对应“注输、护理和防护器械”产品大类；②IVD主要对应“临床检验器械”“体外诊断试剂”产品大类；③生命支持设备主要对应“呼吸、麻醉和急救器械”产品大类（不含家用医疗设备），以及“输血、透析和体外循环器械-03血液净化及腹膜透析设备”“医用诊察和监护器械-03生理参数分析测量设备-01心电测量、分析设备”产品分类，不含家用场景产品；④家用医疗设备主要对应“呼吸、麻醉和急救器械-01呼吸设备-04家用呼吸机（生命支持）、05家用呼吸支持设备（非生命支持）”“呼吸、麻醉和急救器械-04医用制氧设备”“医用诊察和监护器械-03生理参数分析测量设备-03无创血压测量设备、04体温测量设备”等适用场景为家用的产品分类；⑤康复器械主要对应“医用康复器械”“物理治疗器械”产品大类中的大部分产品。此外，其他医学装备细分领域包括手术机器人、中医器械、手术器械/器具等；医用耗材参照医保医用耗材目录进行归类。

前 言

医学装备作为医疗卫生资源的重要组成部分，是卫生健康事业发展和制造业现代化水平提升的重要体现，既是保障人民生命健康的重要物质基础，又是促进经济社会发展新的增长引擎。

2024年，面对外部压力加大、内部困难增多的复杂严峻形势，我国医学装备市场呈现“先抑后扬，稳中向好”的特点。随着大规模设备更新等相关政策的落地，医学装备市场逐步复苏，回升向好，全年增长6%左右，市场规模达到1.35万亿元人民币。截至2024年底，我国医疗器械生产企业达3.3万余家，其中上市企业达175家，在国家实施区域发展战略背景下，京津冀地区、粤港澳大湾区、长三角三大城市群逐渐成为医学装备产业高质量发展的重要动力源，这三大城市群拥有的医疗器械企业数量占全国的54.5%。同时，国内医学装备企业不断开拓国际市场，加速国际化布局，出口快速增长，2024年出口贸易额为440.3亿美元，同比增长5.9%。

2024年，国家发展改革委、国家卫生健康委等四部门全面部署医疗卫生领域大规模设备更新，为医学装备行业发展提供了广阔的市场空间。12月，中央经济工作会议提出“实施医疗卫生强基工程”，进一步推动医学装备行业的发展。随着人口老龄化加剧、慢性疾病发病率上升及人民公共卫生意识和对高质量医疗服务的要求不断提高，对医学装备的需求也在持续增加。同时，人工智能、物联网、3D打印和机器人等新兴技术不断进步，为医学装备行业发展提供了新机遇。

《中国医学装备发展状况与趋势（2025）》全书共分四章，分别阐述我国和全球医学装备市场、医学装备若干子领域市场及发展趋势、政策解读、行业热点等内容，以翔实的数据、全面的资料、权威的政策解读、前沿的技术，对医学装备行业进行科学、深度分析，为关心医学装备行业发展的各界人士提供参考。

从2010年至今，中国医学装备协会已经连续十四年编写《中国医学装备发展状况与趋势》（中国医学装备绿皮书），从多层面、多维度、多视角展示我国和全球医学装备行业新情况、新政策、行业热点和年度新技术、新产品，努力成为本领域具有一定影响力的综合性年度报告。

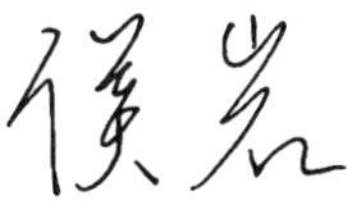

2025年6月

目　录

第一章　总论

第一节　全球医学装备发展情况

一、市场概述

（一）市场规模

2017—2024年全球医学装备行业市场规模持续扩大，从2017年4050亿美元增长至2024年6575亿美元，年复合增长率为7.2%。预计2025—2030年，全球医学装备市场规模复合增长率为5.5%，在2030年突破9000亿美元，见图1-1。

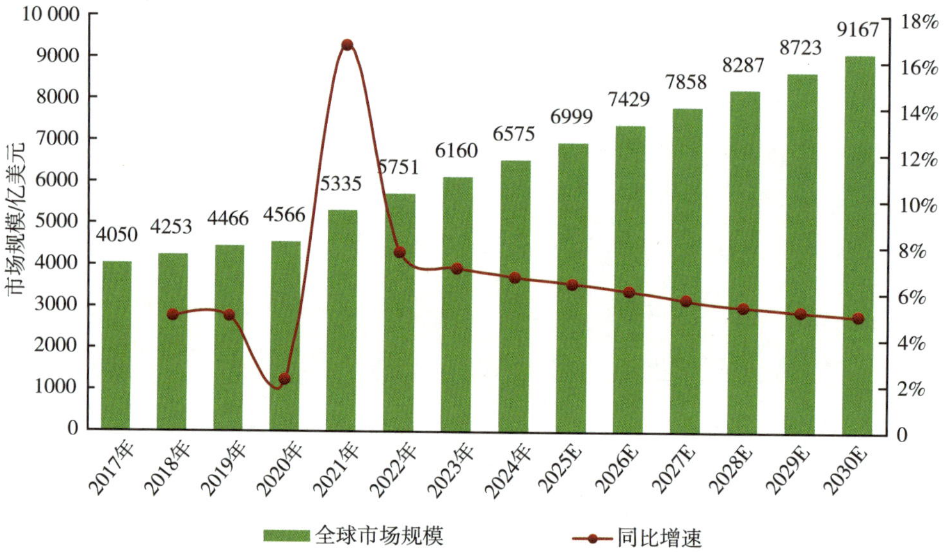

图1-1　2017—2030E年全球医学装备市场规模及增长趋势

数据来源：Frost & Sullivan。

从细分领域市场规模分析，2024年前五名分别为体外诊断（in vitro diagnostic products，IVD）、心血管、影像学检查、骨科、眼科器械，占总体市场规模54.7%。IVD仍然是最大的细分市场，占总体的17.9%，见图1-2。

根据全球医学装备企业最新公开财报数据，整理形成“2024年全球医学装备企业百强榜”（以下简称“2024年全球百强榜”）。2024年全球百强榜中，企业总营业收入约为5509亿美元，较2023年增加约273亿美元，营业收入超过10亿美元的企业数量有83家，较2023年减少1家。2024年全球百强榜企业入围门槛为6.17亿美元，与2023年对比变化不大，见表1-1。

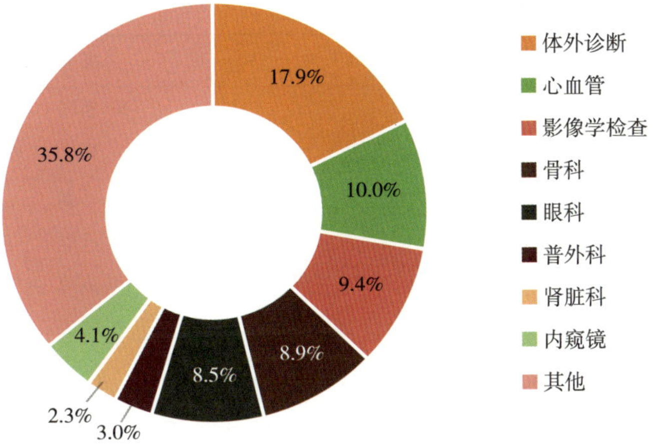

图 1-2　2024 年全球医学装备细分领域市场规模占比情况

数据来源：IQVIA。

表 1-1　2024 年全球医学装备企业百强榜

排名	公司（纳入统计的业务板块）	总部所在地	营收（亿美元）
1	美敦力（Medtronic）	美国	323.64
2	强生（Johnson & Johnson，医疗技术业务）	美国	318.57
3	雅培（Abbott，医疗设备业务、诊断业务）	美国	283.27
4	西门子医疗（Siemens Healthineers）	德国	242.57
5	麦朗（Medline Industries）	美国	232.00
6	史赛克（Stryker）	美国	225.95
7	碧迪（BD，医疗板块、生命科学板块、介入板块）	美国	201.78
8	飞利浦（Royal Philips）	荷兰	197.04
9	GE 医疗（GE HealthCare）	美国	195.52
10	丹纳赫（Danaher，生命科学业务和诊断业务）	美国	171.16
11	波士顿科学（Boston Scientific）	美国	167.47
12	嘉德诺（Cardinal Health，医疗业务）	美国	166.19
13	罗氏诊断（Roche Diagnostics，诊断业务）	瑞士	163.12
14	百特（Baxter）	美国	148.13
15	汉瑞祥（Henry Schein）	美国	123.39
16	欧麦斯－麦能（Owens & Minor）	美国	103.34
17	贝朗（B. Braun）	德国	94.55
18	爱尔康（Alcon）	美国	94.00
19	直觉外科（Intuitive Surgical）	美国	83.52
20	舒万诺（前身为 3M Health Care）	美国	81.97

续 表

排名	公司（纳入统计的业务板块）	总部所在地	营收（亿美元）
21	捷迈邦美（Zimmer Biomet）	美国	73.94
22	富士胶片（Fujifilm Holdings，医疗保健业务）	日本	69.67
23	奥林巴斯（Olympus，医疗业务）	日本	66.89
24	泰尔茂（Terumo）	日本	65.87
25	爱德华兹生命科学（Edwards Lifesciences）	美国	60.05
26	施乐辉（Smith & Nephew）	英国	55.49
27	斯泰瑞（Steris）	英国	51.39
28	迈瑞医疗	中国	49.57
29	瑞思迈（ResMed）	美国	46.85
30	费森尤斯医疗（Fresenius Medical Care，医疗产品）	德国	44.03
31	索诺瓦（Sonova）	瑞士	40.54
32	豪洛捷（Hologic）	美国	40.30
33	艾利科技（Align Technology）	美国	39.99
34	登士柏西诺德（Dentsply Sirona）	美国	39.65
35	佳能医疗（Canon Medical）	日本	39.57
36	康乐保（Coloplast）	丹麦	39.23
37	库珀医疗（Cooper Cos.）	美国	38.95
38	豪雅（Hoya，护理业务）	日本	37.72
39	德康（Dexcom）	美国	36.22
40	洁定（Getinge）	瑞典	32.96
41	尼普洛（Nipro，医疗业务）	日本	32.82
42	戴蒙特（Demant，听力设备）	丹麦	32.54
43	泰利福（Teleflex）	美国	29.74
44	布鲁克（Bruker）	德国	29.65
45	士卓曼（Straumann）	瑞士	26.96
46	伯乐（Bio-Rad）	美国	26.71
47	WS Audiology	丹麦	26.62
48	保赫曼（Paul Hartmann）	德国	25.42
49	盈纬达（Envista）	美国	25.11
50	安湃声（Amplifon）	意大利	24.51
51	库克医疗（Cook Medical）	美国	23.00
52	艾希优医疗（ICU Medical）	美国	22.59
53	蔡司医疗（Carl Zeiss Meditec）	德国	22.41
54	康维德（ConvaTec）	美国	21.42

续 表

排名	公司（纳入统计的业务板块）	总部所在地	营收（亿美元）
55	德尔格（Drager，医疗业务）	德国	21.23
56	迈心诺（Masimo）	美国	20.48
57	迪安诊断	中国	19.03
58	威高股份	中国	18.77
59	医科达（Elekta）	瑞典	17.12
60	Enovis	美国	17.07
61	Insulet	美国	16.97
62	HU Group	日本	16.90
63	联影医疗	中国	16.19
64	Integer	美国	15.97
65	日本光电（Nihon Kohden）	日本	15.86
66	Globus Medical（与NuVasive合并）	美国	15.68
67	英特格拉生命科学（Integra Lifesciences）	美国	15.42
68	科利耳（Cochlear）	澳大利亚	14.80
69	新华医疗	中国	14.21
70	美国血液技术（Haemonetics）	美国	13.09
71	康美（Conmed）	美国	13.07
72	润达医疗	中国	12.98
73	麦瑞通（Merit Medical Systems）	美国	12.57
74	金域医学	中国	12.12
75	稳健医疗	中国	11.62
76	理诺珐（LivaNova）	英国	11.54
77	乐普医疗	中国	11.32
78	鱼跃医疗	中国	11.31
79	英佰达（Embecta）	美国	11.23
80	费雪派克医疗保健（Fisher & Paykel Healthcare）	新西兰	10.82
81	欧姆龙医疗（Omron healthcare）	日本	10.72
82	Penumbra	美国	10.59
83	福田电子（Fukuda Denshi）	日本	10.03
84	柯尼卡美能达（Konica Minolta，医疗业务）	日本	9.98
85	瑞声达（GN Hearing）	丹麦	9.87
86	英科医疗	中国	9.82
87	微创医疗	中国	9.56
88	华熙生物	中国	8.62

续　表

排名	公司（纳入统计的业务板块）	总部所在地	营收（亿美元）
89	Applied Medical Resources	美国	8.15
90	康蒂思	美国	7.91
91	奥索（Ossur）	爱尔兰	7.86
92	万泰生物	中国	7.82
93	Tandem Diabetes Care	美国	7.48
94	Orthofix（与SeaSpine合并）	美国	7.47
95	Shockwave Medical	美国	7.30
96	蓝帆医疗	中国	6.99
97	安保（Ambu）	丹麦	6.93
98	爱诺生医疗（Avanos Medical）	美国	6.73
99	安图生物	中国	6.31
100	华大基因	中国	6.17

注：中国企业营收和美国等其他国家企业营收统计口径存在差异，中国企业营收统计口径为2023年会计年营收（2023年1月1日至2023年12月31日），美国等其他国家企业营收统计口径为2024年财年营收或2023财年营收，如美敦力2024财年为2023年4月29日至2024年4月26日。

数据来源：企业公开财报，医装数胜整理。

从营业收入看，2024年全球百强榜中有16家企业突破100亿美元，有11家企业营业收入为50亿～100亿美元。前二十名企业营业收入总额达3617.18亿美元，较2023年增加162.78亿美元，占全球医学装备市场规模的55.01%。前五十名企业营业收入总额达4866.14亿美元，较2023年增加248.05亿美元，占比74.01%。纵观2021年至2024年，前二十名和前五十名的企业市场集中度保持相对稳定，见图1-3。

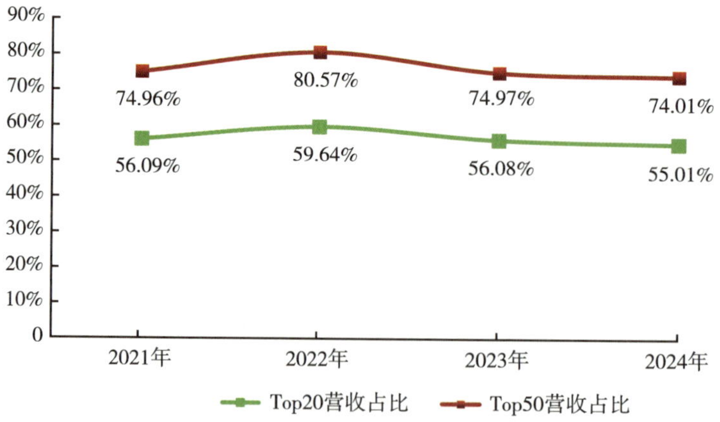

图1-3　2021—2024年全球医学装备市场龙头企业集中度

数据来源：企业公开财报，医装数胜整理。

从地域分布看，2024年全球百强榜中，美国47家企业上榜，数量最多，其次为中国17家，日本11家，德国7家，丹麦5家，英国和瑞士各3家。前十名企业中美国的企业数量达到8家，占据主导地位，见图1-4。

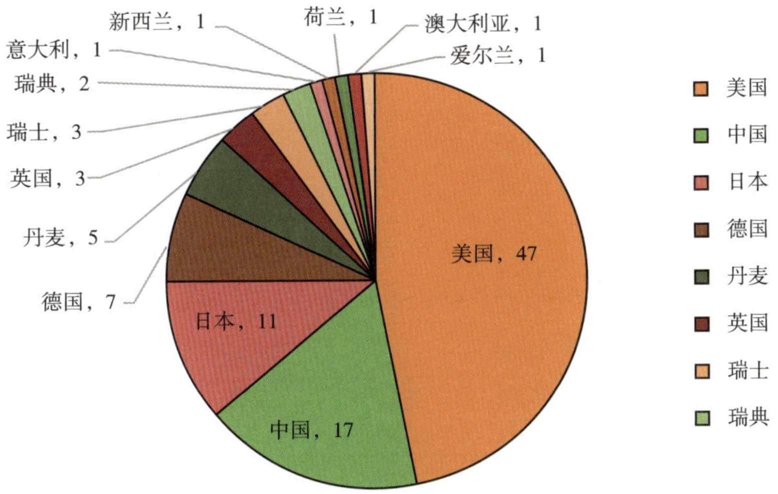

图1-4　2024年全球医学装备百强榜各国企业数量分布图

数据来源：企业公开财报，医装数胜整理。

（二）研发创新投入

全球医学装备企业研发投入稳步增长，2024年医学装备企业总研发投入389亿美元，研发强度[1]达到6%左右。2011—2024年期间年复合增速接近4%，见图1-5。

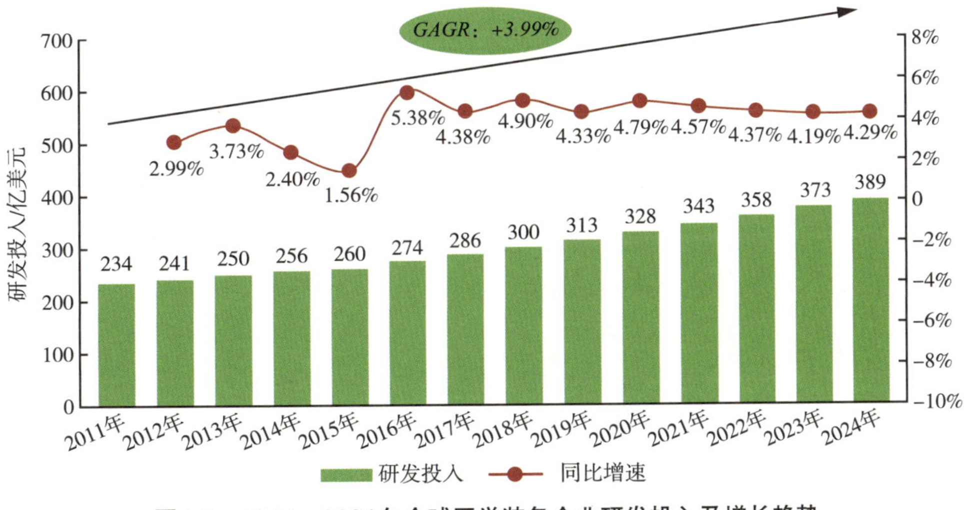

图1-5　2011—2024年全球医学装备企业研发投入及增长趋势

数据来源：Evaluate MedTech。

[1] 研发强度=研发投入/营业收入*100%。

对2024年全球百强榜中营业收入前十名的医学装备企业研发投入进行分析，企业平均研发强度约为8.75%，见表1-2。

表1-2　2024年全球百强榜TOP10医学装备企业研发投入及变化情况

企业	研发费用（亿美元）	研发强度（%）	同比变化（%）
美敦力	27.35	8.45	↓ 0.18
强生	172.32	19.40	↑ 1.69
雅培	28.44	6.78	↓ 0.05
西门子医疗	20.80	8.58	↓ 0.03
麦朗	—	—	—
史赛克	14.66	6.49	↓ 0.28
碧迪	11.90	5.90	↓ 0.49
飞利浦	20.50	10.40	↓ 1.33
GE医疗	12.05	6.16	↑ 0.57
丹纳赫	15.84	6.63	↑ 0.34

注：各企业研发费用年份统计口径与2024年全球百强榜营业收入一致；研发费用为企业所有业务总研发费用，研发强度为企业所有业务总研发费用占企业所有业务总营收的比例，各企业研发费用统计口径存在差异，数据仅供参考。

数据来源：企业公开财报，医装数胜整理。

（三）企业并购交易

2024年，全球医学装备并购交易活动持续活跃，在披露交易金额的并购交易活动中，交易金额较2023年明显提升，其中有2项交易在100亿美元以上。2024年并购领域聚焦在心血管、人工智能、监护设备等细分领域，见表1-3。

表1-3　2024年全球主要医学装备企业收并购情况

收购方（国家）	被收购方（国家）	金额（亿美元）	被收购方细分领域
强生（美国）	Shockwave Medical（美国）	131.00	心血管设备
西门子医疗（德国）	Altair（美国）	106.00	人工智能
碧迪（美国）	爱德华生命科学（美国）	42.00	重症监护业务
波士顿科学（美国）	Axonics，Inc（美国）	37.00	泌尿产品
史赛克（美国）	Care.ai（美国）	30.90	智能护理
波士顿科学（美国）	Silk Road Medical，Inc（美国）	11.60	血管产品
奎斯特诊疗（美国）	OMERS LifeLabs（加拿大）	9.85	诊断信息和数字健康
麦朗（美国）	Ecolab（美国）	9.50	外科解决方案
爱尔康（Alcon Laboratories）（美国）	Belkin Vision（以色列）	3.87	眼科产品
奥林巴斯（Olympus）（日本）	Taewoong Medical（韩国）	3.70	胆道、食管、结肠和十二指肠治疗打造创新解决方案

数据来源：公开资料整理。

二、区域市场发展情况

（一）美国市场

1．市场规模

根据全球统计数据库（Statista）和企业财报数据统计推算，2024年美国医学装备（含医疗设备与体外诊断）市场规模达到2192亿美元左右，同比增长6.3%，占全球医学装备市场的33.3%。2017—2024年复合增长率为5.8%，见图1-6。

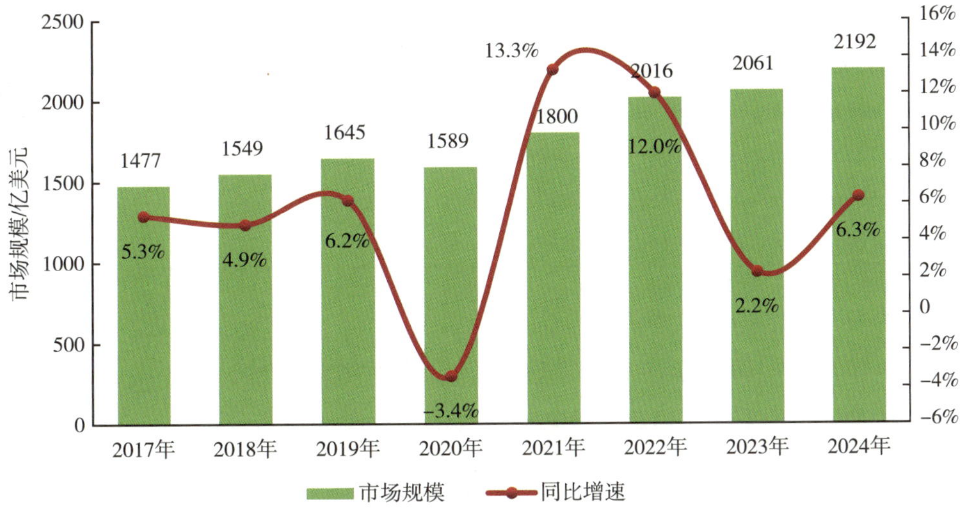

图1-6　2017—2024年美国医学装备市场规模

注：2017—2022年市场规模数据来源为Statista.com，2023—2024年市场规模数据基于进入全球百强榜的美国企业总营收增长率推算。

数据来源：Statista.com、企业公开财报。

2．生产企业及产品注册

根据美国FDA[1]上市前通告［510(k)］、上市前批准（PMA）官网信息，统计分析结果显示，截至2024年底，企业类型为“manufacturer（制造商）”的数量为6569家，企业类型为“remanufacturer（再制造商）”的数量为118家[2]。若以此作为美国生产企业的统计规则，则截至2024年底，美国医学装备生产企业总数（二者去重后）为6597家（含IVD生产企业），见表1-4。

［1］全称为Food and Drug Administration，即美国食品药品管理局。

［2］一家企业可有多个类型，企业类型可同时为“manufacturer（制造商）”和“remanufacturer（再制造商）”类。

表 1-4　美国医学装备企业类型

序号	企业类型名称
1	Complaint File Establishment（投诉档案单位，即制造商指定的投诉接收、处理、评估和存档的单位）
2	contract manufacture（合同制造商）
3	contract sterilizer（合约灭菌方）
4	foreign exporter（出口商）
5	foreign private Label Distributor（国外自有品牌经销商）
6	manufacturer（制造商）
7	remanufacturer（再制造商）
8	repackager/relabeler（重新包装商/重新贴牌商）
9	reprocessor of Single Use Devices（一次性器械的再处理商）
10	specification developer（规范开发方，即持有品牌但不参与生产的企业）
11	U.S. Manufacturer of Export Only Devices（美国仅出口设备制造商）
12	initial distrubutor/importer（初始分销商/进口商）

资料来源：FDA 510（k）、PMA官网。

截至2024年底，美国医学装备产品注册总数量达163 899件，其中电动激光手术器械（GEX）、放射成像处理系统（LLZ）和电子外科切割和凝固设备及配件（GEI）类别的产品注册数量均超过2100件，见表1-5。

表 1-5　截至2024年底美国医学装备产品注册数量TOP20细分产品

排名	分类代码	分类名称	产品注册数量（件）
1	GEX	电动激光手术器械	2721
2	LLZ	放射成像处理系统	2167
3	GEI	电子外科切割和凝固设备及配件	2162
4	LYY	乳胶检查手套	1934
5	DZE	根管重塑牙内－骨内种植体	1489
6	GCJ	普通外科和整形外科用腹腔镜	1371
7	ESD	空气助听器	1274
8	HRS	骨固定钢板	1207
9	LZA	聚合物检查手套	1127
10	DXN	非侵入式血压测量系统	1110
11	FPA	血管内输液器	1081
12	IYN	脉冲多普勒超声成像系统	1074
13	LNH	磁共振成像系统	1053

续 表

排名	分类代码	分类名称	产品注册数量（件）
14	HWC	骨螺钉	1024
15	FRO	创口药物敷料	882
16	EBF	树脂义齿	874
17	JWH	半限制性膝关节假体（骨水泥，聚合物/金属/聚合物）	873
18	NKB	胸腰椎椎弓根螺钉系统	848
19	MAX	腰椎植骨椎间融合器	840
20	DQY	经皮导管	839

数据来源：FDA 510（k）、PMA官网。

突破性器械计划（breakthrough devices program）是美国FDA于2018年设立的一项自愿性计划，旨在通过加快上市前批准、510（k）许可和De Novo上市许可的开发、评估和审查，为患者和医疗保健提供者提供及时获取某些医疗器械的机会。截至2024年9月30日，美国FDA已认定1041件“突破性医疗器械”，2015—2021财年间，数量持续增加，在2021财年突破200件，2024财年认定166件，同比增长14.5%，见图1-7。

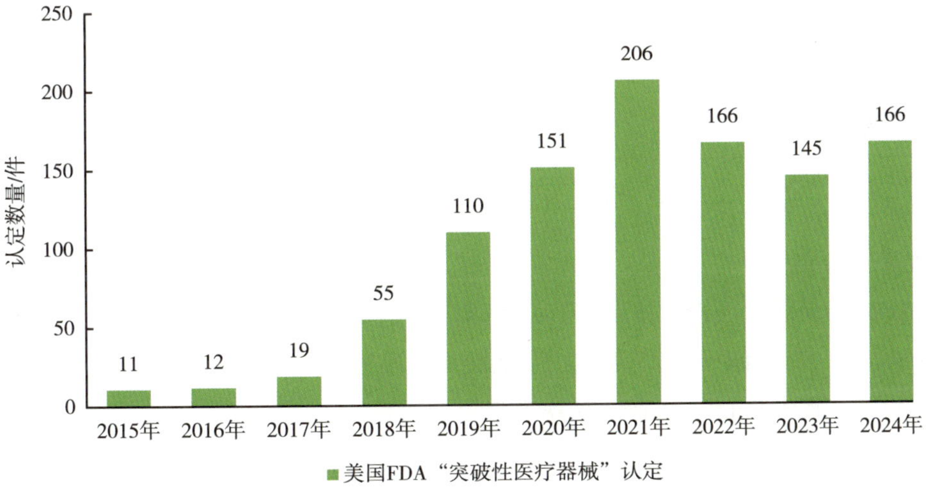

图1-7 2015—2024财年美国FDA“突破性医疗器械”认定数量

注：财年从当年10月1日开始，到次年9月30日结束。

数据来源：FDA官网。

据不完全统计，2023—2024年至少有17件中国医疗器械获得FDA突破性医疗器械认定，主要为IVD试剂、心血管植介入、骨科耗材等细分领域的产品，见表1-6。

表1-6 2023—2024年中国医疗器械进入FDA突破性医疗器械认定产品名单

序号	产品名称	申请人	认定年份
1	复合陡脉冲治疗设备	上海诺生医疗科技有限公司	2024年
2	胃转流支架系统	杭州糖吉医疗科技有限公司	2024年
3	可控降解镁合金接骨螺钉	苏州英诺科医疗科技有限公司	2024年
4	AI Epic™ Co-Ablation System暨康博刀®复合式冷热消融系统	海杰亚（北京）医疗器械有限公司	2024年
5	OverC™多癌种早检试剂盒	广州燃石医学检测所有限公司	2023年
6	x/γ射线一体化放射治疗系统	西安大医集团股份有限公司	2023年
7	胰腺癌液体活检技术PDACatch	上海鹍远生物科技股份有限公司	2023年
8	尿路上皮癌检测TAGMe DNA Methylation Detection Kit（qPCR）for Urothelial Cancer（国内商标名：滂奕清®）	上海奕谱生物科技有限公司	2023年
9	第4代QFR®定量血流分数检测仪（μFR®系统）	上海博动医疗科技股份有限公司	2023年
10	PrecogColo Dx早期CRC血检（国内产品名“早长静”）	中精普康（北京）医药科技有限公司	2023年
11	经血管介入生物主动脉瓣膜	苏州杰成医疗科技有限公司	2023年
12	介入式人工心脏NyokAssist®	心擎医疗（苏州）股份有限公司	2023年
13	胃癌早诊分子诊断试剂盒GASTRO Clear™	觅瑞（杭州）生物科技有限公司	2023年
14	自延伸3D矫形生长导向系统CurvRITE Growth Guidance System	苏州思柏凯德科技有限公司	2023年
15	尿路上皮癌早筛液体活检产品utLIFE-UC	北京橡鑫生物科技有限公司	2023年
16	新款覆膜支架Easy Bridge A系统	深圳市创心医疗科技有限公司	2023年
17	D-shant®心房分流器	武汉唯柯医疗科技有限公司	2023年

数据来源：公开资料整理。

3．龙头企业情况

根据2024年全球百强榜，排名前五的美国企业主要情况如下。

（1）美敦力（Medtronic）：美敦力营业收入约为323.6亿美元，较上年增加11.3亿美元，同比增长3.6%。其中，心脏及血管业务营业收入为118.3亿美元，同比增长2.7%；神经科学业务营业收入为94.1亿美元，同比增长5.0%；医疗外科业务营业收入为84.2亿美元，同比增长5.4%；糖尿病业务营业收入为24.9亿美元，同比增长10.0%。2024年5月，美敦力宣布在过去12个月中，公司在关键区域获得了130个创新产品的批准。美敦力还发布了2025财年收入增长和每股收益指引，预计2025财年的有机收入[1]增长将在4%至5%之间。

（2）强生医疗（Johnson & Johnson）：强生（医疗技术业务）营业收入约为318.6亿美元，

［1］有机收入：是指在剔除外部因素（并购或剥离、汇率波动、一次性或特殊事件等）后，由企业核心业务活动产生的收入。

较上年增加14.6亿美元，同比增长4.8%。其中，外科业务营业收入为98.5亿美元，同比下降1.9%；骨科业务营业收入为91.6亿美元，同比增长2.4%；介入方案营业收入为77.1亿美元，同比增长21.4%；视力业务营业收入为51.5亿美元，同比增长1.5%。

（3）雅培（Abbott）：雅培医疗设备业务和诊断业务营业收入约为283.3亿美元，较上年增加14.5亿美元，同比增长5.4%。雅培医疗设备业务增长最显著，营业收入为189.9亿美元，同比增长12.4%，其中，糖尿病护理增长最快（18.1%），其次是结构性心脏病（15.5%）；诊断业务营业收入为93.4亿美元，同比下跌6.5%。

（4）麦朗（Medline Industries）：麦朗营业收入约为232亿美元，较上年增加20亿美元，同比增长9.4%。麦朗作为一家医疗技术制造商和分销商，目前提供33.5万多种医疗产品。2024年8月，麦朗以9.5亿美元收购Ecolab全球外科解决方案业务，这笔交易为麦朗带来了用于外科医生、患者和手术室设备的创新无菌悬垂解决方案，以及Ecolab的流体温度管理系统。

（5）史赛克（Stryker）：史赛克营业收入约为226亿美元，较上年增加21亿美元，同比增长10.2%。在细分业务中，医疗设备和神经技术业务营业收入达到135亿美元，同比增长14.2%；骨科和脊柱业务营业收入达到91亿美元，同比增长4.8%。2024年，史赛克进行了多笔并购交易，收购了法国骨科植入物开发商Serf、得克萨斯州手术室模块化不锈钢墙体制造商mfPHD、慢性腰痛治疗开发商Vertos Medical、AI辅助虚拟护理公司Care.ai、神经技术公司Nico Corporation、软组织固定开发商Artelon、保乳手术商Molli Surgica等。

（二）欧洲市场

1．市场规模

根据Medtech Europe和企业财报数据推算，2024年欧洲医学装备市场规模预计突破1700亿欧元（约1874亿美元，按2024年平均汇率1欧元≈1.0847美元进行计算），同比增长6.1%，占全球医学装备市场的28.5%。欧洲市场中，医学装备市场规模前五名国家分别为德国（占26.5%）、法国（占14%）、意大利（占12.3%）、英国（占6.8%）和西班牙（占6.3%）。在2017—2024年期间，欧洲医学装备市场规模年复合增长率为5.9%，见图1-8。

2．生产企业及产品注册

根据欧盟官网信息，欧洲医学装备企业共分为4种类型，包括制造商、组合器械生产商、授权代表、进口商。截至2024年底，“制造商”与“组合器械生产商”两种类型企业数量分别为7689家、171家。若以此作为欧洲生产企业的统计规则，截至2024年底，欧洲生产企业总数（二者去重后）为7860家（含IVD）。

截至2024年底，欧盟产品注册总数量达597 084件，其中植入式假体和接骨装置、可重复使用的手术器械及牙科、眼科和耳鼻喉科设备分类的产品注册数量均超过70 000件，见表1-7。

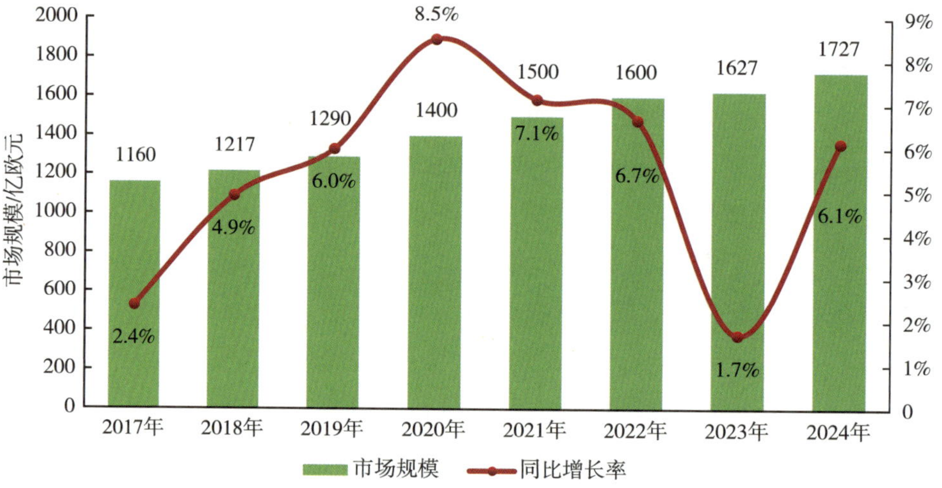

图1-8　2017—2024年欧洲医学装备市场规模

注：2017—2022年市场规模数据来源为Medtech Europe，2023—2024年市场规模数据基于进入全球百强榜的欧洲企业总营收增长率推算。

数据来源：Medtech Europe、企业公开财报。

表1-7　截至2024年底欧盟各类医学装备产品注册数量

排名	分类名称	产品注册数量（件）
1	植入式假体和接骨装置	89 120
2	可重复使用的手术器械	82 126
3	牙科、眼科和耳鼻喉科设备	78 601
4	不属于其他类别的残疾人用设备	62 297
5	体外诊断医疗器械	50 410
6	医用设备及相关配件、软件和耗材	46 947
7	各种医疗器械	42 521
8	心脏循环系统设备	26 546
9	灭菌设备（不包括D值-Z值类）	25 013
10	患者防护设备和失禁辅助设备（不包括个人防护设备-PPE）	23 841
11	输液、提取和收集设备	23 813
12	用于一般和特殊敷料的设备	23 411
13	缝合装置	7256
14	呼吸和麻醉设备	6790
15	泌尿生殖系统设备	6487
16	胃肠设备	5669
17	内治疗和电外科设备	3692
18	神经和髓质系统设备	2679

续 表

排名	分类名称	产品注册数量（件）
19	透析设备	1156
20	医疗器械消毒剂、防腐剂、灭菌剂和洗涤剂	707
21	血液学和输血设备	508
22	有源植入设备	109

数据来源：欧盟医疗器械数据库（部分产品编码对应多个产品大类）。

3．龙头企业情况

根据2024年全球百强榜，前十名中欧洲企业有两家，主要情况如下。

（1）西门子医疗（Siemens Healthineers）：西门子医疗营业收入达到约242.6亿美元，同比增长3.1%（按欧元统计，下同）。其中，影像诊断业务营业收入增长3.6%，临床治疗业务营业收入增长2.7%，诊断业务营业收入下降2.5%，瓦里安医疗营业收入增长8.6%。

（2）飞利浦（Royal Philips）：飞利浦营业收入达到197亿美元，同比增长1.9%（按欧元统计，下同）。其中，诊断治疗部门营业收入增长6.4%，互联医疗部门营业收入下降2.5%，个人健康部门营业收入下降0.7%。2024年，公司持续数年的召回终于迎来了转机。飞利浦与美国FDA达成了一项重要的同意令，该同意令为解决Respironics产品的召回问题提供了明确的行动方案，允许公司为召回产品提供补救和支付选项。飞利浦共计支付17.13亿美元用于处理在美国的个人伤害索赔和经济损失索赔。

（三）日本市场

1．市场规模

根据日本厚生劳动省药事工业生产动态统计年报和企业财报数据推算，2024年日本医学装备市场规模预计达到37 821亿日元（约251亿美元，按2024年平均汇率100日元≈0.66323美元进行计算），同比增长0.1%，约占全球医学装备市场的3.8%。在2017—2024年期间，日本医学装备市场规模年复合增长率为7.9%，见图1-9。

2．生产企业及产品注册

根据日本药品和医疗器械局（PMDA）官网信息统计，分析结果显示，截至2024年底，日本医疗器械制造商数量超过2300家，产品注册总数量近80 000件，其中以整形用器械（注）、整形用品、医用镜、医用导管产品为主，四类产品注册数量合计占比达到33%，见图1-10。

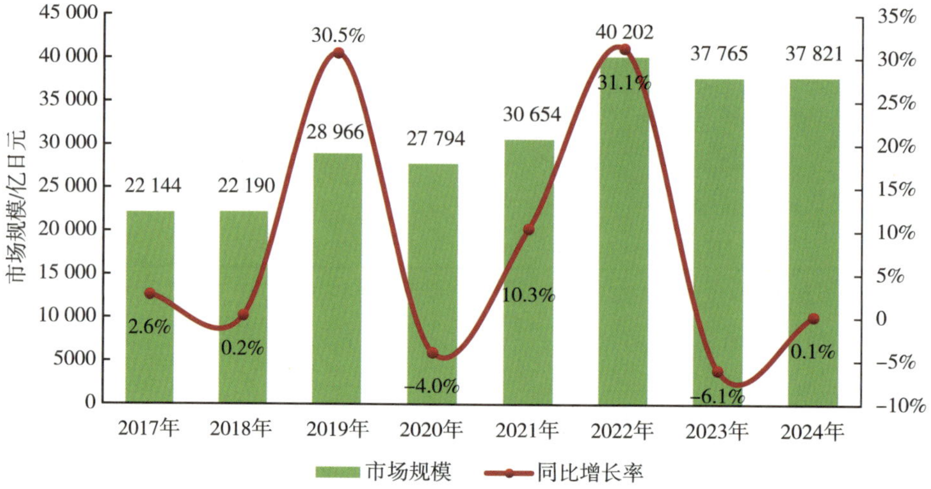

图1-9　2017—2024年日本医学装备市场规模

注：2017—2021年市场规模数据来源为日本厚生劳动省官网，2022—2024年市场规模数据基于进入全球百强榜的日本企业总营收增长率推算。

数据来源：日本厚生劳动省官网、企业公开财报。

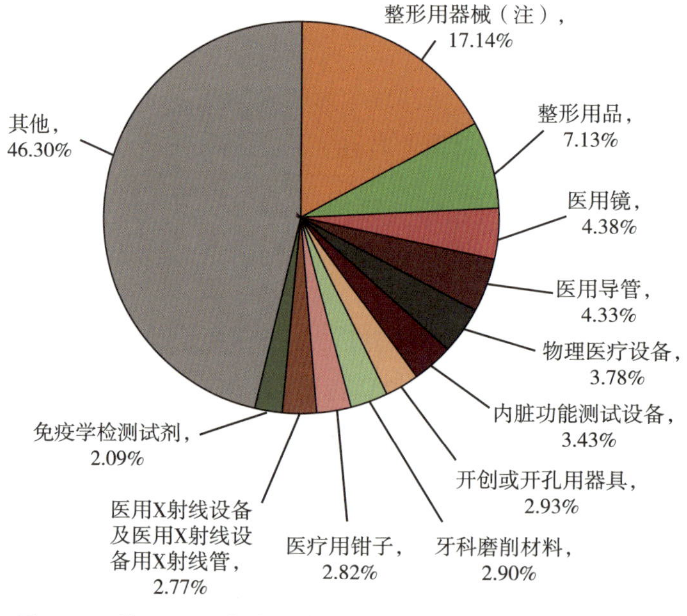

图1-10　截至2024年底日本医学装备产品注册数量细分分布

数据来源：日本药品和医疗器械局（PMDA）普通医疗器械数据库。

3．龙头企业情况

根据2024年全球百强榜，排名前四的日本企业主要情况如下。

（1）富士胶片（Fujifilm Holdings）：富士胶片（医疗保健业务）营业收入约为69.7亿美元，同比增长5%（按日元统计）。其中，医疗系统业务中内镜、CT、MRI和其他产品的稳定销售推动了收入的攀升。在内镜领域，销售增长主要集中在日本、美国、欧洲和中国市场，而CT和MRI的销售增长主要来自中南美洲、中东地区和印度。

（2）奥林巴斯（Olympus）：奥林巴斯营业收入约为66.9亿美元，同比增长6.2%（按日元统计）。奥林巴斯在2024年初完成对韩国Taewoong Medical公司的收购，收购金额为3.7亿美元，Taewoong Medical是一家专注于胃肠道金属支架的公司，这次收购显著加强了奥林巴斯在关键业务领域的产品组合。

（3）泰尔茂（Terumo）：泰尔茂营业收入约为65.9亿美元，同比增长12.4%（按日元统计）。2024年5月，泰尔茂心血管公司宣布其CDI OneView心肺转流手术监测系统获得了美国FDA的510（k）许可。这一新一代系统能够测量或显示多达22个关键的患者参数，包括氧输送、心脏指数、指数氧输送曲线下的面积、氧提取比率和测量流量。

（4）佳能医疗（Canon Medical）：佳能医疗营业收入约为39.6亿美元，同比增长7.9%（按日元统计）。佳能医疗和奥林巴斯在2024年1月宣布就内窥镜超声技术展开合作。合作伙伴关系中，佳能医疗负责开发和制造用于内窥镜超声诊断的超声设备，而奥林巴斯负责销售和市场推广工作。

（四）其他区域市场

1．俄罗斯

俄罗斯是世界上医药卫生事业较为发达的国家，医疗水平相对较高，其眼科手术水平处于世界领先地位。根据俄罗斯国家统计局的数据，2024年俄罗斯的医学装备市场规模约为70亿美元，同比增长7%，见图1-11。

俄罗斯人口老龄化现象突出，根据联合国发布的《世界人口展望（2024版）》，在俄罗斯各年龄段人口中，65岁以上人口数量增长最快，年龄中位数为39.5岁。同时随着群众对健康关注度的提升，对医学装备的需求也越来越大，见图1-12和图1-13。

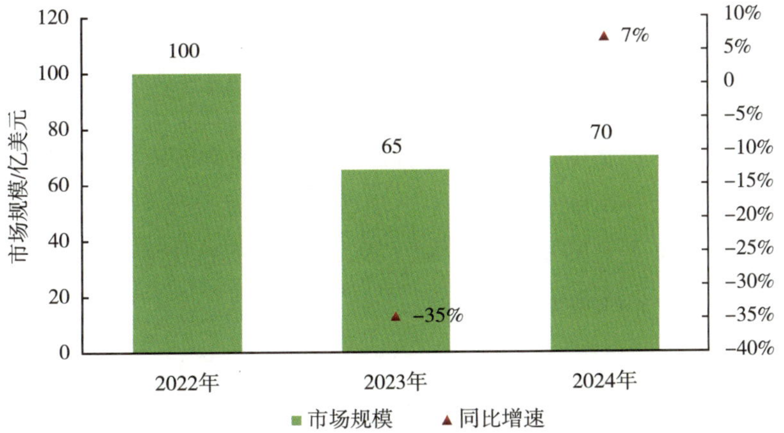

图1-11　2022—2024年俄罗斯医学装备市场规模

数据来源：俄罗斯国家统计局。

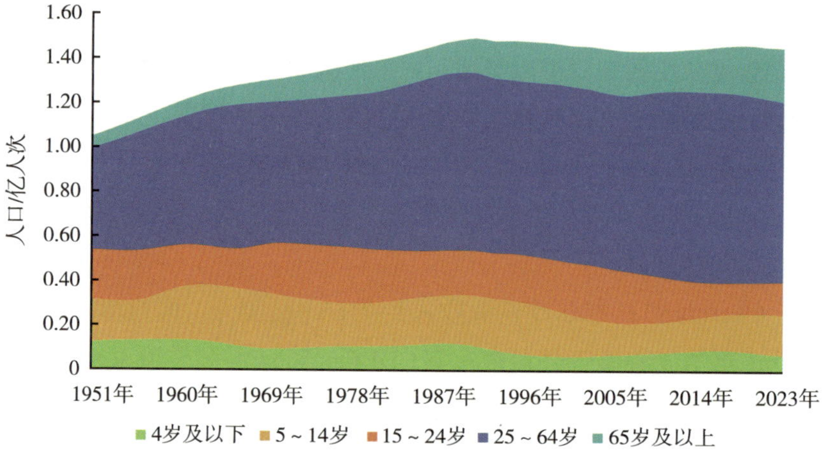

图1-12　1951—2023年俄罗斯按年龄组划分的人口数量分布情况

数据来源：联合国发布《世界人口展望（2024版）》。

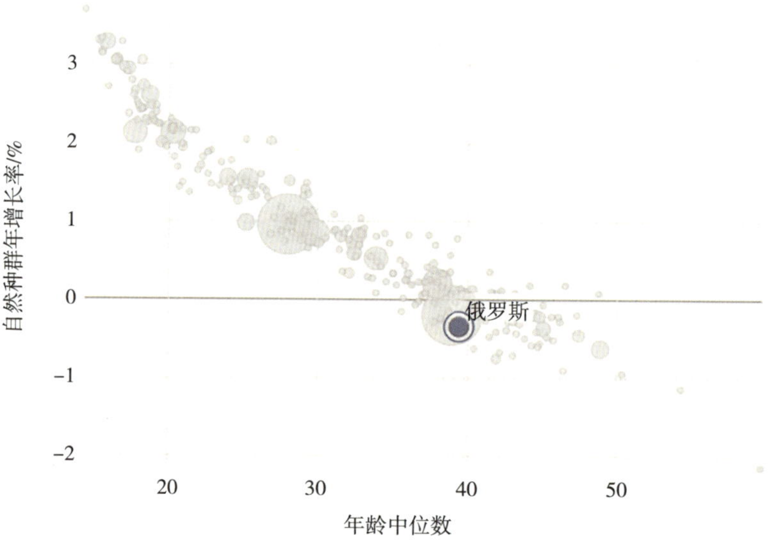

图1-13　2023年俄罗斯自然人口增长率与中位年龄

数据来源：联合国发布《世界人口展望（2024版）》。

俄罗斯本土医学装备企业难以满足需求，对医学装备的进口依赖度较高，有80%～85%的产品依赖进口。随着俄罗斯政府对医疗卫生领域的持续投入和人口老龄化趋势的加剧，俄罗斯医学装备市场将迎来更大的发展。同时，中俄关系的不断加强和两国在医学装备领域的合作也将为中国医学装备企业带来更多机遇。

2．印度

印度医学装备市场蕴藏着巨大的发展空间。根据INVEST INDIA数据，印度是新兴市场中增长最快的医学装备市场，拥有750～800家医学装备生产企业，预计到2025年，印度医学装备市场规模将增长至500亿美元。

根据联合国发布的《世界人口展望（2024版）》，截至2023年底，南亚人口数量达到19.11亿人。其中，印度是世界人口最多的国家（14.38亿人），在全球人口中占有17.8%的比例。印度的人口年龄结构较为年轻，年龄中位数为28.2岁，15～64岁年龄段的人口占68%，自然人口增长率略高于全球平均水平，为医学装备市场的增长潜力做出贡献，见图1-14和图1-15。

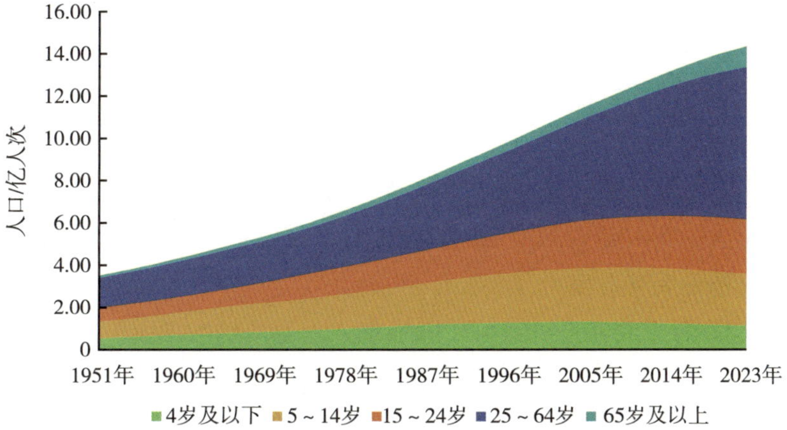

图1-14　1951—2023年印度按年龄组划分的人口数量分布情况

数据来源：联合国发布《世界人口展望（2024版）》。

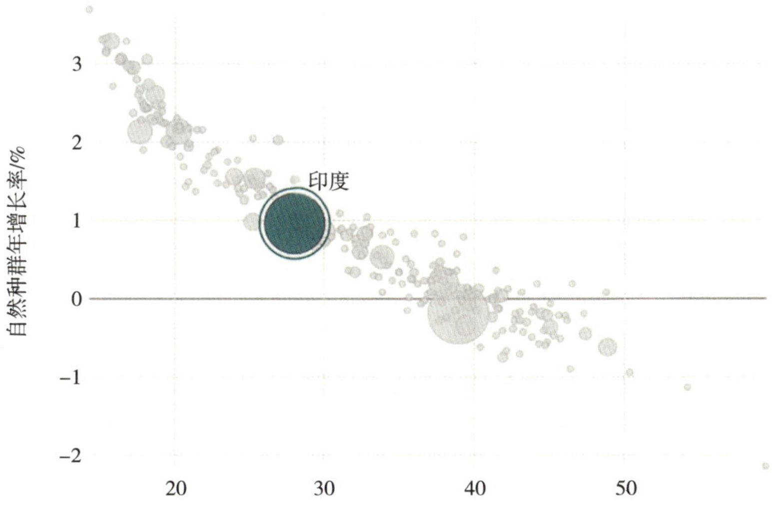

图1-15　2023年印度自然人口增长率与中位年龄

数据来源：联合国发布《世界人口展望（2024版）》。

在国际合作方面，2024年，西门子医疗、GE医疗、美敦力、欧姆龙等头部医学装备企业都积极地在印度进行布局。1月，西门子医疗宣布与印度科学研究院（IISc）合作，在班加罗尔开设计算机数据科学精准医学人工智能合作实验室。3月，GE医疗印度子公司宣布将在未来五年内投资800亿卢比，用于制造产出和本地研发，主要涉及其Discovery IQ PET/CT、Revolution Aspire CT、Revolution ACT和MR乳腺扫描设备等高端技术产品。同月，美敦力扩大了其在印度海得拉巴的美敦力工程和创新中心（MEIC）的范围，专注于数字治疗与创新、联网护理、平台与技术等。6月，欧姆龙宣布将在印度南部地区Tamil Nadu投资12.8亿卢比建立其在该地区的第一家医械工厂，为印度市场供应血压计等。9月，直觉外科宣布将在印度班加罗尔成立其启动全球能力中心，10月直觉外科宣布与印度大型医疗集团克里希纳医科大学附属医院签署了一份谅解备忘录，将在印度的二线和三线城市建立25个以达芬奇机器人辅助手术系统为特色的机器人手术项目。

3．东南亚

根据Statista数据，2024年东南亚医学装备市场规模约为132亿美元。东南亚人口众多，对医学装备需求量大，同时随着东南亚国家对医疗发展的愈加重视，不断鼓励民间资本投建医院，医学装备市场发展潜力很大。

根据联合国发布的《世界人口展望（2024版）》，截至2023年底，东南亚人口数量约为美国的2倍，见图1-16。近年来，得益于经济增长、人口增长、医疗保障体系的完善及人口老龄化等因素，东南亚医学装备市场增长态势显著。

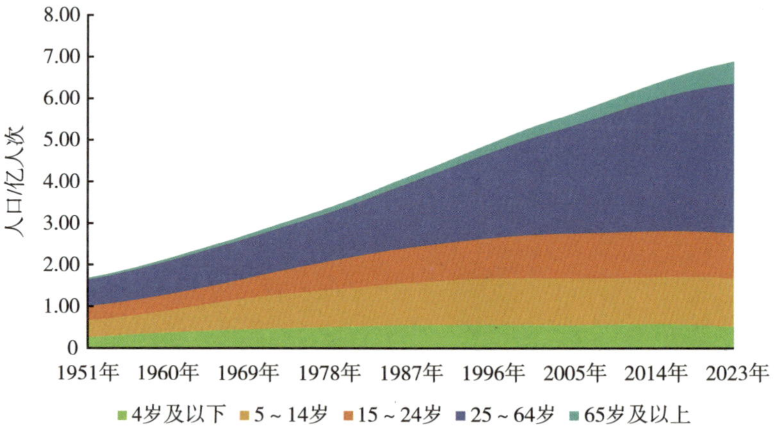

图1-16　1951—2023年东南亚按年龄组划分的人口数量分布情况

数据来源：联合国发布《世界人口展望（2024版）》。

4．中东

沙特阿拉伯（以下简称“沙特”）是中东医学装备的主要市场，根据Wiselink数据，预计2024年，沙特的医学装备市场将迎来显著增长，市场规模有望达到65.5亿美元，其中心脏病设备在沙特医学装备市场占据最大份额，预计可达10.6亿美元。在沙特政府不断加大对医疗保健基础设施的投资力度下，市场对高质量医学装备的需求不断增加。

根据联合国发布的《世界人口展望（2024版）》，中东人口数量增长迅速。2023年，人口数量同比增长2.3%，远高于全球平均水平（0.9%）。人口快速增长将带来更大的医学装备市场发展空间，见图1-17。

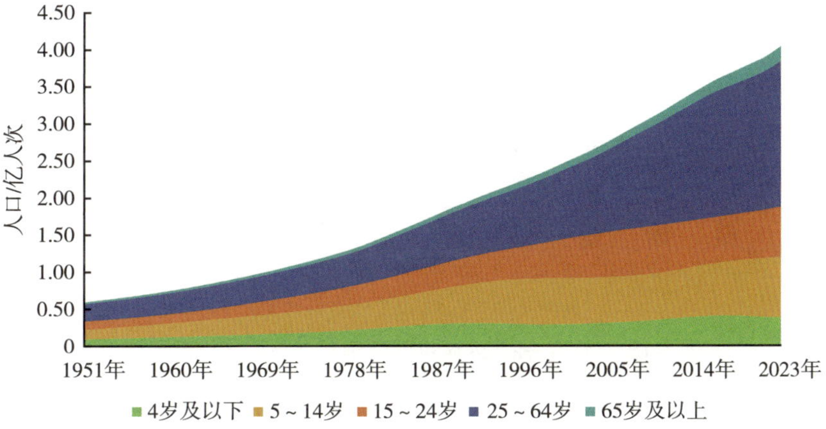

图1-17　1951—2023年中东按年龄组划分的人口数量分布情况

数据来源：联合国发布《世界人口展望（2024版）》。

在国际合作交流方面，2024年1月29日召开的第49届阿拉伯国际医疗器械展（Arab Health 2024，中东规模最大、最专业的医疗器械展览会）吸引了超3000家医学装备企业参展。其中，中国有710家企业参展。展会期间，中国头部企业与中东医疗巨头等机构达成合作。如联影医疗与沙特血液癌症诊疗机构National And Blood癌症中心、医疗健康集团Al Mana等签署了合作协议；迈瑞医疗与埃及最大私立医院集团Cleopatra Hospitals Group签署战略合作协议等。

第二节　中国医学装备发展情况

一、市场概述

（一）市场规模

2024年，面对外部压力加大、内部困难增多的复杂严峻形势，我国医学装备市场呈现“先抑后扬”的特点。2024年上半年，市场呈下行趋势；下半年，随着大规模设备更新等相关政策的落地，医学装备市场逐步复苏，回升向好。全年保持一定增长，相比2023年增速放缓，增长6%左右，约为1.35万亿元人民币，占全球医学装备市场的28.5%。近十年，我国医学装备市场规模持续增长，年复合增长率为12.2%，见图1-18。

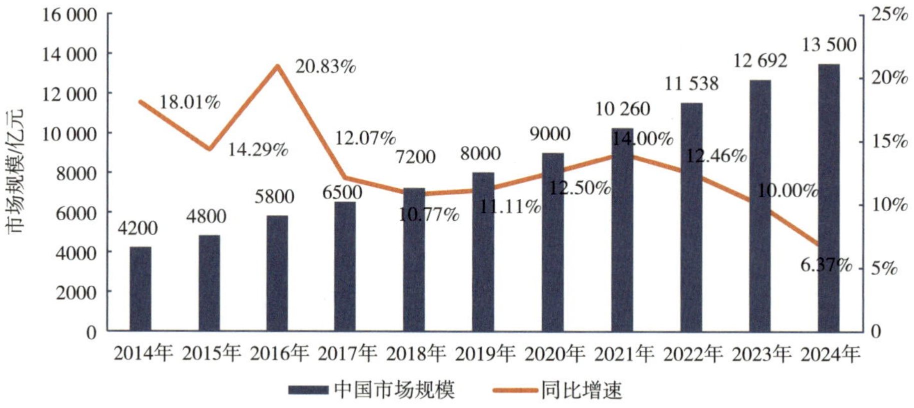

图 1-18　2014—2024 年中国医学装备市场规模及增速

数据来源：中国医学装备协会。

从医学装备细分领域[1]来看，随着人们对健康管理的关注和疾病预防意识的增强，家用医疗设备的需求日益增加，2024年，家用医疗设备市场规模占比最高，达到17.4%，其次为高值耗材和低值耗材，占比分别为16.4%、11.7%，见图1-19。

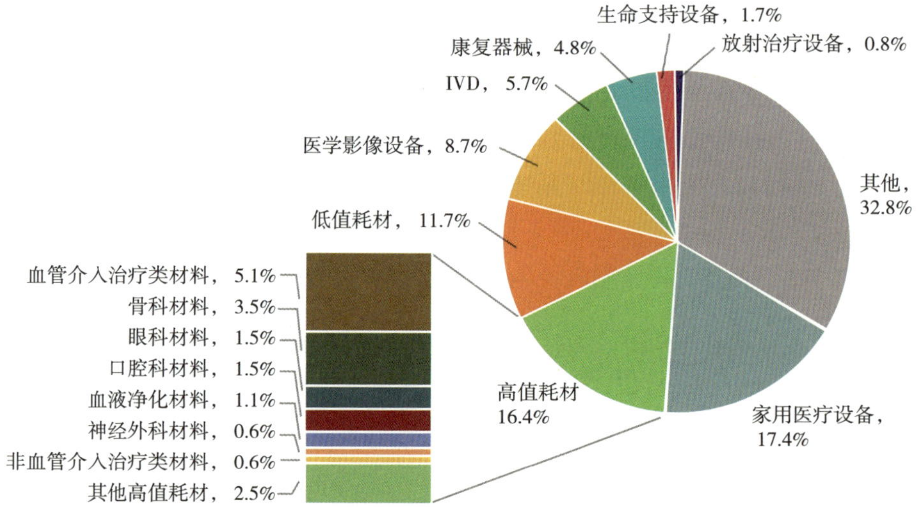

图 1-19　2024 年国内医学装备细分领域市场规模占比情况

数据来源：医装数胜基于公开招投标数据、上市企业及细分领域营收等数据推算。

[1] 对照国家药监局《医疗器械分类目录》(2017)，部分细分领域对应产品分类说明如下：①低值耗材主要对应“注输、护理和防护器械”产品大类；②IVD主要对应“临床检验器械”“体外诊断试剂”产品大类；③生命支持设备主要对应“呼吸、麻醉和急救器械”产品大类(不含家用医疗设备)，以及“输血、透析和体外循环器械-03血液净化及腹膜透析设备”“医用诊察和监护器械-03生理参数分析测量设备-01心电测量、分析设备”产品分类，不含家用场景产品；④家用医疗设备主要对应“呼吸、麻醉和急救器械-01呼吸设备-04家用呼吸机(生命支持)、05家用呼吸支持设备(非生命支持)”“呼吸、麻醉和急救器械-04医用制氧设备”“医用诊察和监护器械-03生理参数分析测量设备-03无创血压测量设备、04体温测量设备”等适用场景为家用的产品分类；⑤康复器械主要对应“医用康复器械”“物理治疗器械”产品大类中的大部分产品。此外，其他医学装备细分领域包括手术机器人、中医器械、手术器械/器具等；医用耗材参照医保医用耗材目录进行归类。

从国内医学装备细分领域市场规模增速变化情况来看，2024年，耗材市场恢复增长趋势。从高值耗材细分子领域来看，血管介入、眼科、血液净化、神经外科和非血管介入治疗类等领域均呈现高增长趋势，增速在10%左右，骨科材料市场呈现小幅增长，见图1-20。

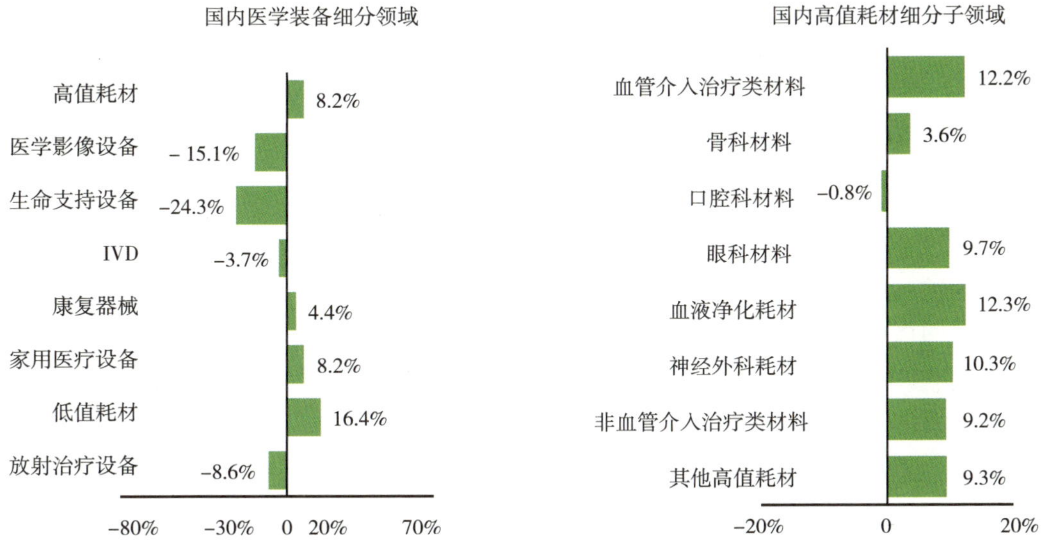

图1-20　2024年国内医学装备细分领域市场规模增速变化情况

数据来源：医装数胜基于公开招投标数据、上市企业及细分领域营收等数据推算。

2024年我国医学装备行业特点如下。

一是国家持续加大对卫生健康事业的财政投入。2024年1—11月，全国财政卫生健康支出1.79万亿元，中央转移支付资金达到1376亿元，较上年增长5%。2024年，中央财政累计落实873亿元支持490多个建设项目和420多个“两重”“两新”项目，淘汰和更新医疗设备超过17万台（套）。

二是医学装备招投标市场规模先降后升。根据医疗机构公开招投标数据，2024年我国医学装备招投标整体市场规模约为1388.2亿元，同比下降18.56%，从月度趋势看，呈先降后升趋势。2024年上半年，国内市场压力增加，受多种因素影响，大部分医院医学装备招投标放缓，1月至6月，同比均为负增长，下半年，随着卫生健康领域大规模设备更新政策和配套措施的逐步落地，医疗机构招投标活动7月开始逐渐复苏，并在年末达到较高增长水平，12月同比增长37%。

三是中国医学装备进出口贸易企稳向好。2024年我国医学装备进出口贸易总额为794.42亿美元，同比增长0.77%。其中进口贸易总额为354.11亿美元，同比下降4.9%，出口贸易额为440.31亿美元，同比增长5.9%。医用耗材、医疗设备、IVD试剂细分领域医学装备出口额均明显增长，尤其是一次性耗材、口腔设备与材料等。随着政策红利的持续释放与国际合作的不断深化，中国医学装备进出口贸易将恢复常态化增长势头。

四是医学装备上市企业主营业务收入保持稳定态势。2024年，175家上市企业（含A股、港股及美股）主营业务收入总和超过3324亿元，较2023年小幅提升。以迈瑞等为代表的龙头企业国内市场保持良好趋势，同时不断开拓国际市场，加速国际化布局，海外业绩持续增长。迈瑞医疗主营业务收入同比增长5.14%，其中，国际市场增长21.3%，国际市场收入占总营收达44.7%；新产业主营业务收入同比增长15.41%，其中，国际市场主营业务收入同比增长27.6%，国际市场收入占总营收达37.18%；联影医疗国际市场收入22.66亿元，同比增长35.07%，国际市场收入占总营收达22%；鱼跃医疗海外营业收入同比增长30.42%，占总营业收入的比例提升至12.54%；微创医疗海外营业务收入同比增长约85%，占总营业收入的比例为49.36%。

五是医学装备行业投资相对放缓。2024年，全国制造业投资同比增长9.2%，高新技术制造业投资同比增长7%。在二级证券市场，国内医学装备上市企业年底总市值同比下降约15%。在一级创投市场，医学装备企业融资额同比下降超过10%，但融资事件起数同比增加10%。2024年国内医学装备领域企业Top5并购事件总金额达为84.45亿元，其中国内医学装备龙头企业迈瑞医疗以66.5亿元的自有资金收购心血管细分领域头部企业惠泰医疗，是近年中国医学装备行业最大的并购事件。

六是研发创新能力不断加强，创新医疗器械产品不断涌现。进入2024年全球百强榜的17家中国企业，研发投入超过150亿元，平均研发强度为9%，且多家企业研发投入同比增长明显。2024年，国家药监局共批准医疗器械首次注册3363项，与2023年相比大幅增加23.3%；共批65件创新医疗器械产品上市，同比增加6.6%，数量上再创新高，涵盖植介入器械、手术机器人、AI诊断等众多热门领域。

七是新型财政金融手段助力建立资金保障体系，医疗机构加快设备购置。为缓解财政一次性支出压力，广东、江苏、浙江等省份先后试点开展医疗设备融资租赁，将其作为一种灵活的金融工具实现成本的优化配置，助力医疗机构加快先进医疗设备购置。据了解，截至2024年底，融资租赁累计签约金额超过1.6亿元。

（二）主要企业分析

1．中国医学装备上市企业数量

截至2024年，中国医学装备上市企业（含A股、港股及美股）达到175家，主要分布在广东、上海、江苏、北京及浙江等地，前五个省份（含自治区、直辖市）数量合计占比约67%。自2011年起，医学装备企业上市活跃度逐渐上升，2020—2022年国内医学装备行业迎来上市热潮，三年间上市企业合计数量占总数的比例超过一半，2024年新增4家上市企业，见图1-21。

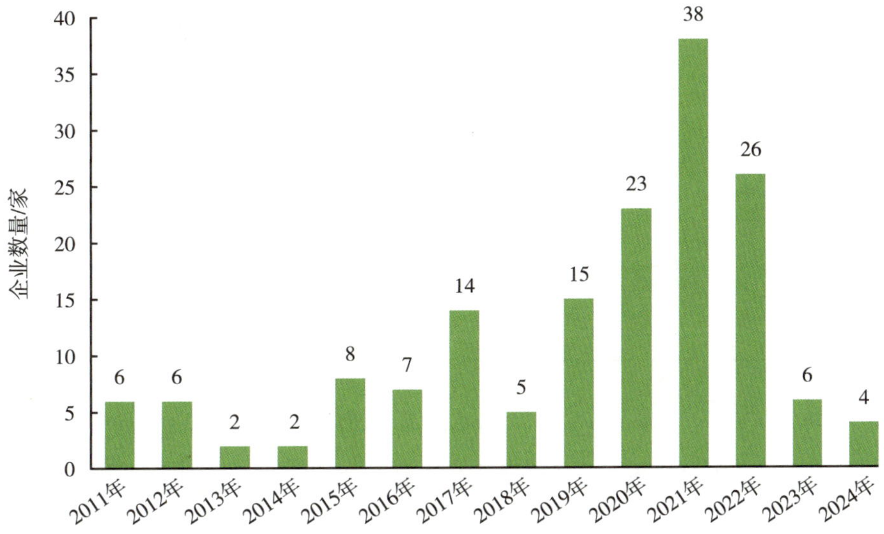

图1-21 2011—2024年中国医学装备新增上市企业数

数据来源：医装数胜整理。

2. 中国医学装备企业进入全球百强榜数量

近四年，中国医学装备企业进入全球医学装备企业百强榜的数量变化不大，持续稳定在18家左右，见图1-22。

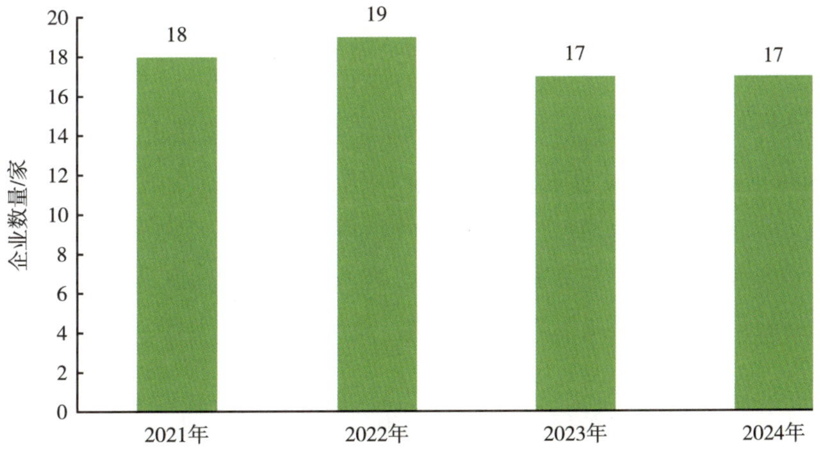

图1-22 2021—2024年全球医学装备百强榜中国企业数量

数据来源：企业公开财报，医装数胜整理。

从细分领域[1]来看，近四年，进入全球医学装备百强榜的中国企业以IVD细分领域的企业数量居多，其次为医疗设备细分领域的企业，见图1-23。

[1] 一家企业可能布局多个细分领域。

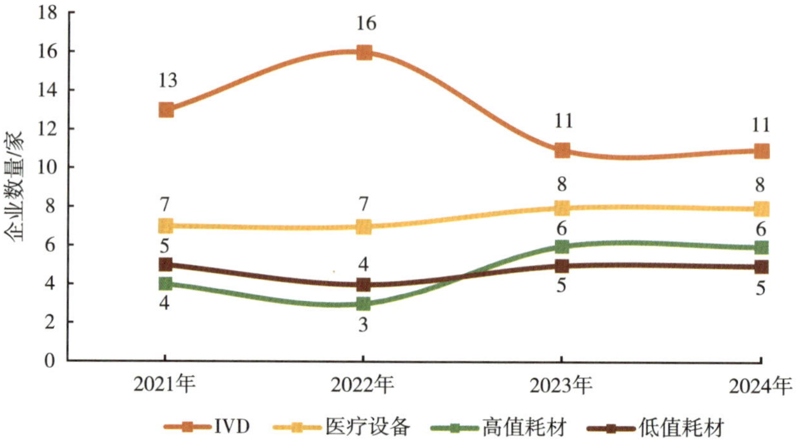

图1-23　2021—2024年全球医学装备百强榜中国企业细分领域分布情况

数据来源：企业公开财报，医装数胜整理。

我国医学装备市场部分龙头企业主要情况如下。

（1）迈瑞医疗：根据迈瑞医疗2024年报，报告期内实现营业收入367.3亿元，同比增长5.1%。在迈瑞医疗三大主营业务中，体外诊断产线增长10.8%，其中国际产线增长超过30%，主要受益于海外本地化生产加速推动和中大样本量实验室持续突破；国内化学发光、生化、凝血等业务的市场占有率稳步提升，其中化学发光设备市场占有率有望成为国内市场第三；医学影像产线增长6.6%，其中国际产线增长超过15%，主要受益于2023年底上市的全身应用超高端超声Resona A20的放量；生命信息与支持产线下滑11.1%，其中国际产线增长超过10%，国内产线受到招标采购活动延期的影响，下滑幅度较大。

（2）新华医疗：根据新华医疗2024年报，报告期内实现营业收入100.2亿元，同比增长0.1%。公司国际化战略布局显成效，通过强化队伍建设、明确中长期目标、推进筹建海外办事处等措施，实现出口快速增长。在国际合作方面，新华医疗与安哥拉达成CSSD供应室全套消毒灭菌设备供货合作；获美国官方NRTL授权，首批制药灌装线进入美国市场，实现“从0到1”的突破；印度尼西亚组装工厂落地，并与阿根廷、刚果（金）、摩洛哥等多国客户达成新合作。

（3）联影医疗：根据联影医疗2024年报，报告期内实现营业收入103.0亿元，同比下降9.7%。联影医疗产品线覆盖高端医学影像诊断产品和放射治疗产品，实现了诊疗一体化布局。在高端医学影像及放射治疗产品领域，联影医疗各产品线排名均处于行业前列。2024年5月，公司牵头的“十四五”国家重点研发计划“诊疗装备与生物医用材料”重点专项——基于无线功率传输技术的CT滑环研发与应用项目正式启动，这也是联影医疗继光子计数能谱CT研发、磁共振引导的放射治疗直线加速器系统研发及临床验证项目后，牵头开展的又一项“十四五”国家重点专项。

（4）鱼跃医疗：根据鱼跃医疗2024年报，报告期内实现营业收入75.7亿元，同比下降5.1%。其中，呼吸治疗解决方案板块业务报告期同比有所下降；血糖管理及POCT解决方案业务板块营业收入同比增长40.2%；家用健康检测解决方案业务板块营业收入同比下降0.4%；临床器械及康复业务板块营业收入同比增长0.2%。

（5）乐普医疗：根据乐普医疗2024年报，报告期内实现营业收入61.0亿元，同比下降23.5%。其中医疗器械板块，心血管植介入业务中的冠脉植介入业务实现营业收入16.2亿元，同比增长6.4%，结构性心脏病业务实现营业收入4.7亿元，同比增长44.0%；外科麻醉业务实现营业收入5.4亿元，同比增长0.3%；体外诊断业务实现营业收入3.3亿元，同比下降51.3%。

（三）研发创新投入

近年来，我国医学装备企业持续开展研发项目，2019—2022年期间我国医学装备上市企业研发强度[1]基本维持在6%左右，2023年明显增长，2024年约为9.56%，见图1-24。

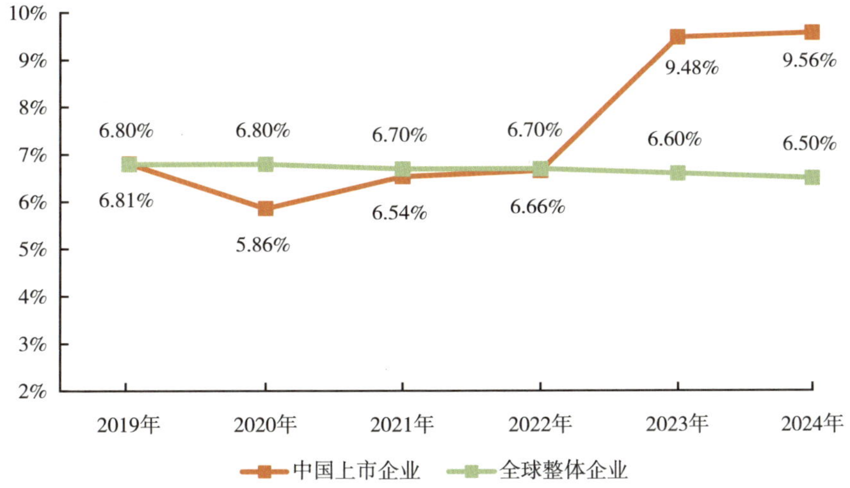

图1-24　2019—2024年中国医学装备上市企业研发强度及全球对比

数据来源：Evaluate MedTech、企业公开财报。

分析进入2024年全球百强榜的17家中国企业研发数据，企业平均研发费用占比为9%，其中万泰生物、华大基因、乐普医疗研发强度增长相对明显，同比增加幅度均在2%及以上，见表1-8。

［1］仅统计A股上市企业。

表 1-8　2024 年进入全球百强榜的中国企业研发投入及变化情况

企业	研发费用（亿元）	研发强度（%）	同比变动百分点
迈瑞医疗	34.33	9.83	↑ 0.20
迪安诊断	4.33	3.23	↑ 0.08
威高股份	5.93	4.48	↑ 0.47
联影医疗	17.29	15.15	↑ 1.01
新华医疗	4.43	4.43	↑ 0.11
润达医疗	1.47	1.61	↑ 0.22
金域医学	4.67	5.47	↑ 1.38
稳健医疗	3.22	3.93	↓ 0.36
乐普医疗	8.79	11.02	↑ 2.00
鱼跃医疗	5.04	6.33	↓ 0.66
英科医疗	2.83	4.10	↑ 0.28
微创医疗	26.87	39.91	↓ 10.02
华熙生物	4.46	7.35	↑ 1.24
万泰生物	11.98	21.74	↑ 11.91
蓝帆医疗	2.91	5.90	↓ 1.29
安图生物	6.56	14.77	↑ 1.97
华大基因	5.29	12.16	↑ 4.56

注：各企业研发费用年份统计口径与2024年全球百强榜营业收入一致。
数据来源：企业公开财报，医装数胜整理。

（四）进出口情况

1．整体规模

根据中国海关总署官网，统计整理117个类别，分析我国医学装备进出口贸易情况。2024年我国医学装备进口贸易总额为354.11亿美元，同比下降4.9%，出口贸易额为440.31亿美元，同比增长5.9%，见图1-25。

2．进口来源地、出口目的地区域分析

在进口来源地方面，2024年美国、德国、日本、瑞士和爱尔兰等为我国医学装备产品主要输入地区。从进口金额分析，美国进口额最高（84.62亿美元），占比为23.9%，其次为德国（63.53亿美元）、日本（33.43亿美元）。从增长幅度来看，在2024年我国医学装备进口金额前十名来源地中，墨西哥和爱尔兰均呈正增长，其余国家则呈不同程度下降趋势，见表1-9。

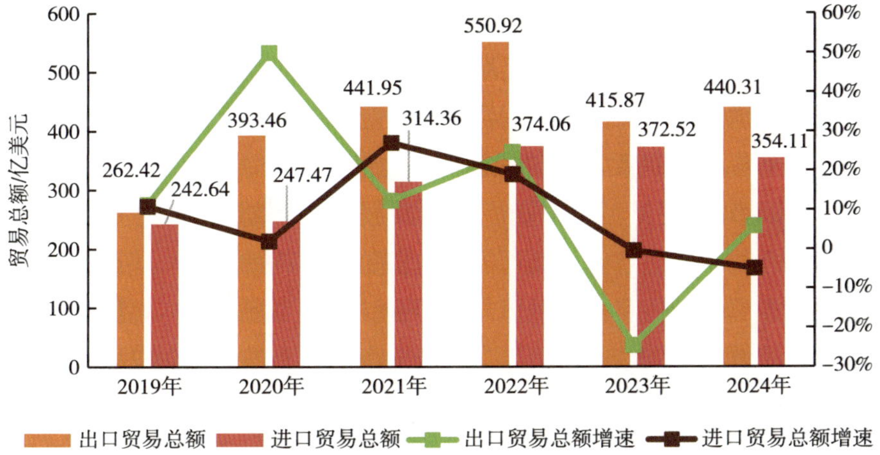

图1-25　2019—2024年中国医学装备进出口贸易总额

数据来源：中国海关总署，中国医学装备协会数据归类统计。

表1-9　2024年我国医学装备主要进口市场情况（TOP10）

来源地	进口金额（亿美元）	同比增速（%）	占比（%）
全球境外	354.11	↓ 4.9	100
美国	84.62	↓ 8.1	23.9
德国	63.53	↓ 10.7	17.9
日本	33.43	↓ 8.8	9.4
墨西哥	24.38	↑ 4.8	6.9
爱尔兰	15.87	↑ 4.3	4.5
瑞士	14.24	↓ 5.8	4.0
英国	9.61	↓ 13.6	2.7
新加坡	8.59	↓ 5.4	2.4
荷兰	8.34	↓ 15.0	2.4
韩国	8.25	↓ 7.2	2.3

数据来源：中国海关总署，中国医学装备协会数据归类统计。

在出口目的地方面，2024年我国医学装备产品主要出口地区为美国、日本、德国、荷兰等。从出口金额分析，美国出口额最高（109.74亿美元），占比为24.9%，其次为日本（25.92亿美元）、德国（24.96亿美元）。从增长幅度分析，在2024年中国医学装备出口金额前十名目的地中，美国、德国等7个地区增速均呈增长趋势，其中巴西增速达19.3%，见表1-10。

表1-10 2024年我国医学装备主要出口市场情况（TOP10）

目的地	出口金额（亿美元）	同比增速（%）	占比（%）
全球境外	440.31	↑ 5.9	100
美国	109.74	↑ 7.7	24.9
日本	25.92	↓ 5.0	5.9
德国	24.96	↑ 7.1	5.7
荷兰	14.53	↑ 11.9	3.3
俄罗斯	14.20	↓ 2.6	3.2
印度	12.80	↑ 2.4	2.9
中国香港	12.79	↓ 19.5	2.9
英国	12.44	↑ 11.4	2.8
韩国	11.68	↑ 3.3	2.7
巴西	10.55	↑ 19.3	2.4

数据来源：中国海关总署，中国医学装备协会数据归类统计。

3．进出口产品分析

从进口细分产品分布情况分析，2024年我国医用耗材进口额最高，达139.35亿美元，占总进口额的39.35%，同比增长3.40%；其次为医疗设备，进口额为111.35亿美元，占比31.45%，同比下降12.41%；体外诊断试剂和体外诊断仪器的进口额分别为60.14亿美元和29.24亿美元，分别占16.98%、8.26%，体外诊断试剂进口额同比增长0.27%，体外诊断仪器进口额同比下降16.73%，见图1-26和图1-27。

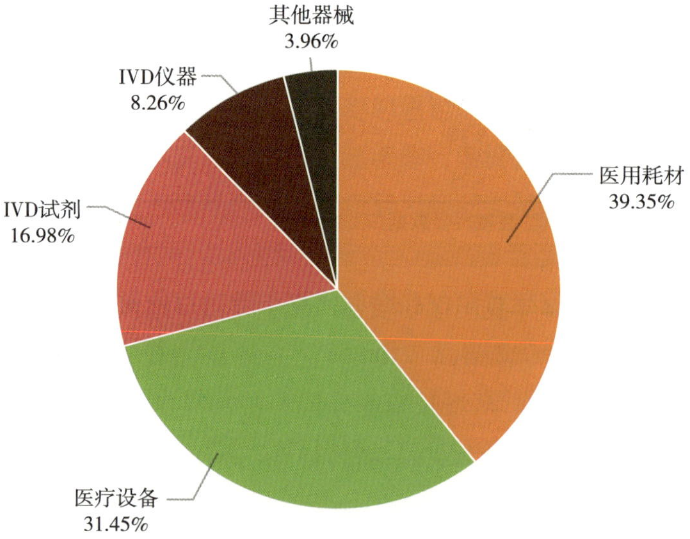

图1-26 2024年我国医学装备进口贸易额细分产品构成

数据来源：中国海关总署，中国医学装备协会数据归类统计。

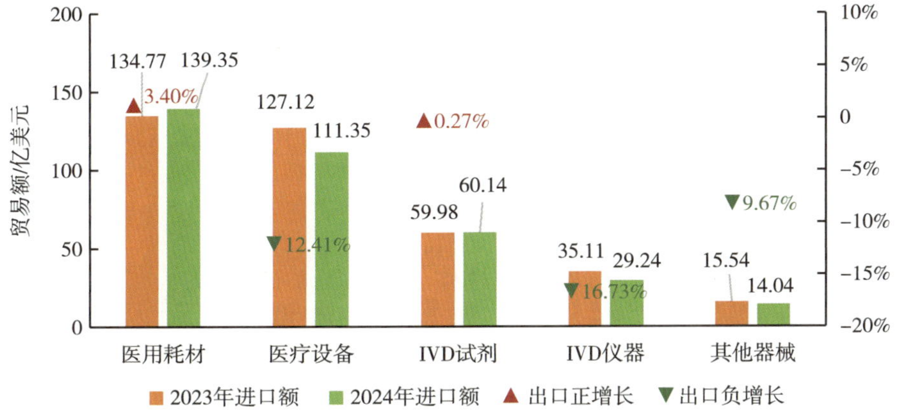

图1-27　2023年与2024年我国医学装备进口贸易额细分品种分布

数据来源：中国海关总署，中国医学装备协会数据归类统计。

从出口细分产品分布情况分析，2024年我国医用耗材出口额最高，达190.51亿美元，占比达43.27%，同比增长8.16%；其次为医疗设备，出口额为137.84亿美元，占比31.31%，同比增长4.92%；体外诊断试剂和体外诊断仪器出口额分别为19.63亿美元、13.38亿美元，分别占4.46%、3.04%，体外诊断仪器出口额同比增长14.67%，体外诊断试剂出口额同比下降4.15%，见图1-28和图1-29。

近5年，我国出口贸易中，医疗设备类出口金额连续增长，在总出口额占比也保持较高比重。2024年医疗设备类出口金额达到137.84亿美元，占总出口金额的31.31%，见图1-30。

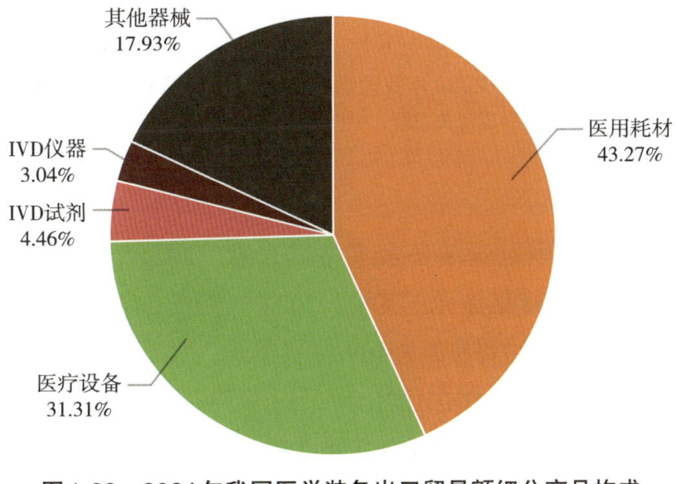

图1-28　2024年我国医学装备出口贸易额细分产品构成

数据来源：中国海关总署，中国医学装备协会数据归类统计。

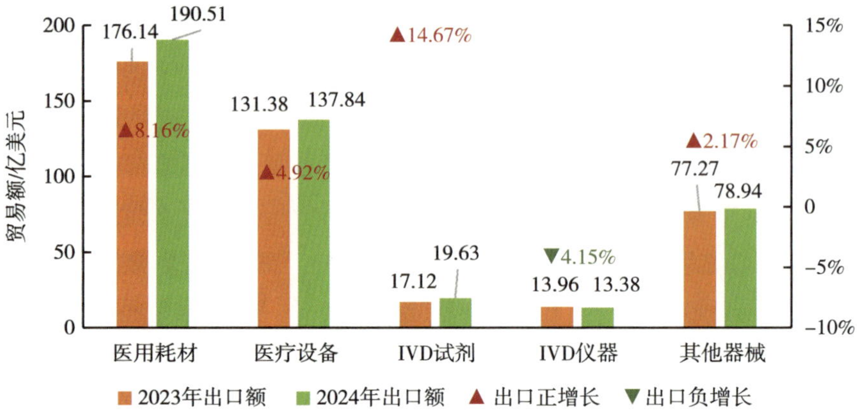

图1-29　2023年与2024年我国医学装备出口贸易额细分品种分布

数据来源：中国海关总署，中国医学装备协会数据归类统计。

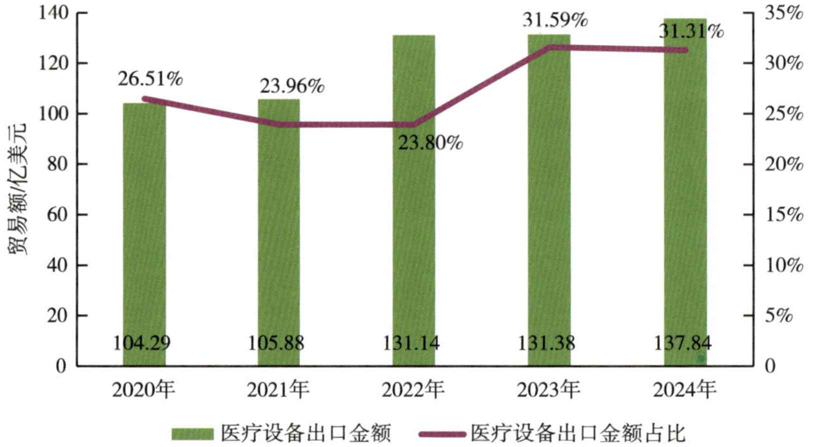

图1-30　2020—2024年我国医疗设备出口贸易额及占比情况

数据来源：中国海关总署，中国医学装备协会数据归类统计。

4．其他区域贸易情况

（1）美国：从美国与中国医学装备贸易格局来看，2024年中美医学装备贸易额达到194.36亿美元，较去年增加0.38亿美元。其中，2024年美国出口至中国的医学装备贸易额为84.62亿美元，中国出口至美国的贸易额为109.74亿美元。

从细分领域来看，2024年美国向中国出口的医学装备产品中，医用耗材占主体，达到33.08亿美元，占比39.1%，较去年增加4个百分点左右。中国出口美国同样以医用耗材为主，达到53.24亿美元，占比48.5%，较去年增加2个百分点左右，见图1-31。

（2）欧洲：从欧洲与中国医学装备贸易格局来看，2024年欧洲和中国医学装备贸易额达到263.62亿美元，较去年增加2.34亿美元。其中，2024年欧洲出口至中国的医学装备贸易额为147.62亿美元，中国出口至欧洲的贸易额为116.00亿美元。

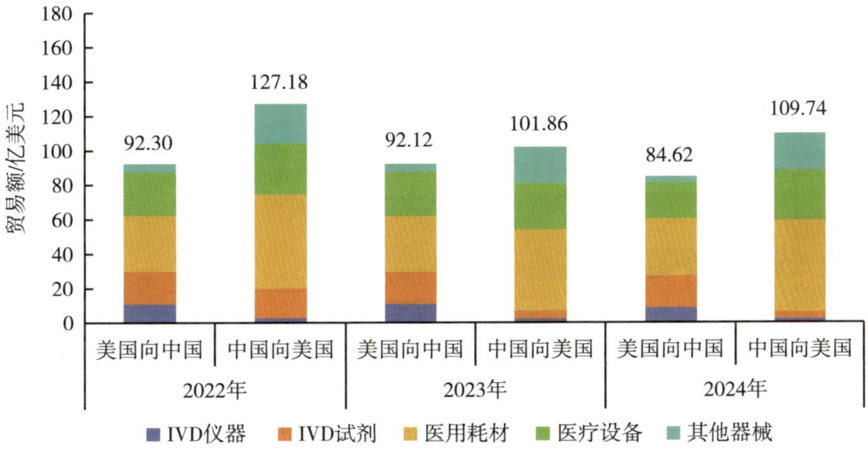

图1-31　2022—2024年美国和中国医学装备贸易构成情况

数据来源：中国海关总署，中国医学装备协会数据归类统计。

从细分领域来看，2024年欧洲向中国出口的医学装备产品以医疗设备为主，达到52.70亿美元，占比35.7%，较去年减少3个百分点左右。中国向欧洲出口的医学装备产品以医用耗材为主，达到49.39亿美元，占比42.6%，较去年增加4个百分点左右，见图1-32。

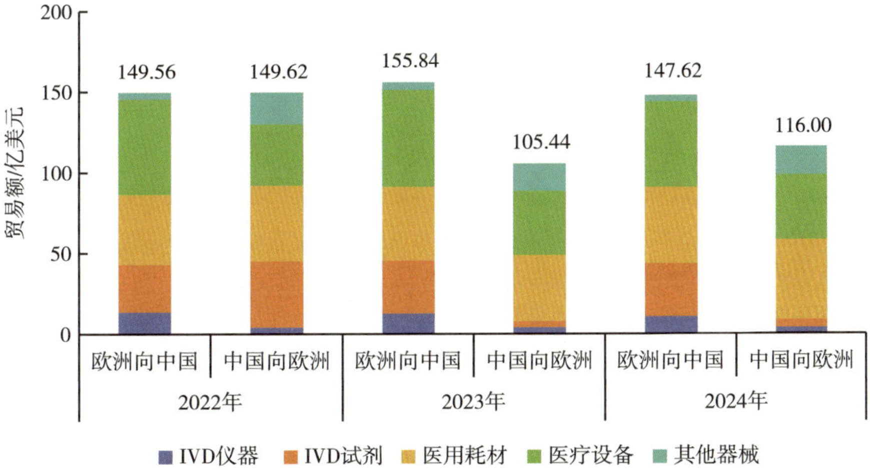

图1-32　2022—2024年欧洲和中国医学装备贸易构成情况

数据来源：中国海关总署，中国医学装备协会数据归类统计。

（3）日本：从日本与中国医学装备贸易格局来看，2024年日本和中国医学装备贸易额达到59.35亿美元，较去年减少4.58亿美元。其中，2024年日本出口至中国的贸易额为33.43亿美元，中国出口至日本的贸易额为25.92亿美元。

从细分领域来看，2024年日本向中国出口的医学装备产品中，医疗设备占主体，达到15.44亿美元，占比46.2%，与去年基本持平。中国向日本出口的医学装备产品以医用耗材为主，达到11.87亿美元，占比45.8%，较去年增加约1个百分点左右，见图1-33。

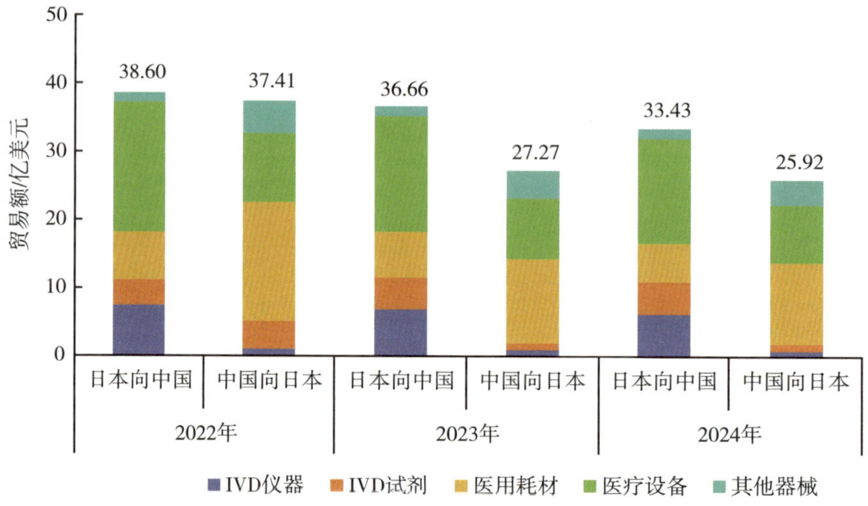

图1-33　2022—2024年日本和中国医学装备贸易构成情况

数据来源：中国海关总署，中国医学装备协会数据归类统计。

（4）俄罗斯：从俄罗斯与中国医学装备贸易格局来看，2024年俄罗斯和中国医学装备贸易额达到14.24亿美元，较去年减少0.38亿美元。其中，2024年俄罗斯出口至中国的贸易额为0.04亿美元，中国出口至俄罗斯的贸易额为14.20亿美元。

从细分领域来看，2024年俄罗斯向中国出口的医学装备产品中，医疗设备占主体，达到0.02亿美元，占比45.9%，较去年增加2个百分点左右。中国向俄罗斯出口的医学装备产品以医用耗材为主，达到5.30亿美元，占比37.3%，较去年增加3个百分点左右，见图1-34。

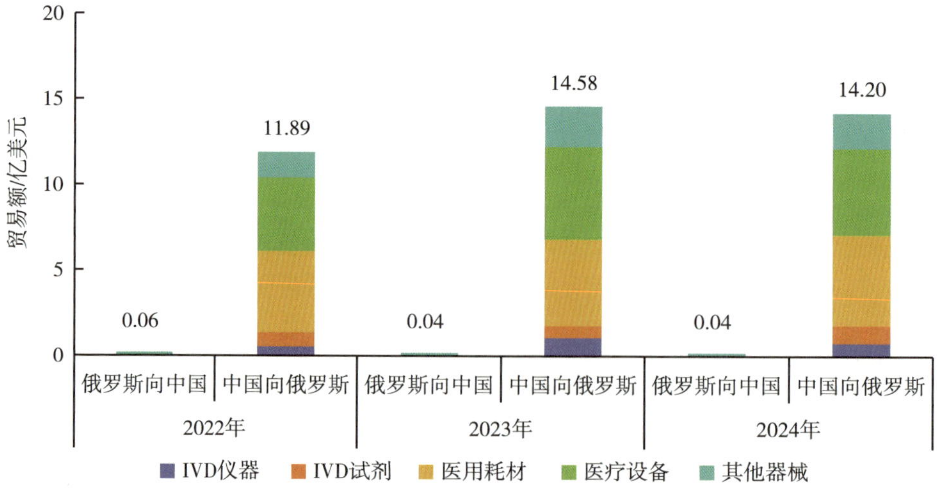

图1-34　2022—2024年俄罗斯和中国医学装备贸易构成情况

数据来源：中国海关总署，中国医学装备协会数据归类统计。

（5）南亚：从南亚与中国医学装备贸易格局来看，2024年前南亚和中国医学装备贸易额达到19.76亿美元，较去年增加0.69亿美元。其中，2024年南亚出口至中国的贸易额为2.19亿美元，中国出口至南亚的贸易额为17.57亿美元。

从细分领域来看，2024年南亚向中国出口的医学装备产品中，医疗设备占主体，达到1.57亿美元，占比71.9%，较去年增加3个百分点左右。中国向南亚出口的医学装备产品同样以医疗设备为主，达到7.81亿美元，占比44.5%，较去年减少1个百分点左右，见图1-35。

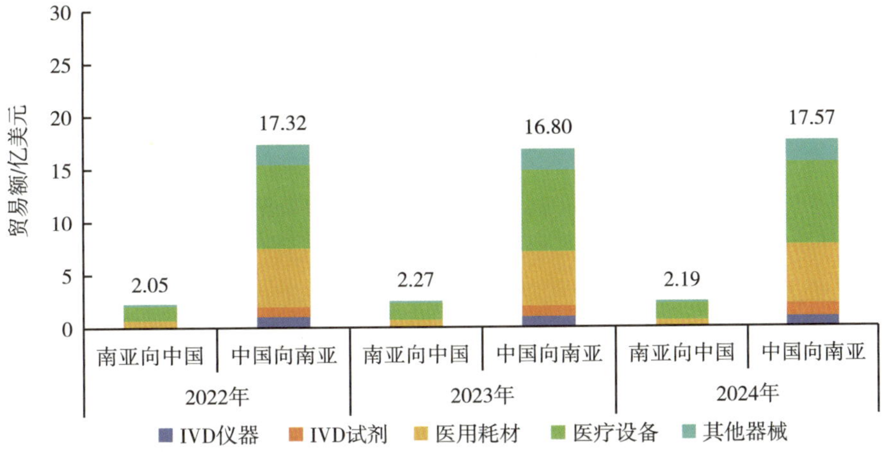

图1-35　2022—2024年南亚和中国医学装备贸易构成情况

数据来源：中国海关总署，中国医学装备协会数据归类统计。

其中，从印度与中国医学装备贸易格局来看，2024年印度和中国医学装备贸易额达到14.83亿美元，较去年增加0.22亿美元。其中，2024年印度出口至中国的贸易额为2.03亿美元，中国出口至印度的贸易额为12.80亿美元。

从细分领域来看，2024年印度向中国出口的医学装备产品中，医疗设备占主体，达到1.53亿美元，占比75.3%，较去年增加3个百分点左右。中国向印度出口的医学装备产品同样以医疗设备为主，达到6.45亿美元，占比50.4%，较去年减少1个百分点左右，见图1-36。

（6）东南亚：从东南亚与中国医学装备贸易格局来看，2024年前东南亚和中国医学装备贸易额达到65.22亿美元，与去年基本持平。其中，2024年东南亚出口至中国的贸易额为22.11亿美元，中国出口至东南亚的贸易额为43.11亿美元。

从细分领域来看，2024年东南亚向中国出口的医学装备产品中，医用耗材占主体，达到13.70亿美元，占比61.9%，较去年增加4个百分点左右。中国向东南亚出口的医学装备产品以医疗设备为主，达到14.42亿美元，占比33.5%，较去年增加3个百分点左右，见图1-37。

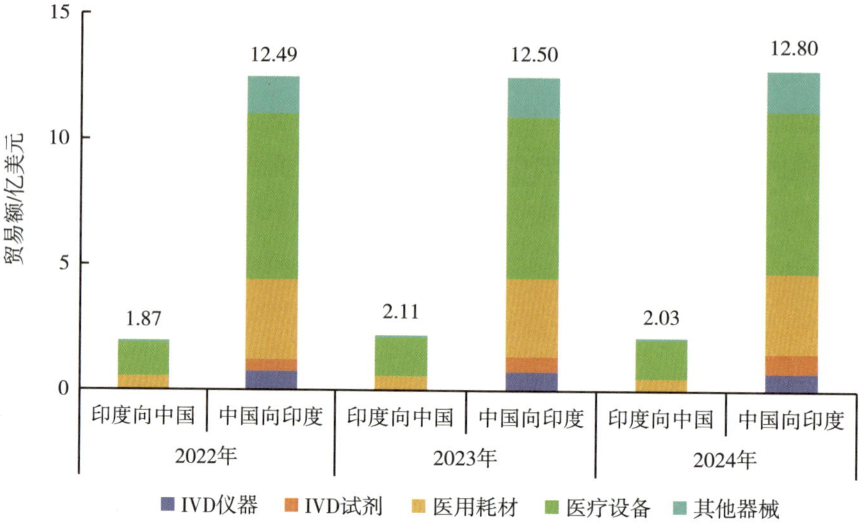

图1-36　2022—2024年印度和中国医学装备贸易构成情况

数据来源：中国海关总署，中国医学装备协会数据归类统计。

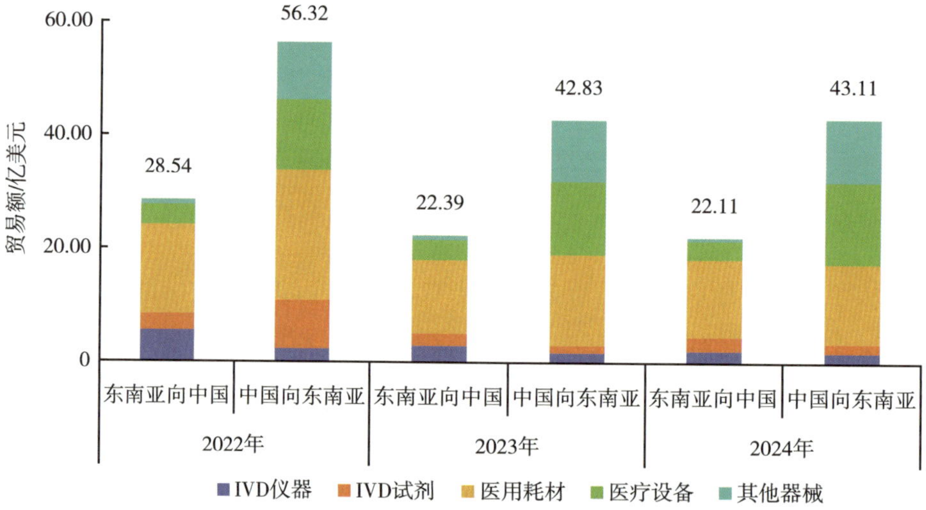

图1-37　2022—2024年东南亚和中国医学装备贸易构成情况

数据来源：中国海关总署，中国医学装备协会数据归类统计。

（7）中东：从中东与中国医学装备贸易格局来看，2024年中东和中国医学装备贸易额达到31.86亿美元，较去年增加2.03亿美元。其中，2024年中东出口至中国的贸易额为6.12亿美元，中国出口至中东的贸易额为25.74亿美元。

从细分领域来看，2024年中东向中国出口的医学装备产品中，医疗设备占主体，达到3.60亿美元，占比58.8%，较去年增加6个百分点左右。中国向中东出口的医学装备产品以医用耗材为主，达到11.46亿美元，占比44.5%，较去年增加1个百分点左右，见图1-38。

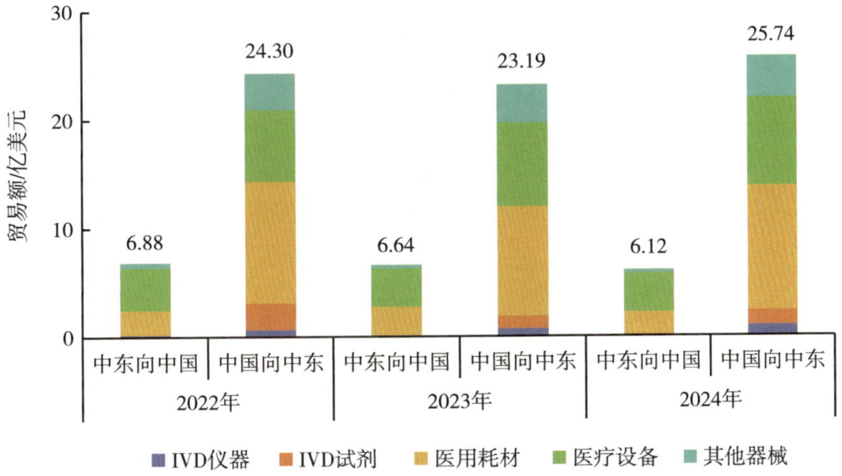

图1-38　2022—2024年中东和中国医学装备贸易构成情况

数据来源：中国海关总署，中国医学装备协会数据归类统计。

（8）“一带一路”国家：从中国与“一带一路”国家贸易格局来看，近三年，出口至“一带一路”国家的贸易额占总出口额比例连续增长。2024年中国医学装备出口至“一带一路”国家的贸易额为160.69亿美元，占中国整体出口贸易额的比例达到36.49%，占比较去年增加0.21个百分点，见图1-39。

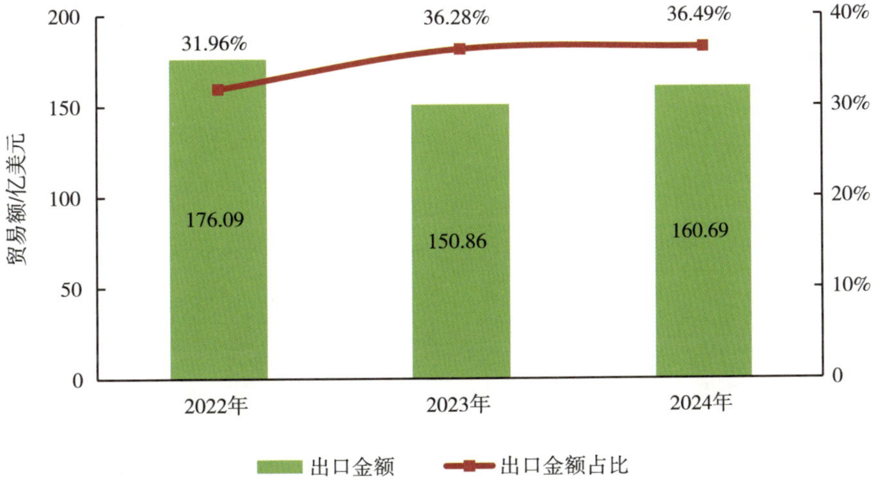

图1-39　2022—2024年中国医学装备出口至“一带一路”国家贸易额及占比情况

数据来源：中国海关总署，中国医学装备协会数据归类统计。

从细分领域来看，2024年中国向“一带一路”国家出口的医学装备产品以医用耗材为主，达到62.96亿美元，占比39.18%，较去年减少0.17个百分点；其次为医疗设备，达到51.57亿美元，占比32.10%，较去年减少0.08个百分点，见图1-40。

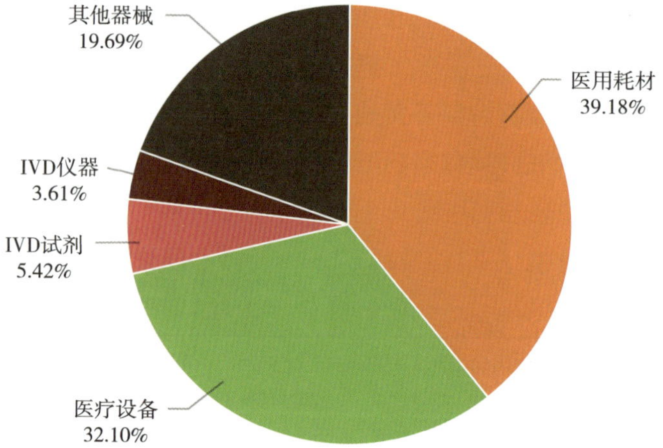

图1-40　2024年中国医学装备出口至"一带一路"国家贸易额细分产品构成

数据来源：中国海关总署，中国医学装备协会数据归类统计。

二、注册审批

（一）生产企业

2020—2024年期间，我国医疗器械生产企业数量整体呈增长态势，截至2024年底达到3.4万余家，较去年同期增长4.7%。其中可生产Ⅰ类医疗器械生产企业数量达到2.2万余家，同比增长6.6%；可生产Ⅱ类医疗器械生产企业数量达到16 264家，可生产Ⅲ类医疗器械生产企业数量达到2749家，见图1-41。

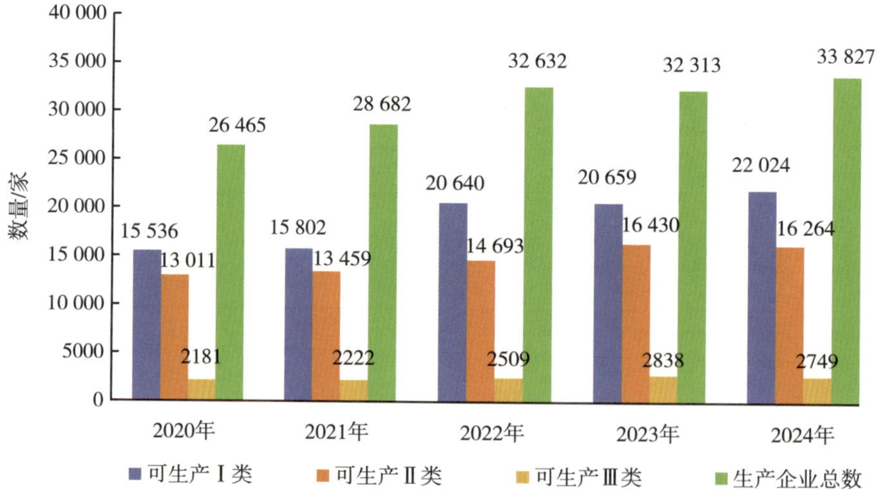

图1-41　2020—2024年底我国医疗器械生产企业数量

数据来源：国家及省（自治区、直辖市）药监局。

从省份分布来看，我国医疗器械生产企业主要集中在广东省、江苏省和山东省，数量均超过4300家，以上三个省份生产企业数量总和占全国的41.8%，见表1-11。

表1-11　截至2024年底全国各省份医疗器械生产企业数量

省（自治区、直辖市）	可生产Ⅰ类（家）	可生产Ⅱ类（家）	可生产Ⅲ类（家）	生产企业总数（家）	生产企业总数全国占比（%）
广东省	3307	2845	407	5290	15.64
江苏省	2974	2254	655	4522	13.37
山东省	3751	1105	179	4328	12.79
浙江省	1773	1227	249	2554	7.55
河北省	1507	606	45	1884	5.57
河南省	1127	843	70	1594	4.71
湖北省	1155	681	92	1548	4.58
湖南省	711	960	41	1364	4.03
上海市	563	485	275	1171	3.46
江西省	560	493	28	1074	3.17
安徽省	584	448	51	1060	3.13
北京市	473	549	286	963	2.85
天津市	459	435	98	731	2.16
辽宁省	280	384	25	696	2.06
四川省	340	451	73	696	2.06
陕西省	332	342	1	672	1.99
吉林省	487	274	23	592	1.75
福建省	355	361	55	580	1.71
广西壮族自治区	272	280	8	461	1.36
山西省	145	257	11	408	1.21
重庆市	198	253	44	378	1.12
黑龙江省	122	248	7	376	1.11
贵州省	161	102	4	235	0.69
云南省	80	127	4	210	0.62
内蒙古自治区	29	60	4	94	0.28
甘肃省	175	48	1	94	0.28
海南省	29	51	6	78	0.23
新疆维吾尔自治区	38	38	3	77	0.23
青海省	15	20	1	38	0.11
宁夏回族自治区	10	23	0	33	0.10
西藏自治区	12	14	3	26	0.08
合计	22 024	16 264	2749	33 827	100.00

数据来源：国家及省（自治区、直辖市）药监局。

在国家实施区域发展战略背景下，京津冀城市群、粤港澳大湾区、长三角三大城市群逐渐成为医学装备产业高质量发展重要动力源，以上城市群医学装备生产企业总数逐年上升，截至2024年底上升至2020年的1.4倍左右，京津冀城市群、粤港澳大湾区、长三角三大城市群医学装备生产企业数量在全国的占比分别维持在11%、16%、27%左右。随着三大城市群在科研院校、医疗资源、专业服务及产业资本等医学装备产业要素上的优势逐步释放，医学装备产业集聚与带动效应将更加显著，见图1-42。

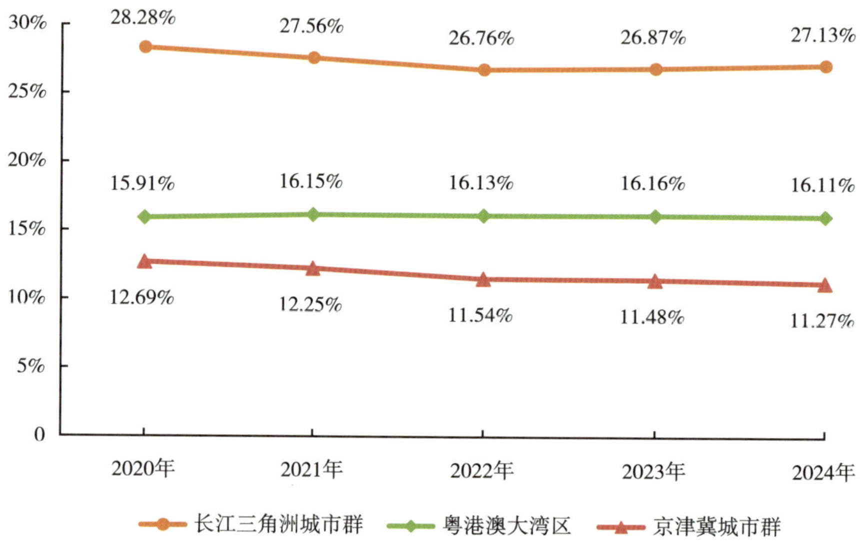

图1-42　2020—2024年重点城市群医学装备生产企业数量全国占比

数据来源：国家及省（自治区、直辖市）药监局。

在我国医学装备产业集群中，截至2024年底，深圳市高新技术产业园区入驻的生产企业数量最多，接近400家，可生产Ⅱ类和可生产Ⅲ类医疗器械的企业数量占70%左右，生产企业总数同比下降7%左右。此外，国内医疗器械生产企业数量前二十名的集聚区中，仅河北衡水高新技术产业开发区内生产企业数量呈增长势态，其余集聚区内生产企业数量均呈不同程度下降，其中，北京经济技术开发区下降最明显，见图1-43和图1-44。

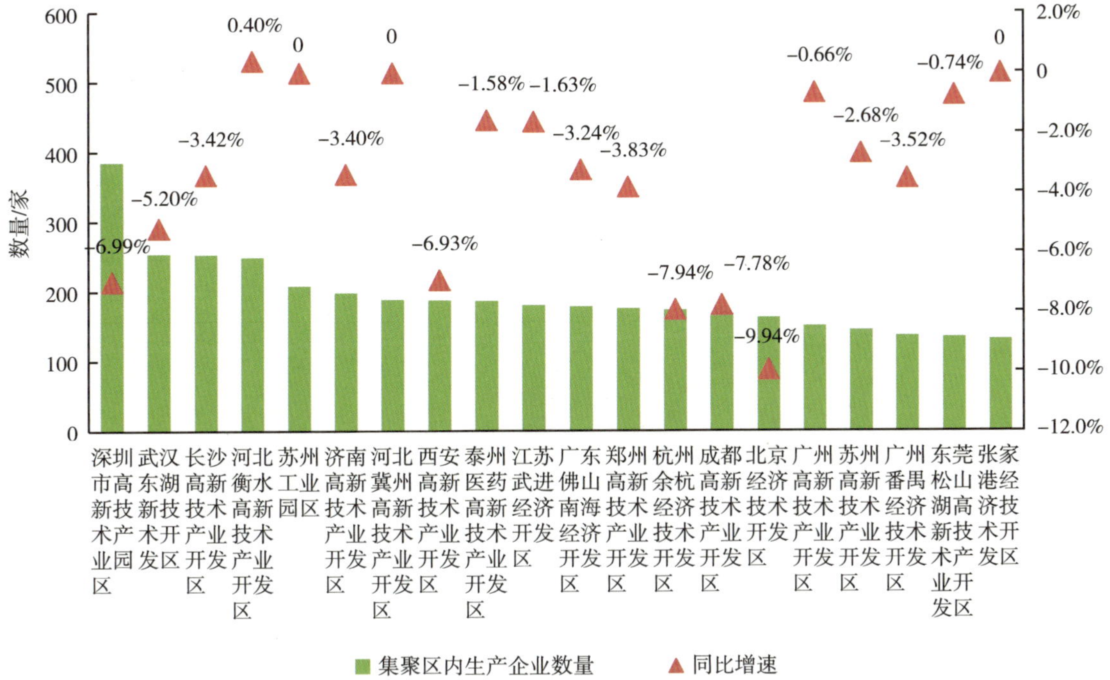

图1-43 截至2024年底国内医疗器械生产企业集聚区TOP20

数据来源：国家及省（自治区、直辖市）药监局。

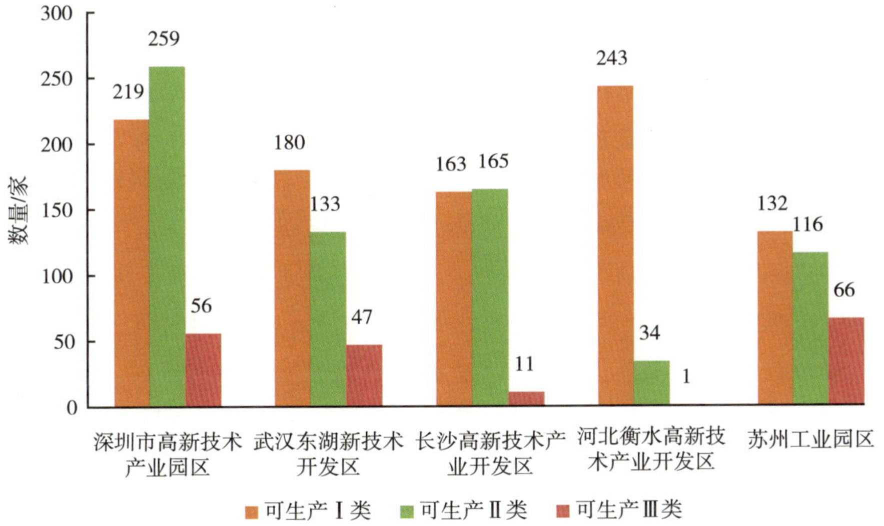

图1-44 截至2024年底国内重点集聚区各类医疗器械生产企业数量

数据来源：国家及省（自治区、直辖市）药监局。

（二）产品情况

1．注册审批

（1）总体情况：2024年，国家药监局共批准医疗器械首次注册、延续注册和变更注册13 133项，与2023年相比注册批准总数量增长7.5%，见图1-45。其中，首次注册3363项，与2023年相比大幅增加23.3%，延续注册4722项，与2023年相比减少1.4%，，变更注册5048项，与2023年相比增加7.5%。

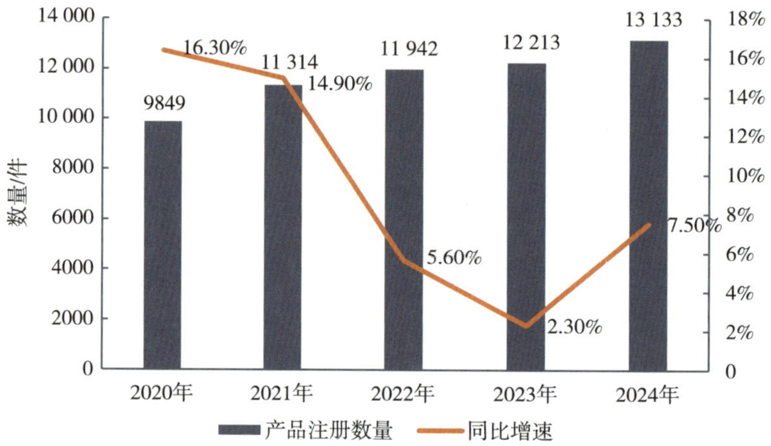

图1-45　近五年我国医疗器械产品注册情况

数据来源：国家药监局。

从注册品种看，医疗器械共9695项，占全部注册数量的73.8%；体外诊断试剂共3438项，占全部注册数量的26.2%。

从注册形式看，首次注册3363项，占全部注册数量的25.6%；延续注册4722项，占全部注册数量的36.0%；变更注册5048项，占全部注册数量的38.4%。

（2）第三类医疗器械注册情况：2024年，国家药监局批准境内第三类医疗器械注册6886项，同比增加11.9%。从注册形式看，首次注册2655项，占全部境内第三类医疗器械注册数量的38.6%；延续注册1969项，占28.6%；变更注册2262项，占32.8%。从批准注册医疗器械类型来看，除体外诊断试剂，共涉及《医疗器械分类目录》中18个子目录的产品，注册数量前五位的第三类医疗器械是：无源植入器械，神经和心血管手术器械，有源手术器械，注输、护理和防护器械，口腔科器械，见图1-46。

2024年，国家药监局批准进口第三类医疗器械3019项。从注册形式看，首次注册399项，占全部进口第三类医疗器械注册数量的13.2%；延续注册1136项，占37.6%；变更注册1484项，占49.2%。

从第三类医疗器械首次注册构成来看，境内医疗器械获批数量逐年增长。近年来，境内第三类医疗器械获批总数平均占比近82%，2024年接近87%，见图1-47。

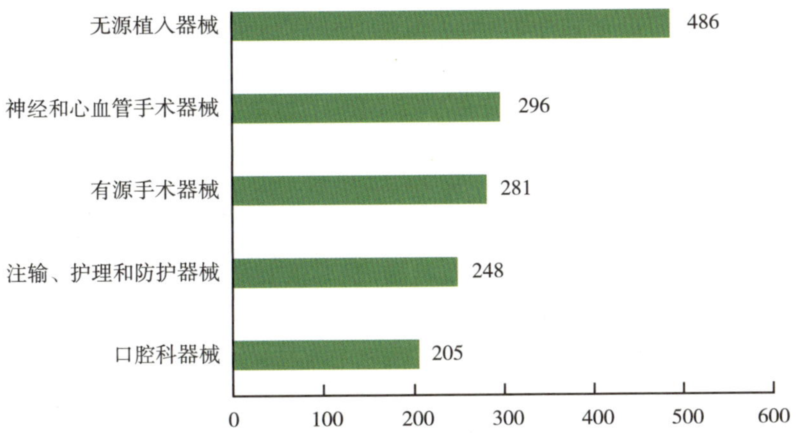

图1-46　注册数量前五位的境内第三类医疗器械

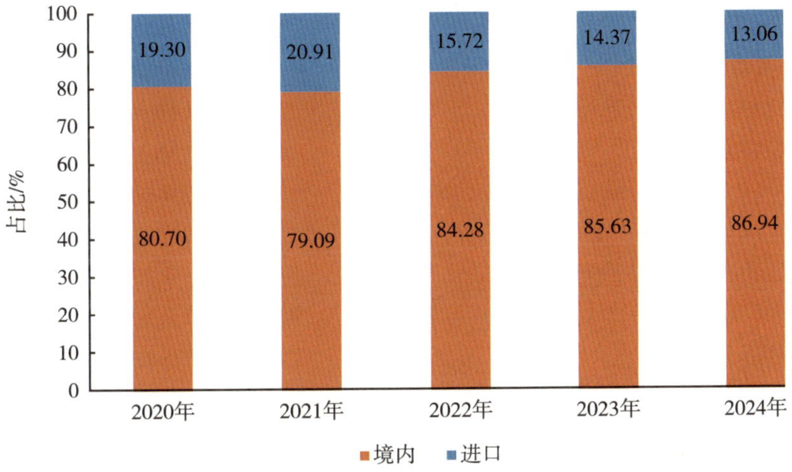

图1-47　近五年我国境内和进口Ⅲ类医疗器械首次注册获批数量占比

数据来源：国家药监局。

2．创新审批

2024年，国家药监局共批准65件创新医疗器械产品上市，同比增加6.6%，其中有源医疗器械45个，无源医疗器械17个，体外诊断试剂3个，数量上再创新高，涵盖植介入器械、手术机器人、AI诊断等众多热门领域。在国家政策的扶持和技术的推动下，国内的高端创新医疗器械产业持续高速发展，国产首个神经外科方向性脑深部电刺激器、国内首个心腔内超声成像系统等逐步在高端市场崭露头角，见表1-12。

表1-12　2024年获国家药监局批准创新医疗器械产品名单

序号	产品名称	生产企业
1	胃转流支架系统	杭州糖吉医疗科技有限公司
2	IFI44L基因甲基化检测试剂盒（PCR-熔解曲线法）	深圳市赛尔生物技术有限公司
3	颅内动脉瘤CT造影图像辅助检测软件	杭州深睿博联科技有限公司
4	支气管镜操作控制系统用无源器械和附件	直观医疗公司
5	一次性使用心脏脉冲电场消融导管	杭州德诺电生理医疗科技有限公司
6	支气管导航光纤定位导管导引器	Intuitive Surgical，Inc.
7	支气管导航光纤定位导管	Intuitive Surgical，Inc.
8	支气管导航可视化探头	Intuitive Surgical，Inc.
9	支气管导航操作控制系统	Intuitive Surgical，Inc.
10	组合血糖仪	江苏精策医疗科技有限公司
11	寡糖链检测试剂盒（荧光毛细管电泳法）	江苏先思达生物科技有限公司
12	体外心室辅助设备	心擎医疗（苏州）股份有限公司
13	体外心室辅助泵头及管路	心擎医疗（苏州）股份有限公司
14	一次性使用多极肾动脉射频消融导管	美敦力公司（Medtronic）
15	肾动脉射频消融仪	美敦力公司（Medtronic）
16	双通道可充电植入式脑深部电刺激脉冲发生器套件	北京品驰医疗设备有限公司
17	双通道植入式脑深部电刺激脉冲发生器套件	北京品驰医疗设备有限公司
18	植入式脑深部电刺激电极导线套件	北京品驰医疗设备有限公司
19	植入式脑深部电刺激延伸导线套件	北京品驰医疗设备有限公司
20	肺动脉取栓支架系统	上海腾复医疗科技有限公司
21	经颈静脉肝内穿刺器械	北京爱霖医疗科技有限公司
22	一次性使用射频房间隔穿刺针	杭州诺生医疗科技有限公司
23	眼底病变眼底图像辅助诊断软件	北京致远慧图科技有限公司
24	支气管导航操作控制系统用针	Intuitive Surgical，Inc.
25	冷冻消融仪	上海安钛克医疗科技有限公司
26	一次性使用心脏脉冲电场消融导管	FARAPULSE，Inc.
27	心脏脉冲电场消融系统	FARAPULSE，Inc.
28	髂静脉支架系统	杭州唯强医疗科技有限公司
29	一次性使用心腔内超声成像导管	深圳市赛禾医疗技术有限公司
30	便携式超声诊断仪	深圳市赛禾医疗技术有限公司
31	一次性使用可调弯导管鞘	FARAPULSE，Inc.
32	生物可吸收雷帕霉素洗脱冠脉支架系统	上海微创医疗器械（集团）有限公司
33	肾动脉射频消融仪	苏州信迈医疗器械有限公司
34	一次性使用肾动脉射频消融导管	苏州信迈医疗器械有限公司
35	肾动脉射频消融仪	上海魅丽纬叶医疗科技有限公司
36	一次性使用网状肾动脉射频消融导管	上海魅丽纬叶医疗科技有限公司

续 表

序号	产品名称	生产企业
37	球囊型冷冻消融导管	上海安钛克医疗科技有限公司
38	经导管主动脉瓣膜系统	上海纽脉医疗科技股份有限公司
39	静脉支架系统	上海蓝脉医疗科技有限公司
40	经导管主动脉瓣系统	北京佰仁医疗科技股份有限公司
41	血管斑块旋切控制装置	Boston Scientific Corporation
42	一次性使用外周血管斑块旋切导管	Boston Scientific Corporation
43	乙型肝炎病毒表面抗原（HBsAg）检测试剂盒	富士瑞必欧株式会社
44	导航定位微波消融系统	真健康（珠海）医疗科技有限公司
45	心脏脉冲电场消融仪	美敦力公司（Medtronic）
46	一次性使用心脏脉冲电场消融导管	美敦力公司（Medtronic）
47	颅内动脉瘤CT血管造影图像辅助检测软件	上海联影智能医疗科技有限公司
48	膝关节假体系统	雅博尼西医疗科技（苏州）有限公
49	颅内动脉瘤栓塞辅助支架	上海心玮医疗科技股份有限公司
50	脑外科手术计划软件	华科精准（北京）医疗科技有限公司
51	植入式脑深部神经刺激电极	Boston Scientific Neuromodulation Corporation
52	氧化锆陶瓷股骨头	北京安颂科技有限公司
53	植入式心脏起搏电极导线	创领心律管理医疗器械（上海）有限公司
54	超声诊断系统	深圳迈瑞生物医疗电子股份有限公司
55	一次性使用陡脉冲消融针	杭州睿笛生物科技有限公司
56	陡脉冲治疗设备	杭州睿笛生物科技有限公司
57	质子治疗系统	瓦里安医疗系统粒子治疗有限公司
58	质子治疗系统	迈胜医疗系统公司
59	心脏脉冲电场消融仪	上海宏桐实业有限公司
60	人工血管	上海畅迪医疗科技有限公司
61	主动脉覆膜支架破膜系统	先健科技（深圳）有限公司
62	肠息肉电子下消化道内窥镜图像辅助检测软件	长沙慧维智能医疗科技有限公司
63	旋磨介入治疗仪	上海微创旋律医疗科技有限公司
64	一次性使用冠脉旋磨导管	上海微创旋律医疗科技有限公司
65	一次性使用磁电定位压力监测脉冲电场消融导管	湖南埃普特医疗器械有限公司

数据来源：国家药监局。

截至2024年底，国家药监局共批准315件创新医疗器械（境内272件，进口43件）。其中，境内创新医疗器械272个，涉及16个省份的193家企业，进口创新医疗器械43个，涉及6个国家的24家企业。北京市、上海市、广东省、江苏省和浙江省的创新医疗器械获批产品数量及相应企业数量最多，约占全部已批准的315件创新医疗器械的75.9%，与2023年相比略有增加，见图1-48。

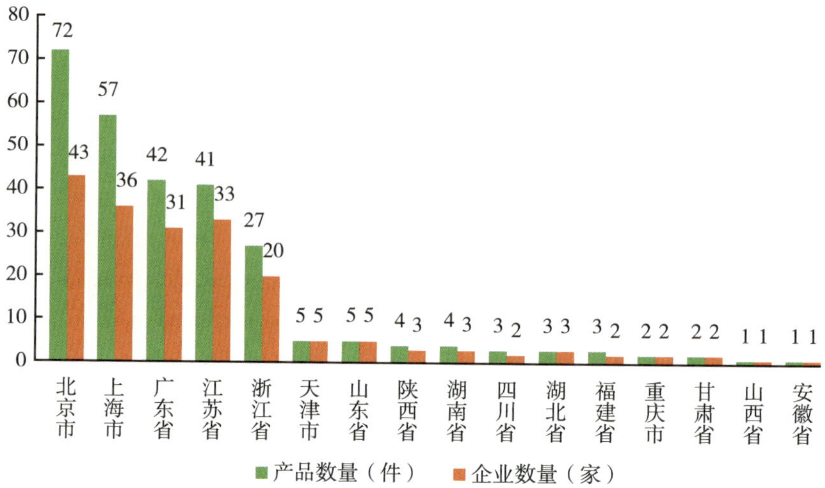

图1-48　截至2024年底我国境内创新医疗器械产品注册审批数量分布情况

数据来源：国家药监局。

已批准的创新医疗器械中，有源产品占比约61%，无源产品占比约31%，体外诊断试剂产品占比约8%。

三、生产企业专利

（一）存量情况

截至2024年底，中国医学装备生产企业展现出了强劲的创新活力，其专利申请总量已高达1 226 691件，这一数字不仅彰显了企业在技术研发上的深度投入，也反映了中国医学装备行业在推动技术创新与知识产权保护方面的显著成就。

从生产企业来看，皇家飞利浦有限公司以11 335件的申请量领先，紧随其后的是上海联影医疗科技有限公司和深圳迈瑞生物医疗电子股份有限公司，分别拥有6038件和5098件专利申请。奥林巴斯株式会社、山东新华医疗器械股份有限公司、富士胶片株式会社、上海博德基因开发有限公司、西门子公司、贝克顿·迪金森公司和通用电气公司等企业也在专利申请上展现出强劲实力，专利申请量均超过了2000件，为医学装备领域的技术进步和产业升级注入了强大动力，见图1-49。

从省份分布来看，中国各省份在医学装备技术创新方面的活跃程度差异显著。广东省以206 135件的专利申请量位居榜首，远远领先于其他省份，凸显出该省在医学装备领域的创新能力和研发投入的强大。江苏省和浙江省紧随其后，专利申请量也分别达到了较高水平，显示出这两个地区在医学装备技术创新上的强劲实力。此外，上海、北京等直辖市及山东、四川、湖北等省份的专利申请量也较为可观，反映出这些地区在推动医学装备技术创新和产业升级方面的积极努力。

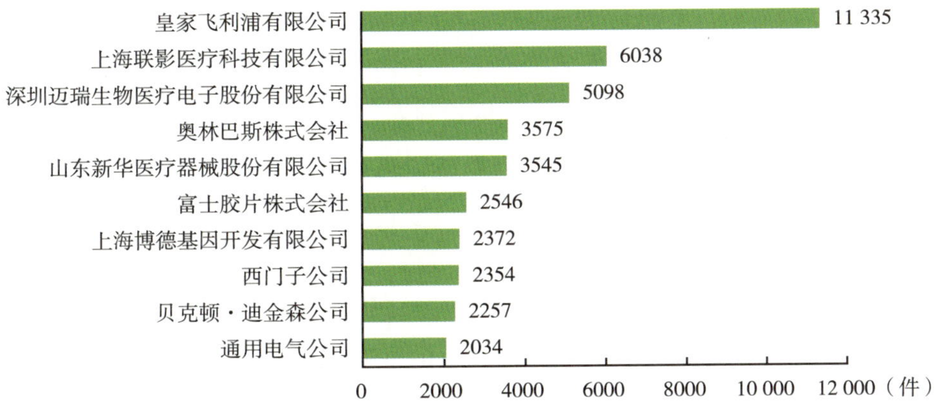

图1-49　国内医学装备生产企业专利申请量TOP10（截至2024年底）

数据来源：医知桥。

从其他省份来看，广西、台湾、吉林等省份的专利申请量均超过了5000件，显示出这些地区在医学装备技术创新方面也在逐步发力。然而，也有部分地区的专利申请量较少，反映出这些地区在医学装备技术创新方面还有待加强。整体来看，中国各省份在医学装备技术创新方面的表现呈现出多元化的特点，既有领先全国的强省，也有逐步崛起的后起之秀，见表1-13。

表1-13　截至2024年底国内医学装备生产企业专利分布

序号	省（自治区、直辖市、特别行政区）	申请量（件）	序号	省（自治区、直辖市、特别行政区）	申请量（件）
1	广东省	206 135	18	辽宁省	11 488
2	江苏省	171 838	19	广西壮族自治区	9116
3	浙江省	96 473	20	吉林省	5456
4	上海市	90 510	21	台湾省	5400
5	北京市	77 519	22	云南省	4760
6	山东省	61 292	23	黑龙江省	4666
7	四川省	33 502	24	贵州省	3840
8	湖北省	32 201	25	山西省	2985
9	安徽省	28 871	26	海南省	2644
10	福建省	27 909	27	甘肃省	2324
11	河南省	26 599	28	新疆维吾尔自治区	2265
12	天津市	26 162	29	内蒙古自治区	1958
13	重庆市	20 633	30	香港特别行政区	1125
14	湖南省	20 307	31	宁夏回族自治区	852
15	河北省	14 577	32	青海省	652
16	陕西省	13 745	33	西藏自治区	462
17	江西省	11 501	34	澳门特别行政区	9

数据来源：医知桥。

从产品类别分布来看，不同类别的医疗器械在专利申请数量上存在显著差异。其中，注输、护理和防护器械的专利申请量最高，达到了172 676项，这反映出该类别医疗器械在技术创新和产品研发上的高度活跃。同时，临床检验器械和医用成像器械的专利申请量也相对较高，分别达到了159 038项和112 169项，显示出这些领域在医学装备技术创新中的重要地位。

此外，从数据中还可以看出，一些特定领域的医疗器械也具有较高的专利申请量。例如，神经和心血管手术器械、医疗器械消毒灭菌器械及有源手术器械等，这些领域的专利申请量均超过了50 000项。这表明，随着医疗技术的不断进步和人们对健康需求的日益提高，医学装备企业正在加大对关键领域和重点产品的研发投入，以推动医疗器械技术的创新和发展，见图1-50。

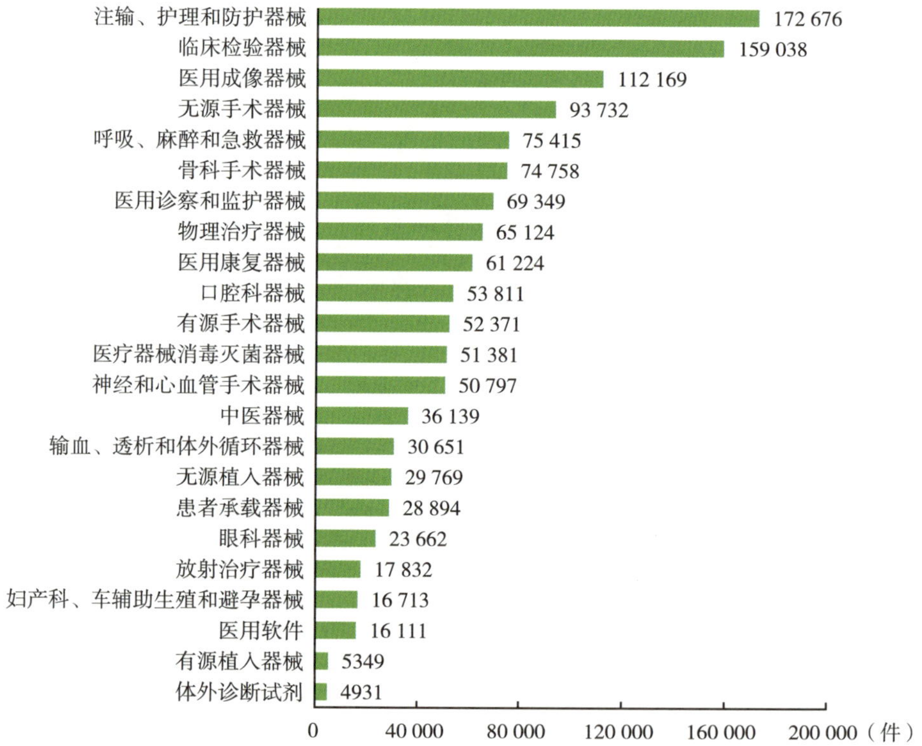

图1-50　国内医疗器械生产企业专利的产品类别分布（截至2024年底）

数据来源：医知桥。

（二）新增情况

自2024年1月1日起，截至2024年12月31日，中国医学装备生产企业共申请专利59 700件，这一数字这不仅反映了企业对自身技术实力的重视，也体现了对整个行业未来发展的信心和期待。随着技术的不断进步和创新，这些专利成果有望为医学装备行业带来更多的技术突破和产品升级，推动整个行业的持续健康发展。

从2024年医学装备企业专利申请量分析，深圳市科曼医疗设备有限公司以312项专利申请量位居榜首，显示出其在医学装备领域创新实力的领先优势。湖南省华芯医疗器械有限公司和河南翔宇医疗设备股份有限公司，分别以192项和142项专利申请紧随其后。第四至第十分别为平安科技（深圳）有限公司、哈尔滨思哲睿智能医疗设备股份有限公司、通用电气精准医疗有限责任公司、北京长木谷医疗科技股份有限公司、桂林优利特医疗电子有限公司、广州星际悦动股份有限公司及深圳市安保医疗科技股份有限公司。整体来看，这些企业的专利申请反映了我国医学装备行业在技术创新方面的活跃度和竞争力，见图1-51。

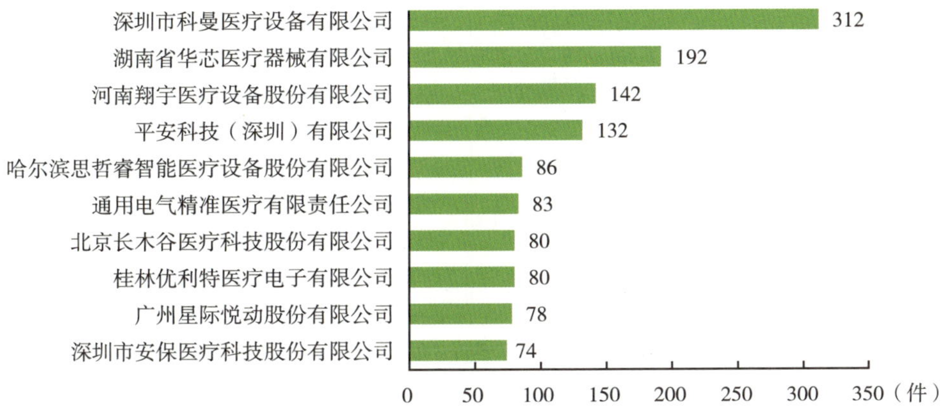

图1-51　2024年国内医学装备生产企业专利申请量TOP10

数据来源：医知桥。

从省份分布来看，我国医学装备领域的创新能力呈现出显著的区域集中特征。广东省以11 242项专利申请量高居榜首，江苏省紧随其后，申请量达到8985项，浙江省、北京市和山东省也分别展现出强劲实力，专利申请量均超过3000项。这些地区聚集了大量的医学装备生产企业，形成了良好的创新生态和产业集群效应，共同推动了我国医学装备技术的快速发展。

此外，从数据中还可以看出，中西部地区的医学装备企业专利申请量虽然相对较低，但也呈现出稳步增长的态势。例如，四川省、湖南省、河南省等地的专利申请量均超过1000项，显示出这些地区在医学装备技术创新方面的积极努力和不断追赶的态势。尽管与东部地区相比，中西部地区的医学装备产业基础和创新资源相对薄弱，但随着国家对中西部地区的支持力度不断加大，以及这些地区自身的不断努力，未来中西部地区的医学装备技术创新水平也将得到显著提升，见表1-14。

表1-14　2024年国内医学装备生产企业专利分布

序号	省（自治区、直辖市）	申请量（件）	序号	省（自治区、直辖市）	申请量（件）
1	广东省	11 242	17	江西省	788
2	江苏省	8985	18	辽宁省	756
3	浙江省	5526	19	广西壮族自治区	425
4	北京市	5429	20	吉林省	404
5	山东省	4566	21	云南省	380
6	上海市	4357	22	黑龙江省	351
7	安徽省	1811	23	海南省	308
8	湖北省	1806	24	内蒙古自治区	299
9	四川省	1745	25	山西省	271
10	福建省	1490	26	甘肃省	232
11	湖南省	1396	27	贵州省	227
12	河南省	1356	28	新疆维吾尔自治区	187
13	陕西省	1075	29	宁夏回族自治区	94
14	河北省	1050	30	青海省	66
15	天津市	982	31	西藏自治区	43
16	重庆市	970			

数据来源：医知桥。

从产品类别分布来看，临床检验器械、注输、护理和防护器械及医用成像器械是申请量最高的三个类别，分别达到了6886、5556和4551项专利申请。这表明在这三个领域的创新活动最为活跃，企业可能在这些医疗器械的研发和生产上投入了更多的资源和精力。

此外，无源手术器械、呼吸、麻醉和急救器械、有源手术器械、骨科手术器械等类别的专利申请量也相对较高，均超过了2000项。而相比之下，有源植入器械、体外诊断试剂等类别的专利申请量则较少，这可能反映了不同医疗器械类别在技术创新和产品研发上的差异性，以及企业在专利布局上的不同策略，见图1-52。

四、收并购

在政策引领、企业增长遇瓶颈、IPO收缩等因素驱动下，我国医学装备企业正在迎来并购浪潮。目前，医学装备市场规模呈现稳步增长态势，越来越多医学装备企业选择通过并购重组等手段提升研发创新能力、扩大市场规模、优化业务结构等，以便在竞争愈发激烈的市场开辟一条崭新的赛道，取得增长机会。

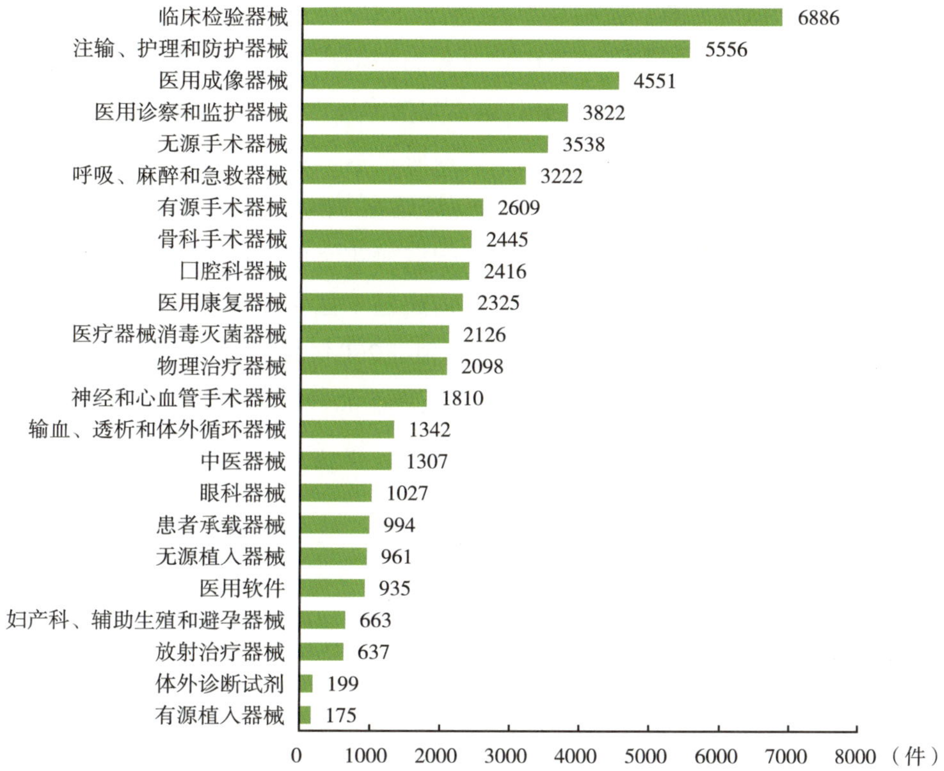

图1-52　2024年国内医疗器械生产企业专利产品类别分布

数据来源：医知桥。

（一）驱动因素

1．政策成为企业并购重组重要导向

自2023年以来，国务院、中国证券监督管理委员会（以下简称“证监会”）、工业和信息化部（以下简称“工信部”）等国家单位及省级经济和信息化厅等单位多措并举活跃并购重组市场，上市企业并购重组活跃度逐步提升。在医学装备行业，产业并购将更加注重国家政策导向、审批效率和企业协同效应，上市企业应密切关注市场动向，抓住市场机遇，合理运用并购重组工具，实施有效的兼并整合，实现“1＋1＞2”的并购效果，以提升自身竞争力和市场地位。

从2024年国家单位发布的具体政策来看，国务院提出《关于加强监管防范风险推动资本市场高质量发展的若干意见》、国务院办公厅印发《促进创业投资高质量发展的若干政策措施》等政策文件，鼓励上市公司聚焦主业，综合运用并购重组、股权激励等方式提高发展质量。对突破关键核心技术的科技型企业，建立上市融资、债券发行、并购重组绿色通道。证监会发布《资本市场服务科技企业高水平发展的十六项措施》《关于深化上市公司并购重组市场改革的意见》等政策文件，支持科技型企业股权融资，鼓励上市公司加强产业整合。

2．企业增长瓶颈亟待突破

2023年国内多数医学装备上市企业成熟业务面临增长瓶颈，营业收入增速变缓。医学装备行业细分子行业众多，按产品类别分，主要包括体外诊断、心血管、医疗影像设备、骨科、眼科、内窥镜等细分领域，且各自涉及的领域技术特点、生产方式、销售渠道差异较大，导致医学装备产品的成熟，无论是质量的保证还是医院对设备的操作熟悉都需要经历一个漫长的过程，因此先在该领域立足的企业其护城河效应也更加明显，单一赛道企业登陆资本市场后市值有限。截至2023年底，我国市值超过千亿元医学装备上市企业仅有迈瑞医疗、联影医疗，接近90%的医学装备上市企业市值在200亿元以下，中小市值医学装备上市企业占绝大多数，见图1-53。因此企业需要不断拓展产品领域和市场地域，从而提高成长天花板。

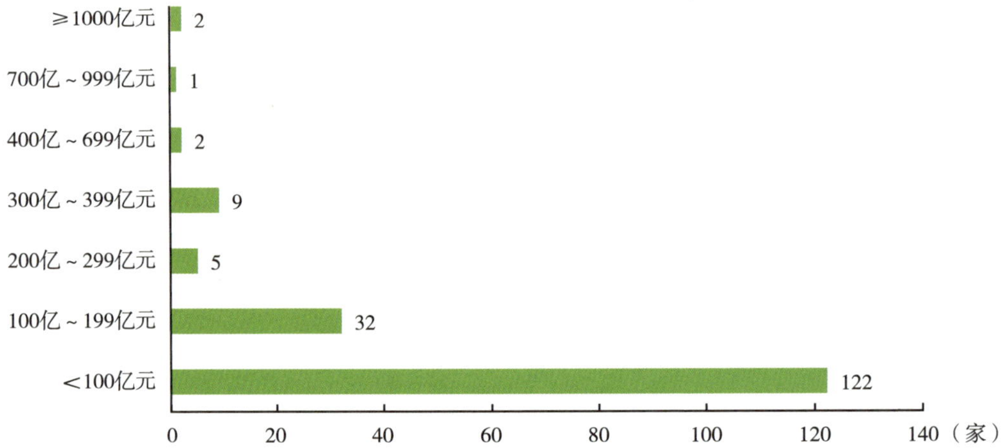

图1-53　国内医疗器械上市企业市值分布（截至2023年底）

数据来源：医装数胜整理分析。

医学装备企业要想拓展新业务新板块，寻找新增长点，收并购成为更优的选择。纵观全球，许多国外医学装备龙头企业的发展史都离不开并购，以美敦力为例，早期其在心血管领域建立了技术领先优势，并树立了良好的品牌形象，为将来的长期发展奠定了基础，之后通过不断地收并购踏足其他领域，其中最为著名的就是于2015年以近500亿美元完成对柯惠医疗的并购，此次收购对于美敦力全球业务的多元化贡献明显，也进一步强化了美敦力在全球医学装备市场的龙头地位。国内上市医学装备企业可通过开展并购重组扩大市场份额、进入新市场、获取关键技术或知识产权等，帮助企业突破增长瓶颈。

3．IPO市场呈延续阶段性收缩态势

当前，IPO审核趋严。从2023年的全年IPO情况来看，证监会加强了对IPO企业的审查力度、加强了对IPO中介机构的监管、加强了对信息披露的监管，并且对拟上市企业的业绩、销售费用率等要求收紧。2024年3月，中国证监会发布《首发企业现场检查规定》《首次公开发行股票并上市辅导监管规定》等公告，再次释放“强本强基”和“严监严管”的监管信号，意味着IPO市场总体将延续阶段性收缩态势。2024年4月，在中国证监会的指导下，沪深证券交易所经认真研究论证，适度提高净利润、现金流量净额、营业收入和市值等股票上市财务指标。因此，医学装备行业预计将有一批企业被新的门槛拦下。

截至2023年12月27日，据同花顺iFinD统计，年内已有264单IPO终止案例，逾九成是主动撤回申报材料。证监会监管力度加大，IPO审核趋向严格，在医学装备领域，2024年完成IPO上市的企业仅为4家，见图1-54。

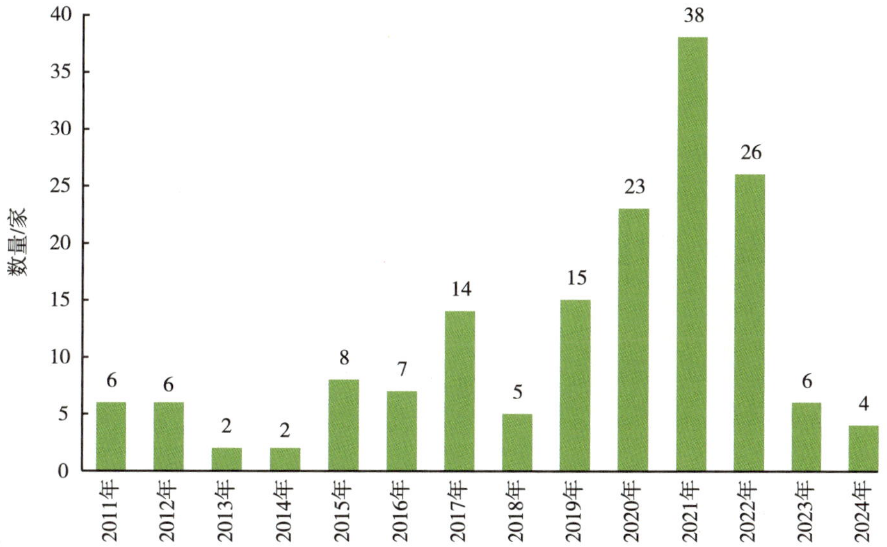

图1-54　2012—2024年中国医学装备新增上市企业数

数据来源：医装数胜整理分析。

据不完全统计，2023年以来（截至2024年4月中下旬），我国累计有24家医疗器械企业IPO终止，其中IVD领域的企业占半数以上，神经介入、心血管介入等高值耗材领域4家，医学影像设备、手术显微镜等医疗设备领域4家。2023年全年我国共有15家医疗器械企业IPO终止，见图1-55。

（二）市场特点

1. 投资并购活动数量

从中国医学装备上市企业投资并购活动[1]来看，在2012年以前的投资并购活动数量上升幅度并不明显，随着近年来医保支付方式深化改革等趋势，企业在业务扩张、技术创新等

[1] 中国医疗器械上市公司主体（注册地在中国地区，以医疗器械为主营的研发生产企业，包括A股、港股和美股）及其全资子公司的投资并购活动，以及公开信息整理的医疗器械上市公司其他并购活动。

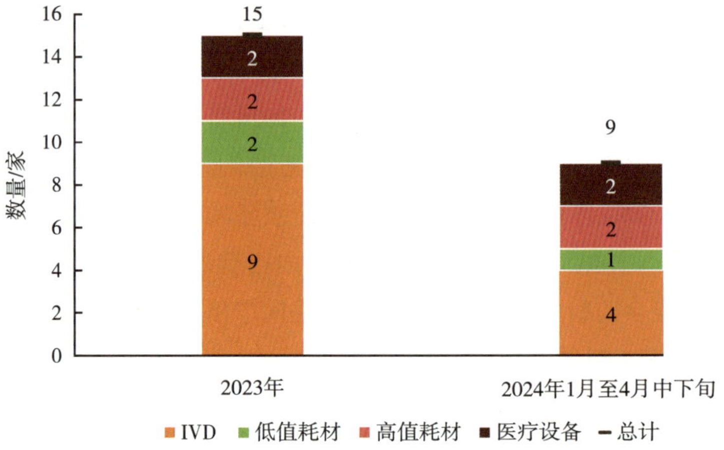

图1-55 2023与2024年1至4月中下旬中国医疗器械IPO终止企业数量

数据来源：医装数胜整理分析。

方面同样面临挑战，使得中国医学装备并购交易市场活跃，2013年之后中国医学装备并购交易数量呈上涨趋势，尤其是2020年和2021年增长明显，2013年到2023年的复合增长率达22.05%，2023年上市企业投资并购数量达到283宗，见图1-56。

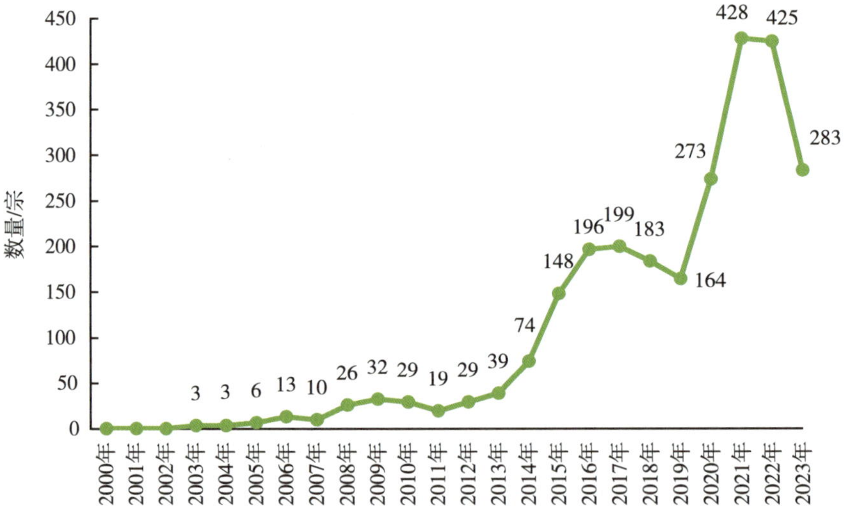

图1-56 2000—2023年中国医疗器械上市企业投资并购活动数量变化

数据来源：医装数胜整理分析。

2．投资并购方情况

2023年，发生投资并购活动的中国医学装备上市企业覆盖19个省份（含自治区、直辖市），集中分布在东部地区，广东、上海、浙江、江苏、北京均发生30宗及以上投资并购活动，浙江、广东、北京、上海发生较多投资并购方与被投资并购方所在区域跨省的投资并购活动，见图1-57、图1-58。

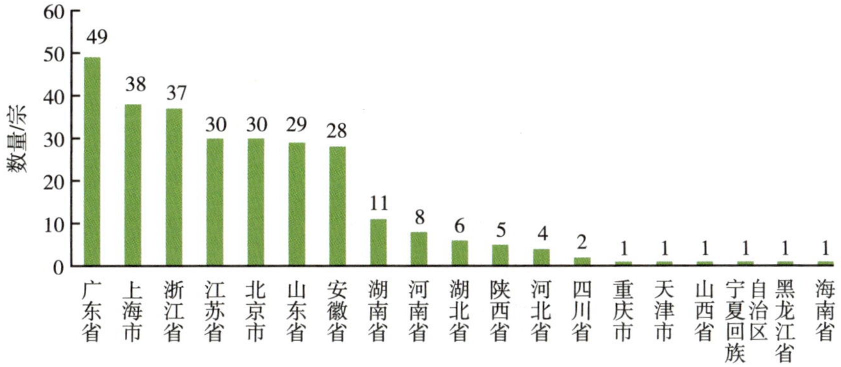

图1-57　2023年中国发生投资并购活动的医疗器械上市企业区域分布

数据来源：医装数胜整理分析。

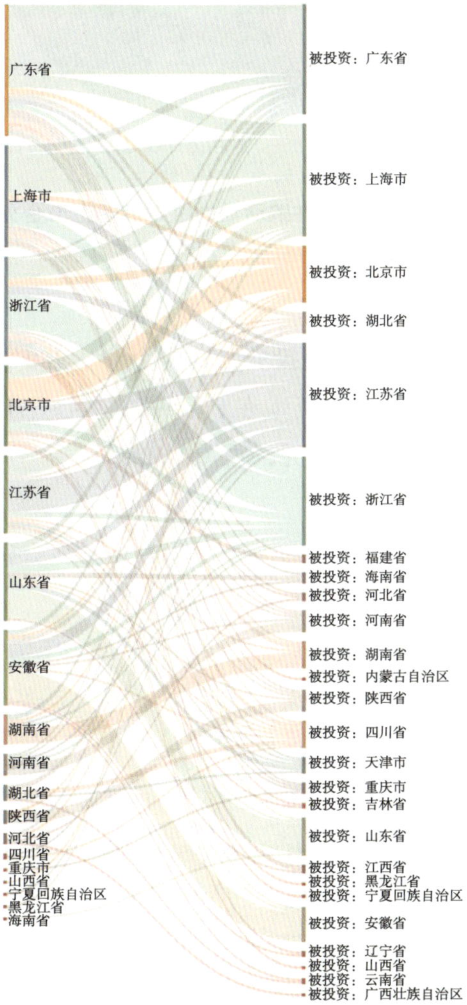

图1-58　2023年中国发生投资并购活动的医疗器械上市企业与被投资并购方省份分布情况

注：图中左侧为投资并购方，右侧为被投资并购方。

数据来源：医装数胜整理分析。

从上市企业主营细分领域分布来看，2023年发生投资并购活动的主要为IVD、医用医疗设备[1]和高值医用耗材领域的医学装备上市企业，三者合计占比达到80.41%，见图1-59。

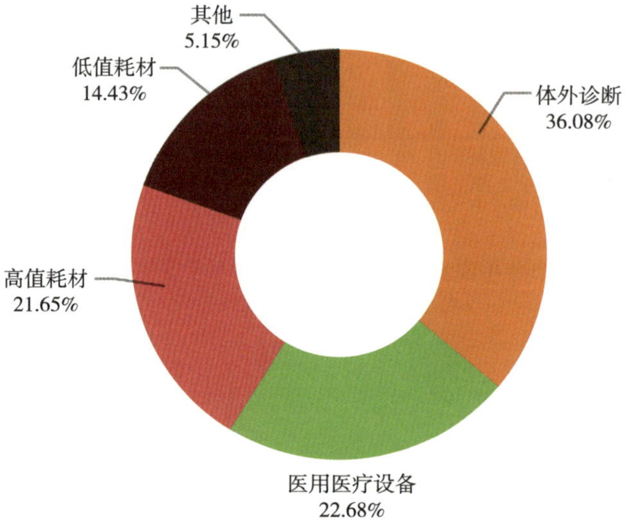

图1-59 2023年中国发生投资并购活动的医学装备上市企业主营细分领域分布

数据来源：医装数胜整理分析。

3．被投资并购方情况

2023年，被国内医学装备上市企业投资并购的企业达280家，其中有8家企业注册资本在10亿元及以上，约15%的企业注册资本在1亿～10亿元（含1亿元，不含10亿元）区间内，超七成企业的注册资本不到5000万元，见图1-60。

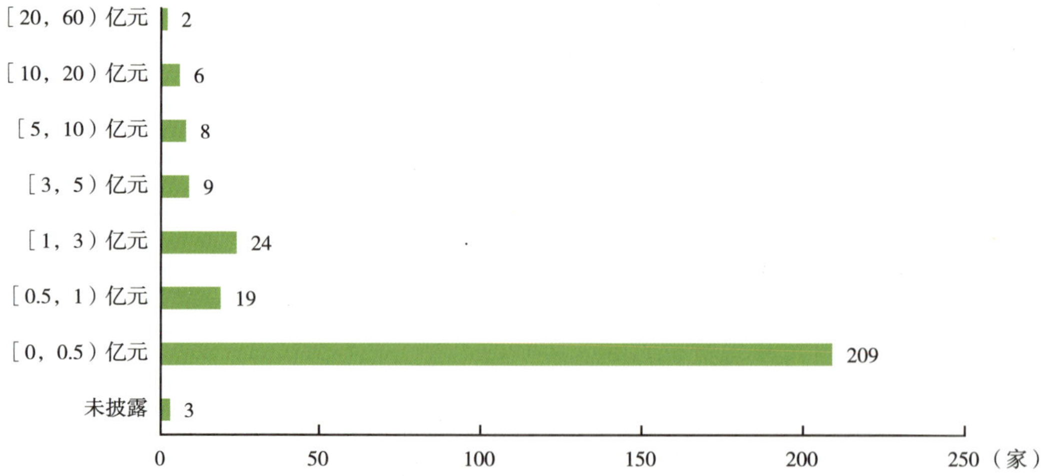

图1-60 2023年被中国医疗器械上市企业投资并购方注册资本区间分布

数据来源：医装数胜整理分析。

［1］医用医疗设备，指医疗机构用医疗设备，不包含家用医疗设备。

从被投资并购方的行业分布来看，医学装备相关行业占比超过43%，主要包括提供医疗服务、医学装备行业上游、渠道等。医学装备行业（主要包括研发或生产）企业占36.05%，多集中在注输、护理和防护器械、IVD领域，见图1-61。

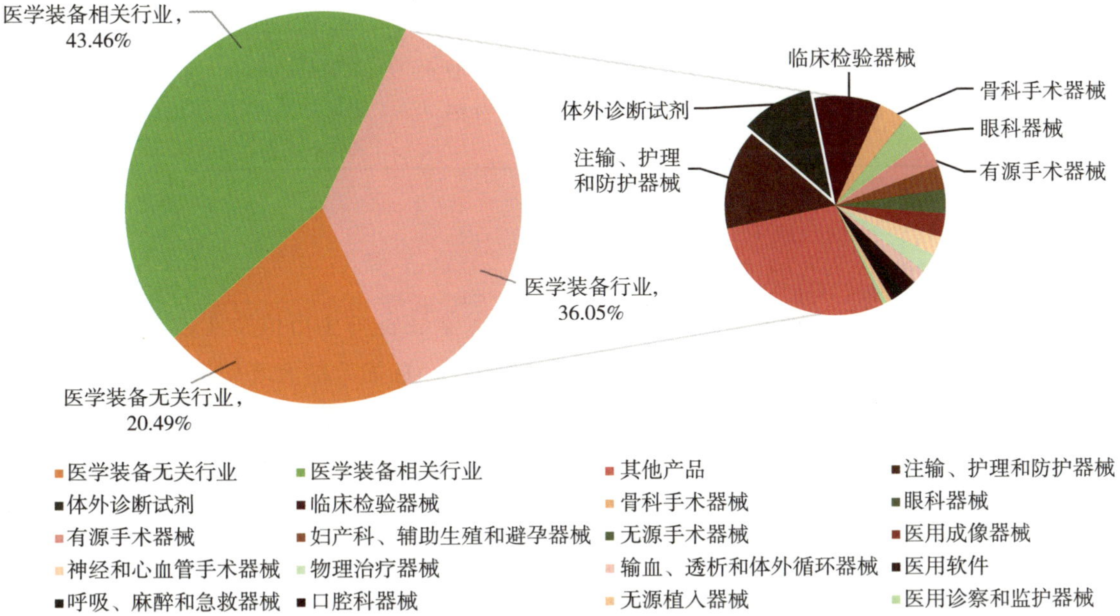

图1-61　2023年被中国医学装备上市企业投资并购方所在行业分布

数据来源：医装数胜整理分析。

4．重点投资并购事件

2024年，国内医学装备龙头企业迈瑞医疗以66.5亿元的自有资金收购心血管细分领域头部企业惠泰医疗，是今年中国医学装备行业最大的并购事件，交易金额远高于2023年国内医学装备领域最大的并购事件，见表1-15、表1-16。

表1-15　2023年国内医学装备领域企业Top5并购事件

收购方	被收购方（国家）	金额（亿元）	被收购方主营细分领域
普林医疗	桂林恒保健康防护有限公司（中国）	5.41	注输、护理和防护器械，医用成像器械，物理治疗器械，妇产科、辅助生殖和避孕器械
环球医疗	凯思轩达医疗科技无锡有限公司（中国）	4.67	—
中核健康	北京北方生物技术研究所有限公司（中国）	2.60	体外诊断试剂
爱博诺德	福建优你康光学有限公司（中国）	2.45	眼科器械
盈康生命	优尼麦迪克器械（深圳）有限公司（中国）	1.59	医用成像器械，医用诊察和监护器械

数据来源：医装数胜整理。

表 1-16　2024 年国内医学装备领域企业 Top5 并购事件

收购方	被收购方（国家）	金额（亿元）	被收购方主营细分领域
迈瑞医疗	深圳惠泰医疗器械股份有限公司（中国）	66.5	心脏电生理和介入医疗器械
稳健医疗	Global Resources International，Inc（美国）	8.50	注输、护理和防护器械
心脉医疗	Optimum Medical Device Inc（英国）	4.63	主动脉支架
南微医学	Creo Medical S.L.U.（英国）	2.89	微创手术设备
麦澜德	南京麦豆健康科技有限公司（中国）	1.93	有源手术器械，医用软件，物理治疗器械，医用康复器械

数据来源：医装数胜整理。

（三）并购趋势

一是并购重组将更受企业欢迎。近几年，我国医学装备中小市值企业占多数，多而不强特征明显。2023年以来，数家医学装备企业IPO终止，在如今的大环境下，IPO已不是唯一选择，考虑并购机会或将是更好的途径。在政策层面，国家出台多项政策，深化上市企业并购重组市场化改革，并购重组是优化资源配置、激发市场活力的重要途径，并购环境整体向好。

二是企业更加注重细分赛道的选择。国内医学装备领域并购模式已出现上市公司互相收购的新业态。2024年初，迈瑞医疗收购心血管细分领域的国产龙头企业惠泰医疗，这也是科创板首单“A收A”案例。此外，以美敦力、雅培等为代表的平台型龙头企业在并购策略上倾向于避开市场格局相对固化、壁垒较高的成熟赛道，一般会选择并购心血管、糖尿病等大病种领域的企业，选择适合企业本身、顺应市场发展需求的细分赛道开展兼并收购，这也成为医学装备企业增强实力的关键路径之一。

三是并购标的评估是交易中关键的影响因素。除了细分赛道的选择，并购标的的评估也尤为重要，除基本的资产评估外，企业的发展速度、行业地位、行业发展前景也是重要的因素。以迈瑞医疗收购惠泰医疗为例，惠泰医疗在A股市场中是一家创新能力强且经营状况可观的企业，其在2023年实现营业总收入16.50亿元，在高值耗材领域排名全国第7，2020—2023年营业收入复合增长率更是高达50.99%，排名全国第10位。迈瑞医疗的品牌影响力与惠泰医疗的产品解决方案相结合，将积极推动中国心脏电生理行业的发展。

编写：李鹏伟　杨　雳

第二章　全年政策

第一节　政策分析

一、大规模设备更新

（一）政策要点

2024年3月，国务院发布《推动大规模设备更新和消费品以旧换新行动方案》，指出到2027年，包括医疗在内的重点领域设备投资规模较2023年增长25%以上，尤其是鼓励具备条件的医疗机构加快医学影像、放射治疗、远程诊疗、手术机器人等医疗装备更新改造。此后，相关部委陆续发布多项政策，见表2-1。为响应国家号召，全国31个省份（含自治区、直辖市）发布推动大规模设备更新实施方案，浙江（30%）、江苏（30%）和山东（28%）投资规模增长目标高于全国目标。

表2-1　2024年国内国家级医疗设备更新政策汇总

序号	发布日期	发布单位	文件名称	要点内容
1	2024年3月7日	国务院	《推动大规模设备更新和消费品以旧换新行动方案》（国发〔2024〕7号）	到2027年，工业、农业、建筑、交通、教育、文旅、医疗等领域设备投资规模较2023年增长25%以上
2	2024年5月29日	国家发展和改革委、国家卫生健康委、国家中医药管理局、国家疾病预防控制局	《关于推动医疗卫生领域设备更新实施方案的通知》（发改社会〔2024〕737号）	到2027年，医疗卫生领域设备投资规模较2023年增长25%以上，主要大型医疗设备百万人口拥有量基本达到中高收入国家平均水平，高端医疗设备短板加快补齐，县域基层医疗设备条件持续改善
3	2024年6月21日	财政部、国家发展和改革委、中国人民银行、国家金融监督管理总局	《关于实施设备更新贷款财政贴息政策的通知》（财金〔2024〕54号）	银行向经营主体发放的贷款符合再贷款报销条件的，中央财政对经营主体的银行贷款本金贴息1个百分点。按照相关贷款资金划付供应商账户之日起予以贴息，贴息期限不超过2年
4	2024年7月24日	国家发展和改革委、财政部	《关于加力支持大规模设备更新和消费品以旧换新的若干措施》（发改环资〔2024〕1104号）	统筹安排3000亿元左右超长期特别国债资金，加大支持大规模设备更新和消费品以旧换新
5	2024年9月10日	国家金融监督管理总局	《关于促进非银行金融机构支持大规模设备更新和消费品以旧换新行动的通知》（金办发〔2024〕96号）	鼓励符合条件的金融租赁公司申请获取医疗健康领域经营许可资质，更好支持医疗健康领域设备更新需求，同时防止变相新增地方政府债务

资料来源：医装数胜整理。

（二）项目开展情况

1. 项目批复

国有资金支持的设备更新项目需由国家发展和改革委员会（以下简称“国家发改委”）批复，医院再发布正式招标公告。截至2024年三季度末，批复项目[1]的资金来源以“中央预算内投资或超长期国债”＋“地方财政资金”的方式居多，见图2-1和图2-2。

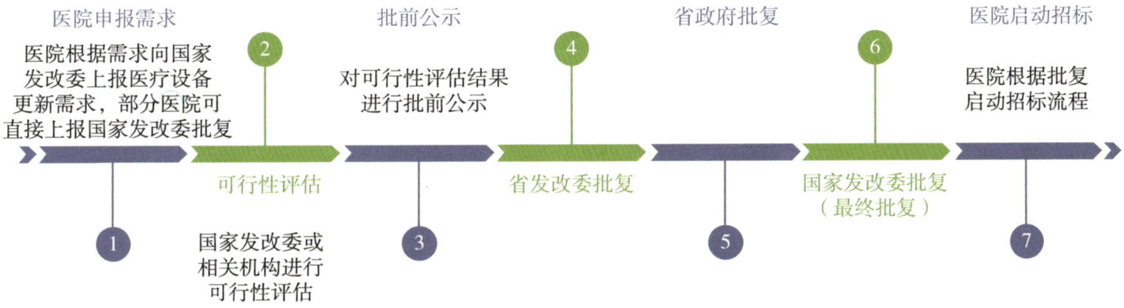

图2-1　国有资金支持的设备更新项目申报批复流程

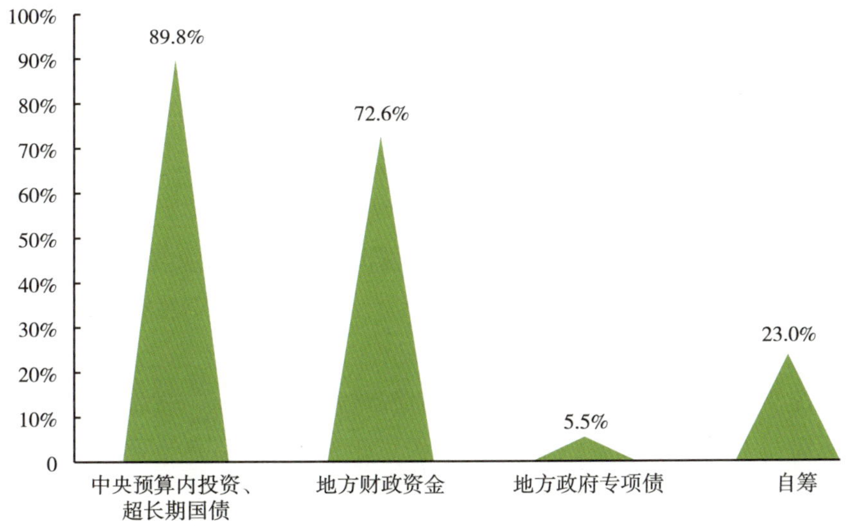

图2-2　截至2024年三季度末国内医疗设备更新批复项目资金来源分布（按项目数统计）

注：在截至2024年三季度末公开的1000余个批复项目中，明确披露了资金来源的项目占40%，以上数据基于此部分信息统计得来，存在交叉情况，即某个项目资金由多个来源组成。

数据来源：医装数胜整理分析。

截至2024年底，国内医疗设备更新批复项目超1900个，预算总金额突破830亿元，4—6月相对集中，项目数量均在450个以上。医疗设备更新批复项目覆盖30个省份（含自治区、

[1] 此处“批复项目”指经过国家发改委审批通过但尚未进行或即将进行招标的项目。由于设备更新属使用国有资金投资或国家融资的项目，在中国境内，根据《中华人民共和国招标投标法》和相关法律法规，招标项目需要先审批。

直辖市），黑龙江、江西和湖北批复预算金额均超100亿元，黑龙江、湖北和山东项目数量均在200个以上，见图2-3和图2-4。

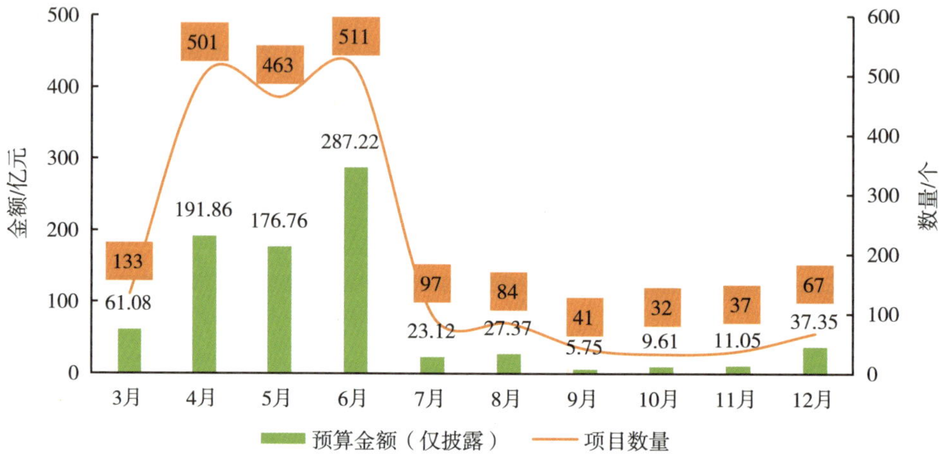

图2-3　截至2024年底国内医疗设备更新项目批复情况

数据来源：医装数胜整理分析。

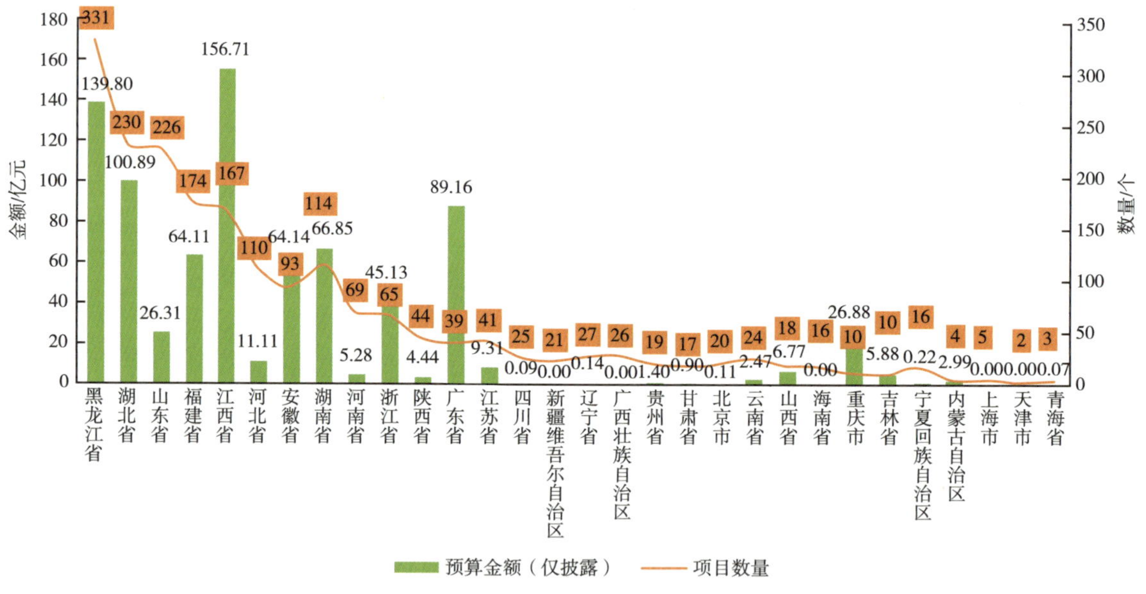

图2-4　截至2024年底国内各省份医疗设备更新项目批复情况

数据来源：医装数胜整理分析。

从各省份设备更新项目具体披露情况来看，截至2024年底，超声影像诊断设备、CT、DR、MRI和DSA是各省份申报的五大重点产品，见图2-5。

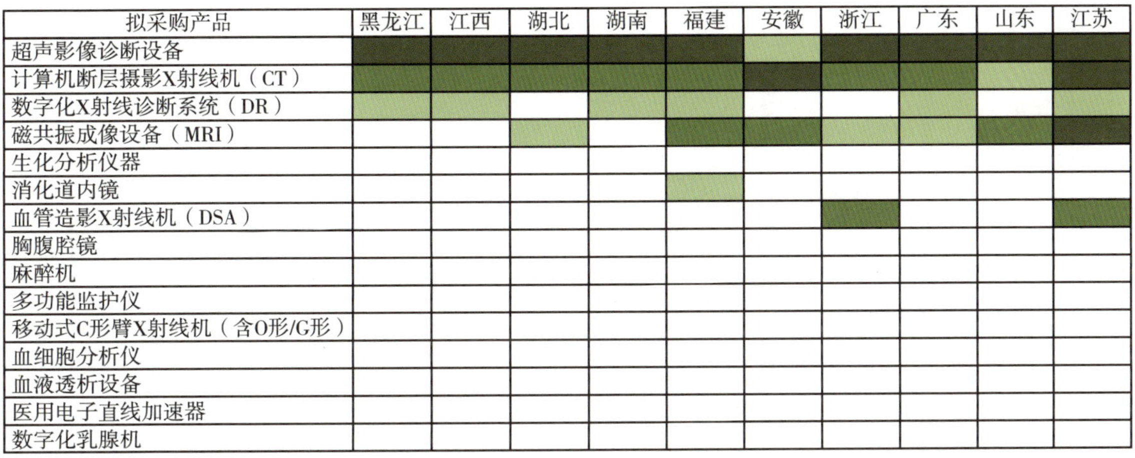

图2-5　截至2024年底国内各省份医疗设备更新审批项目拟采购产品清单情况（TOP15）

注：方格内颜色深浅表示该省份采购意向中该产品的采购频次排名，颜色越深，采购频次排名越高，只标记各省前三。

数据来源：医装数胜整理分析。

2．采购意向

国内医疗设备更新采购意向公告动态增加，截至2024年底，预算总金额超250亿元，项目总数超600个。全国31个省份（含自治区、直辖市）均发布了医疗设备更新采购意向，其中，广东、四川和湖北项目数量排名前三；广东、贵州和河南披露预算金额均超20亿元，见图2-6和图2-7。

从各省份设备更新采购意向具体披露情况来看，截至2024年底，超声影像诊断设备、CT和DR等医学影像诊断设备在多个省份中均保持较高的采购意向，广东除主流影像设备外，在血细胞分析仪、麻醉机等方面的采购意向也较高，见图2-8。

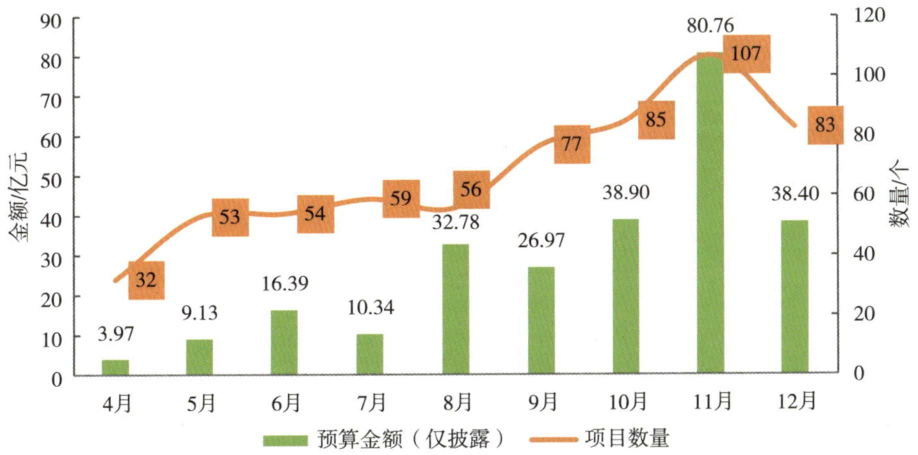

图2-6　截至2024年底国内医疗设备更新采购意向情况

数据来源：医装数胜整理分析。

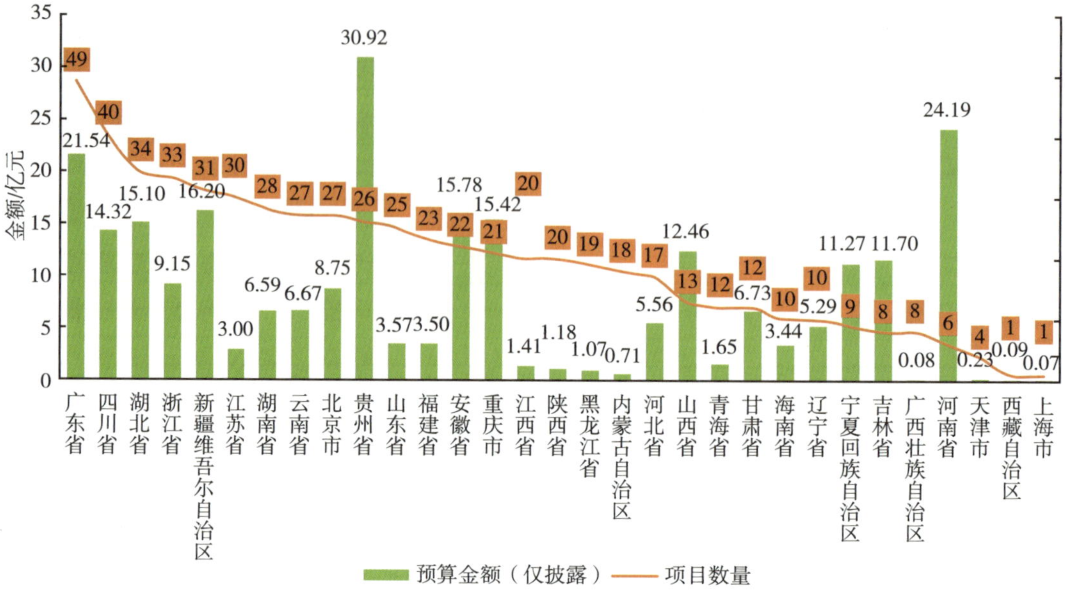

图2-7　截至2024年底国内各省份医疗设备更新采购意向情况

数据来源：医装数胜整理分析。

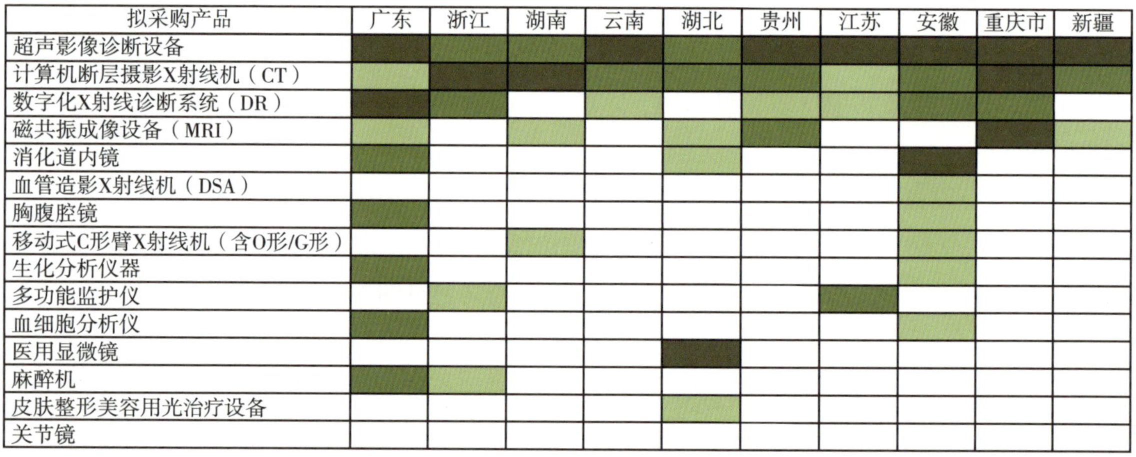

图2-8　截至2024年底国内各省份医疗设备更新采购意向拟采购产品清单情况（TOP15）

注：方格内颜色深浅表示该省份采购意向中该产品的采购频次排名，颜色越深，采购频次排名越高，只标记各省前三。

数据来源：医装数胜整理分析。

3．招标项目

截至2024年底，国内医疗设备更新招标公告累计发布超730个，披露的招标预算总金额超过80亿元。全国共有30个省份（含自治区、直辖市）发布医疗设备更新招标公告，其中，北京、河北等地招标预算金额较高，见图2-9和图2-10。

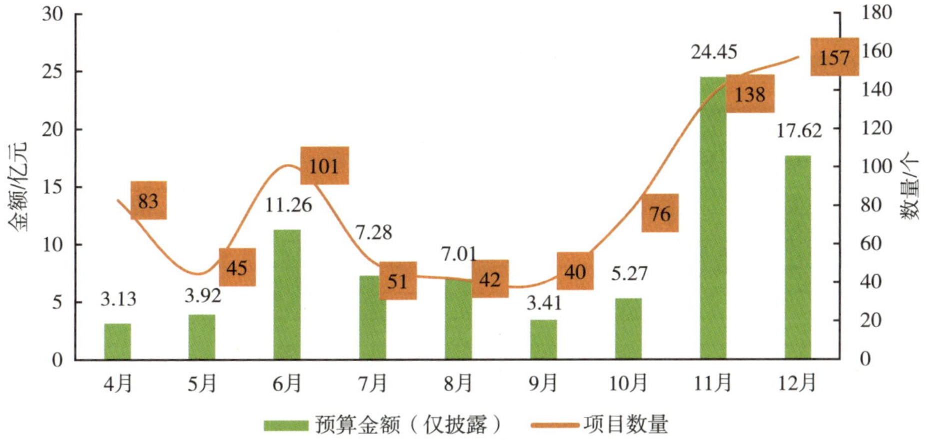

图2-9　截至2024年底国内医疗设备更新招标情况

数据来源：医装数胜整理分析。

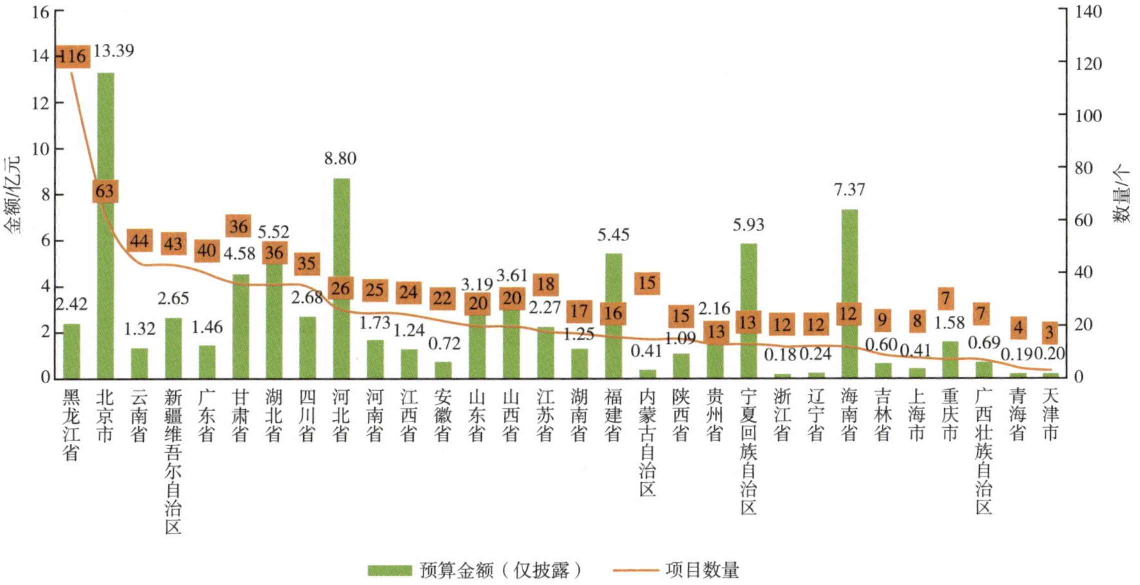

图2-10　截至2024年底国内各省份医疗设备更新招标情况

数据来源：医装数胜整理分析。

从各省份设备更新招标公告具体披露情况来看，截至2024年底，采购频率最高的五类产品分别是超声影像诊断设备、CT、MRI、DR和消化道内镜，其中超声和CT是多数省份的重点采购对象，辽宁、山西等地区采购品种相对平均，见图2-11。

（三）实施进度

截至2024年底，我国医疗领域设备更新采购意向累计披露的257亿元采购规模中，县域医共体71亿元，占27.6%，城市医院186亿元，占72.4%；招标公告累计披露的83亿元采购规模，县域医共体22亿元，占26.5%，城市医院61亿元，占73.5%，图2-12和图2-13。

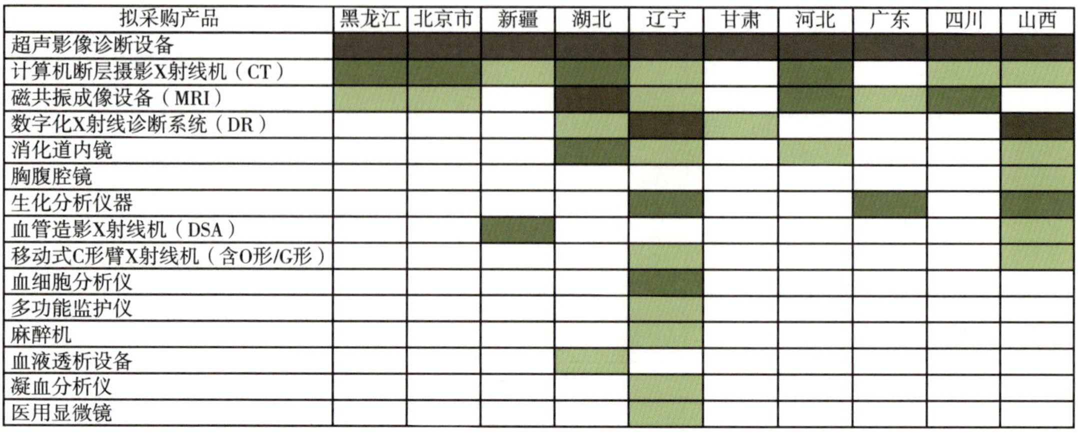

图2-11　截至2024年底国内各省份医疗设备更新招标拟采购产品清单情况（TOP15）

注：方格内颜色深浅表示该省份采购意向中该产品的采购频次排名，颜色越深，采购频次排名越高，只标记各省前三。

数据来源：医装数胜整理分析。

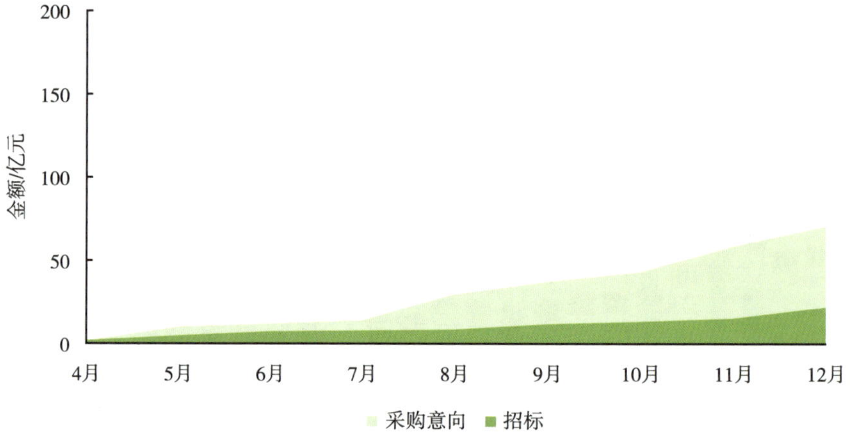

图2-12　2024年国内医疗设备更新采购意向&招标披露金额（县域医共体）

数据来源：医装数胜整理分析。

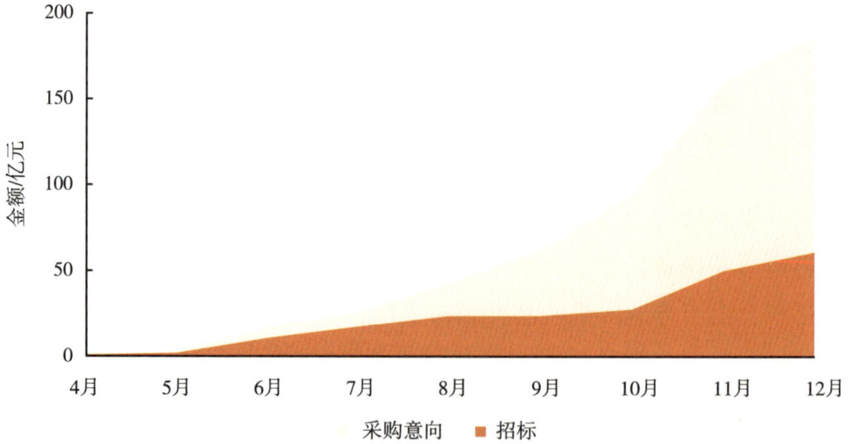

图2-13　2024年国内医疗设备更新采购意向&招标披露金额（城市医院）

数据来源：医装数胜整理分析。

二、集中带量采购

（一）集采回顾

1．集采风向

2024年5月20日，《国家医疗保障局办公室关于加强区域协同　做好2024年医药集中采购提质扩面的通知》发布，指出高值医用耗材集采（含体外诊断试剂，下同）应聚焦价格虚高、有代表性意义及群众反应强烈的品种。鼓励有条件的省份牵头开展全国联采，聚焦采购金额大、覆盖人群广的临床耗材“大品种”，以及国家组织集采品种的临床使用可替代或相关配套的耗材。2024年国家医疗保障局（以下简称“国家医保局”）将重点指导7类高值医用耗材全国联采工作：包括2类体外诊断试剂（江西牵头开展生化类体外诊断试剂联盟采购、安徽牵头开展肿瘤标志物等体外诊断试剂联盟采购）和5类高值医用耗材（广东牵头开展超声刀头联盟采购、浙江牵头开展乳房旋切针联盟采购、福建牵头开展血管组织闭合用结扎夹联盟采购、河南牵头开展冠脉切割球囊等联盟采购、河北牵头开展血管介入等耗材联盟采购）。各省份要抓紧“补缺”，对止血材料、补片、体外诊断试剂等已有多个省份开展的品种，通过带量价格联动等方式纳入集采范围。到2024年底，各省份至少完成1批医用耗材集采。

2．国家集采

2020年10月，国家组织高值医用耗材联合采购办公室发布《国家组织冠脉支架集中带量采购文件（GH-HD2020-1）》，启动冠状动脉药物洗脱支架系统（材质为钴铬合金或铂铬合金，载药种类为雷帕霉素及其衍生物）国家层面的集采，拉开我国高值医用耗材集采帷幕。同年11月，中选结果公布，中选产品有10个品类，冠脉支架产品价格从均价1.3万元降至700元左右，平均降幅高达93%。

2021年6月，国家组织高值医用耗材联合采购办公室发布《国家组织人工关节集中带量采购公告（第1号）》，标志着将组织开展针对人工关节的第二批国家集采，本次集采产品为初次置换人工全髋关节和初次置换人工全膝关节，在充分总结第一批集采经验的基础上，在报量方式、中选规则、分量规则、伴随服务等方面进行创新性探索，平均降幅达82%。

2022年7月，国家组织高值医用耗材联合采购办公室发布《国家组织骨科脊柱类耗材集中带量采购公告（第1号）》，标志着骨科脊柱类耗材的第三批国家集采正式启动，同年9月开标，152家企业中选，中选率达89%，平均降幅达84%。同时，国家启动了冠脉支架集采协议期满后接续采购。

2023年9月，国家组织高值医用耗材联合采购办公室发布《国家组织人工晶体类及运动医学类医用耗材集中带量采购公告》，标志着第四批国家组织高值医用耗材集采正式启动，采购产品为人工晶体类及运动医学类医用耗材两大类。此次国家集采延续了前三轮的部分基本规则，如带量竞价、最高有效申报价限价、差额中选、有保底价格、降幅50%限制、设复活机制、价低分量高等。同年11月开标，126家拟中选，中选率高达98%，中选产品平均降价70%左右。其中人工晶体类耗材平均降价60%，预计每年可节约费用39亿元；运动医学类耗材平均降价74%，预计每年可节约费用67亿元。对比前三批国家集采，此次国家集采降价更温和、中选率更高。第四批国家集采首次纳入运动医学类耗材产品，使得骨科领域耗材集采基本实现全覆盖，促进骨科类手术费用下降。

继冠脉支架、人工关节、骨科脊柱类、人工晶体类及运动医学类高值医用耗材国采之后，2024年11月1日，国家组织高值医用耗材联合采购办公室发布《国家组织人工耳蜗类及外周血管支架类医用耗材集中带量采购公告（第1号）》（以下简称《公告》），人工耳蜗类（植入体、言语处理器）、外周血管支架类（下肢动脉支架、非下肢动脉支架、静脉支架）第五批高值医用耗材国采正式启动。《公告》明确了此次集采的品种、产品分组、企业资质、医疗机构范围等信息，并明确将延续前序批次集采的成熟做法，根据医疗机构报量等情况划分A、B竞价单元。划分的规则是，供应能力较强、医疗机构累计报量前85%的企业进入A竞价单元，其他企业进入B竞价单元。这一规则通过《公告》在报量前发布，是维护集采公平公正及逻辑链条的必备步骤，见图2-14。

发布日期	冠脉支架	人工关节	骨科脊柱类	人工晶体类、运动医学类	人工耳蜗类、外周血管支架类
2020年10月16日	《国家组织冠脉支架集中带量采购文件（GH-HD2020-1）》				
2021年6月21日		《国家组织人工关节集中带量采购公告（第1号）》			
2022年7月11日			《国家组织骨科脊柱类耗材集中带量采购公告（第1号）》		
2022年9月9日	《国家组织冠脉支架集中带量采购协议期满后接续采购公告（第1号）》				
2023年9月14日				《国家组织人工晶体类及运动医学类医用耗材集中带量采购公告》	
2024年2月23日		《人工关节集中带量采购协议期满接续采购公告（第1号）》			
2024年11月1日					《国家组织人工耳蜗类及外周血管支架类医用耗材集中带量采购公告（第1号）》

图2-14　截至2024年底国家组织医用耗材集采动态

注：各类品种协议期满接续采购公告仅呈现首份发布的文件。

数据来源：医装数胜整理分析。

3. 联盟集采

以省际联盟的模式开展国家组织以外的医用耗材集采，成为医用耗材集采的主流模式。根据最新数据整理，2024年，我国共开展了17次省际联盟医用耗材集采，涵盖血液净化、血管介入、吻合器、非血管介入、体外诊断试剂等多种类别，见表2-2。

表2-2 2024年我国省际联盟医用耗材集采文件汇总

序号	采购文件/公告	发布日期	集采产品/品种	联盟地区
1	《血液透析类医用耗材省际联盟带量采购文件（编号：HN-GHDL-2024-1）》	1月11日	血液透析器、血液滤过器、血液净化装置体外循环管路、动静脉瘘穿刺针和透析用留置针	河南、山西、内蒙古自治区、辽宁、吉林、黑龙江、安徽、福建、江西、山东、湖南、广东、广西壮族自治区、海南、贵州、云南、西藏自治区、陕西、甘肃、青海、宁夏回族自治区、新疆维吾尔自治区、新疆生产建设兵团
2	《关于落实京津冀“3＋N”医药采购联盟电生理类、超声刀头类、腔镜切割吻/缝合器类医用耗材带量联动采购和使用工作的通知》	2月1日	电生理类、超声刀头类、腔镜切割吻/缝合器类	京津冀“3＋N”联盟
3	《关于开展京津冀“3＋N”联盟弹簧圈类医用耗材带量联动采购有关工作的通知（项目编号：LH-HD2024-1）》	3月20日	弹簧圈类	京津冀“3＋N”联盟
4	《省际联盟无针连接件等6类医用耗材集中带量采购文件》	5月28日	无针连接件、肝素帽、一次性使用鼻胃管、一次性使用鼻胃肠管、一次性使用静脉营养袋、一次性使用负压引流护创材料	辽宁、内蒙古自治区、吉林、黑龙江、青海、海南、西藏自治区、新疆维吾尔自治区、新疆生产建设兵团
5	《关于开展京津冀“3＋N”联盟血液透析类医用耗材带量联动采购有关工作的通知（项目编号：LH-HD2024-2）》	6月13日	血液透析器、非连续性血液滤过器、非连续性血液净化装置体外循环管路、一次性使用动静脉瘘穿刺针、透析用留置针	京津冀“3＋N”联盟
6	《京津冀“3＋N”联盟肝功生化类检测试剂带量联动采购和使用工作方案（项目编号：LH-HD2024-3）》	6月14日	肝功生化类检测试剂	京津冀“3＋N”联盟
7	《京津冀“3＋N”联盟肾功、心肌酶生化类检测试剂带量联动采购和使用工作方案（项目编号：LH-HD2024-4）》	6月14日	肾功能生化类检测试剂、心肌酶生化类检测试剂	京津冀“3＋N”联盟

续 表

序号	采购文件/公告	发布日期	集采产品/品种	联盟地区
8	《血管组织闭合用结扎夹类医用耗材省际联盟集中带量采购公告（第1号）》	7月4日	血管组织闭合用结扎夹类	北京、天津、河北、山西、内蒙古自治区、辽宁、吉林、黑龙江、上海、江苏、浙江、安徽、福建、江西、山东、河南、湖北、湖南、广东、广西壮族自治区、海南、重庆、四川、贵州、云南、西藏自治区、陕西、甘肃、青海、宁夏回族自治区、新疆维吾尔自治区、新疆生产建设兵团
9	《冠脉导引导管和冠脉导引导丝协议期满接续集中带量采购工作方案（JX-HC2024-01）》	7月30日	冠脉导引导管、冠脉导引导丝	江西、河北、山东、湖北、广西壮族自治区、重庆、贵州、云南、陕西
10	《关于省际联盟输液器等4类医用耗材带量价格联动采购工作的通知》	9月26日	输液器、预充式导管冲洗器、血液透析浓缩物、医用胶	辽宁、吉林、黑龙江、内蒙古自治区、广西壮族自治区、海南、西藏自治区、陕西、甘肃、青海、宁夏回族自治区、新疆维吾尔自治区、新疆生产建设兵团
11	《预充式导管冲洗器类医用耗材省际联盟带量采购文件》（采购文件编号：SJLM-HC2024-1）	10月24日	预充式导管冲洗器	内蒙古自治区、天津、吉林、江西、广西壮族自治区、海南、贵州、西藏自治区、陕西、甘肃、青海、宁夏回族自治区、新疆生产建设兵团
12	《关于开展外周血管介入类微导管、微导丝等医用耗材省际联盟集中带量采购公告（第1号）》	10月30日	外周血管介入类微导管（含套装）、微导丝、明胶海绵、栓塞胶、栓塞微球	甘肃、内蒙古自治区、辽宁、吉林、黑龙江、安徽、江西、湖北、湖南、广西壮族自治区、海南、重庆、四川、贵州、云南、西藏自治区、陕西、青海、新疆维吾尔自治区、新疆生产建设兵团
13	《糖代谢等生化类检测试剂省际联盟集中带量采购公告（第1号）》	11月4日	糖代谢等生化类检测试剂	江西、天津、河北、山西、内蒙古自治区、辽宁、吉林、黑龙江、上海、安徽、福建、河南、湖北、湖南、广西壮族自治区、海南、重庆、四川、贵州、云南、西藏自治区、陕西、甘肃、青海、宁夏回族自治区、新疆维吾尔自治区、新疆生产建设兵团
14	《乳房旋切针省际联盟集中带量采购文件（ZJHCCG-2024-01）》	11月13日	乳房旋切针	北京、天津、河北、山西、内蒙古自治区、辽宁、吉林、黑龙江、上海、江苏、浙江、安徽、福建、江西、山东、河南、湖北、湖南、广东、广西壮族自治区、海南、重庆、四川、贵州、云南、西藏自治区、陕西、甘肃、青海、宁夏回族自治区、新疆维吾尔自治区、新疆生产建设兵团

续　表

序号	采购文件/公告	发布日期	集采产品/品种	联盟地区
15	《血管介入类医用耗材省际联盟集中带量采购文件》	12月3日	外周血管介入导引通路、血流导向密网支架、颅内球囊扩张导管、外周血管球囊扩张导管	河北、天津、山西、内蒙古自治区、辽宁、吉林、黑龙江、上海、安徽、福建、江西、河南、湖北、湖南、广西壮族自治区、海南、重庆、四川、贵州、云南、西藏自治区、陕西、甘肃、青海、宁夏回族自治区、新疆维吾尔自治区、新疆生产建设兵团
16	《二十八省（自治区、直辖市、兵团）2024年体外诊断试剂省际联盟集中带量采购公告》	12月9日	肿瘤标志物十六项检测、甲状腺功能九项检测	安徽、北京、天津、河北、山西、内蒙古自治区、辽宁、吉林、黑龙江、上海、福建、江西、河南、湖北、湖南、广西壮族自治区、海南、重庆、四川、贵州、云南、西藏自治区、陕西、甘肃、青海、宁夏回族自治区、新疆维吾尔自治区、新疆生产建设兵团
17	《吻合器等三类医用耗材集中带量采购协议期满联盟地区接续采购文件》	12月13日	吻合器（腔镜切割吻/缝合器、管型/端端吻合器、痔吻合器）、腹股沟疝气补片、静脉留置针	重庆、湖南、广西壮族自治区、海南、四川、贵州、青海、宁夏回族自治区、新疆维吾尔自治区、新疆生产建设兵团

注：每次集采仅统计发布于2024年1月1日-2024年12月31日的首份医用耗材集采公告/文件，不包括征求意见稿。
数据来源：医装数胜整理分析。

4．省级集采

根据最新数据整理，2024年，我国有7个省（自治区、直辖市）共开展14次医用耗材省级独立集采，涵盖血管介入、非血管介入、骨科、吻合器、功能性敷料、注射穿刺等多种类别，见表2-3。

表2-3　2024年我国省级医用耗材集采文件汇总

序号	省份	采购文件/公告	发布日期	集采产品/品种
1	河南	《关于河南省西南区域联盟第二批医用耗材集中带量采购的公告（二）》	1月8日	创口敷料类、植入式给药装置（输液港）专用针
2	云南	《曲靖市第四批医用耗材（全省联盟）集中带量采购公告（一）》	3月5日	一次性使用内窥镜用注射针、一次性使用静脉营养输液袋、一次性使用输血器重力输血式带针、动脉采血器、一次性使用微创扩张引流套件、泌尿取石网篮
3	上海	《上海市骨科创伤类医用耗材集中带量采购公告（二）》	3月20日	骨科创伤类
4	河北	《关于开展一次性使用输液器和静脉留置针类医用耗材协议期满接续采购工作的通知》	7月1日	一次性使用输液器、静脉留置针类

续 表

序号	省份	采购文件/公告	发布日期	集采产品/品种
5	新疆维吾尔自治区	《2024年新疆维吾尔自治区中部联盟吻合器医用耗材带量联动采购文件（XJZBLM-HCDLCG-2024）》	7月6日	吻合器类
6	河北	《关于发布河北省7种医用耗材带量联动采购工作方案的通知》	7月22日	非侵入式血管止血装置、环形（柄）注射器、三联（连）三通、一次性使用导尿包、一次性使用导尿管、一次性使用人体静脉血样采集针、真空采血管
7	河南	《部分集中带量采购协议期满医用耗材接续带量采购文件（采购文件编号：HN-GHDL-2024-2）》	8月5日	预充式导管冲洗器、留置针贴、无针输液接头、输液器、吸氧装置（一次性使用一体式吸氧管）、气管插管、防粘连材料类
8	福建	《福建省第五批医用耗材集中带量采购公告（第1号）》	8月9日	为输液港、CVC 中心静脉导管（经中心静脉路入）、PICC 中心静脉导管（经外周静脉路入）、造影导管、造影导丝、血管鞘、血管止血装置
9	云南	《曲靖市心脏起搏器类医用耗材（全省联盟）专项带量联动集中采购公告》	11月1日	心脏起搏器类、心脏除颤器类、心脏起搏除颤器配套使用的导线类
10	福建	《血糖试纸、一体式吸氧管全省性联盟集中带量采购公告（第1号）》	11月11日	血糖试纸、一体式吸氧管
11	安徽	《安徽省一次性乳头切开刀、一次性使用有创压力传感器医用耗材集中带量采购文件》	12月4日	一次性乳头切开刀、一次性使用有创压力传感器
12	安徽	《安徽省颅内支架、取栓支架和血流导向密网支架医用耗材集中带量采购文件》	12月6日	颅内支架、取栓支架、血流导向密网支架
13	安徽	《安徽省压力泵类医用耗材集中带量采购文件》	12月6日	压力泵类
14	安徽	《安徽省封堵器及其输送系统高值医用耗材集中带量采购文件》	12月9日	封堵器及其输送系统

注：每次集采仅统计发布于2024年1月1日-2024年12月31日的首份医用耗材集采公告/文件，不包括征求意见稿。
资料来源：医装数胜整理分析。

（二）实施情况

1．省份参与情况

2024年国内共有32个省份及新疆生产建设兵团参与医用耗材省际联盟集采工作，7个省份进行省级独立集采工作。

从全国各省份参与的医用耗材集采次数来看，广西壮族自治区、安徽省、青海省、海南省、新疆维吾尔自治区、新疆生产建设兵团均参与13次医用耗材集采工作，数量居全国首位。云南省、西藏自治区、陕西省、内蒙古自治区、吉林省、贵州省并列第二，均为12次。

从各省份参与的省际联盟集采的次数来看，广西壮族自治区、青海省、海南省、新疆生产建设兵团参与次数最多，均为11次。新疆维吾尔自治区、西藏自治区、陕西省、内蒙古自治区、吉林省、贵州省并列第二，均为10次。

从省级独立集采的次数来看，安徽省开展次数最多，达到4次，其次云南省、福建省、河北省、河南省开展次数均为2次，见图2-15。

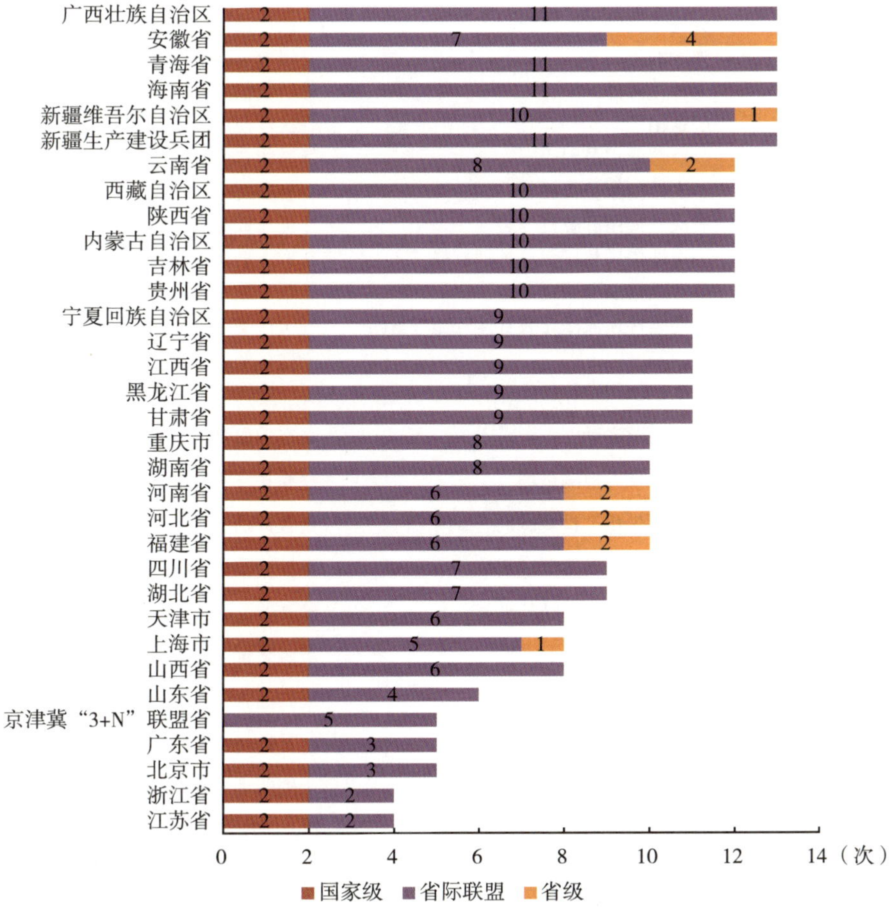

图2-15　2024年全国各省份开展医用耗材集采次数

注：京津冀“3＋N”联盟开展的省际联盟集采中，不将其所包括省份单独计入各省中。

数据来源：医装数胜整理。

2．集采品种范围

2024年，我国医用耗材集采相关产品主要集中在心血管、骨科、血液净化、非血管介入、体外诊断试剂等领域。随着医用耗材集采工作持续推进，采购的种类和范围也不断扩大。截至2024年底，2022年医保结算费用排名靠前的重点医用耗材中，省际联盟集采覆盖近90%，省级独立集采覆盖70%，见表2-4和图2-16。

表2-4 2024年我国医用耗材产品/品种范围覆盖情况

集采类型	国家级	省际联盟	省级独立
集采产品/品种	人工关节类	血液透析器	创口敷料类
	人工耳蜗类	血液滤过器	植入式给药装置（输液港）专用针
	外周血管支架类	血液净化装置体外循环管路	一次性使用内窥镜用注射针
		动静脉瘘穿刺针和透析用留置针	一次性使用静脉营养输液袋
		电生理类	一次性使用输血器 重力输血式 带针
		超声刀头类	动脉采血器
		腔镜切割吻/缝合器类	一次性使用微创扩张引流套件
		弹簧圈类	泌尿取石网篮
		无针连接件	骨科创伤类
		肝素帽	一次性使用输液器
		一次性使用鼻胃管	静脉留置针类
		一次性使用鼻胃肠管	吻合器类
		一次性使用静脉营养袋	非侵入式血管止血装置
		一次性使用负压引流护创材料	环形（柄）注射器
		非连续性血液滤过器	三联（连）三通
		非连续性血液净化装置体外循环管路	一次性使用导尿包
		医用胶	一次性使用导尿管
		一次性使用动静脉瘘穿刺针	一次性使用人体静脉血样采集针
		透析用留置针	真空采血管
		肝功生化类检测试剂	预充式导管冲洗器
		肾功能生化类检测试剂	留置针贴
		心肌酶生化类检测试剂	无针输液接头
		血管组织闭合用结扎夹类	输液器
		冠脉导引导管	吸氧装置（一次性使用一体式吸氧管）
		冠脉导引导丝	气管插管
		输液器	防粘连材料类
		预充式导管冲洗器	为输液港
		血液透析浓缩物	CVC中心静脉导管（经中心静脉路入）
		微导管（含套装）	PICC中心静脉导管（经外周静脉路入）
		微导丝	造影导管
		明胶海绵	造影导丝
		栓塞胶	血管鞘
		栓塞微球	血管止血装置
		糖代谢等生化类检测试剂	心脏起搏器类
		乳房旋切针	心脏除颤器类
		外周血管介入导引通路	心脏起搏除颤器配套使用的导线类
		血流导向密网支架	血糖试纸
		颅内球囊扩张导管	一体式吸氧管

续 表

集采类型	国家级	省际联盟	省级独立
		外周血管球囊扩张导管	一次性乳头切开刀
		肿瘤标志物十六项检测	一次性使用有创压力传感器
		甲状腺功能九项检测	颅内支架
		吻合器（腔镜切割吻/缝合器、管型/端端吻合器、痔吻合器）	取栓支架
		腹股沟疝气补片	血流导向密网支架
		静脉留置针	压力泵类
		……	封堵器及其输送系统
			……

数据来源：医装数胜整理分析。

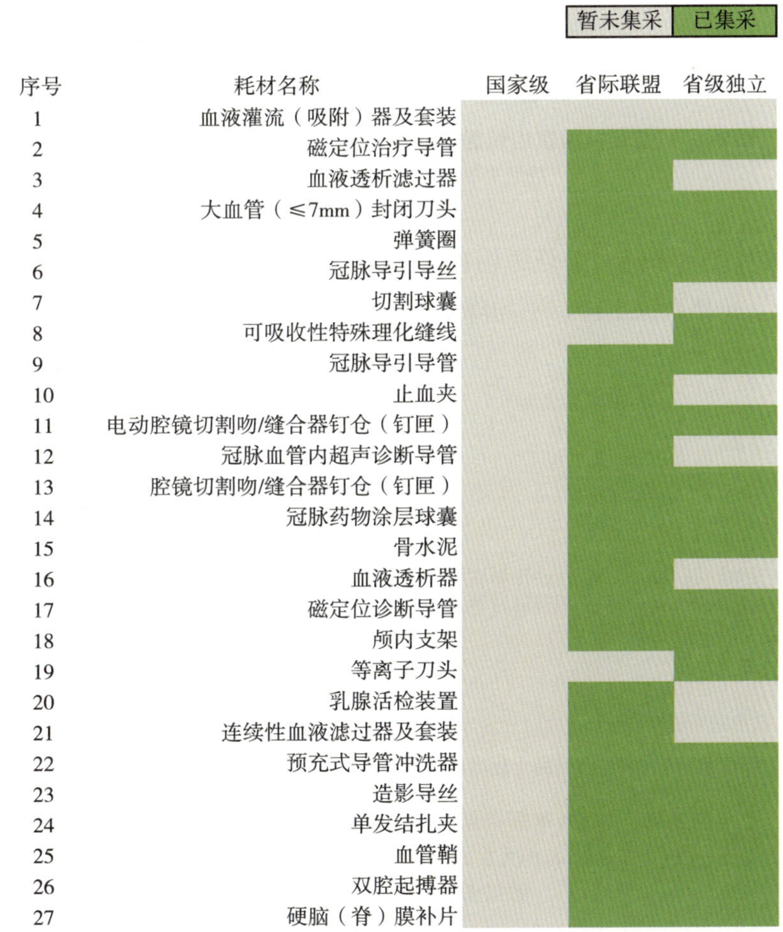

图2-16 2022年医保结算费用排名靠前重点耗材截至2024年底的集采动态

数据来源：医装数胜基于国家医保局《2023年医保领域打击欺诈骗保专项整治工作方案》整理。

3．集采价格降幅

从前四批医用耗材国采降价情况来看，相比2020年冠脉支架高达93%的平均降幅，第五批国采人工耳蜗类及外周血管支架类的平均降幅有所收窄，约为60%，见图2-17。集采让价格回归合理区间，同时又避免影响企业生产及创新的积极性，让市场处于动态竞争的格局，已成为当下耗材采购的一大趋势。

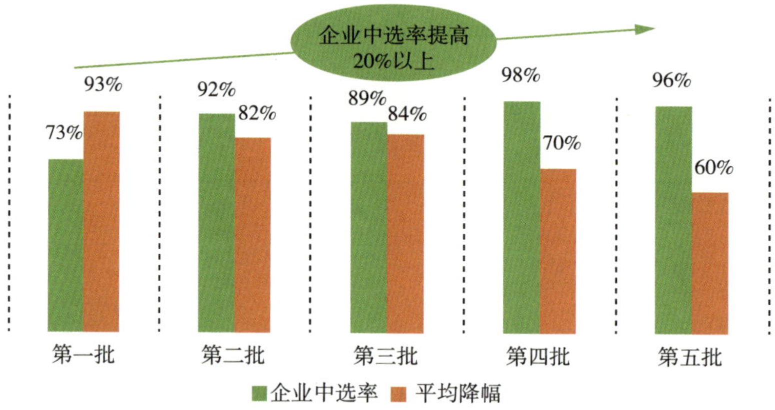

图2-17　前五批国家组织医用耗材集采企业中选率及平均降幅情况

数据来源：医装数胜整理分析。

2024年，国内省际联盟大部分医用耗材集采后价格平均降幅在50%～80%。今年，人工关节国采接续，价格再次下降，平均降幅为6%左右，见图2-18。

级别	集采产品/品种	平均降幅
国家级	人工关节类	6.00%
国家级	人工耳蜗类及外周血管支架类	60.00%
省际联盟	血液透析类	55.23%
省际联盟	无针连接件、肝素帽、一次性使用鼻胃管、一次性使用鼻胃肠管、一次性使用静脉营养袋、一次性使用负压引流护创材料	77.00%
省际联盟	输注泵	76.00%
省际联盟	冠脉血管内超声诊断导管	53.00%
省际联盟	肾功能生化类检测试剂、心肌酶生化类检测试剂	77.00%

图2-18　2024年国内部分医用耗材集采价格平均降幅情况

注：时间统计范围为在2024年公布中选结果的医用耗材集采。

数据来源：医装数胜整理。

（三）未来展望

1．集采持续推进，覆盖品类再度扩容

2024年，国家医保局重点指导的7大类高值医用耗材全国联采先后开展。其中，福建牵头开展的血管组织闭合用结扎夹联盟采购进度最快，已于2024年10月公布中选结果，中选产品平均降幅为59.83%（单发结扎夹平均降幅为66.17%，连发结扎夹平均降幅为34.42%）。按照联盟省份首年采购需求量计算，预计每年可节约23.65亿元。按照过往医用耗材集采的节奏，预计2024年末及2025年，其他6大类高值医用耗材集采都将陆续落地执行。再加上第五批国采及其他省际联盟集采、省级独立集采等项目相继执行，2025年国内医用耗材市场将迎来新一轮调整；与此同时，医疗设备集采也在安徽、海南等地区陆续试点，2025年医疗设备集采将在全国更多地区逐步施行。

2．集采新政公布，耗材集采执行进一步完善

2024年底，国家医保局、国家卫生健康委员会（以下简称“国家卫健委”）发布《关于完善医药集中带量采购和执行工作机制的通知》，重点从集采药品和耗材的进院、使用、监测、考核、反馈等各环节提出细化措施，体现出部门间协同监管、优先使用中选产品的政策导向。第一，确保中选药品和耗材进院；第二，提升中选药品和耗材使用管理水平；第三，落实好集采结余留用政策；第四，探索医疗服务价格协同联动；第五，加强集采品种挂网价格管理；第六，健全常态化监测机制；第七，优化考核方式不搞“一刀切”；第八，健全集采工作会商机制；第九，协同推进行业综合监管；第十，加强政策解读和宣传培训。

3．康复市场注入新动力，人工耳蜗迎来发展机遇

听力损失是全球最常见的疾病之一，人工耳蜗植入已成为治疗重度和极重度感音神经性聋的标准方法，但人工耳蜗价格昂贵，限制了其在市场端的应用。随着我国人口老龄化加速，在医保支付与财政补贴的助力下，国内人工耳蜗植入手术量持续增长，但与发达国家相比，渗透率仍较低。在第五批高值医用耗材国采政策落地实施后，人工耳蜗费用将大幅降低，有望激发老年、先天性听力缺陷儿童等群体的井喷式需求。同时，人工耳蜗市场也将迎来更多的发展机遇，使越来越多的患者以更低的成本获得听觉重建的机会。

三、县级医院

（一）县级医院战略价值逐步凸显

据不完全统计，截至2024年底，国家层面已累计发布超20项县级医院医学装备发展相关政策。随着国家对县级医院发展的愈发重视，县级医院医学装备的配置成为县级医院发展的关键。国家发布多项政策鼓励县级医院加强医学装备配置，努力突破技术装备瓶颈，加快补齐高端医疗装备短板。一是加强特色科室建设，2024年4月，国家卫健委发布了《关于进一步健全机制推动城市医疗资源向县级医院和城乡基层下沉的通知》，加强基层常见病、多

发病相关特色科室建设。县级医院科室设置的增加，相应的医学装备配备需求也随之加大。二是加强中医医院医学装备配置支持力度，2024年9月，国家中医药局发布《关于加快推进县级中医医院高质量发展的意见》，加强大型医用设备和中医药常用设备配置，重点完善急诊、重症、手术室、抢救室等设施设备，见图2-19和表2-5。

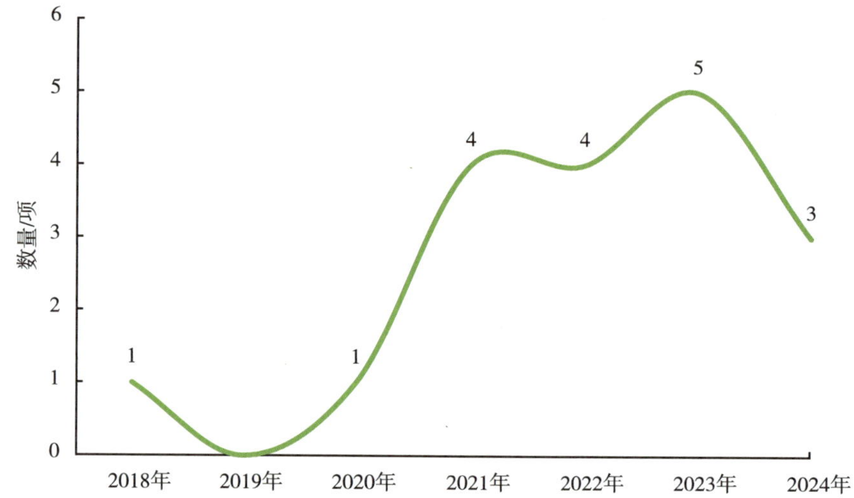

图2-19　近七年国家层面发布的县级医院医学装备相关政策文件数量

数据来源：医装数胜整理分析。

表2-5　截至2024年底国家层面发布的县级医院医学装备相关政策

序号	文件名称	发布单位	发布日期	医学装备相关内容
1	《基层中医药服务能力提升工程实施方案》	国家中医药管理局	2012年10月	依据《中医医院建设标准》，对全国未达标的政府举办的县级中医医院进行业务用房改扩建和配置基本医疗设备，改善服务条件，提高服务能力，力争在“十二五”期末使大多数县级中医医院基础设施条件基本达到国家标准
2	《关于全面推开县级公立医院综合改革的实施意见》	国务院办公厅	2015年5月	严禁县级公立医院自行举债建设和举债购置大型医用设备，鼓励县级公立医院使用国产设备和器械 全面落实政府对县级公立医院符合规划的基本建设和设备购置、重点学科发展、人才培养、符合国家规定的离退休人员费用、政策性亏损，以及承担公共卫生任务和紧急救治、支农、支边公共服务等投入政策
3	《全面提升县级医院综合能力工作方案（2018—2020年）》	国家卫生健康委	2018年10月	加强手术室建设，配置相应的设备设施，开展适宜的手术操作技术项目，提升手术操作技术能力

续 表

序号	文件名称	发布单位	发布日期	医学装备相关内容
4	《深化医药卫生体制改革2020年下半年重点工作任务》	国务院办公厅	2020年7月	加强药品耗材使用监管。逐步建立完善药品信息化追溯机制，实现疫苗以及国家组织集中采购和使用药品“一物一码”，选取部分高值医用耗材等重点品种实施医疗器械唯一标识
5	《关于推动公立医院高质量发展的意见》	国务院办公厅	2021年6月	大力发展远程医疗和互联网诊疗。推动手术机器人等智能医疗设备和智能辅助诊疗系统的研发与应用
6	《公立医院高质量发展促进行动（2021—2025年）》	国家卫生健康委、国家中医药管理局	2021年9月	鼓励有条件的公立医院加快应用智能可穿戴设备、人工智能辅助诊断和治疗系统等智慧服务软硬件，提高医疗服务的智慧化、个性化水平
7	《“十四五”全民医疗保障规划》	国务院办公厅	2021年9月	促进群众急需的新药和医疗器械研发使用。分步实施医疗器械唯一标识制度，拓展医疗器械唯一标识在卫生健康、医疗保障等领域的衔接应用
8	《“千县工程”县医院综合能力提升工作方案（2021—2025年）》	国家卫生健康委	2021年10月	根据县域居民诊疗需求，逐步改善硬件设施设备条件，结合专科发展需求，系统完善发热门诊、急诊医学科、住院部、医技科室等业务用房条件，加快数字健康基础设施建设，改善医疗、信息化等设备和医用车辆配置，改善停车、医用织物洗涤、医疗废物和污水处理等后勤保障设施
9	《基层中医药服务能力提升工程“十四五”行动计划》	国家中医药管理局、国家卫生健康委等10部门	2022年3月	在社区卫生服务中心和乡镇卫生院全部设置符合标准中医馆的基础上，对部分社区卫生服务中心和乡镇卫生院中医馆开展服务内涵建设，重点加强中医药人员配备、中医药技术服务提供和中医设备配备
10	《“十四五”国民健康规划》	国务院办公厅	2022年5月	优化创新医疗装备注册评审流程。开展原创性技术攻关，推出一批融合人工智能等新技术的高质量医疗装备。鼓励有条件的地方建设医疗装备应用推广基地，打造链条完善、特色鲜明的医疗装备产业集群
11	《关于推进以县城为重要载体的城镇化建设的意见》	中共中央办公厅、国务院办公厅	2022年5月	推进县级疾控中心建设，配齐疾病监测预警、实验室检测、现场处置等设备。完善县级妇幼保健机构设施设备
12	《“十四五”全民健康信息化规划》	国家卫生健康委、国家中医药管理局、国家疾控局	2022年11月	加强县域医共体建设，鼓励依托县级医院建设开发共享的影像、心电、病理诊断、医学检验等中心，加强远程医疗和信息化设备配备，与高水平省市级医院对接，与基层医疗卫生机构联通

续　表

序号	文件名称	发布单位	发布日期	医学装备相关内容
13	《关于进一步深化改革促进乡村医疗卫生体系健康发展的意见》	中共中央办公厅、国务院办公厅	2023年2月	健全以县级医院为龙头、乡镇卫生院为枢纽、村卫生室为基础的乡村医疗卫生服务体系，推进县域内医疗卫生服务一体化。提高县级医院常见病、多发病、慢性病诊疗以及危急重症患者抢救和疑难复杂疾病向上转诊服务能力。支持县级医院设施和服务能力建设。完善并提高乡镇卫生院建设和装备标准
14	《中医药振兴发展重大工程实施方案》	国务院办公厅	2023年2月	一是开展中医特色诊断治疗装备研究，研发中医数字化辅助诊断装备、中医特色疗法智能化装备、中医治未病现代化装备。二是开展中药品质智能辨识与控制工程化技术装备研究，研发推广中药材生产与品质保障、中药饮片智能炮制控制与调剂工程化、中成药制造核心工艺数字化与智能控制等技术装备。三是开展中医药技术装备共性标准等可度量技术规范体系建设和应用转化，研发中医现代“铜人”，开展中医药技术装备在慢性病防控中的应用示范
15	《关于进一步完善医疗卫生服务体系的意见》	中共中央办公厅、国务院办公厅	2023年3月	推进县域医共体建设。在农村地区以县域为单位发展医共体，由县级医院牵头，其他若干家县级医疗卫生机构及乡镇卫生院、社区卫生服务中心等为成员单位。健全临床科室设置和设备配备。努力突破技术装备瓶颈，加快补齐高端医疗装备短板。建立开放共享的影像、心电、病理诊断和医学检验等中心，推动基层检查、上级诊断和检查检验结果互认。加强医共体内部和医共体间床位、号源、设备的统筹使用
16	《关于全面加强县级中医医院建设基本实现县办中医医疗机构全覆盖的通知》	国家中医药管理局、国家发展改革委、国家卫生健康委	2023年4月	县级人民政府要切实履行主体责任，落实符合区域卫生规划的县级中医医院基本建设和设备购置等投入及相关保障措施。完善医疗、信息化、医用车辆等设备配置和停车、医疗废弃物和污水处理等后勤保障设施，改善就医环境，强化服务功能
17	《县级综合医院设备配置标准》	国家卫生健康委	2023年7月	本标准规定了县级综合医院万元及以上设备配置的基本原则，并根据医院规模提出设备配置的品目和数量
18	《关于进一步健全机制推动城市医疗资源向县级医院和城乡基层下沉的通知》	国家卫生健康委	2024年6月	推进资源下沉共享。结合社区卫生服务能力基础和群众需求，推动城市医院医疗适宜技术向基层下沉，加强基层常见病、多发病相关特色科室建设

续 表

序号	文件名称	发布单位	发布日期	医学装备相关内容
19	《关于加快推进县级中医医院高质量发展的意见》	国家中医药管理局	2024年9月	加强大型医用设备和中医药常用设备配置，重点完善急诊、重症、手术室、抢救室等设施设备
20	《关于印发紧密型县域医疗卫生共同体监测指标体系的通知》	国家卫生健康委	2024年11月	同质化——推动资源下沉，提升县域医疗卫生服务能力与质量。影像心电中心服务开展与心电设备村级覆盖

资料来源：医装数胜整理。

（二）设备更新带来县级医院市场复苏

截至2023年底，国内县级医院（公立）[1] 近7800家，区域分布相对均匀，见图2-20。县级医院贡献约30%的公立医院医疗设备采购规模（按金额统计，下同）。

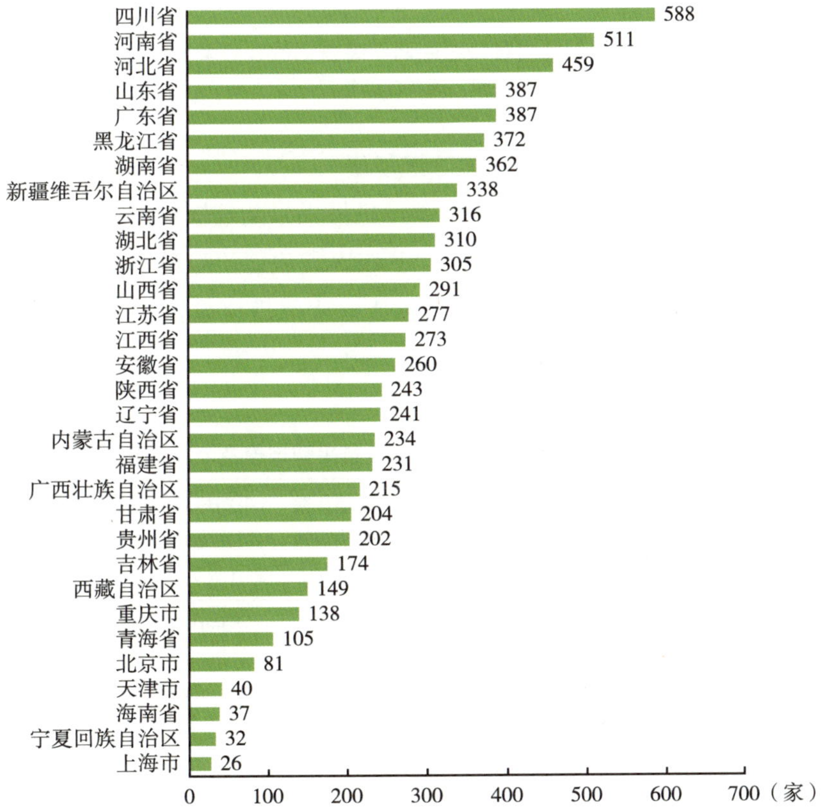

图2-20 截至2023年底国内县级医院数量区域分布

数据来源：医装数胜整理分析。

[1] 参照《关于县级公立医院综合改革试点的意见》（国办发〔2012〕33号），县级医院特指县及县级市公立医院。县级医院统计范围为区域位于县、县级市或撤县设区的公立医院，市各行政区不纳入统计。

在“设备更新”政策等相关利好因素带动下，2024年下半年县级医院市场复苏迹象显现，在第四季度实现高增长，同比增速接近10%，见图2-21。

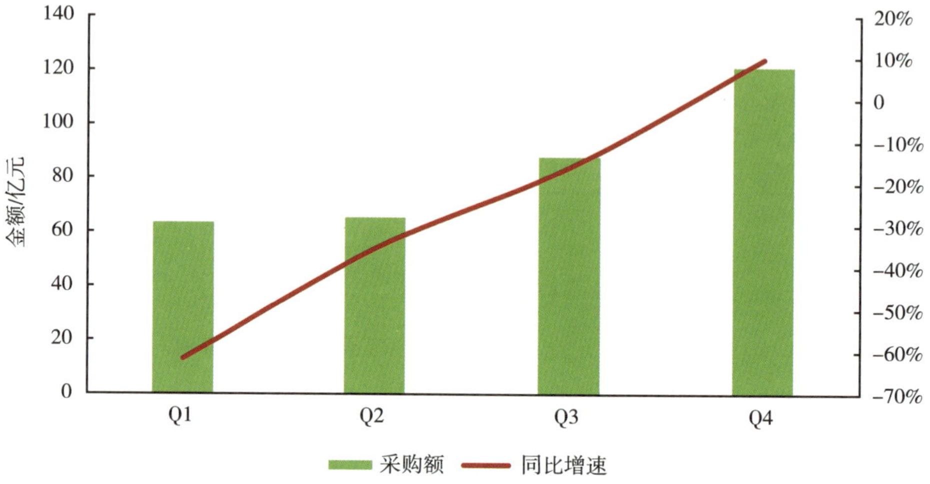

图2-21　2024年国内县级医院医学装备采购金额季度变化情况

数据来源：医装数胜整理分析。

（三）手术及治疗类大型医用设备加速下沉基层

2024年，国内县级医院放射治疗设备、手术机器人采购规模均正向增长，中医设备采购规模增速虽下降，但优于其他主要细分领域。县级医院放射治疗设备采购规模在公立医院的占比明显增长（提升2.59个百分点），手术机器人、康复理疗设备、中医设备采购规模在公立医院的占比小幅增加，见表2-6。

表2-6　2024年县级医院主要细分领域设备采购规模及公立医院占比情况

主要细分领域	主要产品	县级医院采购规模（亿元）	采购规模同比增速（%）	占公立医院比例（%）	占公立医院比例同比变动百分点
医学影像设备	CT、MRI、DR、DSA、PET-CT、超声、内窥镜等	194.46	−34.04	28.03	−6.12
放射治疗设备	医用电子加速器、伽玛射束远距离治疗机等	16.68	7.33	29.34	2.59
临床检验设备	生化分析仪、流式细胞仪、质谱检测系统、血细胞分析仪、核酸扩增仪、基因测序分析仪、化学发光免疫分析仪、凝血分析仪、尿液分析仪、电解质及血气分析设备、微生物鉴定与药敏仪、血糖仪等	7.16	−22.01	18.31	−4.35

续 表

主要细分领域	主要产品	县级医院采购规模（亿元）	采购规模同比增速（%）	占公立医院比例（%）	占公立医院比例同比变动百分点
手术机器人	腔镜手术机器人、骨科手术机器人、神经外科手术机器人等	3.25	63.69	10.23	0.34
生命支持设备	呼吸机、监护仪、血液净化装备、麻醉机、ECMO、心电图机等	27.54	−39.46	30.48	−2.98
康复理疗设备	磁疗设备、运动治疗（PT）设备、电疗设备、光治疗设备、温热（冷）治疗设备等	7.40	−22.88	31.86	0.22
中医设备	熏蒸治疗设备、灸疗设备、穴位电刺激设备、望诊设备、穴位阻抗检测设备等	0.64	−3.47	41.07	1.10

数据来源：医装数胜整理分析。

第二节　重要政策

一、《关于推动未来产业创新发展的实施意见》

工业和信息化部、教育部、科学技术部、交通运输部、文化和旅游部、国务院国有资产监督管理委员会、中国科学院7部门联合印发《关于推动未来产业创新发展的实施意见》（以下简称《实施意见》）。为更好地理解和执行《实施意见》，现解读如下。

（一）出台背景

党中央、国务院高度重视未来产业发展。习近平总书记2023年9月在黑龙江考察时指出，“积极培育未来产业，加快形成新质生产力，增强发展新动能”。中央经济工作会议指出“要以科技创新推动产业创新，特别是以颠覆性技术和前沿技术催生新产业、新模式、新动能，发展新质生产力”。《中华人民共和国国民经济和社会发展第十四个五年规划和2035年远景目标纲要》明确提出要谋划布局一批未来产业。

当前，新一轮科技革命和产业变革加速演进，重大前沿技术、颠覆性技术持续涌现，科技创新和产业发展融合不断加深，催生出元宇宙、人形机器人、脑机接口、量子信息等新产业发展方向，大力培育未来产业已成为引领科技进步、带动产业升级、开辟新赛道、塑造新质生产力的战略选择。我国具备工业体系完整、产业规模庞大、应用场景丰富等综合优势，为未来产业发展提供了丰厚的土壤。各省（自治区、直辖市）积极培育未来产业，北京、上海、江苏、浙江等地出台了培育未来产业的政策文件。但我国未来产业发展也面临系统谋划不足、技术底座不牢等问题。

为把握新一轮科技革命和产业变革机遇，加强对未来产业的前瞻谋划、政策引导，围绕制造业主战场加快发展未来产业，支撑推进新型工业化，加快形成新质生产力，工业和信息化部等7部门联合出台《实施意见》。

（二）主要目标

《实施意见》遵循未来产业发展规律，从技术创新、产品突破、企业培育、场景开拓、产业竞争力等方面提出到2025年和2027年的发展目标。

到2025年，未来产业技术创新、产业培育、安全治理等全面发展，部分领域达到国际先进水平，产业规模稳步提升。建设一批未来产业孵化器和先导区，突破百项前沿关键核心技术，形成百项标志性产品，打造百家领军企业，开拓百项典型应用场景，制定百项关键标准，培育百家专业服务机构，初步形成符合我国实际的未来产业发展模式。

到2027年，未来产业综合实力显著提升，部分领域实现全球引领。关键核心技术取得重大突破，一批新技术、新产品、新业态、新模式得到普遍应用，重点产业实现规模化发展，培育一批生态主导型领军企业，构建未来产业和优势产业、新兴产业、传统产业协同联动的发展格局，形成可持续发展的长效机制，成为世界未来产业重要策源地。

（三）部署前沿技术催生未来产业

未来产业发展的核心是前沿技术的创新突破，《实施意见》按照“技术创新—前瞻识别—成果转化”的思路，提出推动前沿技术产业化的具体举措。

一是抓创新。面向未来制造、未来信息、未来材料、未来能源、未来空间、未来健康6大重点方向，实施国家科技重大项目和重大科技攻关，发挥国家实验室、全国重点实验室等创新载体作用，鼓励龙头企业牵头成立创新联合体，体系化推进关键核心技术攻关。二是精识别。打造未来产业瞭望站，跟踪重点领域科技发展动向，聚焦前沿热点，利用人工智能、先进计算等技术，精准识别具备高水平技术突破、高潜能产业化前景的技术创新。三是促转化。定期发布前沿技术推广目录，高水平建设未来产业成果“线上发布大厅”，打造产品交易平台，举办成果对接展会，提供精准对接。高水平建设技术市场和科技企业孵化器，高效整合创新优势资源，推动先进科技成果落地转化。

（四）构建未来产业体系和发展生态

《实施意见》围绕技术供给、产品打造、主体培育、丰富场景、支撑体系等方面，构建未来产业的发展生态。

一是强化技术供给。发挥国家战略科技力量和领军企业作用，加快前沿技术和颠覆性技术突破，打造原创技术策源地。二是打造标志性产品。突破下一代智能终端，发展适应通用智能趋势的工业终端、面向数字生活新需求的消费级终端、智能适老的医疗健康终端和具备爆发潜能的超级终端。做优信息服务产品，发展下一代操作系统，推广开源技术。做强未来高端装备，突破人形机器人、量子计算机等产品。三是壮大产业主体。引导领军企业前瞻谋划新赛道，实施中央企业未来产业启航行动计划。建设未来产业创新型中小企业孵化基地，梯度培育专精特新中小企业、高新技术企业和“小巨人”企业。依托龙头企业培育未来产业产业链，建设先进技术体系。创建未来产业先导区，推动产业特色化集聚发展。加强产学研用协作，促进大中小企业融通发展、产业链上下游协同创新的生态体系。四是丰富应用场景。围绕装备、原材料、消费品等重点领域，面向设计、生产、检测、运维等环节打造应用试验场。加快工业元宇宙、生物制造等新兴场景推广。依托载人航天、深海深地等重大工程和项目场景，加速探索未来空间方向的成果创新应用。定期遴选发布典型应用场景清单和推荐目录，通过标杆示范、供需对接等方式建设标志性场景。五是优化产业支撑体系。实施新产业标准化领航工程，统筹布局未来产业标准化发展路线，加快重点标准研制。同步构建中试能力，为关键技术验证提供试用环境，加快推进新技术向现实生产力转化。大力培育未来产业领军企业家和科学家，优化鼓励原创、宽容失败的创新创业环境。深入推进5G、算力基础设施、工业互联网、物联网、车联网、千兆光网等建设，构建高速泛在、集成互联、智能绿色、安全高效的新型数字基础设施。

（五）为推动重点任务实施的保障措施

《实施意见》从统筹协调、金融支持、安全治理、国际合作等四方面提出保障措施。一是加强统筹协调。加强部际协同、央地协作，以实施意见为指南，围绕脑机接口、量子信息等专业领域制定专项政策文件，形成完备的未来产业政策体系。二是加大金融支持。带动资本投早投小投硬科技，完善金融财税支持政策，鼓励政策性银行和金融机构等加大投入，引导地方设立未来产业专项资金。三是强化安全治理。坚持包容审慎的治理理念，加强伦理规范研究，科学划定“红线”和“底线”，构建鉴别－评估－防御－治理一体化机制。四是深化国际合作。鼓励国内企业与研究机构走出去，鼓励跨国公司、国外科研机构等在我国建设前沿技术研发中心，加强与相关国际组织合作，积极贡献中国产品、中国方案和中国智慧。

二、《关于加强重症医学医疗服务能力建设的意见》

（一）制定背景

习近平总书记在党的二十大报告中强调加强重大疫情防控救治体系和应急能力建设。新冠疫情救治经验证明，加强重症医学医疗服务能力建设，是提升重大突发公共卫生事件救治能力的重要举措。为有效扩充重症医学医疗资源，优化医疗资源结构与布局，实现区域重症医学服务均衡发展，在充分总结前期经验、深入调查研究、广泛征求意见的基础上，国家卫生健康委与国家发展改革委、教育部、财政部、人力资源社会保障部、国家医保局、国家中医药局、国家疾控局联合印发了《关于印发加强重症医学医疗服务能力建设的意见的通知》。

（二）主要内容

《关于加强重症医学医疗服务能力建设的意见》共分为六部分：第一部分总体要求和主要目标。提出“能级匹配、布局合理、服务优良、平急结合”的总体要求，明确2025年末和2027年末预期目标。第二部分持续完善重症医学医疗服务网络。提出依托“双中心”、城市医疗集团、县域医共体建设，构建分层分级的重症医学医疗服务网络。第三部分着力加强重症医学专科能力建设。明确通过合理增加床位设置、推进临床重点专科建设、完善医疗质量管理与控制体系、完善服务模式四种途径加强重症医学专科能力建设。第四部分有效扩充重症医学专业人才队伍。强调加强院校教育和继续教育，强化重症医学专业人才队伍建设。要求医疗机构按标准提升重症医学专业医师配备比例。第五部分不断推进重症医学医疗服务领域改革。协调相关部门合理调整重症医学医疗服务价格，合理保障重症医学科医务人员薪酬待遇，增强重症医学专业吸引力。第六部分组织实施。强调“三个加强”，即加强组织领导、加强部门协作、加强督促指导。

（三）专家解读一

近日，为进一步加强重症医学医疗服务能力，国家卫生健康委等八部门联合制定了《关于加强重症学医疗服务能力建设的意见》。围绕重症医学医疗服务能力建设，从完善重症医学医疗服务网络、加强重症医学专科能力、扩充重症医学专业人才队伍、推进重症医学医疗服务领域改革等五方面全面推进重症医学医疗服务能力的高质量发展。

重症医学医疗服务能力是医疗机构高质量发展的基础性、战略性支撑，是保障人民群众生命健康的底线和红线。瞄准了重症医学医疗服务能力提升必须聚焦与持续“发力”的关键节点，具备很强的针对性、科学性与紧迫性。

1．重症医学医疗服务能力建设是医疗健康事业高质量发展的基础

医疗机构重症患者的救治水平，关键看重症医学科（ICU）。重症医学科是与“死神”抢时间和抢生命的临床学科，是所有重症患者生命的最后一道防线。重症医学的救治水平，是整个医院综合医疗能力的体现。重症医学医疗服务能力建设作为“十四五”医疗服务体系建设的重点加以推进，反映了国家在医疗健康高质量发展的关键环节和领域持续发力，竭力补足短板，强化薄弱环节，实现重症医学医疗服务能力的高质量发展。

在重症医学国家临床重点专科全国各省区全覆盖的基础上，“十四五”时期，促进重症医学优质医疗资源的扩容和下沉，力争每个省份至少有一家综合医院达到或接近国家重症区域医疗中心的能力和水平。同时通过强化城市重症医学医疗服务网络和县域内重症医学医疗服务网络建设，构建分层分级的重症医学医疗服务网络，患者在家门口就能得到重症医疗服务，这充分彰显了国家医疗服务体系的高质量发展的核心价值导向。

2．重症医学专科能力提升是医疗健康事业高质量发展的关键

重症医学专科能力决定了重症医学的学科水平和重症患者救治能力，是医疗机构重症患

者救治能力的具体体现。重症医学专科能力建设包括以床位数为标志的重症医学医疗资源、以重点临床专科为代表的重症救治能力、以医疗质量和控制体系为标志的品质保障、以完善医疗模式为代表的重症患者全链条管理，即围重症医学管理体系。

（1）充足的重症医疗资源是医疗机构重症患者救治的基本条件。统筹重症医学医疗资源规划和布局，二级以上综合医院和有条件的中医医院要求独立设置重症医学科。同时，重症医学床位资源必须具备可扩展性。医疗机构除了重症医学科的重症床位外，各专科监护病房也应配备综合重症救治需要的监护和治疗设备，面对重大突发事件时，可迅速投入重症患者救治。同时按照“平急结合”的原则，按照感染防控要求，贮备一批具有基本重症救治装备的“可转换ICU床位“，使得医疗机构的重症医疗资源具备足够的可延伸性，以满足重大突发事件的应急需求。

（2）加快推进重点临床专科建设，有力提升重症救治能力。国家依托各省市高水平医院已形成了重症医学国家临床重点专科的全覆盖，“十四五”期间，加快推进临床专科建设“百千万工程”，将重症医学作为临床专科建设的优先支持方向，进一步提高重症医学国家重点临床专科的覆盖水平。同时积极推进省市（县）层面的重症医学重点专科的建设，引导医疗机构将重症医学科作为学科建设的重点，在政策和财政给予重点的倾斜。有效扩充重症医学优质资源，优化医疗资源结构和布局，实现重症医学均衡发展，不断提高重症医疗救治能力，实现重症医学专科能力的高质量发展。

（3）加强医疗质量管理，守住重症医学医疗质量安全的底线。抓住重症医学医疗质量安全的每一个要素，建立健全重症医学质量控制体系，让重症救治更加规范、更加有效。重症医学的医疗质量不仅与重症医疗资源配置密切相关，更关注重症患者诊疗的全过程，并将最终结局（院内感染发生率、标化病死率等）作为重症医疗的关键性质控指标。不仅关注近期的结局，还需要关注远期的康复。

（4）积极创新重症医疗服务模式，是医疗健康高质量发展的必由之路。在积极强化和夯实重症医学的基础上，进一步完善预防重症—规范救治—早期康复的围重症医学管理体系，加强围重症患者的全生命周期的照护。推动重症患者早期预警和识别，特别是做到重症的早期预防，才能够明显降低重症发生率，明显改善患者结局，并显著降低医疗资源的消耗。

3．重症医学学科吸引力提升是医疗健康事业高质量发展的核心

强科人为本，加强学科的吸引力，能凝聚和吸引更多优秀重症医生，是提升专科能力的核心要素。一是重症医生的责任感和荣誉感强化了学科的吸引力。重症医学是一门充满生机和挑战的学科，重症医生面临重症患者行走在生死边缘，心怀敬畏又坚如磐石，充满了责任感，面对救治成功的患者，充满了荣誉感。二是重症医学发展的紧迫性需要更多、更优秀的重症医师。重症医学医疗资源是医疗机构重症患者救治的基本条件，而重症医疗资源的社会需求，决定了重症医师的巨大缺口，迫切需要更多优秀的医师加入重症医学团队。三是学科

吸引力的不断增强是提升专科能力的核心环节。让医生有职业前景、晋升空间，张医生提供更多的高层次人才的培养机制，改善薪酬制度，不断提升学科吸引力，保证更多优质的医疗人才加入重症医学科队伍，保证学科高质量发展。

（四）专家解读二

为满足人民群众日益增长的健康需求，党的十八大以来，以习近平同志为核心的党中央坚持以人民为中心的发展思想，把人民健康放在优先发展的战略地位，全面推进健康中国建设。在健康中国建设及卫生健康事业高质量发展中，重症医学医疗服务体系建设无疑是重要内容之一。

2021年6月4日，国务院办公厅于发布了《国务院办公厅关于推动公立医院高质量发展的意见》，指出为构建公立医院高质量发展新体系，应当集中力量开展疑难危重症诊断治疗技术攻关，以推动国家医学进步。此外，应当以满足重大疾病临床需求为导向进行临床专科建设，重点发展包括重症医学在内的临床专科，引领公立医院高质量发展新趋势。

近日，国家卫生健康委等八部门联合制定了《关于加强重症医学医疗服务能力建设的意见》（以下简称《意见》），围绕持续完善重症医学医疗服务网络、着力加强重症医学专科能力建设、有效扩充重症医学专业人才队伍、不断推进重症医学医疗服务领域改革等方面提出了具体要求，以期实现有效扩充重症医学医疗资源，加强重症医学专业人才培养和队伍建设，实现重症医学专科高质量发展的目的。

1. 通过制度与体系建设，促进重症医学住院医师规范化培训的同质化

中华医学会重症医学分会调查显示，从2011年到2015年，重症医学科的床位数增加了36%，医生和护士数量分别增加了35%和55%。根据国家卫健委公布的数据，近三年来，上述数据呈现迅猛增长的势头。重症医学医疗资源显著增加的同时，有效提升了医疗服务质量。

近年来，国家卫生健康委加快构建住院医师规范化制度，将重症医学纳入统筹推进。组织专家制定了重症医学住院医师规范化培训重症医学科专业基地认定细则及培训内容细则。在为期三年的住院医师规范化培训过程中，学员须完成内科（共15个月，包括心血管内科、呼吸内科、消化内科、肾脏内科和神经内科各3个月）、普通外科及外科急诊（4个月）、麻醉科（2个月）和重症医学科（12个月）的专科轮转。通过基础专业（内科、外科和麻醉科）的轮转，兼顾病因诊疗与器官支持治疗；同时通过综合ICU的系统培训，强调重症医学相关专业知识与技能的全面性。通过制度和体系建设，促进重症医学住院医师规范化培训的同质化发展。

2. 通过储备人才的培养，促进医院内部重症医学队伍建设与管理的同质化

《意见》要求，各级医疗机构应当按照“平急结合”的原则，储备一批“可转换ICU床位”，从而在面对重大突发事件时能够满足大规模紧急救治的需求。此时，除重症医学科的

医护人员外，其他专科监护病房的医务人员也应作为重症医学的救治力量参与到医疗工作中。我们可以统筹规划重症医学科及各专科监护病房年轻医生的知识与技能培训，实现人员培训与队伍建设的同质化。具体而言，可以要求三级综合医院各专科监护病房的医生在重症医学科连续接受不少于六个月的系统性培训，以弥补其知识结构方面的短板；也可考虑安排各专科监护病房的年轻医生定期到重症医学科接受培训，以了解重症医学的最新进展，完成培训后即可作为医院重症医学专业人才储备。在面对重大突发事件时，可以组成重症医学科与各专科监护病房医护人员的混编小组，在充分发挥重症医学储备人才作用的同时，最大限度地保证医疗安全。

无论在日常工作中，还是在突发重大事件中，重症医学医务人员在重症患者救治中发挥着积极作用。但是，重症医学专业人才队伍还有待加强。中共中央办公厅和国务院办公厅印发《关于进一步完善医疗卫生服务体系的意见》、国家卫生健康委印发《“十四五”卫生健康人才发展规划》，都强调加强重症医学等领域急需紧缺专业人才的培养培训。《意见》对重症医学人才队伍建设提出了具体要求。医疗机构应当结合自身实际，按照要求完善本单位的重症医学人才培养体系建设，为重症医学学科高质量发展奠定坚实基础。

三、《关于印发2024年纠正医药购销领域和医疗服务中不正之风工作要点的通知》

为切实做好2024年纠正医药购销领域和医疗服务中不正之风工作，国家卫生健康委、教育部、工业和信息化部、公安部、财政部、商务部、审计署、国务院国资委、税务总局、市场监管总局、国家医保局、国家中医药局、国家疾控局、国家药监局等全国纠正医药购销领域和医疗服务中不正之风部际联席工作机制（下称“纠风部际机制”）14部委联合制定印发了《关于印发2024年纠正医药购销领域和医疗服务中不正之风工作要点的通知》（国卫医急函〔2024〕101号，下称“《通知》”）。

（一）起草背景

医药领域是维护人民群众健康的主阵地，关系到广大人民群众最关心、最直接、最现实的健康权益。加强医药领域行业作风建设是促进医药行业高质量发展的重要内容，是完善医药治理体系建设的重要组成部分。长期以来，国家卫生健康委作为纠风部际机制牵头单位，会同相关部委不断加强行业作风建设。去年以来，国家卫生健康委等10部委，启动了全国医药领域腐败问题集中整治工作，切实推进行业治理。今年以来，党中央、国务院对于行业治理作出了明确要求，全国医药领域腐败问题集中整治工作成效需要不断巩固完善，行风建设工作仍需持续发力、久久为功，2024年纠风工作需要高位部署、系统谋划，指导各地各部门将纠风工作不断推向纵深。

为全面贯彻党的二十大精神，坚决落实二十届中央纪委三次全会精神和国务院第二次廉政工作会议有关要求，以习近平新时代中国特色社会主义思想为指导，指导全行业系统开展行业纠风工作，巩固深化拓展全国医药领域腐败问题集中整治成效，统筹开展、一并推进群众身边不正之风和腐败问题集中整治工作，不断健全行业作风治理长效机制，国家卫生健康委等纠风部际机制14部委联合制定印发了《通知》，对本年度纠风工作进行全面部署。

（二）工作原则

1．聚焦重点，问题导向

2024年纠风工作坚持以目标为引领、以问题为导向。始终坚持严的基调、严的措施、严的氛围，聚焦“关键少数”和关键岗位人员，深化“风腐一体”治理，紧盯具体问题持续加压发力。对违法违规人员，依据相关法律法规予以处理。

2．全面覆盖，压实责任

结合当前工作情况，对医药行业生产、流通、销售、使用、报销等环节的突出问题，加强全领域全流程管理，指导督促医药领域各参与主体合规经营。强调“谁主管谁负责”的行业治理主体责任，加强部门协同，强化政策衔接。

3．纠建并举，长效治理

纠风工作一方面强调运用清理、整顿、查处等手段，着力解决突出问题，纠正行业不正之风。另一方面，针对制度措施的短板弱项进行补齐强化，围绕规范权力运行、健全规章制度、加强规范引导、推进行业自律，实现长效治理。

（三）主要内容

《通知》共5部分15条内容，分别如下。

1．持续规范医药生产流通秩序

包含4项内容，分别为：一是落实主体责任，诚信守法经营。一方面，强调推动医药工业高质量发展，落实激励政策，完善医药价格形成机制；另一方面，督促生产供应企业落实合规经营主体责任。二是加快带量采购，净化流通秩序。常态化开展药品和高值医用耗材集中带量采购，完善各级医疗机构医疗设备采购政策。三是聚焦关键环节，加大处置力度。紧盯项目招采、目录编制、价格确定、项目申请、新药申报、回款结算等权力集中、资金密集、资源富集的医药领域风险，保持治理高压态势。四是巩固整治成效，健全长效机制。主要是加强医药生产经营企业的行为合规指引，加强社会组织、医药代表等管理，规范药品流通秩序等。

2．集中整治群众身边不正之风和腐败问题

包含3项内容，分别为：一是优化内部管理，规范业务服务行为。压实医疗机构内部管理主体责任，建立健全内部控制体系，保障患者就诊过程中的合理检查、合理用药、合理治疗、规范收费。二是聚焦“两个关键”，落实管理要求。聚焦医疗机构的“关键少数”和关键岗位人员，围绕管理要求，补齐招采财务、院外合作等关键领域的制度措施短板。三是完善政策体系，创新监管模式。优化完善医疗监督管理体系，提升信息化大数据精准监督能力，开展基于病案信息的智能化和嵌入式监管试点。

3. 坚决纠治行业乱象

包含2项内容，分别为：一是加强监督执法，打击不法行为。强化医疗监督跨部门联合执法，重点关注辅助生殖、医学检验、健康体检、医疗美容、互联网医疗等领域的违法违规问题。二是规范直播带货，净化网络环境。持续压实网站平台主体责任，加大对涉医网络直播带货、信息内容、传播秩序等的监管力度。

4. 切实维护医保基金安全

包含2项内容，分别为：一是强化医保基金监管，保持打击欺诈骗保高压态势。实化细化医保基金使用监督管理的具体细则，健全日常监督检查工作机制，开展飞行检查，深入开展医保基金违法违规问题专项整治。二是完善价格治理，持续推动医保支付方式改革。稳步推进挂网药品价格治理，落实价格招采信用评价制度，常态化实施医疗服务价格动态调整。

5. 深化巩固集中整治工作成效

包含4项内容，分别为：一是分类处置，注重联合惩戒。分级分类处置问题，坚持行贿受贿一起查，探索建立对行贿人的联合惩戒机制。二是以案为鉴，强化行业教育。扎实开展行业教育，加大对关键岗位人员的廉洁教育，加强行业法规、医保政策宣贯讲解。三是纠建并举，加强建章立制。深化体制机制改革，加强医药卫生领域廉政建设，指导医药企业、办医主体、行业社会组织完善内部管理章程，落实管理责任。四是密切协作，形成工作合力。提升各部门的信息互联互通水平，做好政策衔接，密切横向协作、加强纵向调度，协同推进工作落实。

四、国务院办公厅关于全面深化药品医疗器械监管改革促进医药产业高质量发展的意见

各省、自治区、直辖市人民政府，国务院各部委、各直属机构：

为深入贯彻落实习近平总书记关于药品医疗器械监管和医药产业发展的重要指示批示精神，全面深化药品医疗器械监管改革，促进医药产业高质量发展，经国务院同意，现提出以下意见。

（一）总体要求

以习近平新时代中国特色社会主义思想为指导，全面贯彻党的二十大和二十届二中、三中全会精神，坚持科学化、法治化、国际化、现代化的监管发展道路，统筹高质量发展和高

水平安全，深化药品医疗器械监管全过程改革，加快构建药品医疗器械领域全国统一大市场，打造具有全球竞争力的创新生态，推动我国从制药大国向制药强国跨越，更好满足人民群众对高质量药品医疗器械的需求。

到2027年，药品医疗器械监管法律法规制度更加完善，监管体系、监管机制、监管方式更好适应医药创新和产业高质量发展需求，创新药和医疗器械审评审批质量效率明显提升，全生命周期监管显著加强，质量安全水平全面提高，建成与医药创新和产业发展相适应的监管体系。到2035年，药品医疗器械质量安全、有效、可及时得到充分保障，医药产业具有更强的创新创造力和全球竞争力，基本实现监管现代化。

（二）加大对药品医疗器械研发创新的支持力度

1．完善审评审批机制全力支持重大创新

按照“提前介入、一企一策、全程指导、研审联动”要求，审评审批资源更多向临床急需的重点创新药和医疗器械倾斜，在临床试验、注册申报、核查检验、审评审批等全过程加强沟通交流，提供个性化指导。（国家药监局负责）

2．加大中药研发创新支持力度

完善中医药理论、人用经验和临床试验相结合的中药特色审评证据体系，建立医疗机构规范收集整理人用经验数据的机制。健全符合中药特点的中药监管体系。积极支持名老中医方、医疗机构中药制剂向中药新药转化。鼓励运用符合产品特点的新技术、新工艺、新剂型改进已上市中药品种。（国家药监局牵头，工业和信息化部、国家卫生健康委、国家中医药局按职责分工负责）

3．发挥标准对药品医疗器械创新的引领作用

深入推进国家药品医疗器械标准提高行动计划，积极推进新技术、新方法、新工具的标准研究和转化。完善国家药品标准数据库，发布并及时更新网络版中国药典。优化医疗器械标准体系，研究组建人工智能、医用机器人等前沿医疗器械标准化技术组织。加强中医医疗器械标准制定。（国家药监局牵头，工业和信息化部、国家卫生健康委、市场监管总局、国家中医药局按职责分工负责）

4．完善药品医疗器械知识产权保护相关制度

部分药品获批上市时，对注册申请人提交的自行取得且未披露的试验数据和其他数据，分类别给予一定的数据保护期。对符合条件的罕见病用药品、儿童用药品、首个化学仿制药及独家中药品种给予一定的市场独占期。加快药品医疗器械原创性成果专利布局，提升专利质量和转化运用效益。（国家知识产权局、国家药监局按职责分工负责）

5．积极支持创新药和医疗器械推广使用

加大创新药临床综合评价力度，加强评价结果分析应用。研究试行以药学和临床价值为基础的新上市药品企业自评，优化新上市药品挂网服务。坚持基本医疗保险“保基本”功能

定位，完善医保药品目录调整机制，研究规范医保医用耗材目录和医疗服务项目目录，按程序将符合条件的创新药和医疗器械纳入医保支付范围，鼓励医疗机构采购使用。完善多层次医疗保障体系，提高创新药多元支付能力。积极向公众传播准确、全面的创新药和医疗器械信息。（工业和信息化部、国家卫生健康委、市场监管总局、国家医保局、国家药监局按职责分工负责）

（三）提高药品医疗器械审评审批质效

1. 加强药品医疗器械注册申报前置指导

缩短临床急需创新药临床试验沟通交流等待时限。开展多渠道多层次沟通，办好“药审云课堂”“器审云课堂”，发挥审评检查分中心和医疗器械创新服务央地联动机制作用，加强对注册申报规则的宣传解读。（国家药监局负责）

2. 加快临床急需药品医疗器械审批上市

对临床急需的细胞与基因治疗药物、境外已上市药品、联合疫苗、放射性药品、珍稀濒危药材替代品的申报品种，以及医用机器人、脑机接口设备、放射性治疗设备、医学影像设备、创新中医诊疗设备等高端医疗装备和高端植介入类医疗器械，予以优先审评审批。（国家卫生健康委、国家药监局按职责分工负责）

3. 优化临床试验审评审批机制

省级药品监管部门提出申请，国家药监局同意后，在部分地区开展优化创新药临床试验审评审批试点，将审评审批时限由60个工作日缩短为30个工作日。医疗器械临床试验审评审批时限由60个工作日缩短为30个工作日。优化生物等效性试验备案机制。（国家药监局牵头，试点地区省级人民政府配合）

4. 优化药品补充申请审评审批

省级药品监管部门提出申请，国家药监局同意后，在部分地区开展优化药品补充申请审评审批程序改革试点，需要核查检验的补充申请审评时限由200个工作日缩短为60个工作日。优化原料药管理，原料药登记主体可依法变更。（国家药监局牵头，试点地区省级人民政府配合）

5. 优化药品医疗器械注册检验

将药品注册检验、生物制品批签发检验和进口药品通关检验每批次用量从全项检验用量的3倍减为2倍。畅通创新药和医疗器械优先检验绿色通道，对临床急需药品医疗器械实行即收即检。（国家药监局负责）

6. 加快罕见病用药品医疗器械审评审批

对符合条件的罕见病用创新药和医疗器械减免临床试验。将罕见病用药品注册检验批次由3批减为1批，每批次用量从全项检验用量的3倍减为2倍。基于产品风险统筹安排进口罕见病用药品注册核查与上市后检查，缩短境外核查等待时限。探索由特定医疗机构先行进口未在境内注册上市的临床急需罕见病用药品医疗器械。鼓励国家医学中心加大罕见病用药品医疗器械配备和使用力度。鼓励高水平医疗机构自行研制使用国内尚无同品种产品上市的罕见病用诊断试剂。（国家卫生健康委、国家药监局按职责分工负责）

（四）以高效严格监管提升医药产业合规水平

1．推进生物制品（疫苗）批签发授权

在充分评估风险基础上，逐步扩大授权实施生物制品（疫苗）批签发的省级药品监管部门检验检测机构和品种范围。季节性流感疫苗等品种的批签发时限缩短至45个工作日以内。（国家药监局牵头，有关地区省级人民政府配合）

2．促进仿制药质量提升

优化仿制药审评、核查工作机制，基于产品风险加大批准前动态检查力度。加强对委托研发、受托生产和上市后变更的监管，支持信息化水平高、质量保证和风险防控能力强的企业接受委托。将仿制药质量和疗效一致性评价逐步向滴眼剂、贴剂、喷雾剂等剂型拓展。（国家药监局负责）

3．推动医药企业生产检验过程信息化

推动新一代信息技术与医药产业链深度融合，支持药品医疗器械生产企业数智化转型。严格监督疫苗生产企业全面落实生产检验过程信息化要求。分批推进血液制品生产信息化改造，推动建立覆盖从采浆、入厂到生产、检验全过程的血液制品信息化管理体系。（工业和信息化部、国家卫生健康委、国家药监局按职责分工负责）

4．提高药品医疗器械监督检查效率

强化面向企业的质量安全警示教育，督促企业全面完善质量管理体系。根据企业和产品风险等级合理确定检查频次，减少重复检查。鼓励国家与省级药品监管部门协同开展涉及生产企业的注册现场检查与生产质量管理规范符合性检查。对同时生产第一类医疗器械的第二类、第三类医疗器械生产企业，开展合并检查。（国家药监局负责）

5．强化创新药和医疗器械警戒工作

指导督促创新药上市许可持有人建立完善药物警戒体系，主动监测、报告和分析不良反应，持续开展创新药上市后研究。基于创新药和医疗器械风险特点完善药品不良反应和医疗器械不良事件监测平台。加强创新药和医疗器械上市后主动监测。（国家卫生健康委、国家药监局按职责分工负责）

6．提升医药流通新业态监管质效

建立药品医疗器械网络销售安全风险共治联盟，压实网络交易第三方平台责任。支持批发企业有效整合仓储资源和运输资源，构建多仓协同物流管理模式。优化许可流程，提高零售连锁率。按照省级炮制规范炮制的中药饮片可按规定跨省销售，按照国家药品标准生产的中药配方颗粒可直接跨省销售。（国家药监局牵头，商务部、国家卫生健康委、市场监管总

局、国家中医药局按职责分工负责）

（五）支持医药产业扩大对外开放合作

1. 深入推进国际通用监管规则转化实施

持续推动药品审评技术要求与国际人用药品技术协调会规则协调一致，支持药物临床试验机构参与创新药物早期临床研发，支持开展国际多中心临床试验，促进全球药物在我国同步研发、同步申报、同步审评、同步上市。积极推进国际医疗器械监管机构论坛、全球医疗器械法规协调会技术指南在我国转化实施。（国家卫生健康委、国家药监局按职责分工负责）

2. 探索生物制品分段生产模式

省级药品监管部门提出申请，国家药监局同意后，在部分地区开展生产工艺、设施设备有特殊要求的生物制品分段生产试点，率先推进抗体偶联药物、多联多价疫苗等分段生产。支持符合条件的境外药品上市许可持有人在统一的药品质量管理体系下，以自建产能或者委托生产形式开展跨境分段生产。（国家药监局牵头，试点地区省级人民政府配合）

3. 优化药品医疗器械进口审批

简化香港、澳门已上市传统口服中成药审评审批。优化进口药材管理，扩大境外优质药材资源进口。境外已上市药品在取得我国药品批准证明文件后，对符合要求的获批前商业规模批次产品，允许进口销售。优化已在境内上市的境外生产药品医疗器械转移至境内生产的审评审批流程，支持外商投资企业将原研药品和高端医疗装备等引进境内生产。（国家药监局负责）

4. 支持药品医疗器械出口贸易

加快推进加入国际药品检查合作计划。将出具出口销售证明的范围拓展到所有具备资质的企业按照生产质量管理规范生产的药品医疗器械。加强中药资源国际交流合作，积极开展国际监管政策宣贯和交流，支持具有临床优势的中药在境外注册上市。（商务部、国家中医药局、国家药监局按职责分工负责）

（六）构建适应产业发展和安全需要的监管体系

1. 持续加强监管能力建设

优化监管技术支撑机构设置，加强专业化队伍建设，充实高素质专业化技术力量。逐步赋予能力达标的审评检查分中心更多职责，扩大审评产品和检查企业范围，稳步发展与区域产业特点相适应的审评检查能力。推进省级药品监管部门医疗器械审评机构和审评人员能力评价。鼓励各地结合医药产业发展实际，完善地方监管体制机制，加强队伍能力建设。鼓励有条件的省级药品监管部门积极推进改革试点，开展更多药品医疗器械审评等工作。（国家药监局牵头，人力资源社会保障部和各省级人民政府按职责分工负责）

2. 大力发展药品监管科学

以药品监管科学全国重点实验室为龙头，加强药品监管科学创新研究基地建设。部署推进药品监管科学技术攻关任务，完善成果转化和科研人员激励机制，加快开发支持监管决策的新工具、新标准、新方法。（科技部、国家药监局按职责分工负责）

3．加强监管信息化建设

推动药品医疗器械监管政务服务事项从申请、受理、审查到制证等全环节全流程在线办理。完善国家药品智慧监管平台，强化品种档案和信用档案的数据汇集与治理，探索开展穿透式监管。推动医疗器械唯一标识在促进医疗、医保、医药协同发展和治理中的实施应用。加强全链条药品追溯体系建设，落实企业主体责任，逐步实现生产、流通、使用全过程可追溯。（国家药监局牵头，国家发展改革委、工业和信息化部、国家卫生健康委、国家医保局按职责分工负责）

各地区、各有关部门要把坚持和加强党的领导贯穿于深化药品医疗器械监管改革的各方面和全过程，充分认识以改革促进医药产业高质量发展的重要意义，按照“四个最严”要求，抓好本意见的贯彻落实。有关部门要加强协同配合，凝聚工作合力，强化经费和人才保障，推动各项任务落实落细，确保各项政策措施落地见效。重大事项及时向党中央、国务院请示报告。

编写：李鹏伟

附表　2024年国家发布医疗器械政策年度汇编

序号	文件名称	发布单位	发布时间	重点内容
1	《关于学习运用“千村示范、万村整治”工程经验有力有效推进乡村全面振兴的意见》	中共中央、国务院	1月1日	逐步提高县域内医保基金在乡村医疗卫生机构使用的比例，加快将村卫生室纳入医保定点管理
2	《关于支持广州南沙放宽市场准入与加强监管体制改革的意见》（发改体改〔2023〕1786号）	国家发展改革委、商务部、市场监管总局	1月9日	支持完善各类新药与医疗器械新技术研发、应用管理标准，准许细胞和基因治疗企业经卫生健康部门备案后可依托医疗机构开展限制类细胞移植治疗技术临床应用，允许符合条件的港澳企业利用境内人类遗传资源开展人体干细胞、基因诊断与治疗之外的医学研究
3	《关于推动未来产业创新发展的实施意见》（工信部联科〔2024〕12号）	工业和信息化部等七部门	1月18日	研发融合数字孪生、脑机交互等先进技术的高端医疗装备和健康用品。打造智能适老的医疗健康终端，提升人民群众生命健康质量。鼓励探索在医疗康复等典型领域的应用
4	《浦东新区综合改革试点实施方案（2023—2027年）》	中共中央办公厅、国务院办公厅	1月22日	持续优化药品和医疗器械管理。建设国际医疗服务集聚区，扩大医疗健康服务开放
5	《推动大规模设备更新和消费品以旧换新行动方案》（国发〔2024〕7号）	国务院	3月7日	到2027年，医疗等领域设备投资规模较2023年增长25%以上。加强优质高效医疗卫生服务体系建设，推进医疗卫生机构装备和信息化设施迭代升级，鼓励具备条件的医疗机构加快医学影像、放射治疗、远程诊疗、手术机器人等医疗装备更新改造。推动医疗机构病房改造提升，补齐病房环境与设施短板
6	《关于加强重症医学医疗服务能力建设的意见》（国卫医政发〔2024〕14号）	国家卫生健康委	4月1日	二级以上综合医院、有条件的中医医院应当独立设置重症医学科，二级以上传染病、儿童专科医院应当建设重症监护病房，按标准新增一批重症医学科床位，满足大规模紧急救治需求
7	《中关村世界领先科技园区建设方案（2024—2027年）》	工业和信息化部等三部门	4月25日	积极培育细胞与基因治疗和数字医疗增长极，做优做强创新药品、高端医疗器械等重点领域，加速产业国际化集群式发展
8	《关于印发2024年纠正医药购销领域和医疗服务中不正之风工作要点的通知》（国卫医急函〔2024〕101号）	国家卫生健康委等十四部门	5月17日	进一步完善各级医疗机构的医疗设备采购政策
9	《关于推动医疗卫生领域设备更新实施方案的通知》	国家发展改革委、国家卫生健康委、国家中医药管理局、国家疾病预防控制局	5月29日	到2027年，医疗卫生领域设备投资规模较2023年增长25%以上，主要大型医疗设备百万人口拥有量基本达到中高收入国家平均水平，高端医疗设备短板加快补齐，县域基层医疗设备条件持续改善

续 表

序号	文件名称	发布单位	发布时间	重点内容
10	《关于打造消费新场景培育消费新增长点的措施》（发改就业〔2024〕840号）	国家发展改革委等五部门	6月13日	要推动健康消费发展，其中包括研发融合数字孪生、脑机交互等技术的医疗装备和健康用品
11	《医疗器械临床试验机构监督检查办法（试行）》（2024年第22号）	国家药品监督管理局	6月14日	进一步加强对医疗器械临床试验机构的管理，规范医疗器械临床试验机构监督检查工作。药品监督管理部门对医疗器械临床试验机构备案及开展以医疗器械（含体外诊断试剂）注册为目的的医疗器械临床试验活动，执行医疗器械临床试验质量管理规范等情况实施检查、处置等，适用本办法
12	《医疗机构临床急需医疗器械临时进口使用管理要求》（2024年第97号公告）	国家药品监督管理局、国家卫生健康委	7月19日	明确了医疗机构、经营企业和境外制造商、代理人各方责任认定要求，规定了申请材料、申请程序、审查方式和时限，提出了医疗机构使用相应医疗器械记录保存、停止使用、分析报告、继续使用等要求
13	《关于加力支持大规模设备更新和消费品以旧换新的若干措施》（发改环资〔2024〕1104号）	国家发展改革委、财政部	7月24日	统筹安排3000亿元左右超长期特别国债资金，支持包括医疗在内的多领域设备更新
14	《国家药监局关于印发医疗器械经营质量管理规范现场检查指导原则的通知》（国药监械管〔2024〕20号）	国家药品监督管理局	7月30日	对医疗器械经营企业经营许可（含变更和延续）现场核查，或者经营备案后的现场检查，以及其他各类监督检查。检查过程中，医疗器械经营企业可以根据其经营方式、经营范围、经营品种等特点，确定合理缺项项目，并书面说明理由，由药品监督管理部门的检查组予以确认
15	《中华人民共和国医疗器械管理法（草案征求意见稿）》	国家药监局综合司	8月28日	草案提及要促进医疗、医保、医药协同发展和治理，完善招标采购、医疗收费、医疗保险等政策，支持创新医疗器械临床推广和使用。鼓励医疗机构优先采购使用创新医疗器械
16	《首台（套）重大技术装备推广应用指导目录（2024年版）》（工信部重装函〔2024〕254号）	工业和信息化部	9月2日	指导目录涉及内窥镜计算机手术系统、正电子发射磁共振成像装备（PET/MRI）、质子治疗设备、体外膜氧合系统等多款高端医疗设备
17	《关于促进非银行金融机构支持大规模设备更新和消费品以旧换新行动的通知》（金办发〔2024〕96号）	国家金融监督管理总局办公厅	9月10日	鼓励以融资租赁方式推进重点行业设备更新改造。以融资租赁设备价值为核心，满足各阶段科创型企业设备采购、更新需求，支持科技创新和产业创新深度融合，助力发展新质生产力

续 表

序号	文件名称	发布单位	发布时间	重点内容
18	《关于印发工业重点行业领域设备更新和技术改造指南的通知》（工信厅规〔2024〕33号）	工业和信息化部	9月20日	以高精度加工、自动化组装及先进检测技术为重点，改造高端生产、检测装备，更新用于诊断检验、治疗、监护与生命支持、养老康复等医疗装备的研发、设计、生产、制造等环节的生产型设备。到2027年，基本完成生产加工设备的更新换代，生产设备的自动化、数字化及网络化持续提升，行业整体效率不断提高，生产成本减少，产品竞争力不断增强
19	《关于提升老年医学医疗服务能力的通知》（国卫办医政发〔2024〕19号）	国家卫生健康委	10月18日	通知提出，具备条件的二级以上综合医院应当按照老年医学科建设与管理指南有关要求，规范设置建设老年医学科，在床位、设备、人员等方面加强建设，到2027年末，力争二级以上综合医院规范设置老年医学科的比例达到80%
20	《关于印发紧密型县域医疗卫生共同体监测指标体系的通知》（国卫办基层发〔2024〕22号）	国家卫生健康委等四部门	10月30日	指标体系供县级开展自评和省市两级开展监测评价，国家对各省份建设情况进行动态监测
21	《关于印发卫生健康行业人工智能应用场景参考指引的通知》（国卫办规划函〔2024〕420号）	国家卫生健康委等三部门	11月14日	提供了卫生健康行业人工智能应用的场景，包括了医疗服务管理、医药服务、医保服务、中医药管理服务、医院管理、基层公卫服务、健康产业发展和医学教学科研等多个方面
22	《关于政府采购领域本国产品标准及实施政策有关事项的通知（征求意见稿）》	财政部	12月5日	需在中国关境内生产并实现从原材料、组件到产品的属性改变，不包括贴牌、简单包装等。在中国境内生产的组件成本占比达到规定比例。明确政府采购活动中既有本国产品又有非本国产品参与竞争的，对本国产品的报价给予20%的价格扣除，用扣除后的价格参与评审
23	《关于完善医药集中带量采购和执行工作机制的通知》（医保发〔2024〕31号）	国家医疗保障局、国家卫生健康委	12月10日	重点从集采药品耗材的进院、使用、监测、考核、反馈等各环节提出细化措施，体现出部门间协同监管、优先使用中选产品的政策导向
24	《关于进一步明确进口医疗器械产品在中国境内企业生产有关事项的公告（征求意见稿）》	国家药监局综合司	11月4日	适用范围扩大至外商投资企业，注册申报要求包括提交注册申报资料、提供实际控制人说明及授权书，注册体系核查要求承诺主要原材料和主要生产工艺不改变，并符合中国《医疗器械生产质量管理规范》。此外，进口创新医疗器械产品按照《公告》要求在中国境内生产的，相应注册、生产许可等事项将优先办理，获准注册的产品后续变更注册、延续注册等事项按照相关管理办法规定办理
25	《关于做好医保基金预付工作的通知》（医保办函〔2024〕101号）	国家医保局办公室、财政部办公厅	11月12日	文件明确提出建立预付金制度，专项用于药品和医用耗材采购等医疗费用周转支出，以缓解医疗机构医疗费用垫支压力

续　表

序号	文件名称	发布单位	发布时间	重点内容
26	《关于血管介入支架等7类医用耗材医保通用名（征求意见稿）公开征求意见的公告》	国家医疗保障局	11月30日	为进一步优化管理，更好满足目录准入、医保支付、招标采购等业务需求，建立健全医用耗材医保通用名管理制度，根据产品功能、临床价值等因素对耗材进行合并同类项，对“医保医用耗材分类与代码”第三部分“医保通用名”进行修订完善
27	《关于在相关自由贸易试验区和自由贸易港开展推动解决政府采购异常低价问题试点工作的通知》（财办库〔2024〕265号）	财政部	12月25日	为促进政府采购公平竞争，持续优化政府采购营商环境，推进优质优价采购，财政部决定在北京、天津、上海、福建、广东自由贸易试验区和海南自由贸易港开展推动解决政府采购异常低价问题试点工作
28	《省级医疗器械检查机构质量管理体系基本要求（试行）》	国家药监局核查中心	12月30日	加强省级医疗器械检查机构质量管理体系和能力建设，推动形成科学、高效、协调的检查工作机制

资料来源：医装数胜整理。

第三章　行业热点

第一节　热点技术

一、硼中子俘获治疗技术发展状况与趋势

（一）发展背景

癌症，是当今人类主要死亡原因。根据国家癌症中心发布的《2024年全国癌症报告》显示，2024年我国新发癌症病例约482万人，占全球病例24.1%，癌症死亡人数约257万，占癌症死亡全球总人数26%，癌症新发人数与癌症死亡人数远超世界其他国家，均位居全球第一。放射治疗是医治肿瘤的重要手段。

硼中子俘获治疗（简称BNCT）利用富集于肿瘤细胞内的 ^{10}B 元素和入射到体内的热中子之间的中子俘获反应，释放两个射程小于10μm（细胞大小）的α粒子和 ^{7}Li 反冲核，将肿瘤细胞DNA双链摧毁而消灭肿瘤组织，而对不含 ^{10}B 的正常组织不会造成任何伤害，见图3-1。因此，BNCT是一种放射与药物结合的二元、靶向、细胞级的精准放射治疗技术。

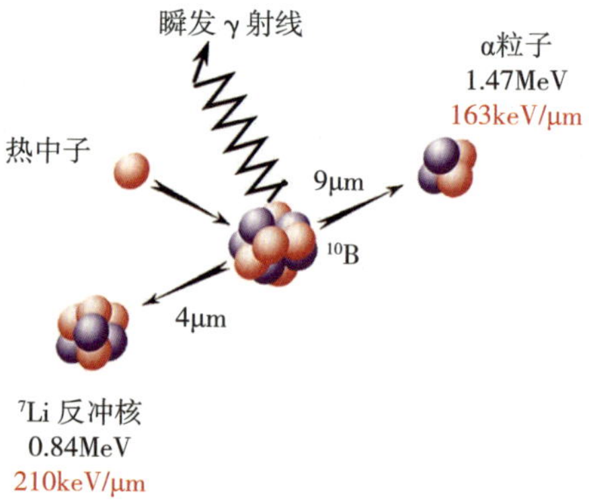

图3-1　硼中子俘获反应

（二）临床需求和临床优势

硼中子俘获疗法目前主要用于治疗手术、常规放疗及化疗手段不能很好解决的浸润性、多发性、复发性、抗辐射性、无法手术的极度恶性肿瘤。截至目前，全球BNCT临床病例累计超过2000例，已证明BNCT对治疗脑胶质瘤、复发头颈部肿瘤、脑膜瘤、恶性黑色素瘤、肝转移癌等多种实体肿瘤有很好疗效，见表3-1；同时，随着全球范围内对其他类型肿瘤临床研究的开展和新型硼药的研发，BNCT的适应证将会不断增加，未来很有可能成为一种理想的肿瘤治疗方式。

表3-1 硼中子俘获疗法不同适应证的临床情况

适应证	临床状况	有临床的国家及地区
头颈部肿瘤	日本已获批	中国、日本、荷兰
恶性脑胶质瘤	日本即将获批	日本、芬兰、美国、瑞典等
黑色素皮肤癌	日本即将获批	日本、芬兰、阿根廷
复发性髓膜瘤	日本Ⅱ期临床	日本
心血管肉瘤	日本Ⅰ期临床	日本
肝癌	已有临床案例	意大利、日本
肺癌	已有临床案例	日本、意大利
骨肉瘤	已有临床案例	日本、意大利、中国
乳癌	已有临床案例	日本、中国、芬兰
膀胱癌	已有临床案例	日本

硼中子俘获疗法具有以下临床优势。

（1）治疗周期短：只需进行1～2次中子照射，较常规放疗和质子重离子治疗10～30次的照射方案大大缩短。

（2）靶向性好：^{10}B（n，α）^{7}Li反应产生的α粒子和^{7}Li核在组织中的射程小于10μm，与一个细胞的尺度相当，治疗效果达到细胞级。

（3）杀伤性强：^{10}B（n，α）^{7}Li反应产生的α粒子和^{7}Li核具有高相对生物效应（RBE），造成DNA双链断裂的概率高，肿瘤细胞不易修复。

（4）低氧增强比：乏氧肿瘤细胞抗性低，能够治疗其他放射疗法无法治疗的乏氧肿瘤。

（5）避免了化疗或免疫治疗易产生的细胞抗药性问题。

（6）安全性好：BNCT常用的含硼药物在治疗用量范围内均不具有生物毒性；单纯的热中子或超热中子束对正常组织贡献的辐射剂量十分有限，不破坏正常细胞。

（三）国内外发展现状

硼中子俘获疗法自从1951年2月15日神经外科医师William Sweet团队在美国布鲁克海文国家实验室石磨研究反应堆开展了全球首例的BNCT人体临床研究，已经经过了70余年的发展。自20世纪90年代起，受到日本BNCT临床研究成功的激励，美国及欧洲、南美洲等数个国家与地区均重新投向BNCT研究，陆续有研究者用核反应堆启动相关研究与临床试验。

自2010年以来，基于加速器的中子源技术开启了BNCT发展新篇章。加速器中子源是利用一定能量的带电粒子束，如质子束，轰击靶材料产生中子。与反应堆中子源相比，其原理与结构相对简单，具有安装简便、运维费用低、占地面积小、安全稳定等优势，适合医院建置普及。目前，基于加速器的中子源已成为BNCT行业发展的主流趋势，俄罗斯、英国、日本、意大利、以色列、阿根廷、芬兰、韩国都在开展基于加速器的BNCT研究。其中，日本在国际上处于领先地位，在建与已建成超10座BNCT装置。表3-2统计了国外基于加速器的BNCT装置情况，包含规划、在建、建成、临床试验和开业状态共计有22座装置。

表3-2 国外基于加速器BNCT装置统计（22家）

设备供应方	项目建设单位	加速器类型	能量（MeV）	设计流强（mA）	状态
日本住友	日本大阪医科大学	回旋	30	2	开业
	日本南东北医院	回旋	30	2	开业
	日本京都大学	回旋	30	2	建成
美国NTI	芬兰赫尔辛基大学医院	静电	2.6	30	建成
	日本湘南镰仓医院	静电	2.6	30	在建
	英国伯明翰大学二期	静电	2.6（p，d）	30	在建
	比利时布鲁塞尔大学医院	静电	2.6	30	在建
比利时IBA	日本名古屋大学	静电 地那米	2.8	15	在建
建设单位自研	日本大阪大学	静电	2.65	30	规划
	日本湘南镰仓综合医院	静电	2.6	30	规划
	韩国放射医学研究所	静电	1.45（d）	30	规划
	意大利CNAO	静电	2.5	10	规划
	俄罗斯BINP	静电 串列	2.3	10	临床 试验
	俄罗斯IPPE-Obninsk	静电 串列	2.3	10	建成
	阿根廷CNEA研究院	静电	1.45（d）	30	在建
	英国伯明翰大学	回旋	2.8	2	建成
日本CICS	日本国家癌症中心	RFQ	2.5	20	临床 试验
	日本江户川医院	RFQ	2.5	20	在建
日本东芝	日本筑波大学	RFQ＋DTL	8	5	建成
建设单位自研	意大利INFN	RFQ	5/2.5	30	规划
	韩国Dawonsysa-BNCT	RFQ＋DTL	7～10	10	规划
	以色列SOREQ	RFQ＋超导	4	20	规划

硼中子俘获治疗技术在我国虽起步较晚，但发展很快。2010年中核集团周永茂院士带领团队经过十余年艰苦奋斗，在中国原子能科学研究院院内建成了我国首个基于微型反应堆的“医院中子照射器”，并依托该装置开展了国内首批恶性黑色素瘤BNCT临床研究。在过去十

余年的研究过程中，培养了专业研究团队，相关研究人员获得国际BNCT大会奖项，相关研究成果多次发表在国际学术期刊，受到国内外业内人士的一致认可。在我国台湾地区，研究人员利用新竹清华开放池反应堆（THOR）于2010—2013年治疗17例复发的头颈部肿瘤患者。几乎所有患者都感受到症状有不同程度缓解，BNCT治疗后生活质量提高。4例患者治疗后完全缓解，3例部分缓解，2例疾病稳定。总缓解率为58%，1年存活率为50%。2014年至今，基于加速器的BNCT技术快速发展。在我国，虽然目前尚没有已经投入临床运行的基于加速器的BNCT中心，但在厦门、济南、重庆、东莞、莆田、博鳌、湖州、泰安正在建设加速器BNCT装备，见表3-3。2022—2023年，厦门弘爱医院启动首次加速器BNCT肿瘤患者安全性临床研究，目前已完成首批18例患者的临床研究，取得了很好的疗效，目前正在开展注册临床试验。

表3-3　国内在建的基于加速器BNCT项目统计（8家）

设备供应方	项目建设单位	加速器类型	质子能量（MeV）	设计流强（mA）	状态
日本住友	中国生物科技服务	回旋	30	2	在建
原子能院	泰安中心医院	回旋	18	1	在建
南京中硼	厦门弘爱医院	静电	2.5	10	临床试验
兰州大学	莆田妈祖健康城	RFQ	2.6	30	在建
国科中子	东莞市人民医院	RFQ	2.8	20	在建
西安交大	浙江硼荣（湖州）	RFQ	2.8	20	在建
中核鲲硼	山东省肿瘤医院	RFQ	2.7	30	在建
中核鲲硼	重庆璧山医院	RFQ	2.7	30	在建

（四）含硼药物的发展现状

经过数十年的探索和发展，第二代硼药日渐成熟，目前国际上主要有两种具有肿瘤特异性的化合物可供临床使用：硼团簇硼酸钠（BSH）和硼苯基丙氨酸（BPA）。BSH是一种多面体巯基硼分子，设计用于治疗中枢神经系统肿瘤。输注BSH后，在脑部肿瘤病变中发现^{10}B的浓度与血液浓度相似，但在中枢神经系统的健康细胞中几乎不存在，这导致肿瘤与健康组织的浓度比适用于治疗。大多数关于药物动力学、毒性和组织摄取的研究都是针对患有脑肿瘤的患者进行的。近年来，BNCT的临床试验不再使用BSH，缺少药代动力学和代谢方面的重要信息。BPA是一种中性氨基酸苯丙氨酸的衍生物，其合成发表于1958年。BPA的分子结构类似于酪氨酸，它被认为是黑色素瘤细胞中酪氨酸酶的底物，最终通过黑色素代谢途径导致大分子的结合，BPA在黑色素性和无色素性肿瘤及其他一些恶性细胞类型中聚集。

2020年3月，全球首个BNCT设备、全球首个BPA硼药Steboronine在日本获批上市，用于无法切除的局部晚期或局部复发性头颈癌。此外，脑肿瘤、恶性黑色素瘤、肺癌、胸膜间皮瘤、肝癌、乳腺癌等也进行了数百例临床试验，取得良好治疗数据。2024年1月国家药监局药品审评中心官网公示，中硼（厦门）生物医药有限公司自主研发的2类新药“注射用硼［^{10}B］法仑”（即BPA）临床试验申请获批，成为国内首个、全球第二个进入注册临床的BNCT硼药。中核集团旗下中核海得威生物科技有限公司已完成BPA原料药、制剂的工艺开发，于2023年8月起提供GMP车间生产原料药于临床前实验；2024年9月起提供GMP车间生产注射用硼［^{10}B］法仑于人体临床试验。L-BPA制剂已提供给中国原子能科学研究院和兰州大学AB-BNCT设备团队进行试用，开展相关细胞、动物试验，初步验证药品安全性与有效性。除了上述企业之外，东阳光研究院、东诚药业、高硼生物、海南普利制药等企业也是国内硼药研发和产业化的主力。

第二代硼药虽然临床应用最为成熟，但存在载硼量有限、个体摄取差异大等问题；为此，国内外在探索第三代硼药，包括氨基酸类似物、硼化卟啉、含硼核苷等小分子硼携带剂，以及含硼化合物与靶向分子螯合而成的脂质体、聚合物等纳米粒子类硼携带剂等。目前，第三代硼携带剂载硼量和靶向性均有大幅提升但多处于实验研究阶段，安全性及有效性有待进一步验证。

（五）市场规模预测

据2020—2021年统计数据，我国头颈部癌患者年新增约14.2万、脑胶质瘤患者年新增约7万～11万、恶性黑色素瘤年新增约2万人，脑膜瘤、髓膜瘤年新增约3万人，总计可用BNCT治疗的潜在患者年增长规模接近30万人。国内目前尚没有临床运行的BNCT治疗中心，按照一台BNCT装备配备2个治疗室、每个治疗室年治疗1000人计算，一台BNCT装备年治疗量约为2000人，预计在我国未来有150套以上BNCT装备的市场需求。

截至2023年初，日本在建及建成的加速器BNCT装置有10套，达到了每百万人口0.071套的配置率；中国人口是日本人口的11倍多，按日本当前的BNCT装置配置率测算，中国的需求量保守估计在110套以上。即使我国以每年10套BNCT装置的高速建设，到2030年，我国BNCT装置数目也不超过60套，每年仅能服务约12万名肿瘤患者，仍存在巨大的“治疗缺口”。

此外，随着新型硼药研发和临床研究的开展，硼中子俘获疗法的适应证将进一步增加，市场需求有望持续扩大。

（六）存在的问题

1. 临床证据有限

BNCT还处于发展初期，虽然显示出巨大的潜力，但目前在全球范围内只有2000多个应用案例，可靠的临床证据仍然有限。需要更广泛的临床试验和研究来证明其在各种癌症类型和阶段的有效性。

2．技术壁垒高

BNCT技术具有二元靶向性，在治疗过程中同时涉及反应堆或加速器、放射性药物、放射性剂量计算及监测、辐射生物学等多种学科的交叉和融合。

3．评价体系不完整

由于BNCT还处于发展阶段，国内外尚未建立中子照射剂量评价系统、体内药物分布及安全性评价体系、体内辐射剂量分布计算系统、治疗计划及效果评估体系等安全性和有效性评价体系。

4．审评难度大

目前监管部门对BNCT装备、硼药在申报时依据的法规和指导原则等不明确，相关法规标准尚未建立起来。

二、医疗影智大模型的创新应用和发展

（一）人工智能大模型在医疗领域的应用和发展方向

随着人工智能技术的迅猛发展，大模型在医疗健康领域的应用正逐渐成为AI行业和医疗新技术的重要焦点。作为当前科技前沿的重要组成部分，医疗大模型不仅展现了其在文本、图像及混合数据处理方面的巨大潜力，而且在提升医疗服务质量和效率、促进医学研究创新等方面发挥了不可替代的作用。

1．发展现状

（1）医疗文本处理：在医疗文本处理领域，基于Transformer架构的大模型通过大规模预训练技术，显著增强了对医学专业语言和知识的理解能力。这类模型能够高效解析和提取电子健康记录（EHR）中的关键信息，如患者病史、过敏反应和治疗方案等，极大地便利了医生的工作流程。此外，它们还能自动生成高质量的医学文本，如病情说明和患者教育资料，从而改善医患之间的沟通质量。更重要的是，通过分析海量医学文献、临床指南和科研论文，大模型可以为临床决策提供强有力的支持，包括但不限于诊疗建议和最新研究动态的更新。

（2）医疗影像分析：医疗影像分析是大模型展示其强大功能的另一个关键领域。无论是疾病的检测与诊断，还是图像的分割与标注，乃至手术的规划与导航，大模型均表现出色。例如，在肺癌、肺炎及脑出血等疾病的早期诊断中，大模型能够从X射线、CT和MRI等多模态影像中精确识别异常，提高诊断的准确性和及时性。同时，它们还能够实现对影像中特定结构或病变区域的自动化标注，为医生提供更为直观和可靠的参考。在手术辅助方面，大模型利用三维重建和影像融合技术，为外科医生提供了更加精细的术前规划和术中导航工具，显著提升了手术的安全性和成功率。

（3）医疗混合数据分析：随着医疗数据类型的日益多样化，如何有效地整合和分析不同

类型的数据成为了一个新的挑战。在此背景下，医疗大模型通过融合文本处理与医学影像分析的能力，开创了一条全新的路径。例如，综合诊断支持系统不仅能够同时解析患者的EHR和影像资料，还能根据这些信息提出更为全面和精准的诊断建议。特别是在肺癌等复杂疾病的诊断中，结合病例报告和影像学数据的应用大大提高了诊断的准确度。此外，通过集成患者的基因组信息、临床记录和影像数据，大模型能够为个体化治疗方案的设计提供科学依据，进而提高治疗效果和患者满意度。这一过程不仅促进了跨模态数据的协同研究，也为医学研究的深度和广度拓展开辟了新的可能性。

2．发展方向与必要性

医疗大模型之所以成为行业热点，其背后的原因在于它们能够解决传统医疗体系中存在的诸多痛点，如医疗资源分配不均、诊断错误率高、治疗方案缺乏个性化等问题。随着算法的不断优化和技术的持续革新，未来的医疗大模型将更加注重提高模型的泛化能力和适应性、强化隐私保护和伦理合规、促进多学科交叉合作、深化临床实践与科学研究的结合等几个方面的发展。

发展医疗大模型不仅是技术进步的必然趋势，也是应对医疗健康挑战的迫切需要。随着该领域研究的深入和技术的成熟，我们相信，医疗大模型将在提升人类健康水平、促进医学科学发展方面发挥越来越重要的作用。

（二）联影智能“影智大模型”开发与落地

联影智能（uAI）基于6年来在医疗领域的深耕与数据积累，分别在文本、影像及图文混合大模型等医疗垂类大模型上取得了突破，形成了uAI影智大模型。该模型作为医疗基础模型，在文本、影像、混合模态产品开发上带来全维助力。

在大模型产品体系的建设上，联影智能走的是“1＋3＋N”的路线，即一个数据平台、3个垂类模型和N个应用，共同构成uAI智合智慧诊疗体系架构，见图3-2。

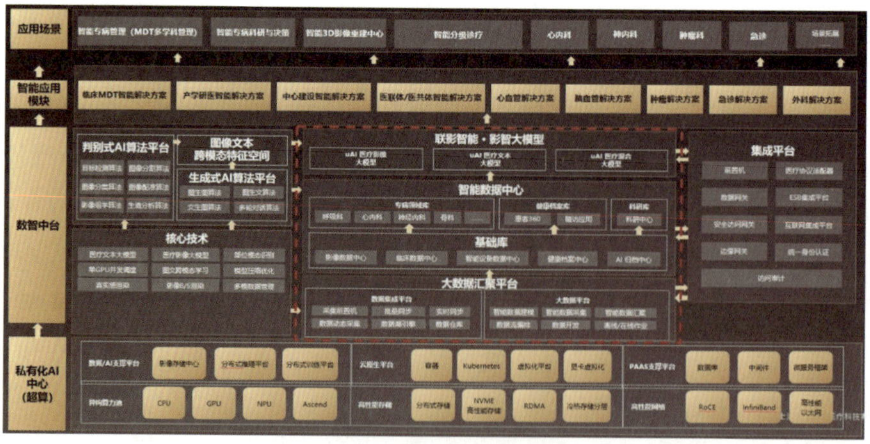

图3-2　基于影智大模型的智合智慧诊疗平台总体架构

1. 医疗文本大模型研发及应用

通过利用中英文医学教材、医学论文等出版物及联影集团所有的相关富媒体信息对通用文本模型进行训练，形成了uAI影智医疗文本大模型。模型训练采用混合专家模型技术，即通过多个专家子网络对不同输入指令进行处理，采用专家混合机制来整合不同的专家子网络，避免某个专家子网络的偏差。节省和最大化利用计算资源，训练更大规模的模型。

uAI影智医疗文本大模型极大地解决了通用文本模型在医疗场景下的幻觉和偏差问题，提高了医疗文本大模型的性能。首先，利用大规模语言模型（110B）辅助标注，以及采用标准数据库完成质量检查的方法，显著提升了训练数据的准确性，减少有害数据的引入，提高了模型的可靠性。其次，利用基于医疗知识的检索增强生成技术辅助获得可靠、安全、合规的结果。

目前，uAI影智医疗文本大模型已经落地复旦大学附属中山医院多个科室，辅助医生撰写医疗病历及报告，见图3-3。从撰写患者入院首次病程录到完成出院病历，提供了多种重要疾病的全生命周期的大模型辅助。该模型还支持医生在诊断、治疗和患者管理等方面的决策，提高了诊疗效率和准确性。目前项目组基于专家反馈持续优化模型，实现由模型驱动到临床验证再返回完善模型的闭环迭代。

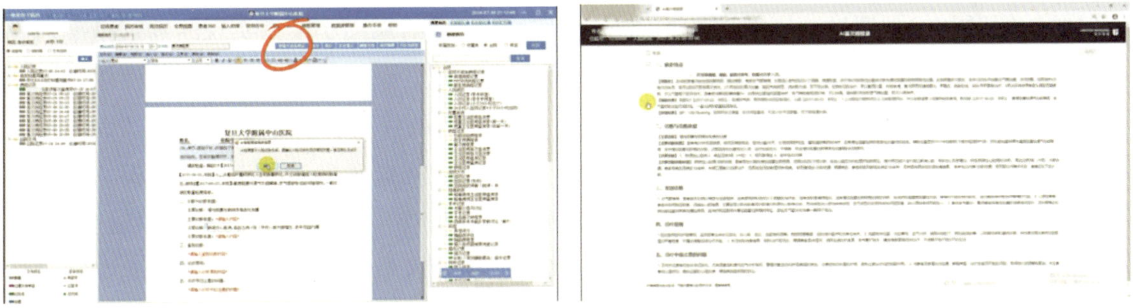

图3-3　文本大模型应用：辅助病历生成

2. 医疗影像大模型研发及应用

医疗影像大多是三维甚至高维数据，具有多样性、异构性，个体差异较大，不同病程表现也不一致，使得通用的自然图像大模型无法适用于医疗影像的精准分析。联影智能积累了几十万医疗影像数据及对应的器官、病灶的分割标注，设计了自适应通道医学影像大模型，通过301个任务的联合学习，精准应用在人体解剖结构及病灶的分割中。这一模型还可以通过零样本或者少样本学习的方式迁移到新的图像分割、检测及分类任务上，即对新任务，不需要学习训练或者利用个位或十位数样本训练，即可完成模型。该影像大模型取得显著优于传统深度学习方法的性能与泛化性。

目前，该模型涵盖了301种分割任务，包括器官和病变区域的分割，还能够适应各种医学影像模态，如CT、MRI等，表现出了强大的通用性和适应性。在临床应用中，可以针对具体图像类型和分割对象，通过参数裁剪灵活调整，不需要重新训练，降低了部署成本，且能够在低算力设备上高效运行，为医院本地部署提供了便利。

该大模型技术可应用于联影智能和四川大学华西医院共同开发的首个中国版Lung-RADS与肺结节良恶性预测评估肺结节筛查和报告系统上，该系统已经应用于四川大学华西医院和联影集团联合打造的智慧健康管理移动车，服务于四川广安、绵竹、甘孜等地区。借助其移动化的优势，华西医院将优质的医疗资源送入千家万户，让基层民众不用来回奔波就能获得顶级医院AI医生的“上门服务”，大大提升了基层地区癌症筛查水平。相关研究成果于2024年9月17日发表在国际顶级期刊《自然医学》（*Nature Medicine*，IF 58.7）上。

医疗影像大模型不仅可以提升单个疾病筛查和诊断的精准性，还能实现胸部CT扫描的多疾病综合筛查（一扫多查），即做一次CT扫描影像大模型就可以完成早期中高危肺结节筛查、纵隔淋巴结异常筛查、骨异常筛查、乳腺肿块及腋下淋巴结筛查、心脏血管非门控钙化积分、肺栓塞检测、主动脉夹层检测、冠状动脉疾病筛查等多种检查。一扫多查更加符合医生临床阅片流程，真正辅助针对一类扫描影像的辅助诊断，增强了诊断效率和精准性，进一步降低人民群众健康检查的成本，推动基层地区早筛的可及性，进而提升全民健康水平。

该大模型技术还可以应用于联影全球首创的CT-放疗一体机，进一步提升癌症器官和病灶勾画的精度和勾画速度，以及对适用器官的范化性。目前采用小模型实现的器官精准勾画功能耗时1秒，准确度为98%，勾画的结果几乎不需要医生修改就可以直接投入使用，患者做好CT即可快速准确定位靶区，随后马上进行放疗，将放疗时长从原来的二十几天缩短到二十分钟，为癌症患者争取到尽早治疗的黄金时间，大大降低了患者和家属的负担。目前在直肠癌、乳腺癌、鼻咽癌等多种癌症上都能实现一站式放疗。联影CT-放疗一体机已经应用在复旦大学附属肿瘤医院、中山大学附属肿瘤医院、中国医学科学院肿瘤医院、北京肿瘤医院、山东省肿瘤医院等国内众多头部肿瘤医院，实现100多家医院的装机。我们计划将基于大模型的器官精准勾画技术应用于这款产品，促进高效精准一体放疗的革新。

uAI影智医疗影像大模型的另一个典型应用是手术规划裸眼3D显示系统，见图3-4，该系统可在数分钟内完成肝胆、泌尿、胸肺、脑部等多部位器官的高质量重建，并提供术前所需解剖结构、病灶位置等详细信息，助力医生在术前精确完成手术计划制定。该系统实现了医生与屏幕之间的非接触式交互，让医生在手术场景下只需通过简单手势即可实现器官三维图像的拖拽、放大、缩小、旋转等。西安交通大学第一附属医院使用该手术规划系统，已经实现了2000多例的肝胆手术规划，为医院实现手术规划的自动化、智能化和高效化提供了有力工具，也为患者带来福祉。

在临床智能诊断中，联影智能肝脏MRI辅助诊断系统、胸部CT多器官和病变的辅助诊断系统、下肢血管增强CT辅助诊断系统、手术规划等产品均已采用大模型技术。随着这些

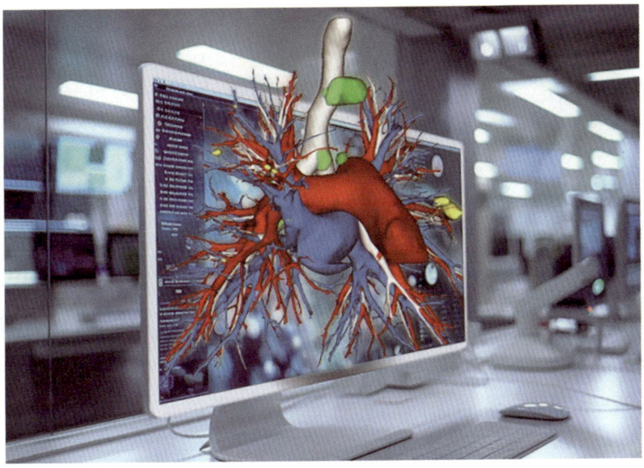

图3-4　手术规划裸眼3D显示系统

产品的推广普及，将极大提升医生在识别和分析病变时的效率和准确性，推动疾病诊疗及重建能力向精准化加速迈进。

3．医疗图文混合大模型研发及应用

联影智能开发了影智医疗图文混合大模型，初期完成了50＋万套的平扫图像和影像诊断报告的交互训练。该模型相对传统医疗AI广泛应用的“单任务”深度学习模型，突破单病种/单器官逐一攻克的研发范式，可以同时学习到多种器官、病灶的影像特征。模型充分利用大模型对影像报告的语言理解能力，自动挖掘文本报告和医学影像内容的相关性，跳过烦琐精细的标注步骤，充分利用影像科日积月累的海量的医疗影像＋影像报告，极大地提高了研发效率，解决医学影像的长尾问题，将医疗影像AI带入“全方位AI影像报告”时代。

影智医疗图文混合大模型不仅是目前世界上已知的训练数据量最大，也是支持检测病种最全的图文混合大模型。模型训练同时采用全局和局部图像对齐的两种学习目标，对报告的疾病描述进行结构化拆分，通过疾病所在的部位分割进行引导，使得模型更关注到疾病相关的图像区域，大幅提高模型的病灶检测，尤其是局部细小病灶检测的能力，同时解决传统混合模型的病灶检出无法可视化的问题。

影智医疗图文混合大模型通过学习图像和报告的跨模态相似性，充分展现混合大模型有效提取影像特征和文本报告病灶描述之间的关联性的强大能力，以及零样本学习能力。目前，联影智能正在将相关技术拓展到脑部MRI多序列检查，CT腹部增强检查等常用的其他不同模态和部位的各种医学影像检查，目的是实现一扫多查的影像报告能力，为人类的医学影像诊断工作带来革命性的突破。

基于影智医疗图文混合大模型，联影智能推出了uAI影智医声报告系统，该产品聚焦医生报告书写场景，全流程辅助医生完成报告书写工作，可解决报告书写重复、烦琐等痛点，见图3-5。uAI影智医声报告系统内置了语音、文本、影像大模型技术，通过对医生的语音

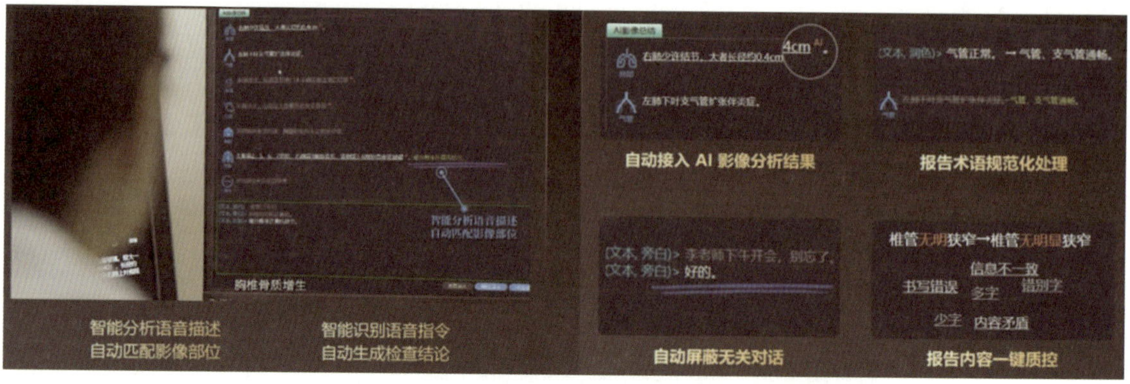

图3-5 影智医声报告系统——“无键盘”工作流

识别，智能分析语音描述、自动匹配影像部位，实现标准化报告描述，并可根据语音指令自动生成规范的检查结论，智能屏蔽无关对话内容，让报告书写工作更加便捷、规范。区别于市面大多数的语音电子病历软件，该软件可与联影智能长期深耕的优势领域结合，即与现有的50余款全疾病谱、全模态的医学影像AI辅助诊断软件无缝衔接，在患者进行影像扫描后，可将AI辅助诊断结果直接生成初步结构化报告，并由医生通过语音指导uAI影智医声报告系统直观便捷地完成报告书写，获得“影像诊断－报告撰写”全流程、多模态AI赋能。

4．医疗混合大模型在元宇宙医疗场景的落地应用

针对手术场景，将医疗影智大模型底座和联影智能uVision智能之眼技术结合，联影智能推出多元手术平台uAI MERITS。该平台是一款用于机器介入、治疗和手术的元宇宙生态系统。依托医疗混合大模型技术，创建在手术场景下的患者、医务人员和操作环境的数字孪生，为术前准备、术中导航、术后随访提供全方位的智能支持。它利用医疗混合大模型技术，通过整合实时手术场景视频、多模态影像和AI分析结果等多源信息，自动生成精确的手术计划和术前模拟，创建手术场景下的患者、医务人员和操作环境的数字孪生，为医生提供了一种全新的视角和工具，使得医生能够在不依赖传统屏幕的情况下，直接在三维空间中观察和操作患者的数字影像，如同拥有了“透视眼”，达到在手术中精确地定位和操作，避免损伤重要的血管，优化手术路径，减少手术风险的目的。

2024年6月，在香港玛丽医院，来自香港大学牙医学院口腔颌面外科的苏宇雄教授和蒲静雅医生，基于该平台完成了全球首例由医疗混合大模型驱动的口腔颌面整复外科手术，精准定位并识别患者下肢皮瓣的穿支血管，创新性地解决了传统口腔颌面整复手术穿支皮瓣制备中，医生靠经验和感觉定位穿支血管的临床痛点，见图3-6。

该平台通过在手术前使用基于各种医疗图像上训练的大模型，实现精准分割。在术中，通过图像大模型来实现术中3D图像和视频配准、透视投影和动态视觉跟踪，实时提供术中的指引，大大提升手术效率和精准度。截至2024年9月，已经完成了13例同类型的手术。

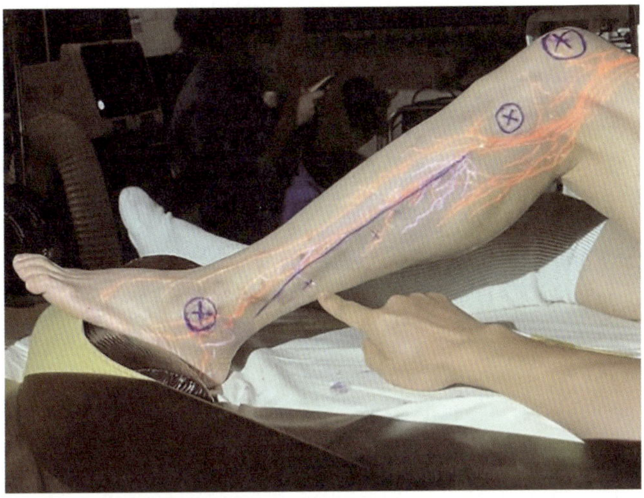

图3-6　由医疗混合大模型驱动的口腔颌面整复外科手术之皮瓣移植

（三）联影智能医疗AI和大模型技术应用于医疗的价值

联影智能大模型不仅获得重要进展和落地应用，而且与已有医疗小模型相融合，极大地扩展了已有模型性能和业务，应用在影像和临床科室。

联影智能医疗人工智能产品多年来持续为客户带来价值和能力的提升。助力基层医院从无到有开展新检查项目，实现从0到1的能力建设。助力三级医院开展特色检查和高端检查项目，实现差异化竞争优势。大大提升了诊疗工作效率，提高了检查报告的标准化、同质化水平和病历质量。通过AI赋能设备，激发了设备潜能，助力医院增产创收。随着大模型技术越来越多地落地医疗场景，医疗AI 2.0时代的产品将极大地增强小模型的能力，继承和扩大原有AI技术已经带来的优势，重塑医疗卫生行业的业务流，释放优质医生资源，甚至改变原有医生培养的模式和体系，从而进一步推动医疗服务质量和效率的整体提升，为患者提供更加精准、高效、个性化的医疗服务体验。

三、低空经济无人机在区域医疗服务中的应用

（一）发展背景

自2021年《国家综合立体交通网规划纲要》首次将“低空经济”概念写入国家规划以来，国家层面陆续出台了一系列政策文件，如《通用航空装备创新应用实施方案（2024—2030年）》《无人驾驶航空器飞行管理暂行条例》等，旨在促进低空经济的健康有序发展。

近年来，中央多次强调要加快发展新质生产力。如2024年《政府工作报告》将“大力推进现代化产业体系建设，加快发展新质生产力”列为政府十大工作任务之首，强调要充分发挥创新主导作用，以科技创新推动产业创新。

国家出台了一系列政策文件，如《“十四五”国民健康规划》《“健康中国2030”规划纲

要》等，明确提出了提升区域医疗服务能力的目标和要求。推动医疗联合体（以下简称“医联体”）、医疗共同体（以下简称“医共体”）等新型医疗服务模式的发展，促进优质医疗资源下沉和共享。

当前低空经济政策导向明确，国家及地方政府均积极推动低空经济的发展，为相关产业的发展提供了有力的政策保障和资金支持。未来，随着政策的深入实施和技术的不断进步，低空经济将迎来更加广阔的发展前景。

（二）低空经济的优势

1．促进经济发展

低空经济作为战略性新兴产业，具有较长的产业链和较强的带动效应。它不仅涉及低空飞行、航空旅游、科研教育等行业，还在医疗、气象、农业等领域有广泛应用。例如，电动垂直起降飞行器（eVTOL）和无人机的应用为低空经济带来了新的增长点。

2．提升社会保障

低空经济在医疗救援、抢险救灾、气象探测、海洋监测等方面发挥着重要作用，能够显著提升社会保障能力。例如，低空医疗救援可以迅速到达偏远地区，提供及时的医疗服务。

3．服务国防事业

低空经济在服务国防事业方面也有重要贡献。通过低空飞行活动，可以支持军事训练、科学实验、文化体育等活动，增强国家的国防实力。

4．推动技术创新

低空经济的发展促进了科技创新和技术交流。西安等地的低空经济产业发展，吸引了大量科研机构和企业的参与，推动了上下游协同创新，形成了新的科技创新发展动能。

5．创造就业机会

低空经济的发展创造了大量的就业机会，涵盖了制造、飞行、保障和综合服务等多个领域。例如，低空制造产业、飞行服务站、无人机反制系统等都需要专业人员来操作和维护。

6．市场规模持续扩大

低空经济的市场规模不断扩大。2023年，中国低空经济规模超过5000亿元，预计到2025年将达到1.5万亿元，到2030年有望突破2万亿元。

（三）低空物流的优势

低空物流在医院多院区的连接中具有显著的优势。首先是快速性，无人机可以在空中直线飞行，不受地面交通的限制，尤其是在城市中车辆拥堵的情况下，可以大幅提高运输效率。其次是灵活性，无人机物流系统可以根据医院的紧急需求灵活调配，而不受时间和道路条件的影响。此外，低空物流还可以降低成本，相比于传统的救护车或其他地面运输方式，无人机运输在小规模运输情况下的成本更为低廉。

（四）面临的挑战与应对措施

尽管低空物流在医院多院区的连接中展现了巨大潜力，但也面临一些挑战。首先是空域管理与安全性。在城市中进行低空物流需要面对繁忙的空域环境，如何有效地管理无人机的飞行路径以避免与其他飞行器发生冲突，是一个重要问题。为应对这一挑战，可以建立城市低空物流管控系统，对无人机进行统一管理，确保空域的安全有序使用。此外，无人机本身还需配备完善的避障系统，以避免与建筑物或其他障碍物发生碰撞。

其次是物流安全与隐私保护。医疗物资具有特殊性，其中包含患者的隐私信息和珍贵的药品，因此确保物流安全显得尤为重要。无人机在运输过程中需要具备加密通信功能，并配备实时监控系统，以防止物资在运输过程中被非法截取或丢失。此外，天气条件的影响也是低空物流面临的一个现实问题。无人机的飞行高度较低，容易受到恶劣天气的影响，如大风、雷雨等情况，这可能导致飞行中断或物流延误。为此，医院可以建立多种物流方式的应急预案，以在天气恶劣时切换至地面物流方式，确保物资运输不中断。

（五）低空物流如何融入医疗服务

低空物流即利用无人机等设备在低空领域运输物资。它不仅具有快速、灵活、不受道路交通限制的特点，还在某些特定情况下（如紧急药品或器材的传送）展现出显著的优势。以下将从技术、应用场景、优势与挑战等方面探讨低空物流在医院多院区连接中的作用。

医联体通常是以政府主导统筹规划为原则，按照网格化布局，将不同医疗机构（如三级、二级、一级医院及社区卫生服务中心等）根据功能、定位、级别组建成一个联合体。医联体的主要形式包括城市医疗集团、县域医共体、跨区域专科联盟和远程医疗协作网等。

医共体主要是在县域范围内，将基层医院和基层卫生机构进行区域卫生资源有机整合，形成一个紧密的医疗共同体。

医共体通常以一个县级的医疗机构作为主要领导，联系若干乡镇卫生院或村社卫生室，形成利益、责任、服务共同相互协作融合发展的格局。

医疗城通常是一个大型的医疗服务综合体，集医疗、教学、科研、预防、保健等功能于一体。医疗城的布局通常会考虑功能分区合理、人流物流组织科学、交叉感染控制等因素。例如，医疗区、科研教学后勤区、急救中心、医疗保健中心等功能区域会进行合理布局，以确保医疗服务的高效运行。

医联体、医共体和医疗城在布局和物资交通方面各有特点。医联体注重区域医疗资源的整合和共享，医共体则更加注重县域内医疗资源的紧密整合和协同发展，而医疗城则是一个集多种功能于一体的大型医疗服务综合体。在实际应用中，这三种组织形式可能会相互交织、相互促进，共同推动医疗卫生事业的发展。通过低空物流，利用无人机技术，可以在城市上空构建一个高效的物流网络，从而实现医院各院区间即时的物资传输。医联体内各成员单位之间通常会建立资源共享和信息互通机制，以实现医疗资源的优化配置。

在物资交通方面，医联体可能会采用多种手段来提高效率，如通过信息化手段实现医疗物资的远程调配和跟踪，以及利用无人机等新型交通工具进行紧急医疗物资的快速运输。例如，常州市就开通了首条5G-A医联体常态化医疗物资航线，利用无人机进行医疗物资的空中运输。

医共体内通常会有统一的物资管理和采购系统，以确保医疗物资的质量和供应。医共体可能会更加注重基层医疗机构与上级医疗机构之间的物资流转和调配。例如，一些医共体会采用全自动无人机等新型交通工具来转运急救物资和各类标本，以提高转运效率和安全性。浙江省新昌县人民医院医共体就是一个典型的例子，他们利用全自动无人机建立了“空中物流系统”，实现了急救物资的快速转运。

医疗城内通常会有完善的物资管理系统和交通网络，以确保医疗物资快速、准确、安全地送达各个功能区域。医疗城内的交通网络可能会包括地下通道、环形道路、无障碍设施等，以方便患者和医护人员的通行。在物资管理方面，医疗城可能会采用先进的信息化手段，如物联网、大数据等技术，来实现医疗物资的智能化管理和跟踪。医院的多个院区之间经常需要运输各种医疗物资，包括药品、血液、检验标本等。低空物流能够迅速且准确地将这些物资从一个院区运送到另一个院区，确保医疗活动的顺畅进行。

低空无人机传输在应对出现突发紧急传染性卫生事件时也是一个安全性较高的方式，在方舱医院、定点医院和实验室之间建立空中通道，这个通道高效、安全，可以更少地减少人员接触和转运次数，保证实验病理标本传输过程中的感控要求。在高等级实验室可以配置机器人自动对接无人机，实现自动卸货、接驳、运输，将病理标本安全准确地送到准确的实验室内。

低空无人机的医疗保障还体现在突发事件应急方面，在发生重大灾害时，医疗救援一直是核心救援内容，其建立的医疗保障中心和分散的医疗救援点需要物资、信息、技术的互联互通。由于交通破坏严重，正常的地面流转受到极大的制约，此时，低空传输的优势就体现出来了，无人机可以在各个医疗救援点和医疗中心之间搭建起临时航线，可以快速安全地传送各种物资。

低空无人机的医疗服务还可以保障大型公共活动或有规律的交通出行要求的保障，如长假出游的时间节点，国内高速公路出现的拥堵堰塞情况，救援车辆往往无法及时到达，急救现场无急救仪器、药物。这种情况下无人机可以顺利通过拥堵路段的上空，将所需物资送到。如遇救护车在转运途中，需要提前送检的标本，也可使用无人机进行传送，可以完善院内急救的准备工作，缩短抢救时间。

（六）低空物流的信息流如何统一

低空物流的实现依赖于先进的无人机技术及其配套系统。首先，无人机需要具备较强的载重能力和稳定性，以确保医疗物资的安全运输。现今市场上的无人机已经在飞行续航时间、稳定性和自动导航系统等方面取得了显著突破，能够有效满足医疗物资的运送需求。其次，低空物流系统需要依靠精准的导航和定位技术，如GPS和北斗系统的结合，以便无人机能够准确到达目的地。此外，5G网络的广泛应用使得无人机能够实现低延迟、实时通讯，从而增强了无人机的控制和监控能力。

为了保证无人机的高效运营，低空物流系统还需具备调度管理和数据集成能力。一方面，通过建立低空物流调度平台，可以对多个无人机的飞行任务进行合理调度，优化配送路径；另一方面，数据集成系统则可以与医院的库存管理、药品管理系统进行联动，以实现物流的需求预测和动态响应。

低空物流系统与院内系统形成信息统一的大概念从技术分析上是完全可行的，但也存在一些难点和问题点。

1．网络通道的打通问题

一般院内的业务系统考虑到信息安全都存在封闭性，低空物流系统与之对接需要做一定的安全加固，如等保安全认证、本地私有化部署、软件增加加密认证、硬件增加防火墙等。

2．低空物流系统与院内业务系统接口标准

建立统一的信息闭环就必须建立双方系统共认的数据协议，并按照统一的数据协议开发双方的接口调用对方和供对方调用，这样才能达到信息闭环的效果。

3．分院LIS/HIS与中心机构LIS/HIS的系统兼容性问题

一般分院和中心机构的LIS/HIS的厂家都不同，存在医嘱条码位数的兼容性，检验参数和检验项名称不统一等问题，都需要不同厂家建立标准协议接口对系统做调整；不同软件公司的人只熟悉自己的软件的问题，也会影响解决问题的速度，需要加强技术人员对不同系统的了解。

最终通过网络化信息化手段，系统之间信息共享，打通院内业务系统与低空物流系统的信息通道。物流信息，飞行航班号与医嘱ID与物流箱RFID码做绑定，无人机在起飞前、飞行中、降落后都将状态实时通知对方系统，使得医嘱执行全流追溯可控，TAT时间节点真实可见，院内业务系统可根据TAT时间判断输送物资的有效性，保证标本、血液、特殊药品及其他特殊医疗物资的输送及时和有效。

（七）低空物流的安全性

随着低空物流技术的快速发展，无人机在医疗、快递和紧急救援等领域的应用逐渐增加。然而，低空物流的安全性问题始终是制约其大规模普及的重要因素之一。本文将探讨低空物流在安全方面的主要挑战及应对措施。

首先，空域管理是低空物流安全的首要挑战。城市空域环境复杂，低空无人机与其他飞行器（如直升机、鸟类等）之间存在潜在碰撞风险。此外，无人机飞行高度较低，极易受到

建筑物和电力设施的影响。因此，需要建立有效的空域管理体系，对低空无人机进行统筹调度，确保飞行的有序性和安全性。政府和相关部门应制定统一的低空飞行规则，并加强空域监控，以减少无人机飞行中的安全隐患。

其次，数据和通信安全问题同样不可忽视。无人机在低空物流中需要与地面指挥中心保持实时通信，包括位置、状态和飞行路径等信息。这些数据一旦被恶意拦截或篡改，可能导致无人机失控或运输物资被非法获取。因此，无人机系统必须采用加密通信协议，并配备防干扰措施，确保物流过程中的数据传输安全。同时，无人机的操作平台需要进行严格的身份验证，以防止不法分子通过非法手段对无人机进行控制。

此外，低空物流还面临天气和环境条件带来的挑战。无人机的稳定性容易受到强风、雨雪等恶劣天气的影响，从而引发飞行事故。因此，无人机的飞行系统必须具备强大的环境感知能力，可以实时获取天气状况并对飞行计划进行调整。对于紧急情况下的任务，需具备多种备选物流方案，以确保在恶劣天气下仍能安全、高效地完成物资运输。

综上所述，低空物流在安全性方面需要面对空域管理、数据通信安全及天气条件等多方面的挑战。建立科学的空域管理机制、加强通信安全、提升环境感知能力，可以有效提高低空物流的安全性，从而推动其在各行业的应用落地。未来，随着技术的不断进步和法规的健全，低空物流将更好地服务于社会，成为现代物流体系的重要组成部分。

（八）低空物流的延展

无人机与箱式物流对接：箱式物流作为一种院内端到端的智慧化传输系统，具备诸多显著优势，其能够有效满足院内物资约90%的传输需求。凭借智能化的运作模式、高效的传输效率及相对精准的配送能力等特点，在院内物资流转方面发挥了重要作用，极大地提升了院内物资传输的便捷性与时效性。然而，需要指出的是，尽管该系统在院内环境展现出了出色的性能，但就其目前的功能和应用范围而言，它尚无法将服务延伸至院外，难以有效解决园区与园区之间的物资传输需求。这主要是其自身的设计架构、运行机制及相关配套设施等多方面因素的限制，导致其在跨越院外不同园区环境进行物资传输时面临诸多阻碍，无法像在院内那样顺畅、高效地完成物资的传输任务。

无人机具有轻小型、小载重、高速度特点。它能突破地形限制，远程操控，减少人员风险，快速抵达目标区域，搭载载物箱可以实现物资的配送。通过中型系统延伸的无人机机库，可支持无人机自动起降及搭载载物箱的自动装箱、卸箱操作，实现两个系统的无人机物资自动流转对接。即院外物资→无人机运输→机库接驳→物资存储与转运→箱式物流运行→目的地，见图3-7。

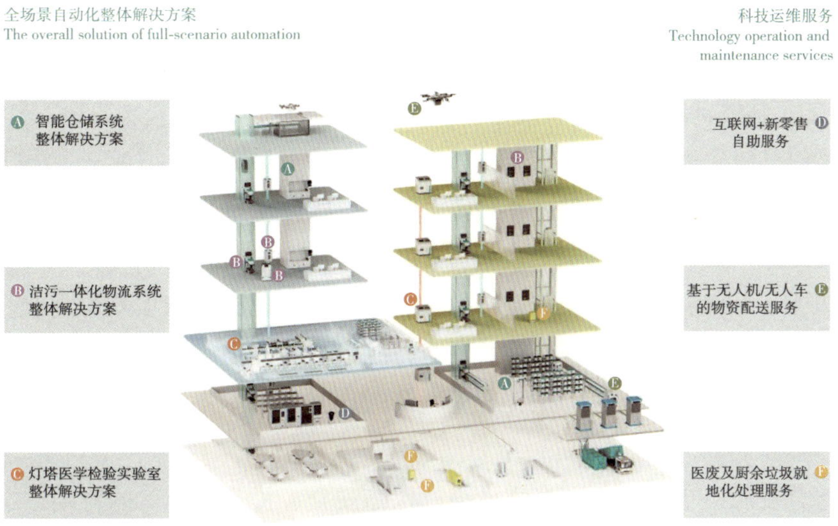

图3-7 低空物流整体解决方案

（九）低空物流的案例

1．案例一：铜陵市人民医院

铜陵市人民医院建于1953年，是集医疗、教学、科研、预防、保健、康复、急救为一体的现代化综合性三级甲等医院。铜陵市人民医院坚决贯彻习近平总书记重要指示精神，按照党中央、国务院的决策部署，坚持把人民群众生命安全和身体健康放在第一位。国家《关于推进医疗联合体建设和发展的指导意见》明确在县域主要组建医共体，加强（区）域医疗共同体一体化建设。作为铜陵地区的核心医疗机构，铜陵市人民医院在临床工作中有大量高时效性的检验配送需求。近年来，各类突发安全事件和重大活动对血液应急保障和院前急救提出了很高的要求，争分夺秒的院前急救及血液的平稳有序与及时有效供应对应急救援起到了关键性作用。采用无人机配送急救血液可将送血的时效提升一倍以上，将大大缩短急救用血的配送时间，提高急救手术的成功率。

铜陵市人民医院部署实施无人机医疗物资配送航路，此举既是响应国家“加强医疗院前急救能力建设”政策的有力实践，还有助于提升医共体内各院区之间的资源互补，提升检验和救治的即时性，也将推动通航、无人机产业在铜陵市的实际运用。

综上所述，采用物流无人机进行点到点的医疗配送。规划线路如下。

第一条：铜陵市人民医院总院——铜陵市人民医院东部院区往返。

第二条：铜陵市人民医院总院——铜陵市中心血站往返。

第三条：铜陵市人民医院东部院区——铜陵市中心血站往返。

第四条：铜陵市人民医院总院——铜陵市人民医院东市分院往返。

铜陵市中心血站到铜陵市人民医院总院运送物资主要为血液、血浆，铜陵市人民医院东部院区、铜陵市人民医院东市分院到铜陵市人民医院总院运送物资主要为临期血液制品、检验标本。

2．案例二：临沭县医共体

医共体是以县级医院为龙头，整合县、镇、乡医疗卫生资源，形成一个医疗体系，最大化发挥资源优势和技术优势，逐步提升县域医疗卫生服务质量。医共体是构建基层首诊、双向转诊、急慢分治、上下联动的分级诊疗机制，是当前就医的新兴模式。

2019年以来，临沭县深入贯彻落实中央和省市关于深化医改各项政策要求，以县域医共体建设为载体，对公立医疗资源进行有效整合，成立了实体化的医共体运营机构，实行县镇村三级医疗机构责权利有效统一，扎实推进城乡医疗服务一体化，着力解决群众看病就医的“急难愁盼”问题。

按照“整合资源、节约投入、提高效率、保障安全、提升能力”的原则，本着“同标同质同行、共建共享共赢”的理念，探索以“县级综合医院为龙头，镇街卫生院为枢纽，村卫生室为基础”的县镇、镇村一体化管理有效衔接。建立了由临沭县人民医院牵头，联合县内其他县级公立医院、各专业公共卫生机构级镇街卫生院、村卫生室组成的“1＋N”模式的集服务、责任、利益、管理于一体的县域医疗服务共同体。

通过无人机自动运输系统，打通了临沭县的县－镇－村物资运输通道，开辟空中生命航线。与传统人工配送相比，具有智能化、信息化、无人化等特点，能有效提升诊断效率、节约配送人员成本，加快物流配送速度。使用无人机配送可以将配送时间缩短60%以上，见图3-8。

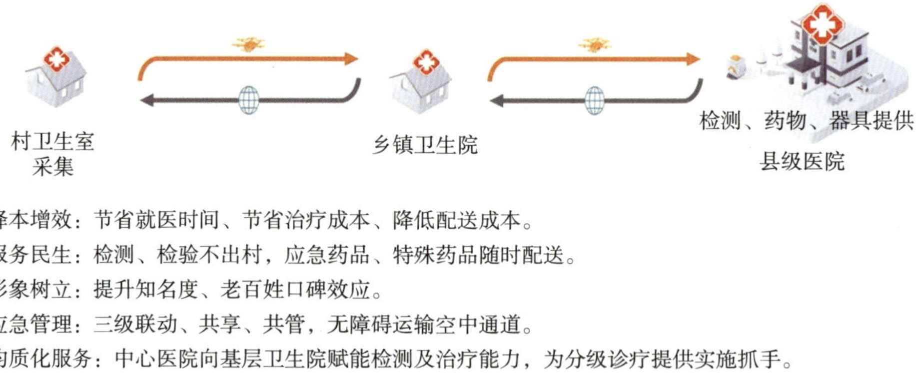

图3-8　无人机自动运输系统

（十）结语

低空经济领域中的无人机医疗物资飞航服务，通过在医联体、多院区及血站之间建立起一个航空级别的医疗物资空中生命保障运输网络，彻底改变了传统的地面运输方式。这种创新的运输方式不仅提高了运输效率，还确保了运输的安全性和可靠性。无人机的飞行可以有效规避地面交通的拥堵问题，大大缩短了运输时间，确保了检验标本、病理标本、药品、血液等重要医疗物资能够及时送达目的地。这种高效的运输方式极大地促进了医疗资源的均衡和高效配置，显著提升了整个区域的医疗服务能力，为患者提供了更加及时和高质量的医疗服务。未来发展趋势低空物流在医院多院区连接中的应用还处于探索阶段，但其未来发展潜力巨大。随着无人机技术的不断进步及城市低空空域管理体系的完善，无人机将会成为医院多院区物流的重要组成部分。同时，未来的低空物流系统可以与人工智能技术深度融合，通过智能调度与预测算法，进一步优化无人机的飞行路径与运输效率。此外，无人机与物联网（IoT）设备的结合也将实现全流程的监控与追踪，使医院物流管理更加智能化与透明化。

在政策层面，政府对无人机的空域管理、物流应用的法规标准也需要逐步健全，以推动低空物流在医疗领域的广泛应用。未来，医院多院区低空物流不仅可以解决现有医疗物资调度的难题，还能够为城市的智慧医疗系统建设提供新动能，助力医疗资源的均衡配置和高效利用。

综上所述，低空物流在医院多院区的连接中展现出独特的优势与潜力。通过无人机实现紧急药品、医疗样本、医疗器材的快速传递，可以大幅提高医院的应急响应能力和运作效率。然而，低空物流的普及应用仍需克服空域管理、安全性、天气影响等方面的挑战。随着技术和政策的不断进步，低空物流将为现代医院提供更加高效、便捷的物资传递解决方案，推动智慧医疗和智慧城市的协同发展。

四、循环肿瘤细胞检测：胃肠肿瘤的精准诊疗新视角

（一）引言

循环肿瘤细胞（circulating tumor cell，CTC）检测作为一种新兴的液体活检技术，在近年来受到了广泛的关注。其在胃肠肿瘤精准诊疗中的重要性日益凸显，为临床提供了更多有关肿瘤状态的信息，有助于指导治疗策略和预后评估。

循环肿瘤细胞是从原发或转移性肿瘤灶脱落进入血液循环的肿瘤细胞，这些细胞携带着丰富的肿瘤相关信息，如基因突变、表达谱变化等。通过对这些细胞的检测和分析，可以实时监测肿瘤的动态变化，了解肿瘤的异质性，并评估不同治疗方案的效果。在胃肠肿瘤中，CTC检测的应用具有特别的意义。由于胃肠肿瘤的早期症状不明显，且传统诊断方法如内镜检查和影像学检查等具有一定的局限性，影像学需要待肿瘤长到一定大小才能发现，具有滞后性，而血清标志物是由在恶性肿瘤的发生和增殖过程中的肿瘤细胞本身所产生的或是由机体对肿瘤细胞反应而异常产生和（或）升高的，反映肿瘤存在和生长的一类物质，包括蛋白质、激素、酶、多胺及癌基因产物等，仅携带肿瘤部分信息，本身的特异性有限，因此，寻找一种无创、敏感且特异的检测方法显得尤为重要。CTC检测正好满足了这一需求，它能够通过简单的血液检测，捕捉到肿瘤细胞的微小变化，为胃肠肿瘤的精准诊疗提供有力支持。

关于循环肿瘤细胞检测在胃肠肿瘤诊疗中的研究已经取得了一定的进展。多项研究表明，CTC的数量和特性与胃肠肿瘤的分期、预后及对治疗的反应密切相关。通过对CTC的深入分析，有望为胃肠肿瘤患者提供更加个性化的治疗方案，提高治疗效果和生活质量。CTC检测技术在实际应用中仍面临一些挑战，如检测的灵敏度、特异性和可重复性等问题，需要进一步的研究和改进。未来，随着技术的不断进步和研究的深入，循环肿瘤细胞检测有望在胃肠肿瘤的精准诊疗中发挥更大的作用。

（二）循环肿瘤细胞检测的基本原理

1. 检测方法概述

循环肿瘤细胞检测是近年来肿瘤学领域的研究热点，其在胃肠肿瘤的精准诊疗中扮演着重要角色。CTC在血液中有多种存在形式，包括不同的分子分型［上皮型CTC（epithelial CTC，E-CTC）、间质型CTC（mesenchymal CTC，M-CTC）和混合型CTC］和细胞分型［单个CTC、循环肿瘤微栓（circulating tumor microemboli，CTM）和中性粒细胞CTM（CTC-neutrophil clusters）］，见图3-9。CTC的稀有性和高度异质性是CTC分离富集需要克服的技术难题。CTC与血液中其他细胞在物理特性、免疫学特性和基因表达等方面有显著差异。这些构成CTC分离富集的理论基础。

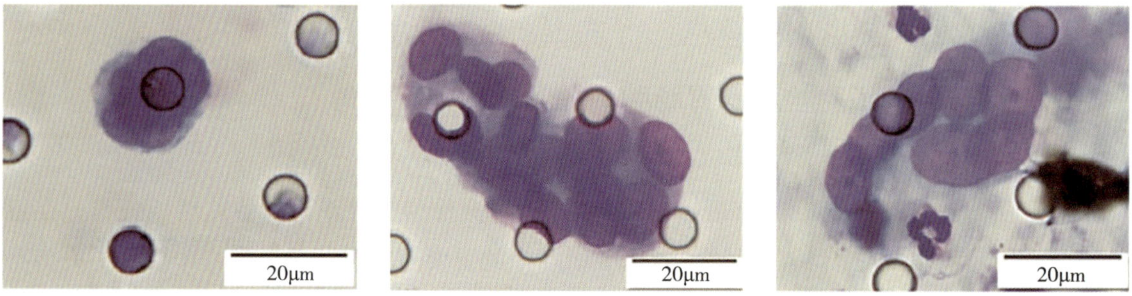

单个CTC　　CTM　　中性粒细胞CTM

图3-9　CTC-BIOPSY系统检测循环肿瘤细胞的不同细胞分型（Wright-Giemsa×100）

目前，CTC检测的方法多种多样，其中最关键在于从血液中进行CTC的捕获，鉴定则可以通过多种细胞学及分子生物学方法鉴定。目前免疫法和物理法捕获循环肿瘤细胞是两种常用的技术手段。

免疫法，是运用免疫学及细胞化学的原理和方法，对细胞内的特定抗原进行定位和定性研究的技术。在CTC检测中，该方法通过特异性抗体标记肿瘤细胞表面的抗原，从而实现对循环肿瘤细胞的识别和计数。大部分CTC表达CK和EpCAM等上皮细胞标记，因此可通过这些特异标志物进行免疫识别，在此核心原理的基础上结合纳米、微流和磁珠等技术，实现CTC的阳性或阴性分离。CellSearch系统和CTC-Chip分别利用磁珠法和微流控芯片进行阳性分离，表面标记均为EpCAM，两种方法捕获的CTC纯度较高，但是会遗漏部分上皮间质转化或EpCAM缺失表达亚型。阴性分离通常是直接靶向白细胞表面的特异性抗原（如CD45），优先去除血液中的白细胞从而实现CTC的富集，这类方法操作步骤较多，富集的CTC纯度偏低。

物理学捕获方法利用CTC和正常血液细胞在大小、形态和流体力学等物理学方面的差异进行CTC分离，根据肿瘤细胞特有的核型特征进行CTC鉴定。其优势是能保证CTC形态完好，可以兼容下游各种细胞分析和鉴定技术。其中ISET系统和CTC-BIOPSY系统是纳米微孔膜滤过装置，根据细胞大小的差异通过8μm滤孔来分离CTC，然后通过细胞病理学染色来鉴定CTC，见图3-10。

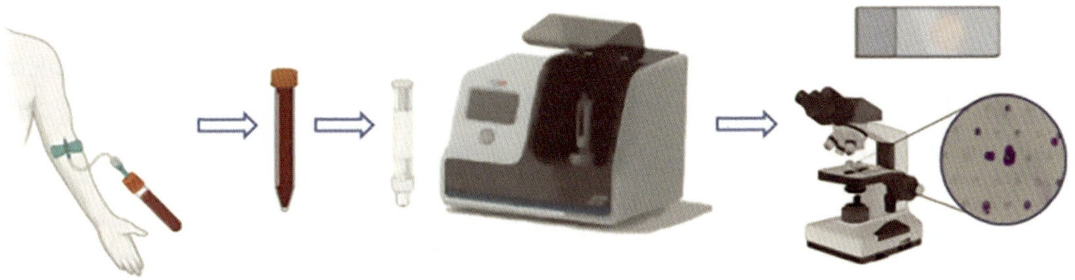

图3-10 CTC-BIOPSY系统检测的技术流程

ClearCell®FX系统和Parsortix系统采用微流控技术，结合细胞大小及其形变能力对CTC进行分离和富集。OncoQuick系统利用CTC与白细胞的密度差异进行分离，密度梯度离心后白细胞经过多孔滤膜去除，CTC被富集于介质层中可洗脱获得。

除了上述两种常用方法外，还有一些新兴的技术手段也被应用于CTC检测中，如流式细胞术、微流控芯片技术等。这些技术各具特点，在胃肠肿瘤的精准诊疗中发挥着重要作用。流式细胞术能够实现对大量细胞的快速分析和分选，具有较高的通量和自动化程度；而微流控芯片技术则能够实现对微量样本的高通量检测和分析，具有灵敏度高、操作简便等优点。

循环肿瘤细胞检测的方法多种多样，每种方法都有其独特的优势和局限性。在胃肠肿瘤的精准诊疗中，应根据患者的具体情况和实际需求选择合适的检测方法进行综合应用，以提高诊疗的准确性和有效性。同时，随着科学技术的不断进步和发展，未来还将有更多新兴的CTC检测方法涌现出来，为胃肠肿瘤的诊疗带来更大的突破和希望。

2．技术进展与应用

循环肿瘤细胞检测技术的不断进步为胃肠肿瘤的精准诊疗提供了新的视角。这些技术不仅提高了CTC检测的敏感性和特异性，还推动了其在临床实践中的广泛应用。

在检测技术方面，近年来出现了多种新兴方法，如基于免疫磁珠的分离技术、微流控芯片技术及结合深度学习的图像识别技术等。这些方法在富集效率、检测速度及准确性方面均有所突破，为胃肠肿瘤的早期诊断、病情监测和预后评估提供了更为可靠的工具。

具体应用上，CTC检测在胃肠肿瘤的临床诊疗中展现出了重要价值。对于结直肠癌患者，CTC检测有助于发现早期复发和转移的迹象，从而指导及时调整治疗方案。研究表明，CTC的数量与结直肠癌患者的预后密切相关，高水平的CTC往往预示着更高的复发风险和更差的生存结局。因此，通过定期监测患者血液中的CTC数量，医生可以更为精准地评估病情进展，制定个性化的治疗方案。CTC检测在胃癌的诊疗中也发挥着重要作用。胃癌术后的复发和转移是导致患者生存率下降的主要原因之一，而CTC在这一过程中扮演着关键角色。通过检测患者血液中的CTC，医生可以更早地发现肿瘤复发的迹象，及时采取干预措施以延长患者的生存期。同时，CTC检测还有助于评估胃癌患者对治疗的反应，指导个体化治疗策略的制定。

随着技术的不断进步和应用领域的拓展，CTC检测在胃肠肿瘤的精准诊疗中展现出了广阔的应用前景。未来，随着更多研究的深入和临床数据的积累，有理由相信CTC检测将成为胃肠肿瘤诊疗过程中不可或缺的一部分。

虽然CTC检测在胃肠肿瘤诊疗中的应用取得了显著进展，但仍存在一些挑战和问题需要解决。例如，如何进一步提高CTC检测的敏感性和特异性、如何标准化检测流程和解读结果，以及如何将CTC检测与其他生物标志物和影像学检查相结合以提供更全面的诊疗信息等。这些问题的解决将有助于推动CTC检测在胃肠肿瘤精准诊疗中的更广泛应用和更深入发展。

（三）循环肿瘤细胞检测在胃肠肿瘤诊疗中的应用价值

1. 早期诊断的辅助手段

循环肿瘤细胞检测作为一种非侵入性的液体活检技术，近年来在胃肠肿瘤的早期诊断中展现出了广阔的应用前景。这种技术能够通过捕捉和分析外周血中的肿瘤细胞，为临床医生提供有关肿瘤状态、治疗响应和疾病进展的重要信息。在胃肠肿瘤的早期阶段，由于肿瘤细胞的微小转移和隐匿性，传统的诊断方法往往难以发现，而CTC检测则以其高敏感性和特异性成为早期诊断的有力辅助手段。

在敏感性方面，CTC检测能够识别和计数外周血中极其稀少的肿瘤细胞。这得益于检测技术的不断进步，包括免疫磁珠分离、流式细胞术及高分辨率显微镜等技术的联合应用，使得对单个肿瘤细胞的捕获和鉴定成为可能。通过这些技术，即使在肿瘤负荷较低的情况下，也能有效地检测出CTC，从而提高了胃肠肿瘤早期诊断的准确率。

特异性方面，CTC检测依赖于肿瘤细胞表面特异的标志物进行识别。这些标志物可能是肿瘤相关抗原、基因突变或染色体异常等，它们在肿瘤细胞中的表达模式与正常细胞存在显著差异。通过针对这些标志物的特异性抗体或探针，CTC检测能够准确地从复杂的血液背景中区分出肿瘤细胞。这种高度的特异性不仅有助于减少假阳性结果的出现，还能为后续的个体化治疗提供精确的靶点信息。

除了敏感性和特异性之外，CTC检测在胃肠肿瘤早期诊断中还具有其他优势。例如，该检测方法无须进行创伤性的组织活检，减少了患者的痛苦和并发症风险。同时，由于血液样本的易获取性，CTC检测可以实现动态监测和连续评估，有助于及时发现疾病的复发和转移。此外，随着技术的不断发展，CTC检测还有望实现自动化和高通量处理，进一步提高诊断效率和准确性。

尽管CTC检测在胃肠肿瘤早期诊断中展现出了巨大的潜力，但目前仍存在一些挑战和限制。例如，CTC的稀有性及异质性，使得检测过程对样本处理和分析技术的要求极高，任何环节的失误都可能导致结果的偏差。此外，不同患者之间及同一患者不同疾病阶段之间的CTC特征可能存在差异，这给标准化和规范化检测带来了难度。因此，在未来的研究中，需要不断探索和优化CTC检测技术，以提高其在胃肠肿瘤早期诊断中的可靠性和实用性。

循环肿瘤细胞检测以其高敏感性和特异性在胃肠肿瘤早期诊断中发挥着越来越重要的作用。随着技术的不断进步和临床应用的深入拓展，有理由相信，CTC检测将成为未来胃肠肿瘤精准诊疗领域不可或缺的一部分。

2. 治疗监测与疗效评估

循环肿瘤细胞检测作为一种非侵入性的液态活检技术，在胃肠肿瘤的治疗监测与效果评估中扮演着愈发重要的角色。通过连续监测患者血液中CTC的数量变化，临床医生能够获得关于肿瘤动态、治疗效果及预后情况的实时信息，从而指导个体化治疗方案的调整。

在治疗监测方面，CTC检测提供了一种便捷的方式来追踪肿瘤对治疗的响应。传统的影像学方法，如CT或MRI，虽然能够显示肿瘤的大小和位置，但往往无法及时反映治疗对肿瘤细胞的杀灭效果。相比之下，CTC检测能够捕捉到血液中游离的肿瘤细胞，这些细胞是肿瘤转移和复发的潜在源头。因此，通过定期检测CTC数量的变化，可以更早地发现治疗的响应情况，包括肿瘤细胞的减少或增加。

在疗效评估方面，CTC检测为临床医生提供了一个客观的指标来评估治疗的效果。传统的疗效评估主要依赖于影像学检查和患者的临床症状，这些方法具有一定的主观性和滞后性。而CTC检测则能够直接反映肿瘤细胞在体内的存活状态，从而更准确地评估治疗的效果。例如，在化疗过程中，如果CTC数量持续减少，说明化疗药物对肿瘤细胞具有有效的杀灭作用；反之，如果CTC数量增加或出现新的突变，则可能提示肿瘤对化疗产生了抵抗，需要及时调整治疗方案。

CTC检测还有助于预测患者的预后情况。多项研究表明，治疗前或治疗过程中CTC数量较高的患者往往预后较差，复发和转移的风险也相对较高。因此，通过监测CTC数量的变化，可以及时发现患者预后不良的迹象，并采取相应的干预措施以降低复发和转移的风险。

总的来说，循环肿瘤细胞检测在胃肠肿瘤的治疗监测与效果评估中具有重要的应用价值。通过连续监测患者血液中CTC的数量变化，临床医生能够更准确地了解肿瘤的动态和治疗效果，从而指导个体化治疗方案的制定和调整。随着技术的不断进步和应用的深入拓展，循环肿瘤细胞检测有望在未来胃肠肿瘤的精准诊疗中发挥更大的作用。

（四）循环肿瘤细胞检测的挑战与展望

1. 技术挑战与解决方案

循环肿瘤细胞检测作为一种新兴的胃肠肿瘤精准诊疗手段，尽管在理论和实践中都展现出了巨大的潜力，但在实际应用过程中仍面临一系列技术挑战。这些挑战主要源于循环肿瘤细胞的稀有性、异质性，以及现有检测技术的局限性。为了充分发挥循环肿瘤细胞检测在胃肠肿瘤诊疗中的价值，必须深入探讨这些技术难题，并提出切实可行的解决方案。

循环肿瘤细胞的稀有性是检测过程中最为突出的问题之一。在患者的外周血中，循环肿瘤细胞的数量通常极低，甚至可能达到每毫升血液中仅有几个细胞的水平。这就要求检测技术必须具备极高的灵敏度和特异性，才能从海量的正常细胞中准确识别出稀少的循环肿瘤细胞。为了应对这一挑战，研究者们正致力于开发新型的高灵敏度检测技术，如基于纳米技术的检测方法、单细胞测序技术等，以期实现对循环肿瘤细胞的高效捕获和准确鉴定。

除了稀有性，循环肿瘤细胞的异质性也是检测过程中的一大难题。由于肿瘤细胞的基因突变和表观遗传变化，不同患者甚至同一患者体内的循环肿瘤细胞都可能存在显著的差异。这种异质性不仅增加了检测的难度，还可能导致检测结果的误判。为了解决这个问题，研究者们正在探索基于多组学数据的整合分析方法，通过综合分析循环肿瘤细胞的基因组、转录组、蛋白组等多个层面的信息，以揭示其内在的生物学特征和变化规律，从而提高检测的准确性和可靠性。

现有循环肿瘤细胞检测技术的局限性也是不容忽视的问题。目前，虽然已有多种检测方法被应用于循环肿瘤细胞的检测，但每种方法都存在一定的优缺点，尚无法满足临床诊疗的所有需求。例如，免疫细胞化学法虽然具有较高的特异性，但灵敏度相对较低；而PCR法则在灵敏度上具有优势，但特异性又可能受到影响。因此，开发一种兼具高灵敏性和高特异性的新型循环肿瘤细胞检测技术，已成为当前研究的热点和难点。针对需求，研究者们将积极探索基于人工智能和机器学习技术等多种检测方法，通过多维度的参数构建高效的算法模型，实现对循环肿瘤细胞的精准识别和定量分析。

循环肿瘤细胞检测在胃肠肿瘤精准诊疗中具有重要的应用价值，但仍面临一系列技术挑战。为了充分发挥其潜力，必须深入探讨这些挑战背后的科学问题，并积极寻求切实可行的解决方案。随着新型检测技术的不断涌现和完善，相信在不远的将来，循环肿瘤细胞检测将成为胃肠肿瘤诊疗领域不可或缺的重要手段。

2. 发展前景

循环肿瘤细胞检测作为胃肠肿瘤精准诊疗领域的新兴技术，其发展前景广阔且充满潜力。随着科学技术的不断进步和研究的深入，这一技术有望在未来几年内取得重大突破，为胃肠肿瘤的诊断和治疗带来革命性的变化。

从技术层面来看，循环肿瘤细胞检测正朝着更高精度、更高敏感性和更高特异性的方向发展。新型检测方法的不断涌现，如基于纳米技术的检测平台、单细胞测序技术等，为循环肿瘤细胞的捕捉和分析提供了更为精细和全面的手段。这些技术的进步将极大地提高循环肿瘤细胞检测的准确性和可靠性，使其在临床应用中的价值得到进一步凸显。

在临床应用方面，循环肿瘤细胞检测有望成为胃肠肿瘤早期诊断、治疗监测和预后评估的重要工具。通过定期监测患者血液中循环肿瘤细胞的数量和变化，医生可以更加及时地了解肿瘤的动态，为患者制定更加个性化的治疗方案。此外，循环肿瘤细胞检测还有助于发现肿瘤的微小残留和早期复发，从而为患者提供更为精准的治疗和更好的生存质量。

除了上述的临床应用价值外，循环肿瘤细胞检测在基础医学研究中也具有重要意义。通过对循环肿瘤细胞的深入研究，科学家们可以更加深入地了解肿瘤的发生、发展和转移机制，为肿瘤的生物学特性和治疗靶点的研究提供新的思路和方法，如通过CTC下游的单细胞测序发现胃肠肿瘤相关的基因突变及相关信号通路基因的表达变化。

循环肿瘤细胞检测在胃肠肿瘤诊疗中的发展前景广阔，其潜在的临床意义不言而喻。然而，要实现这一技术的广泛应用和普及，仍需要克服诸多技术和临床上的挑战。未来，随着各方研究的不断深入和合作，相信循环肿瘤细胞检测将为胃肠肿瘤的诊疗带来更为精准和有效的解决方案。

（五）结论

循环肿瘤细胞检测作为一种新兴的技术手段，在胃肠肿瘤的精准诊疗中展现出了显著的重要性和应用价值。通过对循环肿瘤细胞的捕捉与分析，为临床医生提供了更为全面、深入的肿瘤信息，从而有助于制定更为精确的治疗方案。在研究过程中，深入探讨了循环肿瘤细胞检测的基本原理、技术进展及在胃肠肿瘤诊疗中的具体应用。结果表明，该技术在早期诊断、治疗监测与效果评估等方面均表现出色，显示出较高的敏感性和特异性。

循环肿瘤细胞检测仍面临诸多挑战，如技术难题、准确性和可靠性的进一步提升等。针对这些问题，提出了一系列可能的解决方案，并期待未来通过不断的研究与实践，逐步攻克这些难关。展望未来，随着科技的不断进步和临床需求的日益增长，循环肿瘤细胞检测在胃肠肿瘤诊疗领域的应用将更加广泛，其潜在的临床意义也将得到进一步凸显。相信CTC检测技术将为胃肠肿瘤患者带来更为精准、个性化的诊疗体验，从而推动整个肿瘤诊疗领域的进步与发展。

第二节　高端放疗系统X/γ射线放射治疗系统科技成果转化

本节内容主要叙述高端放疗系统X/γ射线放射治疗系统（TAICHI RT）科技成果转化。

一、摘要

X/γ射线放射治疗系统（TAICHI RT）是全球首款X射线和γ射线一体化放疗系统，由大医集团牵头，联合多家顶级科研机构和医疗机构研发而成。该系统获得中国大型医疗器械首个FDA“突破性医疗器械”认定，证明“X/γ射线放射治疗系统”（TAICHI RT）能够为肿瘤治疗提供更有效的治疗方案，同时品类的创新受到国际认可。注册获得监管机构认可，不仅确认了该系统的安全性与有效性，还进一步证明了其在技术创新上的领先地位。通过产、学、研、医、用协同创新，X/γ射线放射治疗系统（TAICHI RT）已完成从实验室研发到全球市场推广的转化，已在国内多家医疗机构装机并顺利治疗患者，其广泛的技术延展性涵盖复杂病种治疗、不同射线的同机联合治疗，有效提升了肿瘤治疗的精准度和效率，以及基于云技术的诊疗一体化布局，为高端放疗设备的国产化提供了范例。

二、成果简介

技术来源：X/γ射线放射治疗系统（TAICHI RT）先后列入“十三五”和“十四五”国家重点研发计划，推动了放疗技术的颠覆性进步。

“十三五”国家重点研发计划：由大医集团牵头，联合清华大学、中国医学科学院北京协和医院（以下简称“北京协和医院”）、空军军医大学第一附属医院（西京医院）、北京大学第三医院、中国原子能科学院和北京市医疗器械检验所。

“十四五”国家重点研发计划：衍生出3个重点专项项目，涵盖新的整机研发、解决方案和应用示范，分别由北京协和医院、中山大学肿瘤医院牵头承担。

三、技术优势

1. X射线和γ射线同机一体化结构设计

该系统在空间布局、机械、控制系统及安全性和可靠性等方面进行了创新设计，在有限空间内集成了X射线治疗头和γ射线治疗头，有机结合了可实现容积旋转调强放疗的加速器系统和立体定向放疗的旋转伽玛刀系统。X射线治疗头与γ射线源聚焦治疗头同机设计，X射线治疗模块实现了全球最先进的容积旋转调强加速器的功能，拥有1400cGy/min的超高剂量率、40cm×40cm的标准大照射野及40mm/s的叶片移动速度，γ射线源聚焦治疗模块实现了等同于伽玛刀的旋转聚焦、拉弧聚焦、非共面聚焦的立体定向放射外科照射模式。

该系统不仅可以用X射线容积旋转调强模块覆盖现有先进加速器的大部分功能，还能通过多源γ射线聚焦实现SBRT刀的功能，还可以在一个系统中一次摆位接受多种先进的放疗技术，无须在不同设备之间转换，减少了治疗过程中的不便和风险。并且，该系统可以一次计划完成对患者原发灶+转移灶、大肿瘤和小肿瘤的不同需求，符合患者利益最大化。一次摆位即可实现对肿瘤整体的适形旋转调强照射和对肿瘤局部密集区域的多源聚焦立体定向补量照射，解决了常规放疗时肿瘤局部密集区域剂量不足的问题，真正实现了从物理剂量适形到生物剂量适形的跨越。

通过减少治疗次数，该系统将帮助医院提高医疗资源的流转率，减轻医疗系统的负担，使更多的患者能够及时接受高质量的治疗。

2. 多射线融合放疗计划系统（TPS），一次患者摆位多射线序贯治疗

该系统配套了目前支持多射线融合治疗的全自动自适应TPS，具备X射线和γ射线一次患者摆位序贯治疗的独有能力。以高速GPU和蒙卡算法为内核，可最大限度地挖掘多射线引导立体定向与旋转调强一体化放射治疗系统的潜能，充分发挥X射线和γ射线同机的优势。

这意味着患者在接受不同类型的放疗时，只需一次摆位，大大减少了治疗时间和患者的不适感，提高了治疗的连续性和精确性。通过一次患者摆位序贯治疗和多角度非共面照射技术，该系统能够显著缩短治疗时间，减少患者在治疗期间的副作用，提高患者生活质量。

3. 高精度连续旋转滑环机架，提高治疗效率

该系统基于环形机架设计，X射线和γ射线两套治疗系统和两套影像引导系统均搭载在一个等中心精度达0.15mm的滑环机架上，运动精度高，长期稳定性好。环形机架采用摩擦驱动，使用导电滑环和碳刷作为功率和信号传输器件，摆脱了拖链束缚，突破了机架旋转角度限制，实现了360°无死角照射和多圈连续旋转；同时减少了往复摆动导致的不均匀磨损，受力更加均衡，旋转等中心精度更高而且可以长期保持。

可在任意范围内无限制旋转，简化临床流程，降低学习成本，显著提高治疗效率，明显缩短患者的治疗周期，减少等待时间。这将大大提高医院的接诊能力和患者满意度。

4. 技术的先进性

（1）影像引导和剂量引导双重保障，更高的治疗精度：该系统同时配套了基于kV级影像平板的影像引导系统和基于EPID的剂量引导系统，以保证精准的治疗定位和精确的治疗剂量投放。显著减少对周围正常组织的损伤，提高治疗效果和患者的生存率。

（2）不用移动患者的非共面照射技术，提升患者舒适度：该系统γ射线治疗头可实现不用天然非共面照射角度，相比传统的C形臂加速器，不需要移动患者，治疗空间也不会受到挤压。能够给患者提供更高精度、更高效、更安全的放疗服务，显著提升患者的治疗体验和满意度。患者将受益于更短的治疗时间、更低的副作用和更高的治愈率。

5．技术的重要性

（1）提升医院科研水平：该系统具备X射线和γ射线照射功能，能够覆盖所有先进加速器的功能，同时还具备X＋γ射线一次患者摆位序贯治疗的能力。这将为医院的科研探索提供强大的技术支持。

（2）提高公共健康水平：该系统将显著提高肿瘤治疗的效果，减少患者的治疗时间和副作用，提高患者的生存率和生活质量。这将对整个社会的公共健康水平产生积极影响。

四、转化路径

1．从实验室到产品

X/γ射线放射治疗系统（TAICHI RT）的成果转化经历了从实验室研发到产品化的完整路径，涵盖了从原理验证到产品注册的全流程。

（1）实验室阶段：研发团队完成原理样机的设计与核心功能验证，包括多射线放疗技术的可行性研究、射线剂量分布的精准控制及设备稳定性测试。

（2）样机开发：分阶段完成原理样机、工程样机和产品样机的开发，成功研制工业化样机，并完成了中试生产线进行小批量试生产、关键部件的国产化攻关及装机调试，确保量产条件下技术稳定性和一致性。

（3）多中心临床试验：在北京协和医院、西京医院、丹东市第一医院等医疗机构开展多中心临床试验，重点验证设备在实际临床应用中的安全性、有效性与治疗优势，为市场准入奠定坚实基础。

（4）市场准入与推广：成功通过FDA和国家药品监督管理局（NMPA）的技术与质量认证，取得3项FDA上市许可及4项NMPA医疗器械注册证，产品正式进入国内外市场，成为中国高端放疗设备全球推广的里程碑。被FDA认定为“突破性医疗器械”；获得4项NMPA医疗器械注册证，其中两款通过创新审批绿色通道，为高端医疗器械的快速转化提供了强有力支持。

2．协同合作机制

X/γ射线放射治疗系统（TAICHI RT）的成功离不开产、学、研、医、用的深度协同创新机制。

（1）多方协同创新：大医集团牵头联合清华大学、中国原子能科学院等顶级科研机构，完成基础理论研究和关键技术开发，包括先进束流系统研发与放射源国产化的重大突破；北京协和医院、西京医院等权威医疗机构提供真实病例验证，确保设备技术临床应用的可行性与先进性。

（2）政策支持与资源整合：积极利用国家重点研发计划与地方专项资金支持，构建涵盖研发、临床试验、生产到市场推广的全链条资源体系，为成果转化提供全方位保障。

五、应用前景

1. 市场潜力

（1）国内市场：随着肿瘤高发病率和公众对高质量医疗需求的持续增长，国内放疗设备市场需求旺盛；特别是在基层医疗机构，X/γ射线放射治疗系统（TAICHI RT）的X射线和γ射线一体化技术为推广优质医疗服务提供了极大的潜力，可助力实现“大病不出县”的目标。

（2）国际市场：依托X/γ射线放射治疗系统（TAICHI RT）的FDA认证优势，逐步打开美国及欧洲等高端医疗市场；以“一带一路”国家为重点区域，加速全球市场布局，通过满足多样化需求抢占国际市场份额；X/γ射线放射治疗系统（TAICHI RT）的多射线、序贯补量的独一无二的创新治疗功能，市场前景广阔。积极参与国际放疗设备行业标准的制定，通过技术规范化和领先性确立行业话语权。

2. 社会价值

（1）提升患者生存质量：X/γ射线放射治疗系统（TAICHI RT）通过精准治疗减少副作用，提高治疗效果，为患者提供更高的生活质量和更长的生存期。

（2）降低医疗成本：减少患者因治疗方案不精准而产生的重复治疗及并发症治疗的额外成本；设备的多射线一体化设计减少了医院对多台设备的需求，降低总体医疗成本。

六、社会效益与经济效益

1. 社会效益

（1）提升肿瘤治疗水平：X/γ射线放射治疗系统（TAICHI RT）的推广普及在精准放疗技术上取得重大突破，显著提升了国内肿瘤治疗的精准度和治愈率；通过自主研发与创新，缩小了我国肿瘤治疗技术与国际先进水平的差距，并在部分领域实现了超越，为中国高端医疗设备技术走向世界树立了标杆。

（2）助力基层医疗发展：X/γ射线放射治疗系统（TAICHI RT）为基层医疗机构提供了一种经济、实用、高效的放疗解决方案，有助于提升基层医院放疗能力；设备的多射线一体化设计，使基层医疗机构能够以更少的资源满足肿瘤患者的治疗需求，实现“基层放疗能力与大医院同质化”；通过设备的部署和技术培训，推动优质医疗资源下沉到偏远和欠发达地区，有效解决医疗资源不均的问题，实现“大病不出县”的医疗目标。

（3）提高公众健康水平：X/γ射线放射治疗系统（TAICHI RT）的临床应用覆盖更广泛的肿瘤种类及治疗场景，惠及更多患者；通过优化治疗方案，减少肿瘤治疗中的副作用和并发症，显著提升患者的生存率和生活质量；技术的普及促进全民健康意识的提升，为构建健康中国奠定基础。

2．经济效益

（1）引领全球放疗领域技术发展：作为全球首款X射线和γ射线一体化多射线放疗设备，X/γ射线放射治疗系统（TAICHI RT）的成功标志着中国在高端放疗技术领域的引领地位；凭借FDA和CE认证的技术优势，X/γ射线放射治疗系统（TAICHI RT）正逐步占领国际市场，助力中国医疗装备迈向全球化，为中国制造赢得国际声誉。

（2）推动产业升级：X/γ射线放射治疗系统（TAICHI RT）的研发成功不仅带动了高端放疗设备的技术创新，还促进了相关核心零部件（如滑环机架、影像引导系统）的自主研发与生产；通过全产业链的升级，增强了国内放疗设备产业的国际竞争力，推动国内医疗设备行业向高端化、智能化方向发展。

七、经验总结

1．自主创新与政策扶持结合

X/γ射线放射治疗系统（TAICHI RT）的成功离不开国家重点研发计划及地方专项的持续支持，从项目立项到成果转化，构建了从基础研发到规模化产业化的完整创新链条；完善的知识产权布局确保了技术的自主性与全球竞争力，在研发过程中申请并获得百项专利，为产品的国际化推广奠定了坚实基础；创新医疗器械特别审批绿色通道的政策支持，大幅缩短了成果转化时间，加速了高端放疗设备的市场化进程。

2．顶级临床机构深度参与

借助北京协和医院、西京医院等国内顶级医疗机构的临床验证，X/γ射线放射治疗系统（TAICHI RT）在实际应用中得到了严谨科学的效果评估；项目团队基于临床应用成果已在国内外顶级期刊发表论文超过20篇，并在多项国际学术会议上展示研究成果，进一步提升了技术的全球影响力。

3．医疗机构临床应用效果显著

X/γ射线放射治疗系统（TAICHI RT）在顶级医疗机构及区域性医院的应用效果显著，充分展现了多射线一体化技术的优势；提升了治疗成功率和患者生存质量，同时显著降低了医疗成本。

4．产、学、研、医、用协同机制的推动作用

X/γ射线放射治疗系统（TAICHI RT）的成功是产、学、研、医、用深度协同创新的典范，清华大学、中国原子能科学院、北京协和医院等多方协作，推动技术突破与转化；医疗机构的临床应用和科研机构的技术开发紧密结合，为成果转化提供了强大的数据支持和实际案例验证。

第三节　医学装备数字化管理

一、县级医院医学装备管理现状

县级医院作为基层医疗服务的主要承担者，在我国医疗卫生服务体系中扮演着重要的角色，其医学装备水平的提升对提高医疗质量和保障人民群众健康至关重要。近年来，在国家大力支持下，县级医院发展取得显著成效，基础设施建设、医学装备配置、人员技术水平等方面发生显著改变。

2023年，面对新形势新要求，为充分了解我国县级医院医学装备管理现状，中国医学装备协会通过发放调查问卷和电话访问开展调研，调研重点为影像科、检验科、放射科、内镜中心、康复科等医学装备配置数量和种类较多的科室。本次调研共回收100份调查问卷，有效问卷为100份，有效问卷中的100家县级医院覆盖全国20个省份，从区域分布来看，覆盖中国西部地区45家、东部地区31家、中部地区21家、东北地区3家。从医院等级看，涉及42家三级医院、58家二级医院，见图3-11。

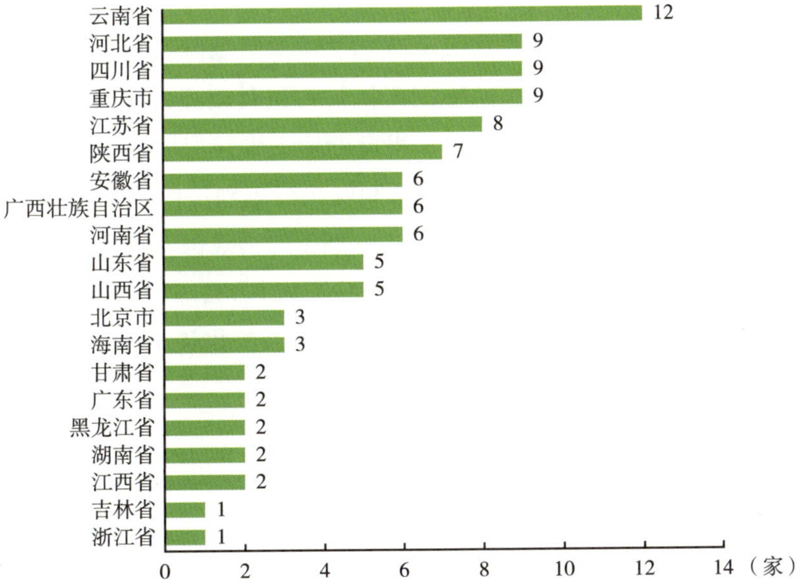

图3-11　100家县级医院省份分布情况

数据来源：中国医学装备协会。

1. 管理制度建设情况

基于问卷调查100家县级医院样本数据（下同），99%及以上的县级医院已建立采购、验收安装、临床应用管理、报废处置、维修保养、档案管理、应急管理等医学装备全流程管理相关规章制度，见图3-12。

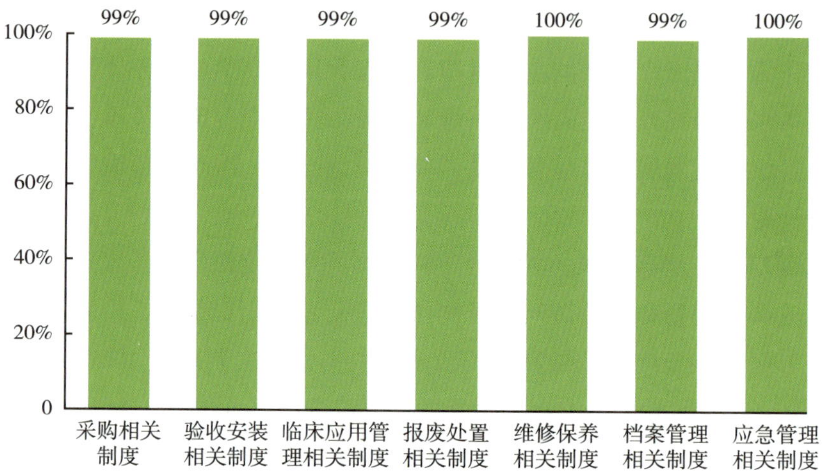

图3-12 县级医院医学装备管理的规章制度建设情况

数据来源：中国医学装备协会。

几乎全部有建设采购相关制度的县级医院会严格按照制度执行；其次，在分别有建设验收安装、应急管理相关制度的县级医院制度执行力相对较高，严格执行的医院均占97%以上；此外，在分别有建设临床应用管理、报废处置、维修保养、档案管理相关制度的县级医院中，严格执行的医院均占95%左右。从制度执行不到位的原因来看，约23.26%的县级医院不能及时报废不能正常工作的设备，约16.28%的县级医院没有预防性维护措施，约11.63%的县级医院医学装备报废程序不够严密，还有少部分县级医院不能按时对医学装备进行巡检、保养，以及安装验收程序不够严密。其中，未及时报废不能正常工作设备的原因包括资金有限，以及报废手续繁杂、周期较长等，见图3-13。

2. 人员配置情况

从管理科室设置来看，96%的县级医院专门设置有医学装备管理相关科室，4%没有设置的县级医院表示会配有专职或兼职医学装备管理人员，或者是由第三方医学管理专业人员来管理，见图3-14。

从管理科室人员配置来看，50%以上的县级医院配有5人及以内的医学装备管理相关科室人员，仅有5%的县级医院配有20人及以上人才队伍，见图3-15。

从管理人员职称分布来看，县级医院医学装备管理人员职称为初级的人数接近半数，中级职称接近四分之一，高级职称仅为5%，见图3-16。

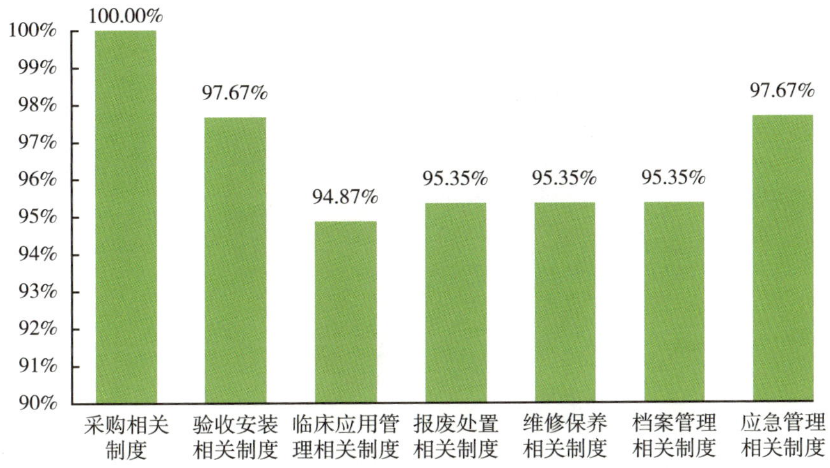

图3-13　县级医院医学装备管理的规章制度执行情况

数据来源：中国医学装备协会。

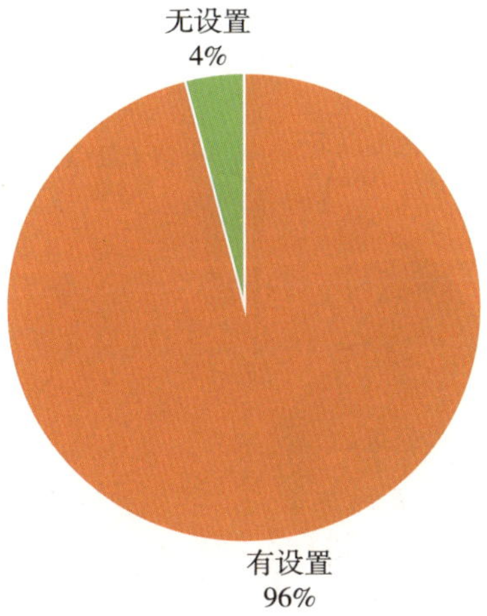

图3-14　县级医院医学装备管理相关科室设置情况

数据来源：中国医学装备协会。

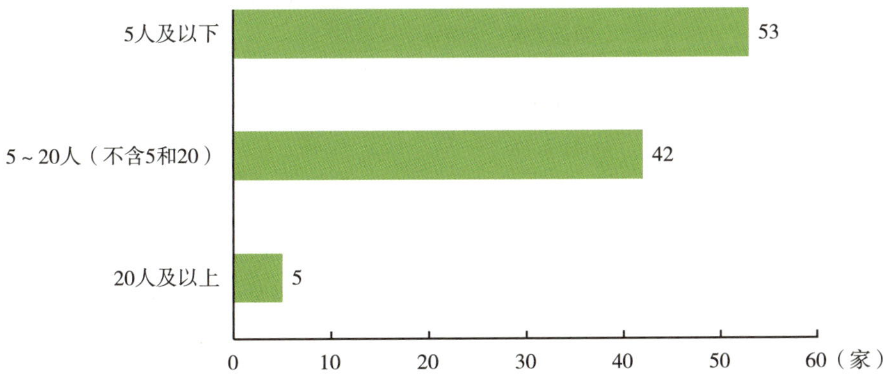

图3-15　县级医院医学装备管理相关科室人员配置情况

数据来源：中国医学装备协会。

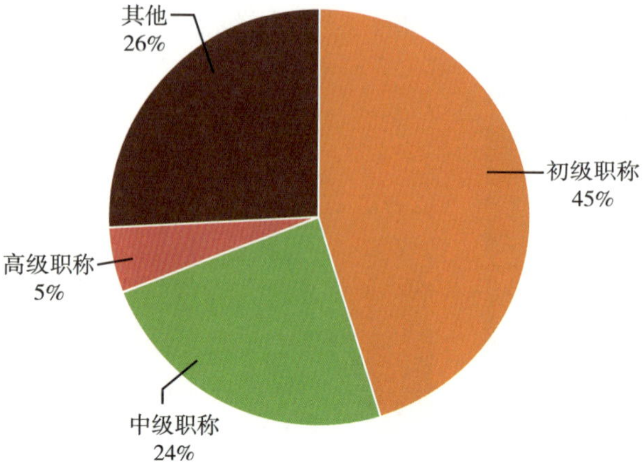

图3-16　县级医院医学装备管理相关科室人员职称分类情况

数据来源：中国医学装备协会。

从管理人员学历分布来看，县级医院医学装备管理人员半数以上为本科学历，大专及以下学历占40%以上，硕士及以上学历仅有1%，见图3-17。

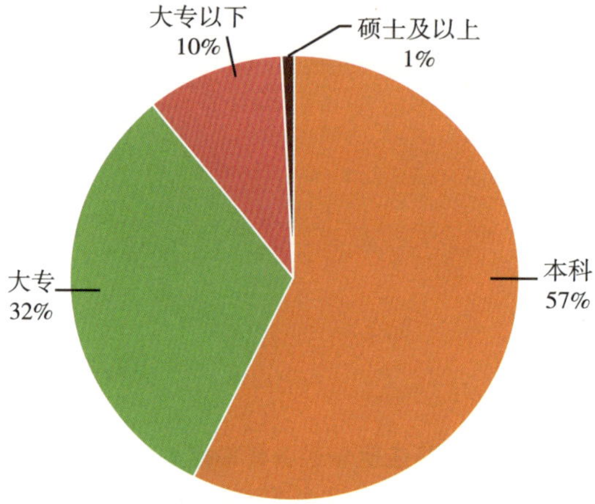

图3-17　县级医院医学装备管理相关科室人员学历分类情况

数据来源：中国医学装备协会。

从管理人员工作年限来看，超70%的县级医院医学装备管理人员已工作5年以上，工作2年以下的占比较少，仅为8%，见图3-18。

3．维护保养质控情况

（1）影像科设备：县级医院CT、MRI、DSA、DR、胃肠机等影像科设备配置率[1]均达到90%以上，4.65%的县级医院影像科医学装备配置未达到《县级综合医院设备配置标准》要求，主要原因是资金不足等。

［1］设备配置率＝调查问卷访问的100家县级医院中有配置该设备的县级医院数量/100。

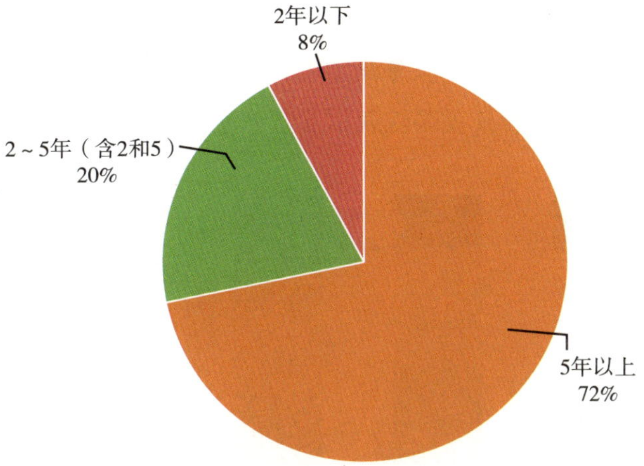

图3-18 县级医院医学装备管理相关科室人员工作年限分布情况

数据来源：中国医学装备协会。

从整体上来看，配备有影像科设备的县级医院更多倾向于采用原厂维修服务，其次是采用第三方维修服务，而采用自修方式的县级医院较少，见图3-19。主要原因如下：①影像设备维修对医院维修技术的高标准要求，自行维修的难度相对较大；②不同品牌的影像设备配件通用性较低，大部分配件由原厂掌控；③医学影像在医院的日常诊疗中扮演着举足轻重的角色，特别是在多数县级医院，相关影像设备的配置相对较少，因此一旦设备停机，将会对各科室的诊疗工作产生较大的影响。综上所述，相较于第三方维修和自行维修，选择原厂维修能更有效地减少因维修配件等因素导致的停机时间，从而确保医院诊疗工作的顺利进行。

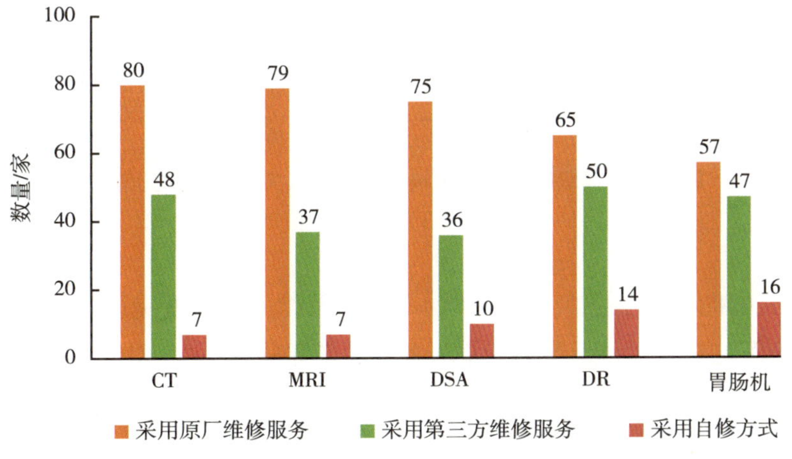

图3-19 县级医院影像科设备维修服务选择情况

注：1家县级医院的某类设备可采用1种或多种维修服务。

数据来源：中国医学装备协会。

在采用原厂维修服务的县级医院中，有45%及以上县级医院设备保养频次为每季度，见图3-20。县级医院对影像科设备原厂服务满意度评分[1]在7～9分（不含7，含9）的居多，占比约为74%，其次约有14%的县级医院表示非常满意，见图3-21。

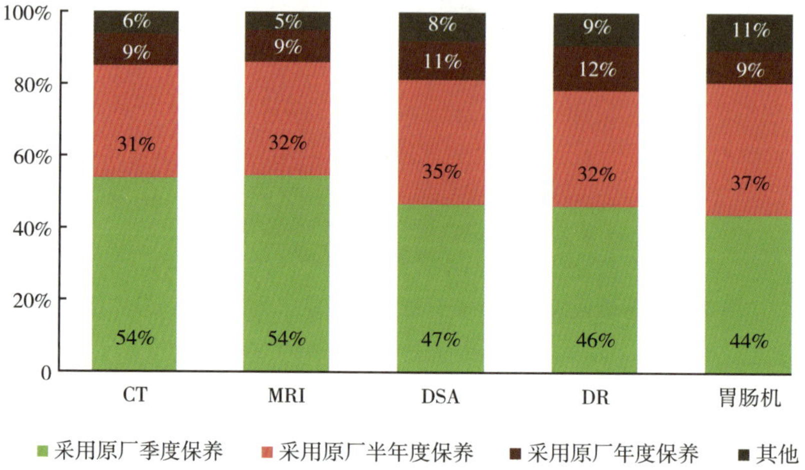

图3-20　县级医院影像科设备采用原厂维修服务的保养频次情况

数据来源：中国医学装备协会。

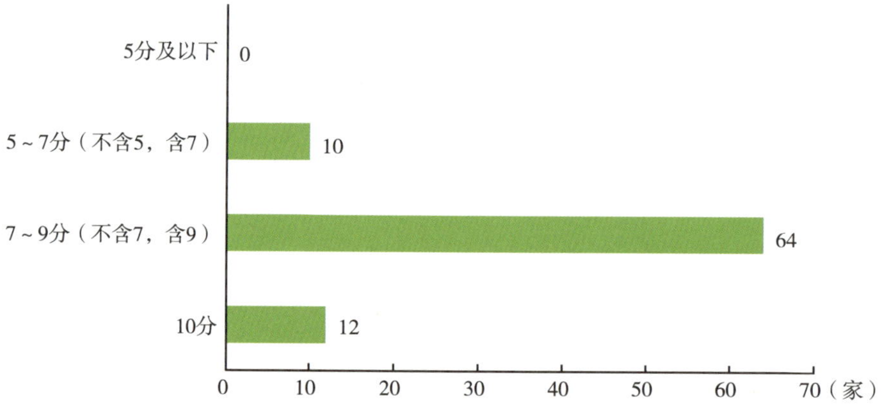

图3-21　县级医院对影像科设备原厂服务满意度评分情况

数据来源：中国医学装备协会。

在采用第三方维修服务的县级医院中，有70%及以上县级医院设备保养频次为每季度，见图3-22。县级医院对影像科设备第三方服务满意度评分在7～9分（不含7，含9）的占比约为73%，此外约有9%的县级医院表示非常满意，见图3-23。在使用第三方维修保养服务的县级医院中，几乎会继续选择第三方维修服务，部分县级医院希望第三方维修服务可以加强其专业技术水平和时效性，以及下调价格。

[1] 满意度评分可为1～10分，1分表示不满意，10分表示非常满意。

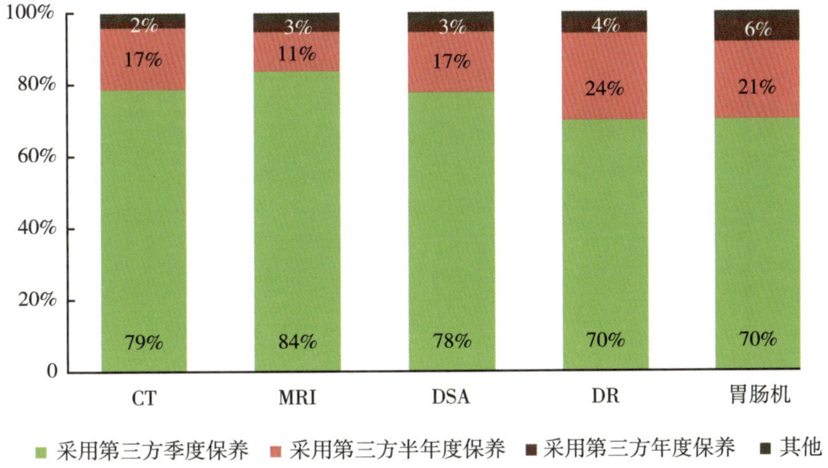

图3-22 县级医院影像科设备采用第三方维修服务的保养频次情况

数据来源：中国医学装备协会。

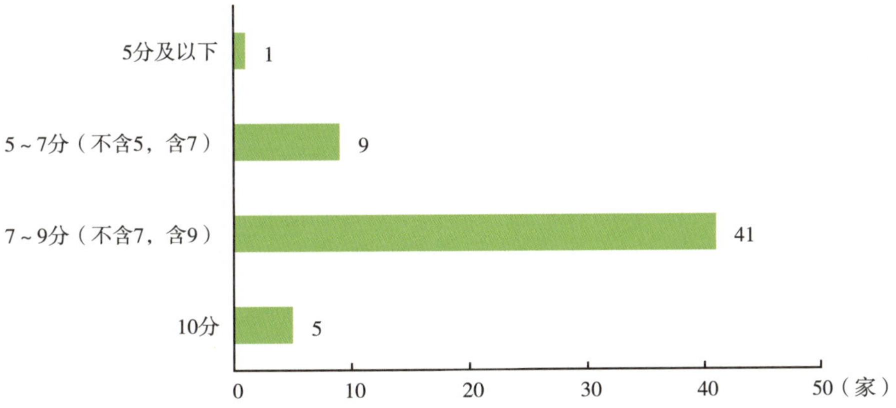

图3-23 县级医院对影像科设备第三方服务满意度评分情况

数据来源：中国医学装备协会。

在采用自修方式的县级医院中，选择按季度对设备进行保养的居多，见图3-24。

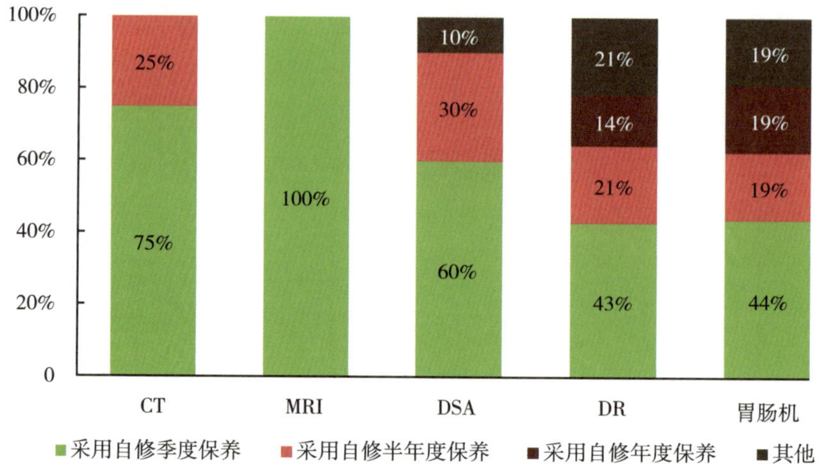

图3-24　县级医院影像科设备采用自修方式的保养频次情况

数据来源：中国医学装备协会。

（2）检验科设备：县级医院生化分析仪、血细胞分析仪、尿液分析仪、化学发光免疫分析仪等检验科设备配置率均接近100%，2.33%的县级医院检验科医学装备配置未达到《县级综合医院设备配置标准》要求，主要原因是资金困难等。

从整体上来看，配备有检验科设备的县级医院更多倾向于采用原厂维修服务，其次是采用第三方维修服务，而采用自修方式的县级医院较少，见图3-25。主要原因如下：①检验设备的集成程度较高，在进行维修时存在较大的技术难度；②检验设备对维修后检测数据的准确性要求极高，为了确保维修质量，选择原厂维修更为可靠；③部分医院设备为投放设备，其所有权归属于厂家，故维修工作应由厂家负责执行；④临床对检验设备的依赖程度较高，选择原厂维修相较于第三方维修或自行维修，在便捷性和效率上更具优势。随着现代医学临床检验科学的日益发展，医院检验科的设备越来越多，技术含量也不断提高，因此对维修工

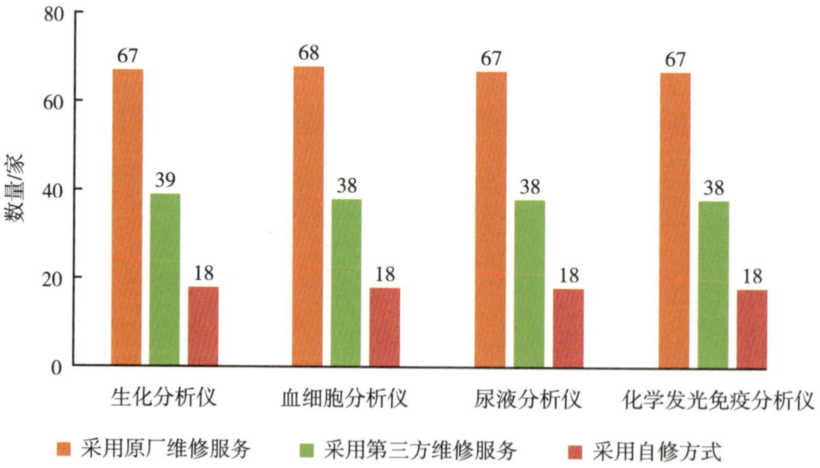

图3-25　县级医院检验科设备维修服务选择情况

数据来源：中国医学装备协会。

程师的要求也越来越高，多数院内维修人员能力较低，更多地需要资质较高的原厂或第三方维修工程师来解决。

在采用原厂维修服务的县级医院中，选择按季度保养设备的居多，其次为半年度保养，见图3-26。县级医院对检验科设备原厂服务满意度评分在7～9分（不含7，含9）的居多，占比约为71%，其次约有18%的县级医院表示非常满意，见图3-27。

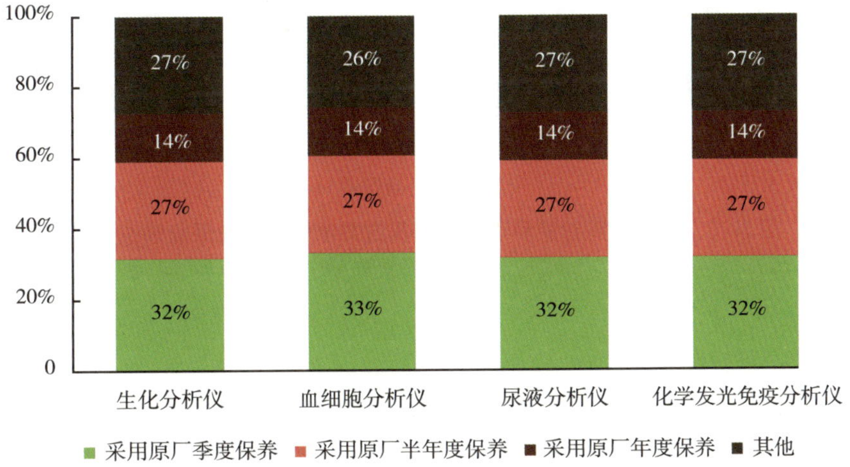

图3-26　县级医院检验科设备采用原厂维修服务的保养频次情况

数据来源：中国医学装备协会。

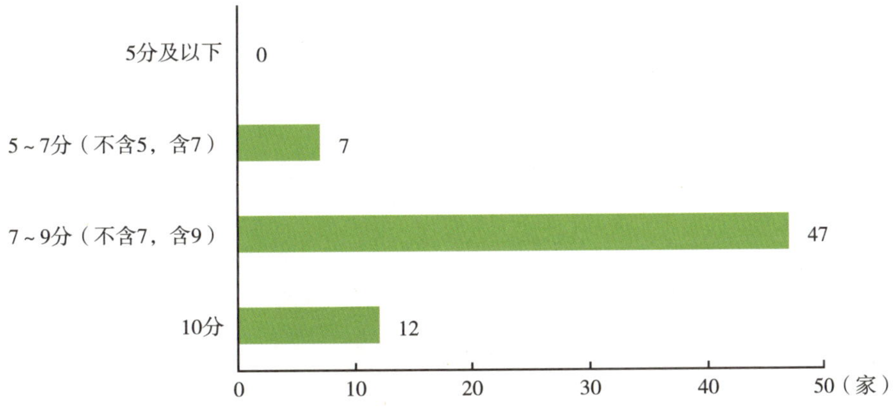

图3-27　县级医院对检验科设备原厂服务满意度评分情况

数据来源：中国医学装备协会。

在采用第三方维修服务的县级医院中，有45%及以上县级医院选择对设备进行季度保养，其次为半年度保养，见图3-28。县级医院对检验科设备第三方服务满意度评分在7～9分（不含7，含9）的占比约为69%，此外约有14%的县级医院表示非常满意，见图3-29。在使用第三方维修保养服务的县级医院中，几乎会继续选择第三方维修服务，部分县级医院希望第三方维修服务可以加强其专业技术水平和时效性，以及提高维修质量。

在采用自修方式的县级医院中，有55%及以上的县级医院选择季度保养，见图3-30。

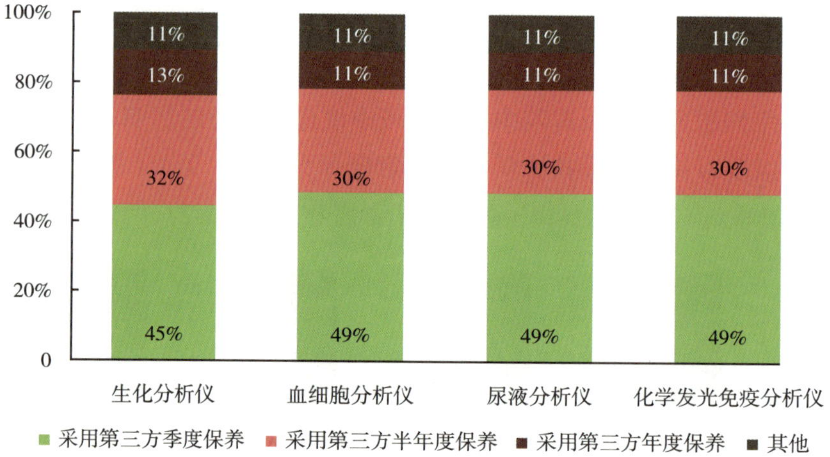

图3-28 县级医院检验科设备采用第三方维修服务的保养频次情况

数据来源：中国医学装备协会。

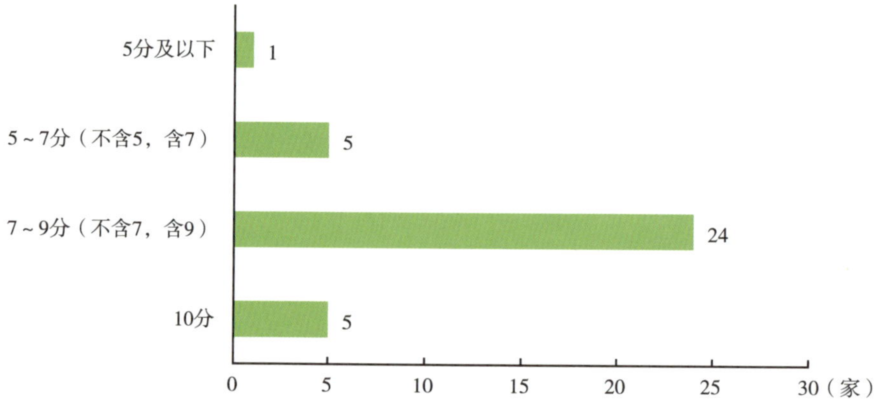

图3-29 县级医院对检验科设备第三方服务满意度评分情况

数据来源：中国医学装备协会。

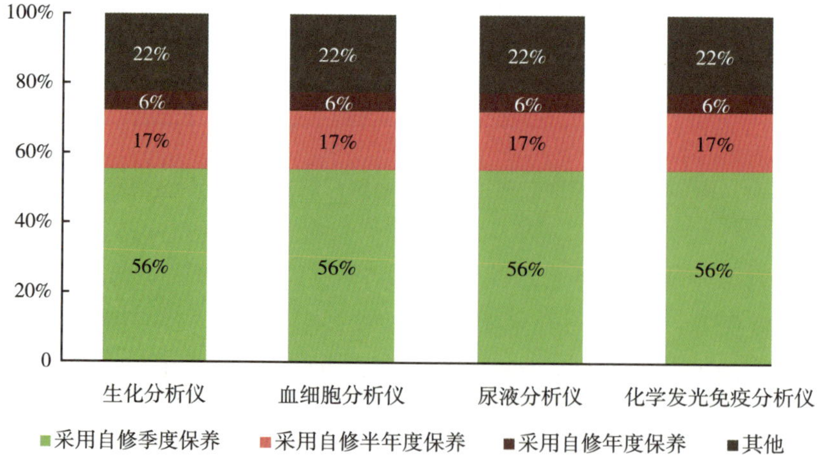

图3-30 县级医院检验科设备采用自修方式的保养频次情况

数据来源：中国医学装备协会。

（3）放射科设备：县级医院各类放射科设备配置率均比较低，其中直线加速器的配置率为33%，而伽马刀、TOMO加速器、射波刀的配置率分别为3%、1%和1%。

从整体上来看，配备有直线加速器的县级医院更多倾向于采用原厂维修服务，其次是采用第三方维修服务，暂无县级医院采用自修方式，见图3-31。直线加速器在维修技术方面存在较高的要求，其配件价格相对昂贵，且市场上可供选择的配件较少，多数依赖于原厂供应。鉴于县级医院的技术水平，自行维修难度较大。相较于第三方维修机构，选择原厂维修服务不仅更为便捷省心，同时也能确保维修质量得到有效保障。放射科一般是医院资金最为密集的科室，自修和第三方维修耗时长，又因为放射科设备几乎没有替代产品，长时间停机不仅在经济上有较大损失，更重要的是对患者也会造成一定影响，所以多数医院更倾向于选择效率高、服务好、专业性更强的原厂维修。

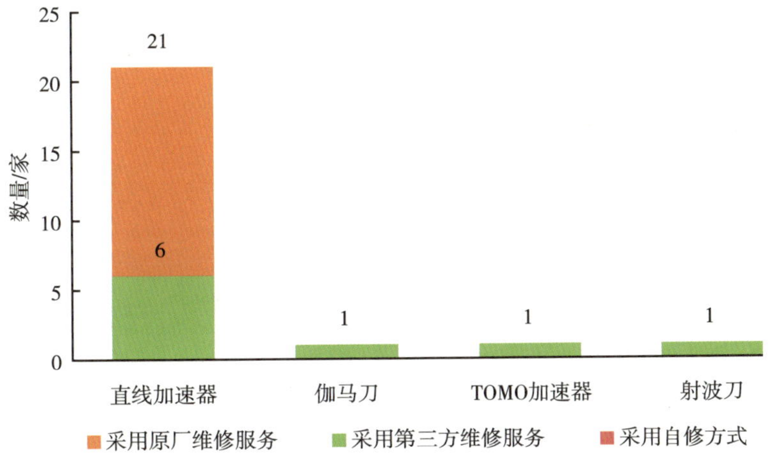

图3-31　县级医院放射科设备维修服务选择情况

数据来源：中国医学装备协会。

在使用原厂维修保养服务的县级医院中，选择对直线加速器进行季度保养的医院占比67%，对伽马刀的保养均为半年一次，见图3-32。县级医院对放射科设备原厂服务满意度评分在7～9分（不含7，含9）的居多，占比约为84%，其次约有16%的县级医院表示非常满意，见图3-33。

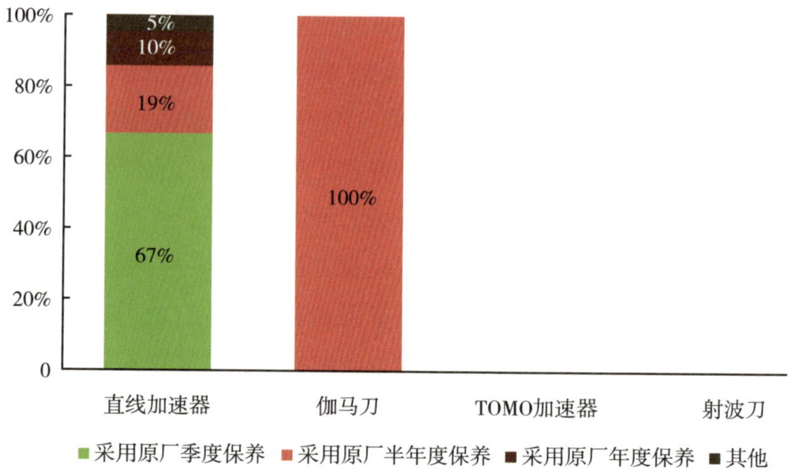

图3-32　县级医院放射科设备采用原厂维修服务的保养频次情况

数据来源：中国医学装备协会。

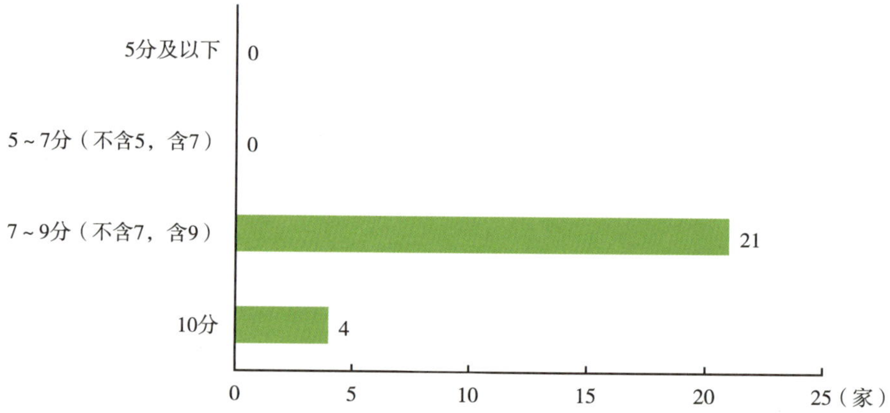

图3-33　县级医院对放射科设备原厂服务满意度评分情况

数据来源：中国医学装备协会。

在采用第三方维修服务的县级医院中，有75%及以上县级医院选择对设备进行季度保养，见图3-34。县级医院对放射科设备第三方服务满意度评分在7～9分（不含7，含9）的占比约为80%，见图3-35。在采用第三方维修服务的县级医院中，几乎会继续选择第三方维修服务，部分县级医院希望第三方维修服务可以加强其专业技术水平和时效性。

（4）内镜中心设备：县级医院胃肠镜、腹腔镜、胸腔镜、关节镜等内镜中心设备配置率均接近100%，而手术导航系统的配置率较低，仅有13%。6.98%的县级医院内镜中心医学装备配置未达到《县级综合医院设备配置标准》要求，主要原因包括资金不足、院内无内镜中心等。

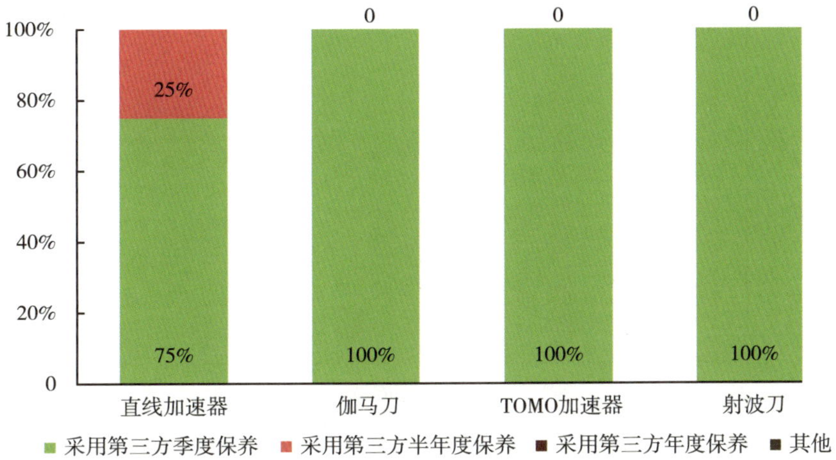

图3-34　县级医院放射科设备采用第三方维修服务的保养频次情况

数据来源：中国医学装备协会。

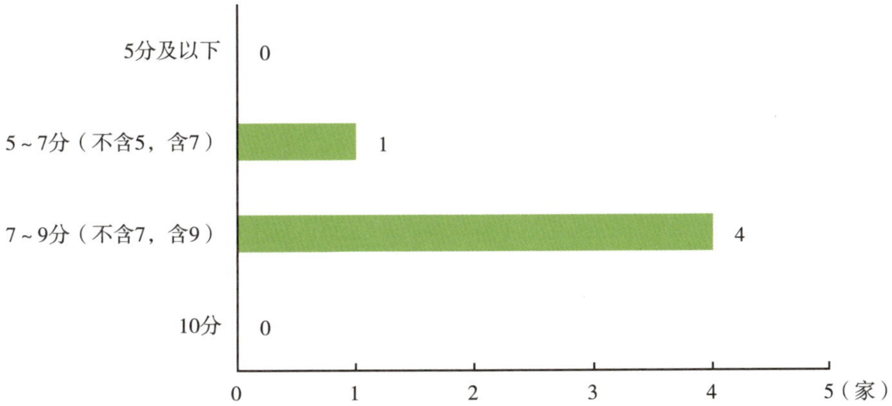

图3-35　县级医院对放射科设备第三方服务满意度评分情况

数据来源：中国医学装备协会。

从整体上来看，配备有内镜中心设备的县级医院更多倾向于采用原厂维修服务，其次是采用第三方维修服务，而采用自修方式的县级医院较少，见图3-36。在内镜设备领域，相较于其他设备，国外品牌占据了绝大部分的市场份额，其技术壁垒相对较高。在维修方面，如维修镜头等所需配置的设备价格较为昂贵，因此进行自行维修的难度较大。医用内镜是极为精密的医疗仪器，维修时对流程、工艺、设备工具、环境都有着严格的要求，而部分第三方维修公司与厂家标准要求存在一定差距，采用原厂维修可降低返修率。

在采用原厂维修服务的县级医院中，多数选择季度和半年度保养，见图3-37。县级医院对内镜中心设备原厂服务满意度评分在7～9分（不含7，含9）的居多，占比约为67%，其次约有17%的县级医院表示非常满意，见图3-38。

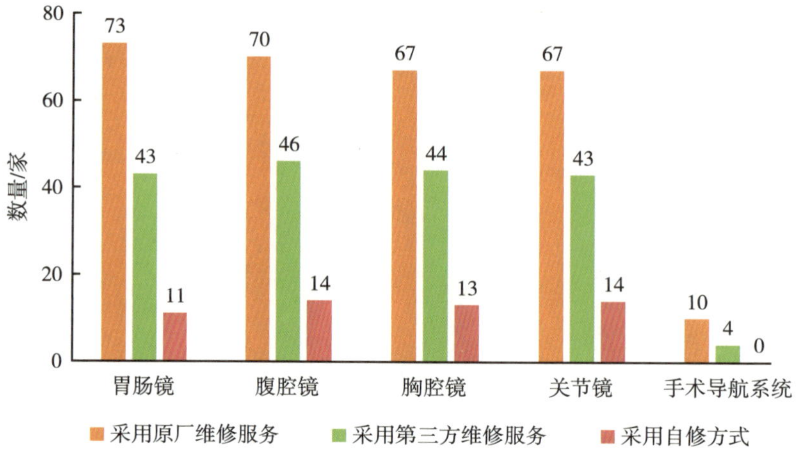

图3-36 县级医院内镜中心设备维修服务选择情况

数据来源：中国医学装备协会。

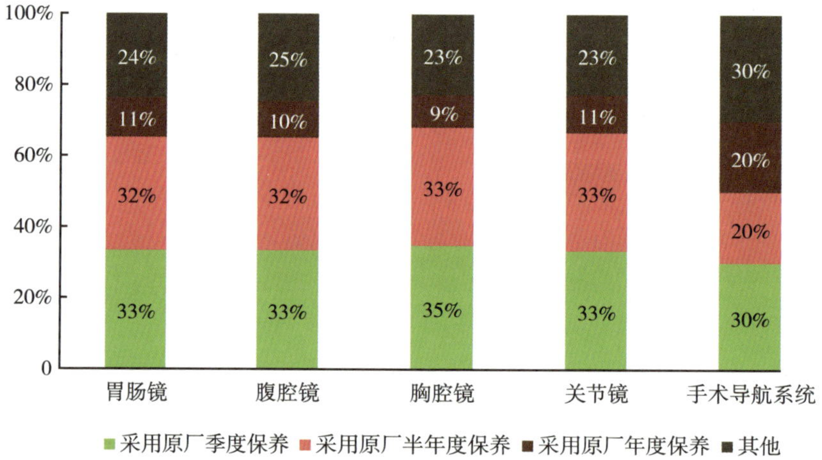

图3-37 县级医院内镜中心设备采用原厂维修服务的保养频次情况

数据来源：中国医学装备协会。

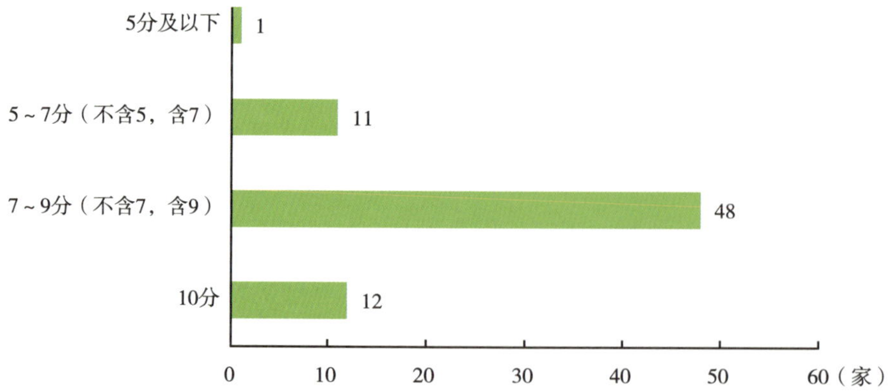

图3-38 县级医院对内镜中心设备原厂服务满意度评分情况

数据来源：中国医学装备协会。

在分别配置有胃肠镜、腹腔镜、胸腔镜、关节镜等内镜中心设备并采用第三方维修服务的县级医院中，有30%及以上县级医院选择对设备进行季度保养；在配置有手术导航系统并采用第三方维修服务的县级医院中，多数选择对设备进行半年度保养，见图3-39。县级医院对内镜中心设备第三方服务满意度评分在7～9分（不含7，含9）的占比约为85%，此外约有6%的县级医院表示非常满意，见图3-40。在采用第三方维修服务的县级医院中，几乎会继续选择第三方维修服务，部分县级医院希望第三方维修服务可以加强其专业技术水平和时效性，以及降低价格和多做培训。

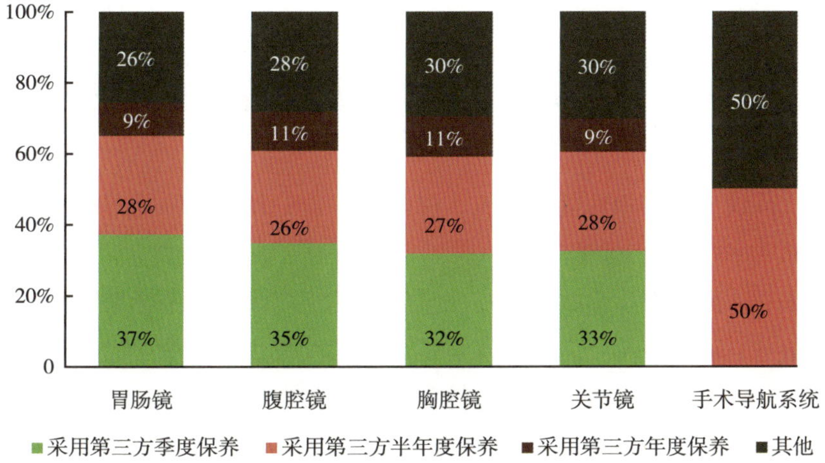

图3-39　县级医院内镜中心设备采用第三方维修服务的保养频次情况

数据来源：中国医学装备协会。

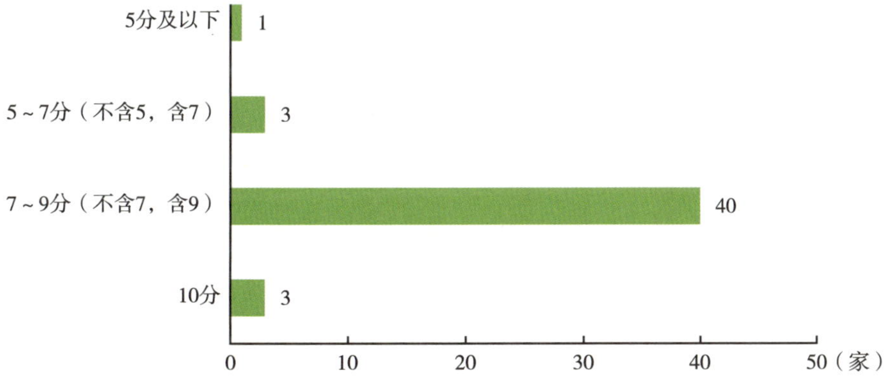

图3-40　县级医院对内镜中心设备第三方服务满意度评分情况

数据来源：中国医学装备协会。

在分别配置有胃肠镜、腹腔镜、胸腔镜和关节镜并采用自修方式的县级医院中，多数设备保养频次为季度保养，见图3-41。

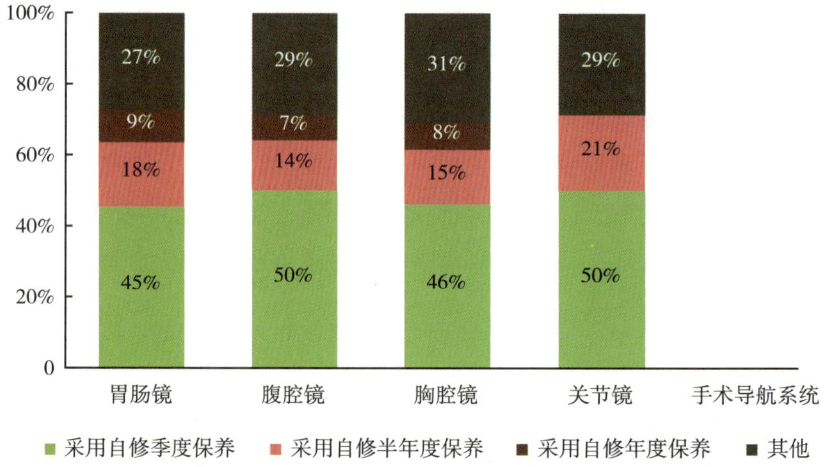

图3-41　县级医院内镜中心设备采用自修方式的保养频次情况

数据来源：中国医学装备协会。

（5）生命支持设备：县级医院呼吸机、麻醉机、监护仪、心肺复苏机、血液透析设备等生命支持设备配置率均接近100%。

从整体上来看，配备有生命支持设备的县级医院更多倾向于选择采用自行维修方式，其次是原厂维修服务，而采用第三方维修服务的县级医院较少，见图3-42。生命支持设备的维修过程相对简便，得益于配件市场的成熟性，使得设备出现故障时，维修和更换配件变得相对容易。此外，市场竞争的充分性也促进了设备技术的普及，降低了技术壁垒，进一步提升了维修的便捷性。相较于依赖第三方或原厂服务，自行维修不仅能够快速响应设备故障，而且可以有效减少维修支出，提高维修成本效益。以呼吸机为例，作为医院最常用的急救设备，院内维修人员需做好呼吸机日常检修与维护工作，目前多数呼吸机已具备良好的人机交换界面、功能强大、操作快捷简单、自检维修快速方便等特点。

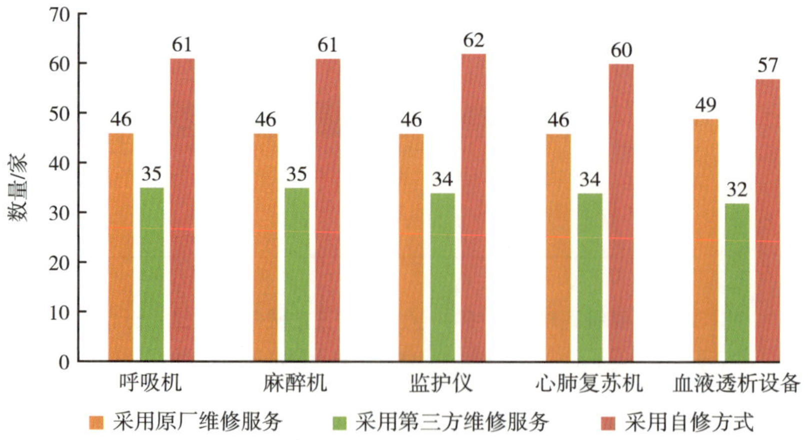

图3-42　县级医院生命支持设备维修服务选择情况

数据来源：中国医学装备协会。

在采用原厂维修服务的县级医院中，多数选择半年度保养，见图3-43。县级医院对生命支持设备原厂服务满意度评分在7～9分（不含7，含9）的占比约为75%，其次约有15%的县级医院表示非常满意，见图3-44。

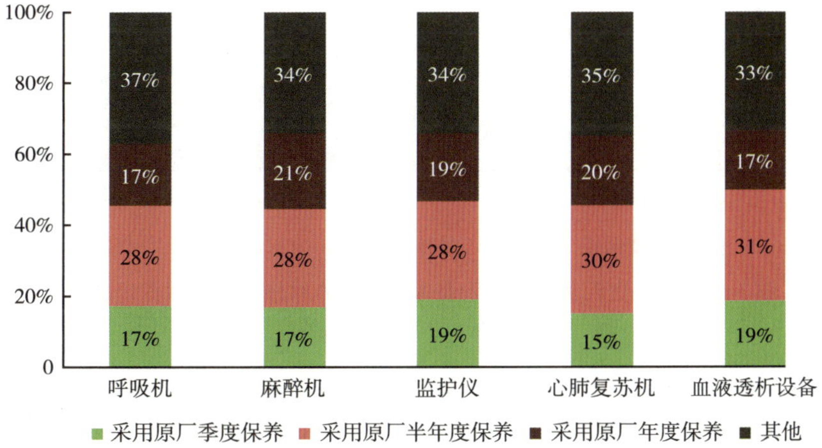

图3-43　县级医院生命支持设备采用原厂维修服务的保养频次情况

数据来源：中国医学装备协会。

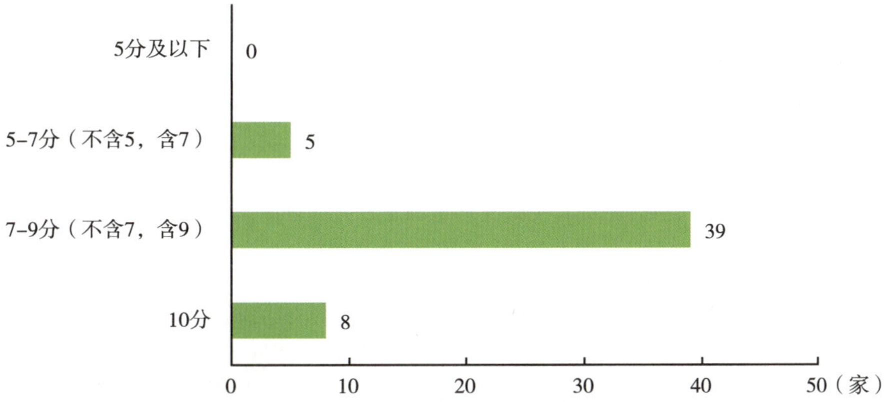

图3-44　县级医院对生命支持设备原厂服务满意度评分情况

数据来源：中国医学装备协会。

在采用第三方维修服务的县级医院中，均有30%左右县级医院选择半年度保养，见图3-45。县级医院对生命支持设备第三方服务满意度评分在7～9分（不含7，含9）的占比约为81%，此外约有8%的县级医院表示非常满意，见图3-46。几乎都会继续选择第三方维修服务，部分县级医院希望第三方维修服务可以加强其专业技术水平和维修质量。

在采用自修方式的县级医院中，有30%及以上县级医院选择季度保养，见图3-47。

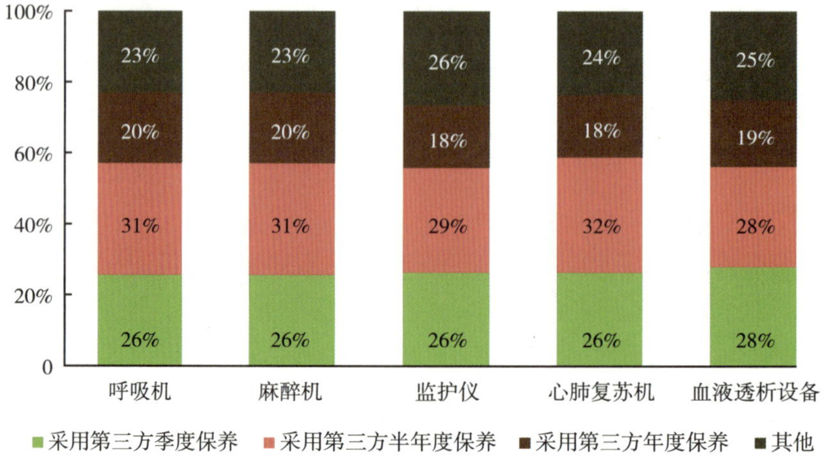

图3-45　县级医院生命支持设备采用第三方维修服务的保养频次情况

数据来源：中国医学装备协会。

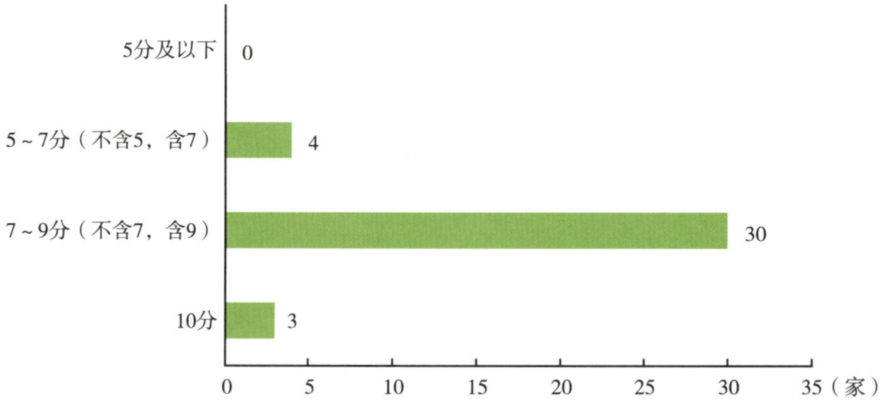

图3-46　县级医院对生命支持设备第三方服务满意度评分情况

数据来源：中国医学装备协会。

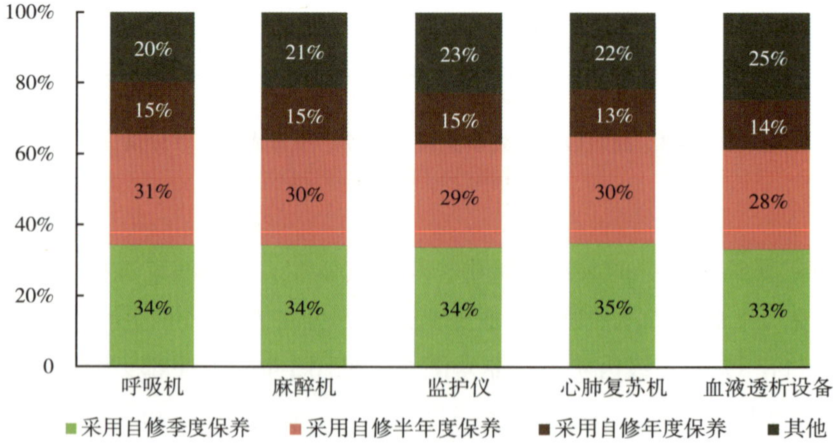

图3-47　县级医院生命支持设备采用自修方式的保养频次情况

数据来源：中国医学装备协会。

（6）康复科设备：县级医院超声波治疗仪、红外线烤灯、经皮电神经刺激仪、磁刺激仪等康复科设备配置率均接近80%。6.98%的县级医院康复科医学装备配置未达到《县级综合医院设备配置标准》要求，主要原因包括科室刚建立、院内无相关科室设置等。

从整体上来看，配备有康复科设备的县级医院更多倾向于选择采用自行维修方式，其次是原厂维修服务，见图3-48。以超声波治疗仪为例，常见的故障有电源问题、按键失灵等，可参考设备的用户手册进行初步的故障排查，可优先采用自修方式解决，遇到院内维修人员无法自行解决的问题时，再采用原厂或第三方更为专业的维修服务。

在采用原厂维修服务的县级医院中，多数选择半年度保养和年度保养，见图3-49。县级医院对康复科设备原厂服务满意度评分在7～9分（不含7，含9）的居多，占比约为78%，其次约有13%的县级医院表示非常满意，见图3-50。

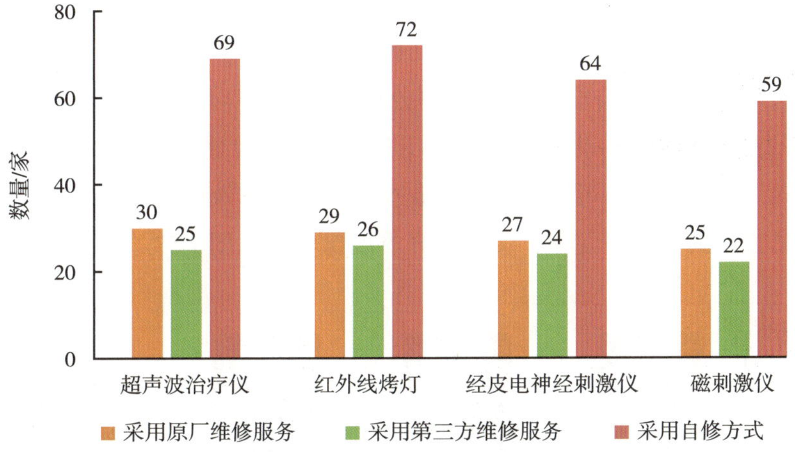

图3-48　县级医院康复科设备维修服务选择情况

数据来源：中国医学装备协会。

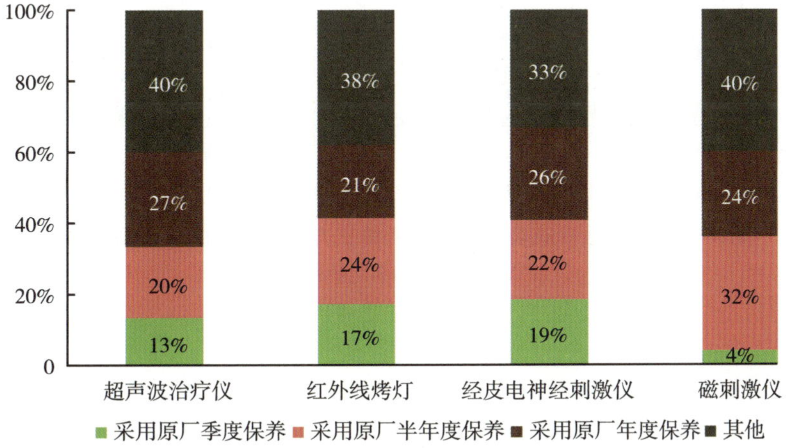

图3-49　县级医院康复科设备采用原厂维修服务的保养频次情况

数据来源：中国医学装备协会。

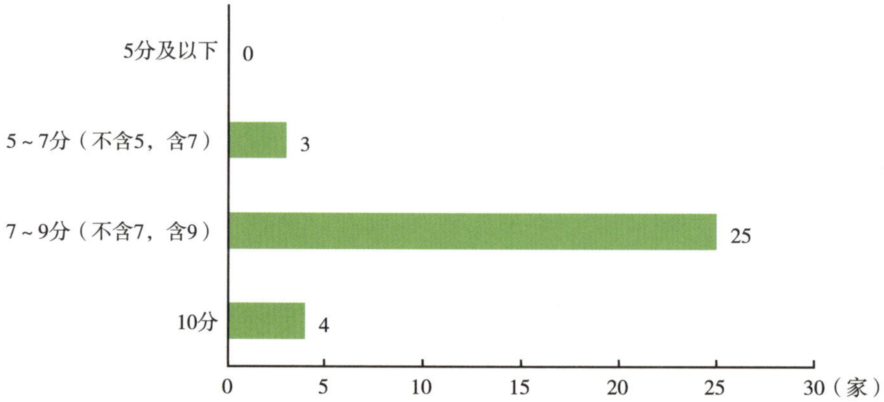

图3-50　县级医院对康复科设备原厂服务满意度评分情况

数据来源：中国医学装备协会。

在采用第三方维修服务的县级医院中，有30%左右县级医院选择年度保养，见图3-51。县级医院对康复科设备第三方服务满意度评分在7～9分（不含7，含9）的占比约为78%，此外约有11%的县级医院表示非常满意，见图3-52。几乎会继续选择第三方维修服务，部分县级医院希望第三方维修服务可以加强其专业技术水平和时效性。

在采用自修方式的县级医院中，多数选择季度保养，见图3-53。

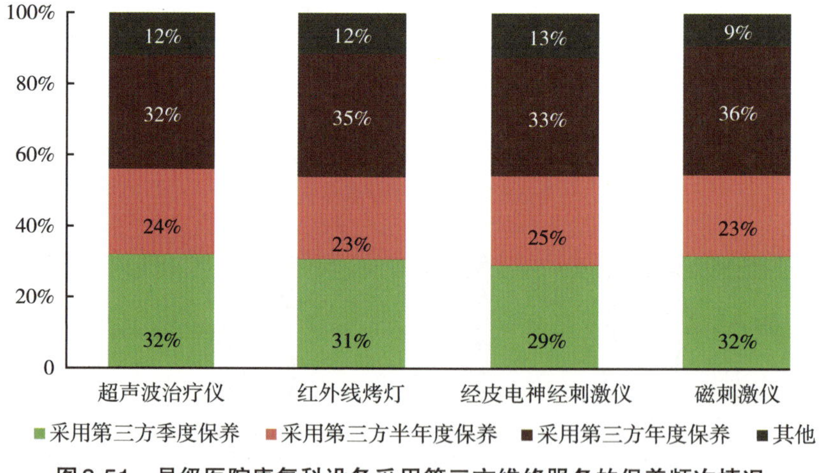

图3-51　县级医院康复科设备采用第三方维修服务的保养频次情况

数据来源：中国医学装备协会。

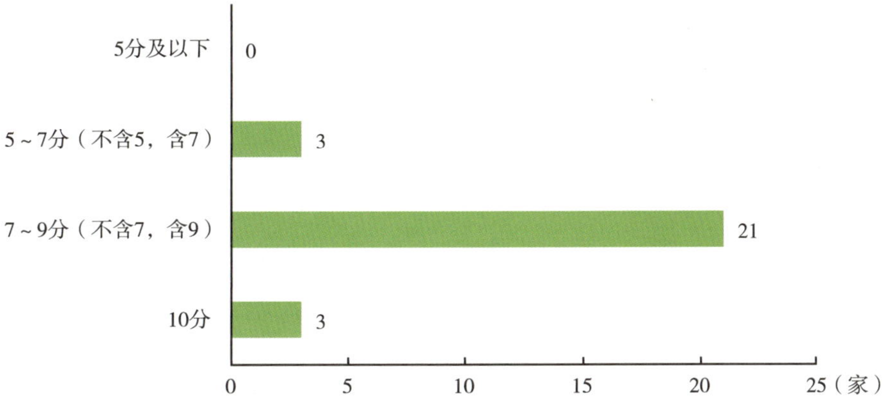

图3-52　县级医院对康复科设备第三方服务满意度评分情况

数据来源：中国医学装备协会。

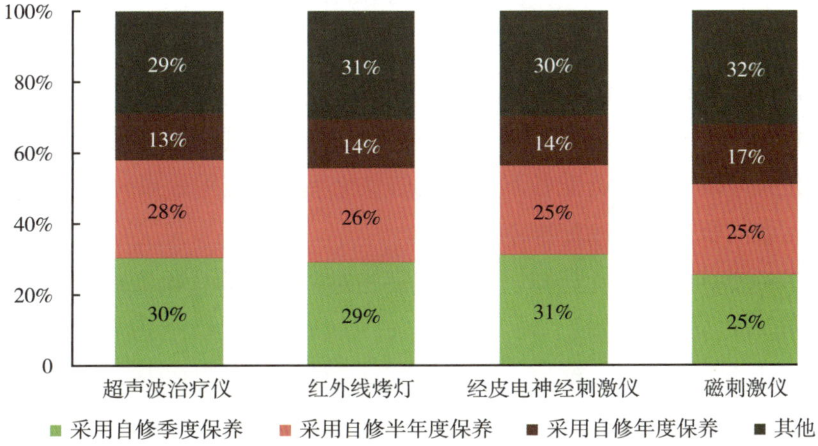

图3-53　县级医院康复科设备采用自修方式的保养频次情况

数据来源：中国医学装备协会。

4．信息化手段管理情况

在被访的100家医院中，有70%的医院已经采用信息化手段开展设备管理工作。在具体管理事项中，约有70%的县级医院使用医学装备资产管理软件，超过30%的医院使用医学装备维护维修管理软件，约20%的县级医院使用信息化手段对医学装备进行绩效分析，见图3-54。

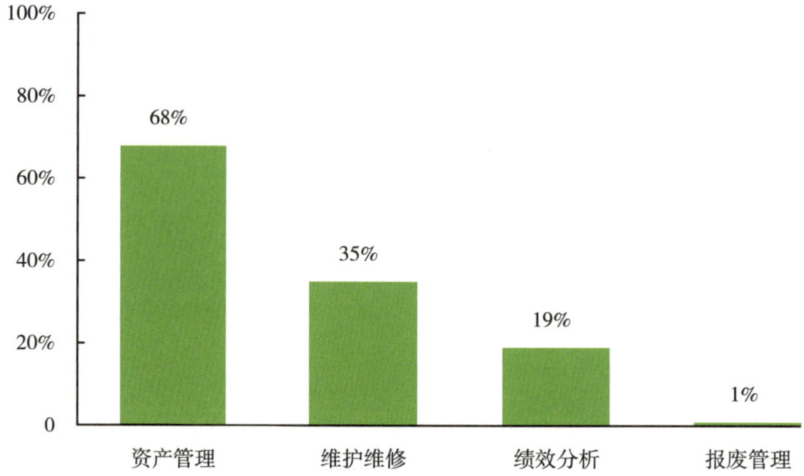

图3-54　县级医院医学装备管理软件的使用情况

数据来源：中国医学装备协会。

县级医院信息化建设困难主要体现在以下几点。

（1）信息化标准不完善，对信息化工作的重要性缺乏深刻认识与足够重视；

（2）信息化人才缺乏，人员配备不足导致信息化手段的应用效果欠佳；

（3）不同设备品牌信息传输标准不兼容；

（4）设备落后不具备数字化接口，医院规模相对较小，信息化管理系统供应商难以提供与其实际需求相匹配的系统功能；

（5）资金短缺，主要资金分配偏向于其他方面，使得信息化建设的投入不足。

二、县级医院医学装备数字化管理

县级医院在中国医疗体系中扮演着承上启下的关键角色。作为基层医疗服务的主力军，它们不仅为农村和县域居民提供基本医疗服务，还是连接城市大医院与基层卫生机构的桥梁。在推动分级诊疗制度、实现医疗资源下沉方面，县级医院发挥着至关重要的作用。它们的存在有效缓解了大医院的压力，提高了基层医疗服务能力，促进了医疗资源的均衡分配，为实现全民健康覆盖贡献了重要力量。

2021年，国务院发布的《推动公立医院高质量发展意见》强化医疗机构信息化支撑作用，强调推进包括智慧管理在内的三位一体的智慧医院建设。2024年在国家卫健委医院管理研究所指导下召开主题为“融智慧、强质量、助发展”的学术交流大会，各级专家和医疗机构管理人员共同探讨智慧医院助力公立医院高质量发展。而在这其中，智慧管理包含了运营、后勤、供应链、资产、安全等多个方面，是通过数字化手段提升医院的管理效率，实现降本增效的重要方法。

1．信息化系统助力设备质控融入日常

县级医院由于医工数量有限、医工能力培养周期长，加之厂家维修响应时间往往不尽如人意，在设备管理和维护上面临较大挑战。在这种情况下，将设备质控融入日常工作显得尤为重要。通过从简单的小事做起，如定期的设备检查、清洁、润滑和调试等保养工作，可以有效预防设备故障和意外事故的发生，延长设备的使用寿命。这不仅提高了医疗服务的质量和效率，而且有助于降低医院的运营成本。此外，通过建立以日常管理、质量控制为核心的多元化信息系统，县级医院能够实现设备全生命周期的无纸化管理，提高管理的科学性、可操作性和规范性。因此，县级医院必须重视设备的日常质控工作，这是避免设备发生大问题、保障医疗服务连续性的关键方法。

日常质控保障人机安全。某医院忽视了设备重启后系统时间的检视，导致CT系统时间与标准时间相差20多分钟，这使得患者救治的各环节时间记录出现矛盾，引发了医疗争议。某市一家医院的宝石CT扫描窗聚酯薄膜环翘起，未能及时检查和修复，导致受检患者在检查过程中被刮伤，造成了严重的医疗不良事件。对患者造成不良影响，不仅需要对患者给予高额赔偿，还严重损害了医院的声誉。

日常质控避免设备故障。某Revolution CT场地扫描间杂物摆放堵塞了系统柜的通风口，使系统柜内部件长期高温运行，设备重建性能日渐下降，最终部件彻底损坏，设备重建功能完全丧失。某医院的Optima CT680设备，由于扫描窗的聚酯薄膜破损，外部液体漏入扫描架内部，造成多个部件损坏，医院不得不花费高昂的费用更换包括多块探测器模块和准直器在内的配件，同时该设备停诊长达2周进行维修、清洁和干燥处理。

日常质控保障设备性能及精度。某宝石CT场地长期未执行快速校准，未能及时发现球管散热系统中气泡量超标的问题。这不仅影响了球管的散热效果，还导致患者在扫描时出现伪影，误诊了多位患者，严重影响了医院的诊断准确性和患者健康。在扫描架外观检查和清洁方面，某家医院的Optima CT520设备因日常保养清洁工作不完善，导致造影剂残留在机架的扫描窗口覆膜上。在完成患者扫描后，图像出现伪影，导致设备停诊近一天时间，影响了医院的诊疗秩序和经济效益。此外，设备长期未重启导致的系统卡顿问题也不容忽视。某医院的Revolution Maxima CT设备，没执行日常质控的定期关机重启操作，长时间不关机导致设备性能逐渐下降，操作进程卡顿且发生频率越来越高，严重影响设备日常扫描工作的开展。影像扫描是辅助临床医生进行精准诊断的重要手段，看起来小小的日常问题，可能造成较大的影响。

在日常质控工作中，医院需要对众多设备进行细致的检测和维护，这些工作往往细碎容易遗漏。对于日常质控应检项目及国家标准的理解也不尽相同。信息化管理系统的应用，为医院的日常质控提供助力，帮助医院实现质控工作的标准化和规范化。通过预设的质控标准和流程，系统能够指导工作人员按照既定的步骤执行日常质控任务，确保每一次的质控操作都符合规定要求，提高了质控工作的一致性和可靠性。信息化系统还能提高医院对外部监管的响应能力。在面对卫生监管部门的检查时，医院能够迅速提供翔实的质控记录和报告，证明了医院在日常质控方面的努力和成效，增强医院的公信力。

2. 远程设备守护保障运行安全

影像设备在现代医院中的作用不可或缺，一旦出现严重故障导致宕机，其影响是多方面的，对医院、医生和患者都会产生深远的影响。首先，最直接的对于患者而言，影像设备的宕机意味着他们的检查和治疗可能会被推迟，这对于那些急需诊断和治疗的患者来说尤其严重。延迟的诊断和治疗不仅增加了患者的痛苦，还可能影响治疗效果。对于医生来说，影像设备是他们进行准确诊断和制定治疗方案的重要工具。设备的宕机会限制他们获取关键医疗诊断信息的能力，可能导致诊断延误，影响治疗决策的及时性和准确性。这不仅增加了医生的工作难度，还可能因为不及时提供诊断信息而增加医疗风险。同时，宕机会打乱所有预约安排和扫描计划，导致工作积压，放射科医生不得不加班加点处理积压的检查和报告，增加了医生的工作负担。对于医院来说，影像设备的宕机会直接影响医院的运营效率，导致医疗服务的中断，医院可能需要重新安排手术和检查。患者等待时间的延长还可能引发医闹事件，影响医院的正常秩序。这无疑增加了医院的管理负担。此外，严重的设备宕机问题，需要支付额外的维护和修理费用，如果需要更换重要的备件（如球管），经济损失也是巨大的。由此可见，影像设备的宕机对医院、医生和患者都会造成重大影响。因此，如何保障影像设备的稳定性和可靠性是医疗机构管理者需要时刻考虑的问题。

在数字化技术的支持下，远程设备监控能够实现对医疗影像设备及高价值部件（如球管）进行7×24小时不间断健康检测，通过实时收集球管的高压数据、灯丝数据、阳极数据等关键参数，将这些数据纳入智能模型中进行分析，评估球管的使用寿命，并预测潜在的风险。这种智能监控不仅能够对设备运行状态进行实时监测，还能对设备使用环境进行评估，实现“治未病”的效果。当系统检测到潜在风险并发出预警时，通过远程诊断技术，可以一定程度判断风险发生的原因，实现“快速诊断”。必要时可以提前准备重要的备件，在发生宕机等情况时快速更换解决问题，同时远程指导还可以协助现场人员调整设备，解决潜在问题。这种快速响应机制确保了无论是远程还是现场处理，都能迅速定位问题并进行修复，大大缩短甚至避免了设备的停机时间，提高了医疗影像设备的可靠性和稳定性，达到了“快速修复”的目的。

浙江省某县级医院的CT设备，作为医院中不可或缺的影像扫描核心设备，已经成功为超过8万名患者提供了精确的诊断服务。为了确保这一关键设备的持续可靠性和稳定性，医院特别引入了先进的远程设备守护系统。而在持续不断的健康检测中，远程设备守护系统检测到CT设备球管的大焦点灯丝出现了预警信号，显示灯丝老化问题严重。系统立即自动发出预警信息，并提示工程师及时订购球管更换，以防止设备突然宕机导致球管供应不及时，进而影响医院的日常扫描工作。得益于这一预警机制，医院在预警发出后的一周内，尽管CT设备确实遭遇了宕机，但由于提前订购的球管和工程师的及时到达，医院仅用了一两个小时就迅速解决了问题，最大限度地减少了对正常扫描工作的影响。

3．数字化设备调剂提升运营管理

2024年国家卫健委发布《关于2024—2025年持续开展“公立医疗机构经济管理年”活动的通知》，提出“大力推进医疗机构运营管理信息化建设”，以业财融合为核心，“充分发挥信息化在业务管理与经济管理融合发展中的重要支撑作用，显著提升运营管理精细化水平和效率效益”。

日常小型设备通常具有设备数量大、分布广、通用性强等特征。传统的管理方法中，这些小型设备都在使用科室中独立进行管理、使用及运营。而不同科室、不同院区甚至不同医疗机构之间，患者量和设备量不同而导致设备使用率存在差异，县域内差异会更加明显。如何在医院更广泛的范围里，提升现有设备的使用效率，有效避免一些低使用率设备的采购，或者高峰期科室需求无法满足的日常运营挑战，或者在更广泛的区域内达成资源协同优化的结果，是医院管理人员亟待解决的问题。

随着数字化技术的发展，给每台设备设置“身份证“信息：①从科室间层面，可以记录科室间自主设备借调，做到设备实际“使用科室”和设备“所属科室”的责任划分及统一标准管理，确保设备不会因为临时的借调产生不必要的管理缺失。②从医疗机构层面，可以通过集中回收或统一采购通用型设备，打造集中调配中心，通过“图书馆借阅”的方式，对实际“借用科室”及借用时长来追踪设备实际使用率、使用时长，验证设备实际需求的必要性。③随着使用量提升，加入RFID自动标签、自动门径管理体系及单项路径规划，可以升级为无人值守调配中心，达到7×24的全天候随需随用模式，同时大大降低人力成本投入。④此外，在调剂中心的基础上，增加实时设备使用情况及使用计划，形成全自动式设备分配，见图3-55、图3-56。

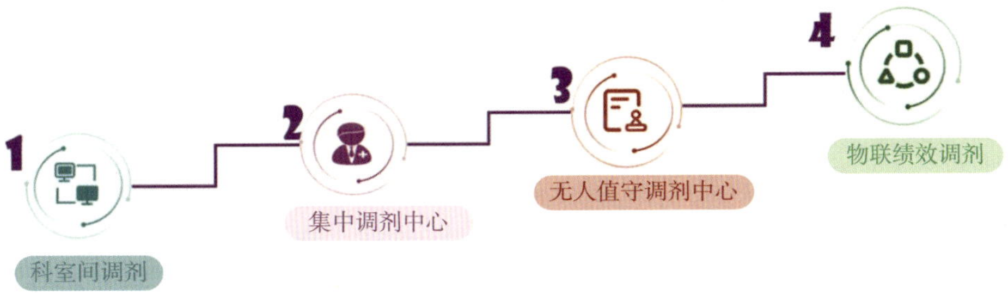

图3-55 数字化设备调剂发展路径

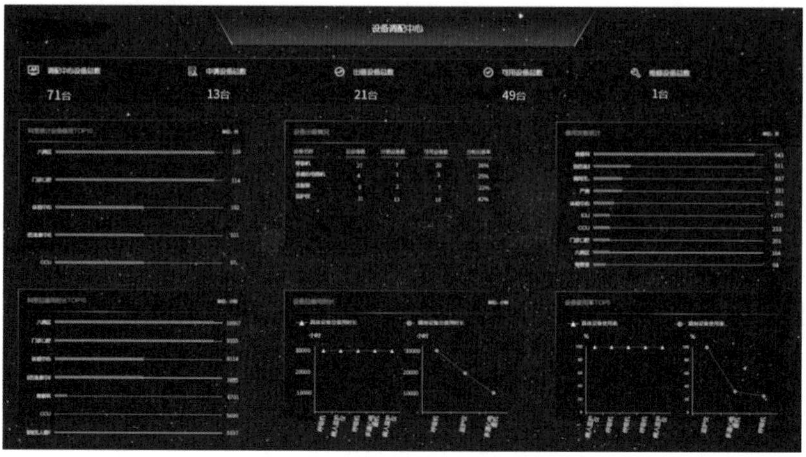

图3-56　设备调配中心

某大型三甲医院调配中心原有设备调配人员4人，实行24小时值班制度。医院调配中心数据统计显示从2014年到2018年初，医院有30多个科室从调配中心借用过呼吸机，借用呼吸机200多次，借用医疗设备的总时长超过100 000小时。2018年上半年呼吸机的调配借用时长超过3万小时，有38个临床单元借用了呼吸机。仅以ICU的呼吸机配置举例，最大配置量30余台，其中最大使用台数14台，超过一半数量的呼吸机未有效使用。通过数字化调配中心，系统可以根据借用人的角色、权限及呼吸机品牌型号等自动筛选可以借用的闲置呼吸机列表，并智能推送最优的调配方案，让科室需求一键解决。呼吸机数字化调配，实现了设备共享共用，有效保障了全院对呼吸机的使用需求，缓解了呼吸疾病高发时设备紧缺的问题，也避免了设备闲置，对医院设备的高效利用具有重要意义。此外，数字化调配有效地缩短了调配周期，显著降低了调配中心人员的工作压力，尤其高峰期的压力。与此同时，因为医院设备的合理配置和高效利用，在满足临床需求的基础上，压减了采购计划，节省了医院资金，极大提升了资源利用效率和资金使用效益。

4．远程临床应用培训支持

2023年底国家卫健委等10部门发布《关于全面推进紧密型县域医疗卫生共同体建设的指导意见》，强调了“提升县域医共体服务能力和管理水平”“推动医疗优质资源下沉”的工作要求。《“十四五”优质高效医疗卫生服务体系建设实施方案》中“鼓励依托县级医院建设开放共享的影像……等中心，加强远程医疗和信息化设备配备，与高水平省市级医院对接，与基层医疗卫生机构联通”，可以看出设备数字化远程临床应用支持是重要手段。

传统培养模式下，放射技师主要通过科室内“老带新”、医院间“结对子”等方式进行知识学习和技能加强。但由于高端医疗影像设备技术的高复杂度、精准化临床诊断对图像质量的高要求、分级诊疗及疾病早筛等临床任务的高专业度，县级医院所面临的压力逐年倍增。如何提升人员的临床工作能力？如何辅助医院在设备使用过程中的质量控制？如何缩短设备操作人员的培养周期？这些成为县级医院亟需解决的问题。

借助于近几年国内互联网和5G技术高速发展，医院放射科人员除传统到场或集中学习的形式之外，也可借助数字化远程技术手段，进行在线交流，将传统的身旁指导转变为在线辅助。北京市某区级医院是大三甲医院对口支援医院，患者在医院检查后可转入三甲医院治疗，因此医院放射科对于MRI图像质量有很高的要求。伴随医院发展，医院放射科一直有年轻技师加入，但技师培训周期长且要求很高，优质的图像既有规范性操作，也有多种序列的要求。借助数字化远程临床应用支持，在线临床专家可与放射科人员线上视频交流，解答设备日常使用问题，可通过5G网络和加密链接方式远程调整核磁设备的序列参数，并根据科室的日常使用场景进行扫描协议及序列参数优化，在保证图像质量的前提下提升扫描效率。

超声设备作为基础医疗保障手段和诊疗手段，在县域医院也面临超声医生水平不一的情况。以河南省某县级医共体为例，其覆盖县域内近15家乡镇卫生院，区域常住人口约84.5万人。如果采取传统“到场帮扶”方式的话，很难快速提升医共体范围内乡镇卫生院超声医生的临床服务能力。借助数字化远程临床应用支持，中心医院的超声专家可“足不出户”地通过中心的会诊大屏对远程的乡镇卫生院进行远程会诊，还可通过远程呼叫，实时响应来自乡镇卫生院的扫描指导和图像质控请求。远程在线课堂，提供视频通话的方式，中心医院超声专家可定期组织超声临床技术培训；远程平台还可向上链接三甲医院专家，将“专家级”超声诊断资源下沉至县域。

数字化远程临床应用支持，通过数字化的方式，拉近了各级影像人员的距离，提升了各级影像人员的临床能力，助力解决“看病难”“看病远”的问题，真正实现“大病不出县”的目标，惠益基层患者。

三、医学装备孪生创新范式研究

1．医学装备管理现状

在公立医院高质量发展背景下，医院的发展迎来了新的战略导向，从规模扩张转向提质增效，运行模式从粗犷管理迈向精细化管理。同时，老龄化社会加剧与新冠防疫特殊时期等因素叠加，促使医学装备数量迅猛增长。2023年3月21日，国家卫健委发布了2023年版《大型医用设备配置许可管理目录》，放宽了医院配置大型医用设备的限制要求，使医院购买高值设备的自由度更大，医学装备增长迅速。伴随着医学装备类型、数量、型号增多，医学装备管理难度增大，加之公立医院绩效考核、医院等级评审等工作的深入，医学装备管理从传统的以单台装备为中心的全生命周期管理向以应用效果为导向的多台套装备联动的综合效益提升发展，从单一院区的装备管理走向集团化和区域一体化的管理模式，装备的数字化管理也越来越受到医院管理者的重视。

尽管医院的装备数字化管理得到广泛关注，但是对装备的实时状态感知、数字化管理模式、数字化能力支撑框架及相关应用支撑方面的研究和实践还不充分。本文针对跨院区装备管理的需求，建立医学装备数智化管理平台，探索基于数字孪生的区域医学装备运维管一体化支撑平台及数智驱动的医学装备应用创新范式，以期推动医学装备运维服务管理自动化，优化区域服务资源，提升数据辅助决策能力，为区域卫健管理及医院装备管理提供新型管理思路。

2．基于数字孪生的医学装备一体化管理实践与创新范式探索

基于数字孪生的医学装备管理是从医学装备的实体表现到以数据和模型驱动的装备运营、维护、管理业务的支持过程，其与传统装备管理的本质区别在于通过虚拟的数字孪生体实现与物理设备的数实融合、虚实联动，并且数智化贯穿从业务到决策支持的始终。这就需要围绕医学装备重构运维管理业务基座和支撑框架，建立适应数字孪生驱动管理模式，实现业务、流程的模型化表达，构建数字连续性能力体系。

（1）构建数据和模型驱动的能力支撑框架：数据与模型驱动的医学装备管理能力支撑框架见图3-57。该框架包括数据采集和分析能力、数据安全传输及装备数据管理能力、装备孪生模型构建能力。以上三大能力共同打造数据与模型驱动的医学装备管理平台，并支撑围绕医学装备管理的关键业务场景运行，实现更高效的决策和更好的业务成果。

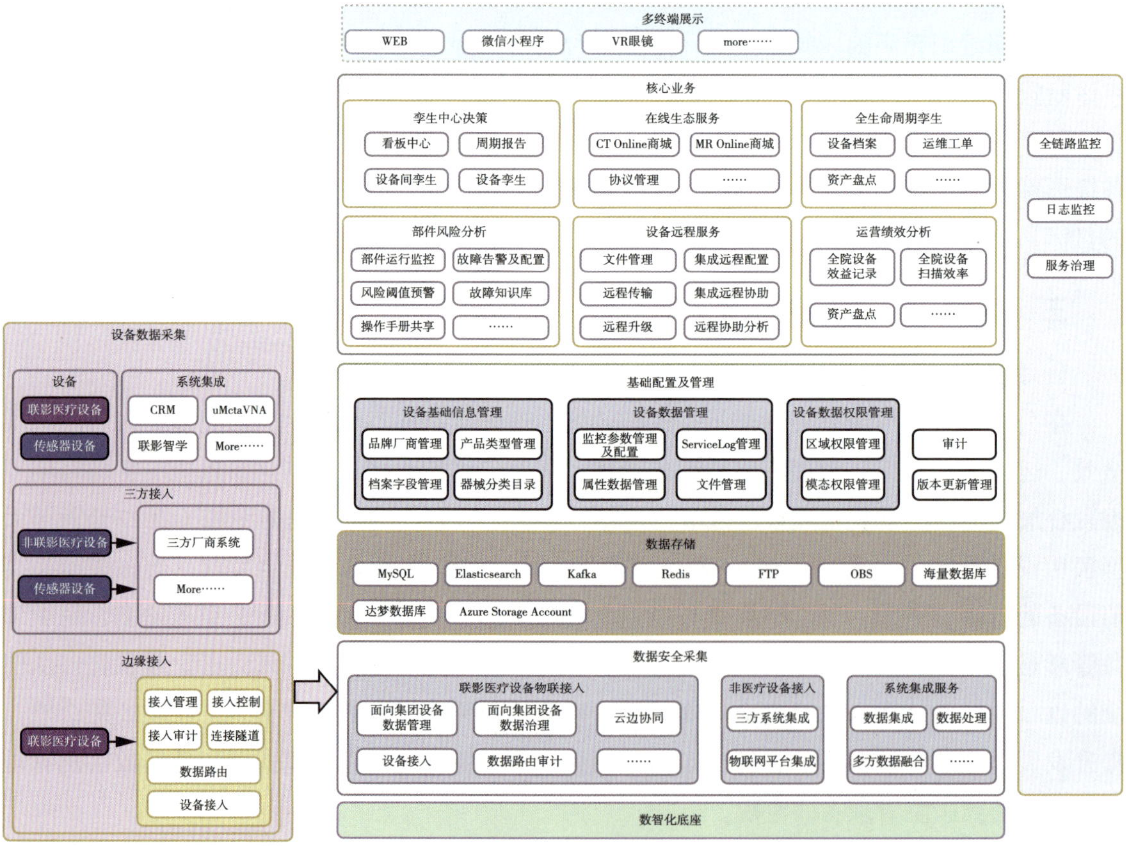

图3-57　数据与模型驱动的医学装备管理能力支撑框架

（2）落地路径：为了全面、客观了解区域医学装备管理对象，实现基于数字孪生的区域医学装备一体化管理，我们梳理了医学装备运维和管理业务的关键要素信息，见图3-58，通过五大步骤推动该解决方案落地，支撑和拓展医学装备数智化管理服务和运营。

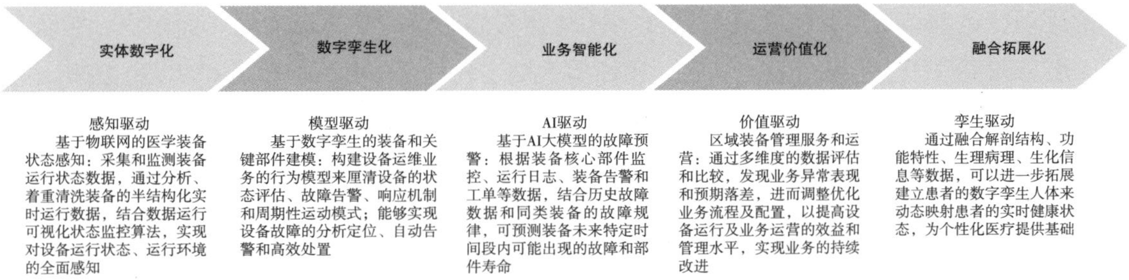

图3-58　基于数字孪生的区域医学装备一体化管理落地路径

（3）关键技术

1）感知驱动：基于物联网的医学装备状态感知。医学装备作为医院开展临床诊疗活动的重要保障条件，传统管理模式下信息溯源较难实现，从而对装备运行和质量管理的过程性监督和目标评估存在一定盲区。为此，我们基于物联网及实时感知技术，在采集医疗装备运行状态数据的基础上，通过分析、着重清洗装备的半结构化实时运行数据，抽取真正有价值的数据，设计了数据运行可视化状态监控算法，进而构建了装备数据状态监控时间序列的可视化模型。基于日志数据分析和可视化模型，建立装备孪生数据实时可视化状态监控系统，实现对装备运行状态、运行环境的全面感知实时展示。其工作流程见图3-59。

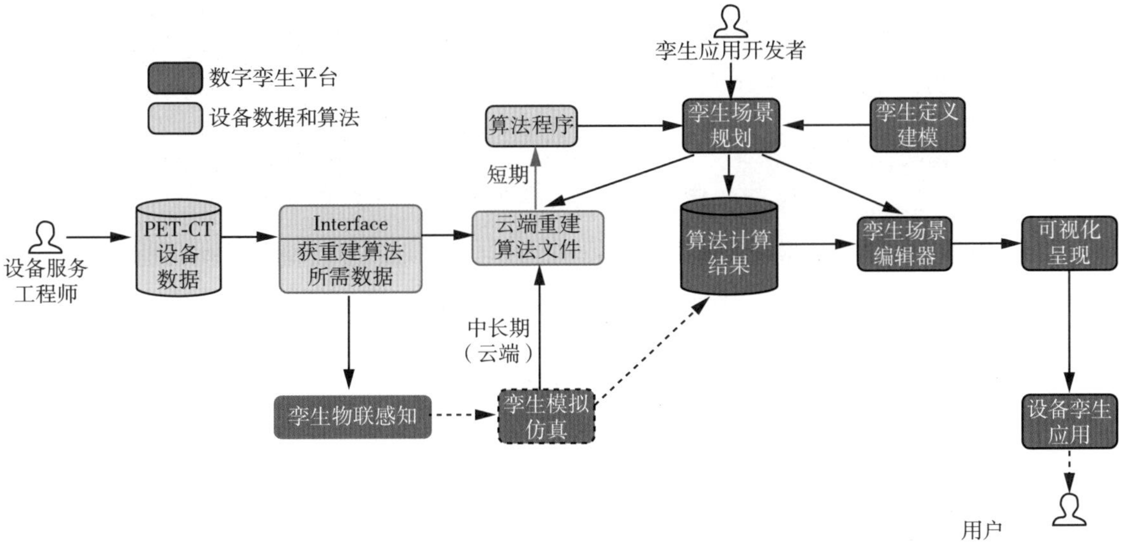

图3-59　基于物联网的医疗装备状态感知流程

2）模型驱动：基于数字孪生的装备和关键部件建模。基于3D建模与渲染、VR/AR技术，构建装备运维业务的行为模型来厘清装备的状态评估、故障告警、响应机制和周期性运动模式；能够实现装备故障的分析定位、自动告警和高效处置。

建模即建立装备物理实体虚拟映射的3D模型，这种模型真实地在虚拟空间再现物理实体的外观、运动结构、几何关联等特性，并结合实体对象的空间运动规律而建立，包含属性、服务和事件三个维度信息。其中，属性用于描述装备运行时具体信息和状态。例如，环境监测装备所读取的当前环境温度、智能灯开关状态等。服务指装备可供外部调用的指令或方法。服务调用中可设置输入和输出参数。输入参数是服务执行时的参数，输出参数是服务执行后的结果。相比于属性，服务可通过一条指令实现更复杂的业务逻辑，如执行某项特定的任务。事件是装备运行时，主动上报给云端的信息，一般包含需要被外部感知和处理的信息、告警和故障。事件中可包含多个输出参数，如某项任务完成后的通知信息、装备发生故障时的温度、时间信息和装备告警时的运行状态等。

采集和监测装备及其核心部件的力学、电磁学、热力学等多学科属性和参数，解析装备的运行机制，通过平台提供的一站式医疗数字建模与孪生渲染引擎，能够导入和自动生成3D模型，并对其进行智能化的场景编辑、数据模型绑定、动态仿真，从而实现物理医学装备场景与虚拟孪生之间的双向映射、数据连接和状态交互。建设效果见图3-60。

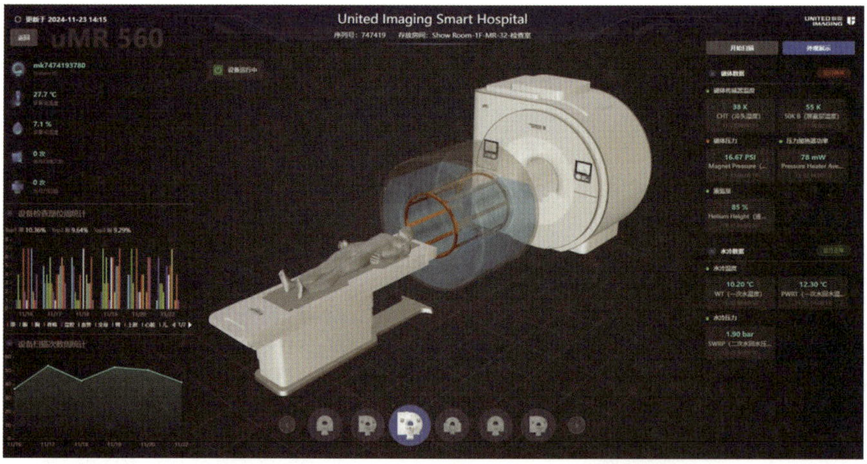

图3-60　基于数字孪生的装备和关键部件建模效果

3）AI驱动：基于AI大模型的故障预警。根据装备核心部件监控、运行日志、装备告警和工单等数据，结合历史故障数据和同类装备的故障规律，可预测装备未来特定时间段内可能出现的故障和部件寿命，从而提前安排维护工作。通过装备运行过程中的各种数据，识别装备潜在故障的迹象和模式，预测故障可能发生的时间和类型，同时基于故障预测的结果，有针对性地对医疗装备进行维护和保养活动。这种方式不再依赖固定时间间隔的常规维护，而是根据装备的实际状况和预测的故障风险来安排维护工作。

以磁共振液氦泄漏风险故障预警为列，所有厂商都会监控液氦位这一信息，以帮助确定是否存在液氦泄漏情况。为了实现跨厂商的磁共振液氦泄漏风险预警，仅能通过分析液氦位变化进行。与目前的人工定期抄录液氦位相比，自动采集数据进行分析可以更快、全天候地进行监控和预警。

在采集液氦位数据后，需先行剔除因传感器异常、通信异常等原因导致的数据点缺失及异常等问题。可通过训练人工智能大模型来实现故障的智能识别与报警。

为了实现区域医学装备管理服务和运营的提升，需要从高端医疗影像装备的全生命周期管理、高价值部件监控、智能预警、装备预防性维护及装备绩效分析等方面，为区域的装备管理、装备价值提升提供支持。

建立装备运营的各项指标标准模型，各厂商按指标需求主动上报数据，同时保证厂商间的数据流通运营的可信性与透明化，实现基于统一的绩效分析模型客观评价各个厂家装备效能。通过多维度的数据评估和比较，发现业务异常表现和预期落差，进而调整优化业务流程及配置，以提高装备运行及业务运营的效益和管理水平，实现业务的持续改进。例如，分析医学影像装备的扫描用时、平均等待间隔与检查部位的相关性，可有助于科室调整检查业务安排，减少装备待机和排队时间，提高装备的利用率，见图3-61；通过对装备进行实时监控可对装备状态进行预测分析，以有效地安排装备维护窗口时间。

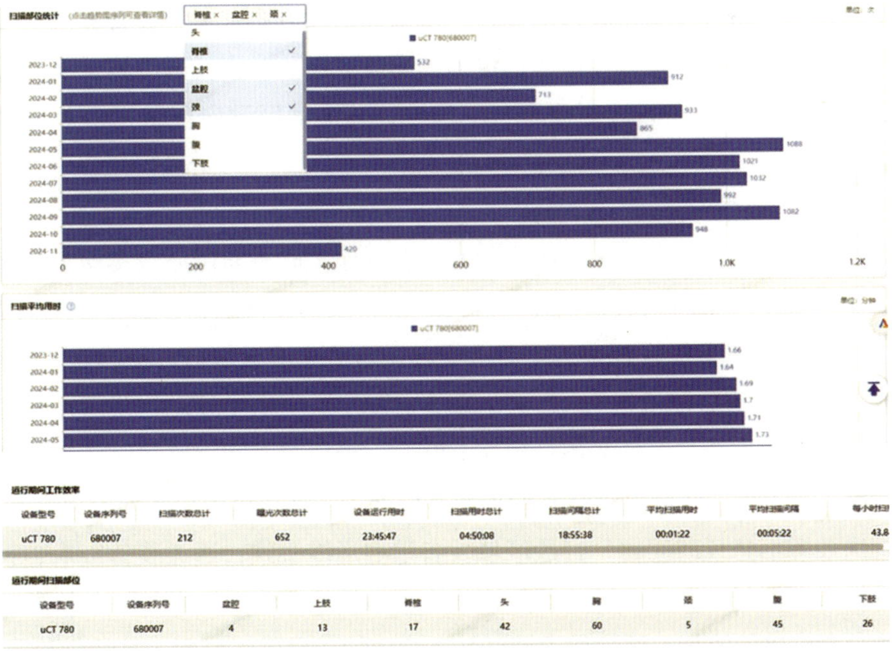

图3-61　医学影像装备的检查部位、扫描用时分析

4）孪生驱动：从医学装备孪生探索数字孪生技术在未来元医院中的应用。在未来元医院体系中，利用数字孪生医学装备可以采集到多模态的医学数据（如影像学、生理学、代谢组及行为数据），通过融合解剖结构、功能特性、生理病理、生化信息等数据，可以进一步拓展建立患者的数字孪生人体来动态映射患者的实时健康状态，为个性化医疗提供基础。

创建一个多层次数字孪生人体模型需要采用从微观到宏观的多维度视角，包含以下几个层面。①细胞层面：构建细胞结构的数字模型，模拟细胞内部的信号传递过程和代谢活动；②组织层面：复制组织的形态和功能特征，确保数字孪生能够准确反映组织的实际特性；③器官层面：针对单个器官的解剖学及功能学特性进行孪生，反映器官的实际运行状态；④系统层面：将各个器官的信息整合起来，模拟器官间的协同工作，构建一个全面的人体系统动态数字孪生。

基于数字孪生装备采集的数据打造数字孪生人体，可对患者当前的疾病状况进行高精度分析与诊断，结合病理发展趋势预测疾病进程。通过模拟不同治疗方案的预后结果，为患者提供全疾病周期的个性化精准诊疗与康复方案，覆盖从预防、诊断、治疗到康复的全链条。

同时，借助人工智能在医学领域的垂类大模型与拓展现实技术，可以构建数字孪生医生。数字孪生医生能够集成多源数据分析、医学知识推理及临床实践经验，辅助或独立完成诊断、治疗建议及术中导航等任务，进一步提升医疗效率与精准性。

在未来元医院中，数字孪生患者、数字孪生医生与数字孪生医学装备之间可以实现无缝交互。患者数字孪生可以实时更新患者的健康状态及疾病进程，为临床决策提供依据。医生数字孪生可以结合患者数据与装备功能，制定最优治疗方案。医学装备数字孪生可以实现精准模拟与远程操控，为复杂医疗操作提供辅助支持。这种未来元医院体系下的交互生态将显著优化医疗资源分配，提高诊疗效率与准确性，并推动医学向智慧化、个性化和精准化迈进。

3. 实施案例和效果

嘉定区中心医院作为上海市区域医疗中心与公立医院改革与高质量发展示范项目承担单位，搭建了基于数字孪生的区域医学装备管理平台，该平台接入嘉定区中心医院及嘉定区4家区域医疗中心、医联体17家社区卫生服务中心（含分中心）、远程医疗对口单位云南德钦县人民医院，共计23家医疗机构123台医学装备。基于数字孪生技术，将医疗装备环境空间及装备本体数字孪生理念与医学装备管理充分结合，形成跨时间、跨院区、多台套装备的医学装备管理模式，推动了区域医疗装备管理数字化变革，其实施效果主要有以下几点。

（1）解决装备信息孤岛问题，打造区域装备远程运维模式：通过装备接入、关键部件数据采集与智能告警流程，达成区域装备数字化管理与运维。此系统打破装备信息孤岛，便利卫健委监管与牵头单位统筹，保障偏远地区装备稳定性，确保医疗服务持续供给。

（2）实现装备效率效益可视化分析，助力区域统一运营：平台为装备管理者、科室及医院决策者、卫生主管部门提供区域装备能效直观认知，支撑区域装备统一调度、业务流程优化与采购决策。数据显示，2023年系统上线后影像检查业务效率显著提升，装备闲置率下降40%，开机率达99.5%，使用率达99.84%。

（3）构建数字孪生全局视图，装备管理模式革新：运用数字孪生技术搭建院区、科室与装备孪生模型，构建嘉定区全局数字孪生视图，连接物理与信息世界。该模型精准预警装备故障，借助历史记录回溯助力工程师定位故障源，以虚实可视方式变革医工工作模式，使在线巡检成为现实，大幅提升基层社区巡检效率，减轻院区管理负担。在嘉定区，基层社区服务中心完成单台装备的一次巡检往往需要4小时甚至1天，通过数字孪生的方式，极大提升了巡检效率，使院区的管理工作变得更加轻松。

（4）打造区域装备资源共享新途径，基层服务模式与援建模式革新：依托5G、IoT等技术，平台提供远程扫描解决方案。嘉定区中心医院高水平人员借此在线辅助基层技师开展复杂影像检查（如指导基层技师配置扫描参数、扫描协议）；同时，对多中心的医疗体系来说，高水平技师可以规范多中心扫描质量，保障报告质量与效率，优化人力管理并缓解人员短缺。嘉定区中心医院通过该平台，顺利完成了对社区医院、援建地云南德钦县人民医院的远程协助和培训工作，提升了基层医疗单位的整体水平。

4．未来展望

通过建立基于数字孪生的医学装备管理平台，推动装备运维服务管理智能化，优化内部服务资源，提升数据辅助决策能力，为管理人员提供新决策思路，成为医院及区域管理模式创新工作相结合的突破口。随着数据与模型驱动管理的推进和深化，我们还将持续改进。

（1）从单个医院的孪生建造出发，构建医院数字孪生沙盒。以医院的实际人财物、诊疗数据、业务流程为基础，构建一个可视化的医院数字孪生环境。通过智能体的演化、诊疗决策、业务预测和仿真模拟，提升医院运营管理的维度，实现更高效和智能的医疗服务。主要涉及以下四方面的建设。

1）物理空间、人员、物资耗材的实体建模：通过扫描、摄影测量等技术手段，按照1∶1比例构建真实医院的三维模型。空间模型包括建筑物的布局、科室的分布、装备的摆放位置等；人员模型则针对不同工作角色（如医生、护士、患者、保洁人员等）设计通用化的虚拟形象，以便清晰地区分角色；装备和物资耗材同样采用一类装备对应一个通用模型的方式，确保细节不失真的同时降低建模成本。这一阶段的核心目标是以最低的投入成本直观还原医院在数字空间中的孪生实体，从而为后续的动态模拟和交互研究提供基础。

2）定义实体状态、关系及交互表现规则：为数字孪生系统中的每类实体明确状态变化范围和演化规则。对于人和物，要描述清楚它们可能的状态（如“使用中”“空闲”“损坏”“维护”等）及其空间中的位置限制。同时，针对每种人物模型，设计其自身的运动模式，如医护人员的行走、检查、治疗动作等，以及患者的就医行为等；而不同角色的人物模型与不同种类的装备、物资耗材之间，也需要设计符合现实逻辑的交互动作，如医生操作医疗装备、护士分发药物等。通过构建健全且高效的实体间关系和交互规则，确保数字孪生体能够真实反映医院的实际运行逻辑，从而为未来的优化和预测提供可靠依据。

3）基于诊疗数据与业务流程，构建医护数字孪生智能体：结合医学领域大数据、医院的核心业务流程（如挂号、诊疗、手术、护理等）和大量历史业务与诊断数据，训练出能够模拟真实医护行为的数字孪生智能体。这些智能体具备与实际医护人员相匹配的专业能力和决策逻辑，能够在医院数字孪生体中自主运行。例如，医生的智能体可根据患者的数字病历做出诊疗决策，护士的智能体可以执行给药、转运患者等任务。通过这些智能体，数字孪生系统不仅能够动态模拟医院日常运作，还能用于应对突发事件的演练和优化资源调度，从而实现更高效的医疗服务管理和决策支持。

4）基于数字孪生装备数据，构建患者数字孪生人体：利用数字孪生医学装备，可以对真实人体进行多源数据采集，并通过几何、物理、生理和生化建模，在计算机数字空间中构建具有生理机能的个性化人体医用数字孪生。该人体数字孪生可以实时反映患者的健康状态，与未来元医院中的医护数字孪生智能体及数字孪生装备实现交互。这种交互不仅提高了医疗服务的效率和质量，还为远程医疗、精准医疗和个性化治疗提供了新的可能性。随着技术的进步，数字孪生技术有望在医疗领域发挥更大的作用，为患者提供更加全面和深入的健康管理。

（2）将数字孪生沙盒应用到实际运营中，帮助实现单个医院及整个区域的升维运营管理，主要包含以下三个方面。

1）智能体的自主演化与服务能力提升：智能体能够通过自主演化不断优化服务能力，从而提高运营效率。例如，预问诊智能体可以优化提问逻辑和效率，减少患者就诊时间，并提升患者体验。在模拟环境中，智能体通过闭环仿真诊疗服务流程，完成诊断、检查和治疗的多轮实践。医生智能体在仿真过程中自主学习并进化，通过分析大量历史数据和医疗案例，不断提高诊断的准确性、优化检查方案及完善治疗策略。这种自主进化的能力不仅提升了智能体的任务执行水平，还为管理者提供了有效管理智能体资产的方式，确保其价值最大化。

2）基于历史数据的沙盒仿真，洞见未来可能性：通过将真实医疗环境和历史业务数据引入沙盒，仿真模拟各类人物的行为和流程，可以直观地预测未来发展的可能性。这种仿真能够反映业务设计的合理性，帮助管理者识别潜在的业务瓶颈。例如，通过还原患者的就诊路径、医护人员的工作流程，以及装备资源的调度情况，沙盒可以揭示哪些环节可能成为业务卡点（如患者等待时间过长或检查装备使用率不平衡），从而为管理者提供及时优化的依据。这一洞见能力，使医院能够更敏锐地应对问题，确保整体运营流畅。

3）人为调整数据参数，进行决策仿真与效果预判：管理者可以通过调整沙盒中的关键数据参数，模拟不同管理决策的效果，从而在实施前预判其合理性及可能产生的结果。例如，调整不同科室的资源配置，观察是否会提高整体营收效益或改善患者满意度；修改医生门诊排班，评估对门诊人流量分布和患者等候时间的影响；优化检查组合方案，观察对装备使用效率和检查时间的改善。这些模拟为管理者提供了低成本、高回报的决策试验场，使其能够提前洞察不同策略的潜在影响，从而制定更加科学合理的管理方案。

这种基于数字孪生的升维运营管理模式，使得单个医院及整个区域能够更灵活地应对复杂的管理挑战，持续提升运营效能与服务质量，进一步打造医学装备孪生创新范式。

供稿单位：中核粒子医疗科技有限公司
上海联影医疗科技股份有限公司
艾信智慧医疗科技发展（苏州）有限公司
武汉友芝友医疗科技股份有限公司
西安大医集团股份有限公司
通用电气医疗系统贸易发展（上海）有限公司

第四章　细分领域市场

第一节　医学影像领域

一、市场概述

（一）整体情况

依据国家药监局《医疗器械分类目录》，医学影像领域根据成像原理划分为18个一级产品类别，根据预期临床用途、产品组成分为93个二级产品类别。本书中涵盖的医学影像设备主要包括X射线计算机体层摄影设备（CT）、磁共振成像设备（MRI）、数字减影血管造影设备（DSA）、数字化摄影X射线机（DR）、正电子发射型磁共振成像系统（PET/MRI）、X线正电子发射断层扫描仪（PET/CT）、超声影像诊断设备、医用内窥镜等，见图4-1。

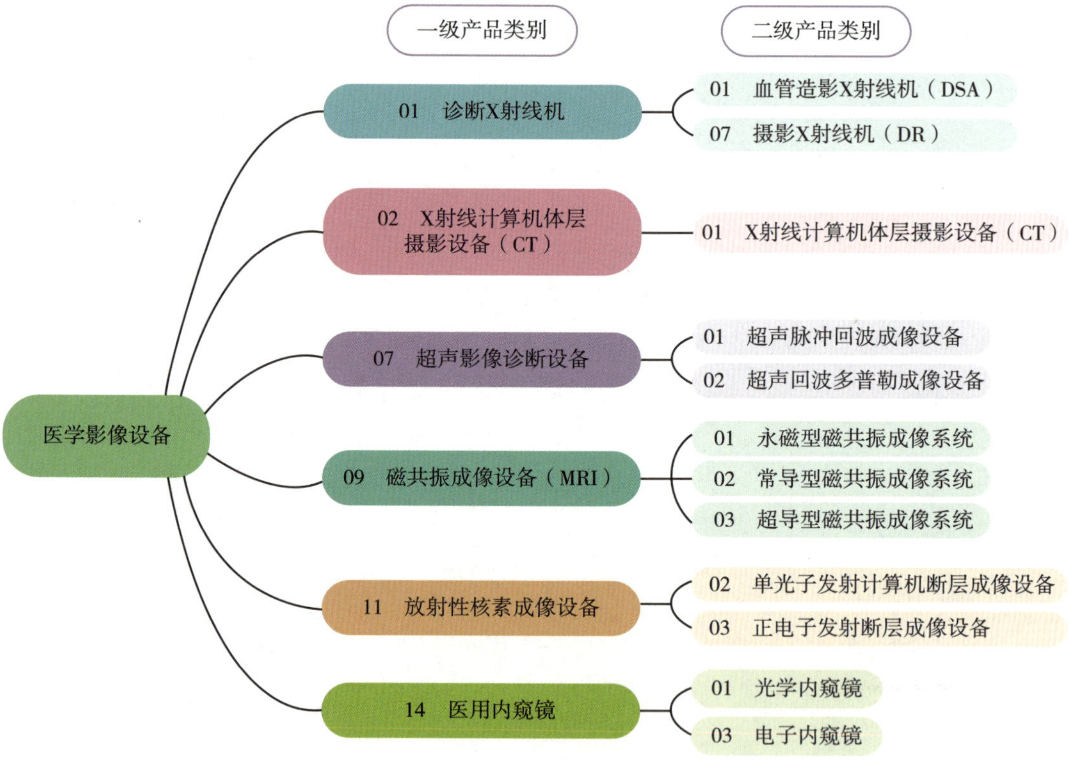

图4-1　医学影像领域设备分类

资料来源：医装数胜整理绘制。

2024年国内医学影像领域设备（本书中涵盖的医学影像设备，下同）市场规模达1232.61亿元，较去年同期减少218亿元左右，同比下降15.05%。2020—2024年国内医学影像领域设备市场规模复合增长率达到9%，见图4-2。

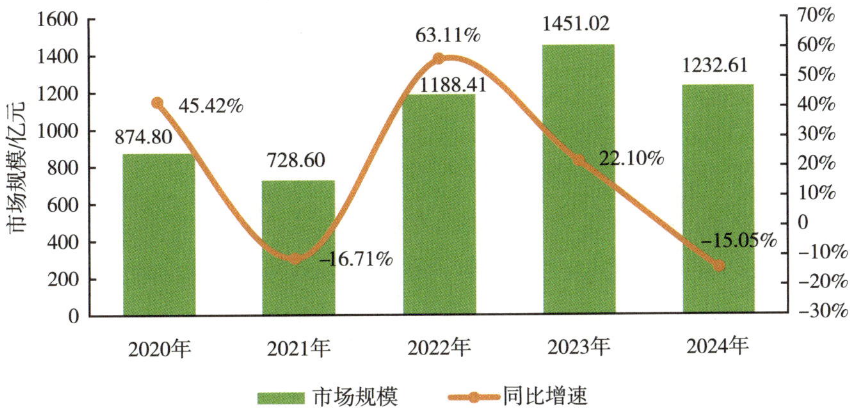

图4-2　2020—2024年国内医学影像领域设备市场规模及同比增速

数据来源：医装数胜基于公开招投标数据、上市企业及细分领域境内营收等数据推算。

从注册人企业来看，截至2024年底，国内医学影像领域设备注册人企业数量为660家，其中民族自主品牌注册人企业572家，占86.7%。2020—2024年国内民族自主品牌注册人企业数量复合增速为15.5%，见图4-3。在民族自主品牌中，代表性企业主要有联影医疗、东软医疗、迈瑞医疗、乐普医疗、万东医疗、开立医疗；主要代表性外资品牌包括通用电气、西门子、飞利浦、奥林巴斯等。

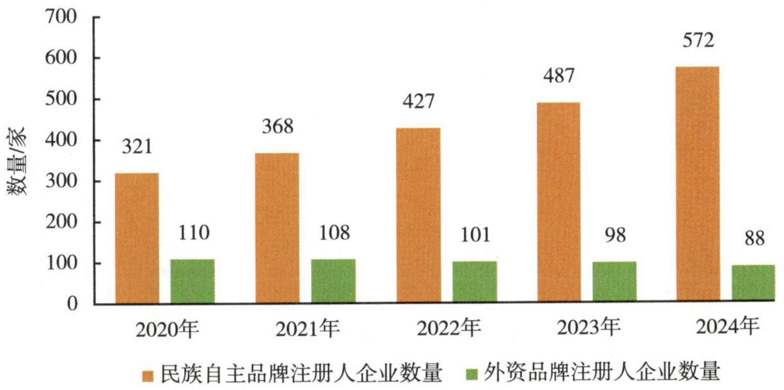

图4-3　2020—2024年国内医学影像领域注册人企业数量（有效存量）

数据来源：国家及省（自治区、直辖市）药监局，医装数胜整理。

从首次注册来看，2024年国内医学影像领域设备首次注册的Ⅱ类和Ⅲ类产品数量为466件。根据医疗器械注册证，2024年“准”字（境内生产的医疗器械）产品数量为457件，占比98.1%。相比2023年，首次注册的Ⅱ类和Ⅲ类产品数量（375件）同比增长24.3%，“准”字产品数量同比增长32.5%，见图4-4。

从出口情况来看，根据海关总署相关数据不完全统计，2024年国内医学影像领域设备出口金额（含零部件）约为226亿元人民币，其中CT出口金额为48.02亿元人民币，MRI出口金额为58.76亿元人民币。

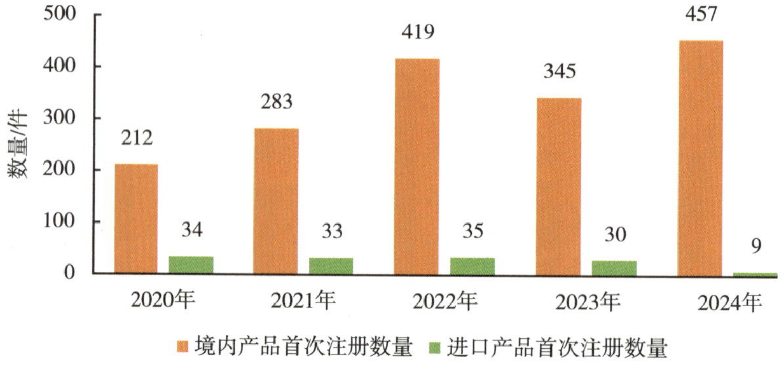

图4-4　2020—2024年国内医学影像领域Ⅱ类和Ⅲ类产品首次注册数量

数据来源：国家及省（自治区、直辖市）药监局，医装数胜整理。

（二）细分市场

从医学影像领域细分产品来看，2024年国内CT、医用内窥镜和超声影像诊断设备市场规模占比均超过20%，其中CT和超声影像诊断设备市场规模占比较去年同期略有增加，医用内窥镜市场规模占比有所下降。此外，近几年国内MRI市场规模占比维持在16%以上，且2024年占比有所上升，DSA市场规模占比稳定在10%左右，DR市场规模占比略有下降，见图4-5。

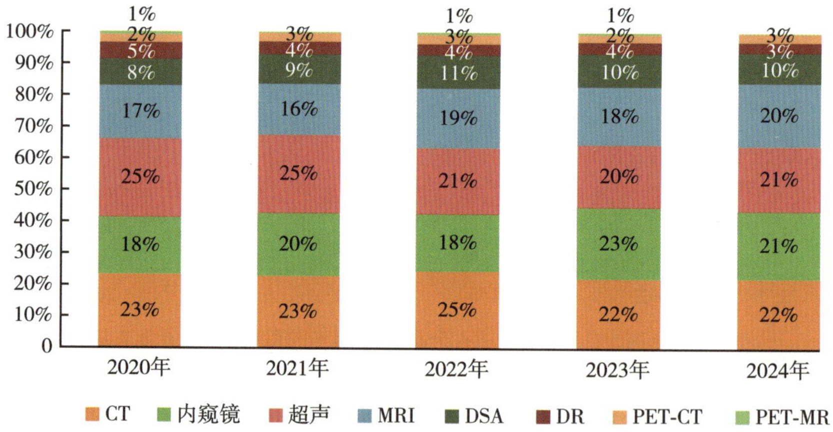

图4-5　2020—2024年国内医学影像领域细分产品市场规模占比分布（按销售金额）

数据来源：公开招投标数据，医装数胜整理。

1. X射线计算机体层摄影设备（CT）

根据最新数据统计，2019—2024年，有销售记录的CT品牌中，国内民族自主品牌37个，外资品牌27个，见图4-6。

2024年，国内民族自主品牌CT市场占有率达到35.84%，同比增加1.01个百分点，外资品牌CT市场占有率为64.16%，见图4-7。

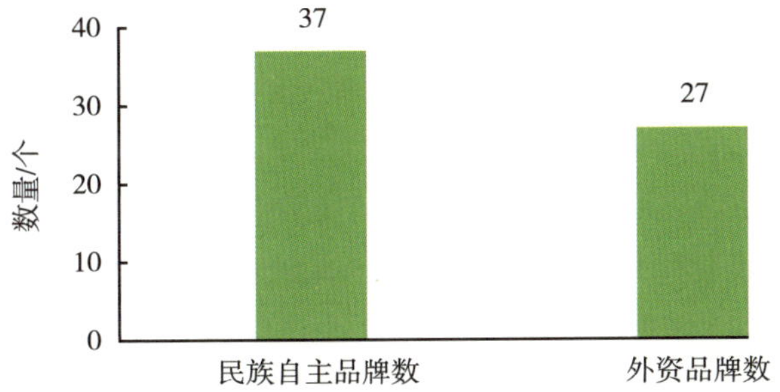

图4-6　国内民族自主品牌和外资品牌数量（有CT销售记录）

数据来源：医装数胜整理。

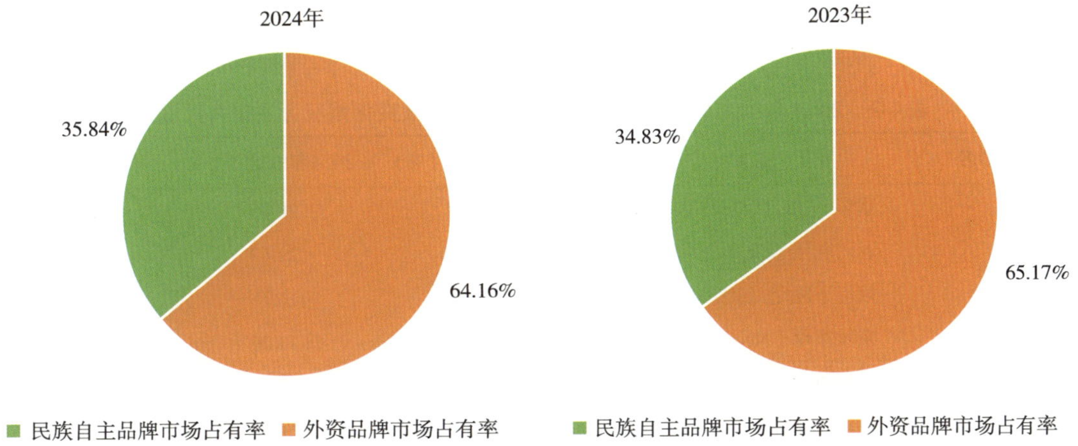

图4-7　2024年和2023年国内民族自主品牌和外资品牌CT市场占有率（按销售金额）

数据来源：公开招投标数据，医装数胜整理。

从国内各品牌CT销售金额市场占有率来看，2024年销售金额前三名分别为西门子医疗、GE医疗和联影医疗，市场占有率均超过24%，其中西门子医疗和联影医疗市场占有率较去年均有所上升，GE医疗略有下降。此外，飞利浦市场占有率下降较为明显，见表4-1。

表4-1　2024年国内CT市场占有率TOP10品牌及变化情况（按销售金额）

2024年排名	品牌	2023年占比（%）	2024年占比（%）	同比变动百分点
1	西门子医疗（SIEMENS）	21.43	26.18	4.75
2	通用电气（GE）	26.69	25.85	−0.84
3	联影（UNITED IMAGING）	22.04	24.02	1.98
4	飞利浦（PHILIPS）	14.24	10.18	−4.06
5	东软医疗（Neusoft）	8.63	7.01	−1.62
6	佳能（CANON）	2.63	1.82	−0.81
7	万东（WDM）	1.00	1.40	0.40

续 表

2024年排名	品牌	2023年占比（%）	2024年占比（%）	同比变动百分点
8	安科（ANKE）	1.23	1.38	0.15
9	明峰（MinFound）	0.74	0.81	0.07
10	赛诺威盛（SINO VISION）	0.33	0.48	0.15

数据来源：公开招投标数据，医装数胜整理。

从国内各品牌CT销售数量市场占有率来看，2024年联影医疗市场占有率处于领先地位，且较去年增加2个百分点；其次为GE医疗和西门子医疗，市场占有率均超过15%。此外，东软医疗和飞利浦医疗市场占有率均有所下降，万东增加2.04个百分点，见表4-2。

表4-2 2024年国内CT市场占有率TOP10品牌及变化情况（按销售数量）

2024年排名	品牌	2023年占比（%）	2024年占比（%）	同比变动百分点
1	联影（UNITED IMAGING）	26.87	28.86	1.99
2	通用电气（GE）	22.83	22.67	−0.16
3	西门子医疗（SIEMENS）	15.65	16.38	0.73
4	东软医疗（Neusoft）	12.39	11.26	−1.13
5	飞利浦（PHILIPS）	10.44	7.51	−2.93
6	万东（WDM）	2.32	4.36	2.04
7	安科（ANKE）	2.73	3.10	0.37
8	明峰（MinFound）	1.83	1.83	0
9	赛诺威盛（SINO VISION）	0.82	1.22	0.40
10	佳能（CANON）	1.30	0.84	−0.46

数据来源：公开招投标数据，医装数胜整理。

2．医用磁共振成像设备（MRI）

根据最新数据统计，2019—2024年，有销售记录的MRI品牌中，国内民族自主品牌数量达到25个，外资品牌数量达到8个，见图4-8。

2024年，国内民族自主品牌MRI市场占有率达到31.01%，同比增加6.85个百分点，外资品牌MRI市场占有率达到68.99%，见图4-9。

从国内各品牌MRI销售金额市场占有率来看，2024年销售金额前三名分别为西门子医疗、联影医疗和GE医疗，市场占有率均超过25%，其中联影医疗市场占有率较去年增加8.29个百分点，西门子医疗和GE医疗分别减少2.76个百分点、2.59个百分点。此外，飞利浦和东软医疗市场占有率均减少0.92个百分点，见表4-3。

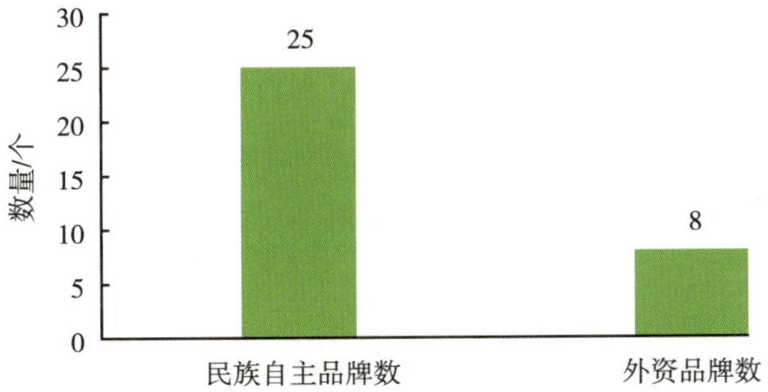

图4-8　国内民族自主品牌和外资品牌数量（有MRI销售记录）

数据来源：医装数胜整理。

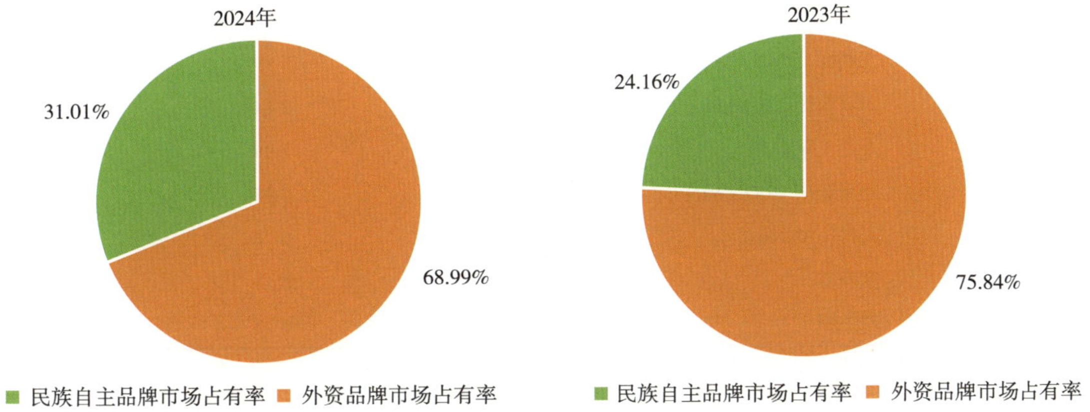

图4-9　2024年和2023年国内民族自主品牌和外资品牌MRI市场占有率（按销售金额）

数据来源：公开招投标数据，医装数胜整理。

表4-3　2024年国内MRI市场占有率TOP10品牌及变化情况（按销售金额）

2024年排名	品牌	2023年占比（%）	2024年占比（%）	同比变动百分点
1	西门子医疗（SIEMENS）	33.77	31.01	−2.76
2	联影（UNITED IMAGING）	19.76	28.05	8.29
3	通用电气（GE）	28.88	26.29	−2.59
4	飞利浦（PHILIPS）	12.52	11.60	−0.92
5	东软医疗（Neusoft）	2.41	1.49	−0.92
6	万东（WDM）	0.38	0.47	0.09
7	鑫高益	0.46	0.29	−0.17
8	安科（ANKE）	0.14	0.24	0.10
9	朗润医疗（LONWIN）	0.54	0.23	−0.31
10	瑞加图	0.04	0.10	0.06

数据来源：公开招投标数据，医装数胜整理。

从国内各品牌MRI销售数量市场占有率来看，2024年销售数量前三名分别为联影医疗、西门子医疗和GE医疗，市场占有率均超过24%，其中联影医疗市场占有率较去年增加6.85个百分点，西门子医疗、GE医疗市场占有率分别减少0.22个百分点、1.93个百分点。此外，东软医疗市场占有率减少2.34个百分点，见表4-4。

表4-4　2024年国内MRI市场占有率TOP10品牌及变化情况（按销售数量）

2024年排名	品牌	2023年占比（%）	2024年占比（%）	同比变动百分点
1	联影（UNITED IMAGING）	21.90	28.75	6.85
2	西门子医疗（SIEMENS）	28.76	28.54	−0.22
3	通用电气（GE）	26.88	24.95	−1.93
4	飞利浦（PHILIPS）	11.39	10.99	−0.40
5	东软医疗（Neusoft）	4.98	2.64	−2.34
6	万东（WDM）	0.88	1.06	0.18
7	朗润医疗（LONWIN）	1.00	0.95	−0.05
8	安科（ANKE）	0.44	0.74	0.30
9	鑫高益	1.33	0.53	−0.80
10	瑞加图	0.11	0.32	0.21

数据来源：公开招投标数据，医装数胜整理。

3．数字减影血管造影X射线成像设备（DSA）

根据最新数据统计，2019—2024年，有销售记录的DSA品牌中，国内民族自主品牌数量达到11个，外资品牌数量达到13个，见图4-10。

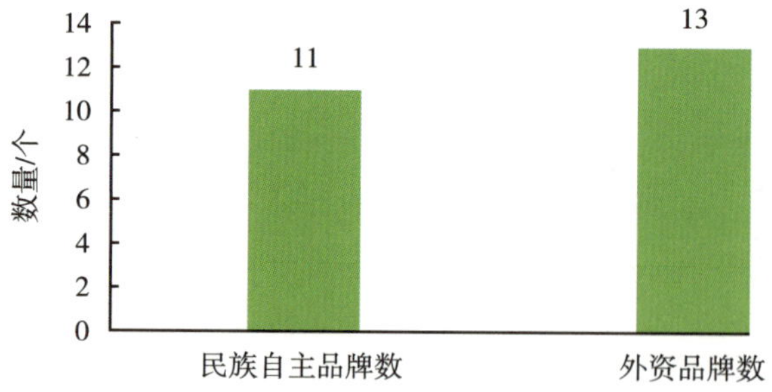

图4-10　国内民族自主品牌和外资品牌数量（有DSA销售记录）

数据来源：医装数胜整理。

2024年，国内民族自主品牌DSA市场占有率为8.08%，同比增长2.53个百分点，外资品牌DSA市场占有率达到91.92%，见图4-11。

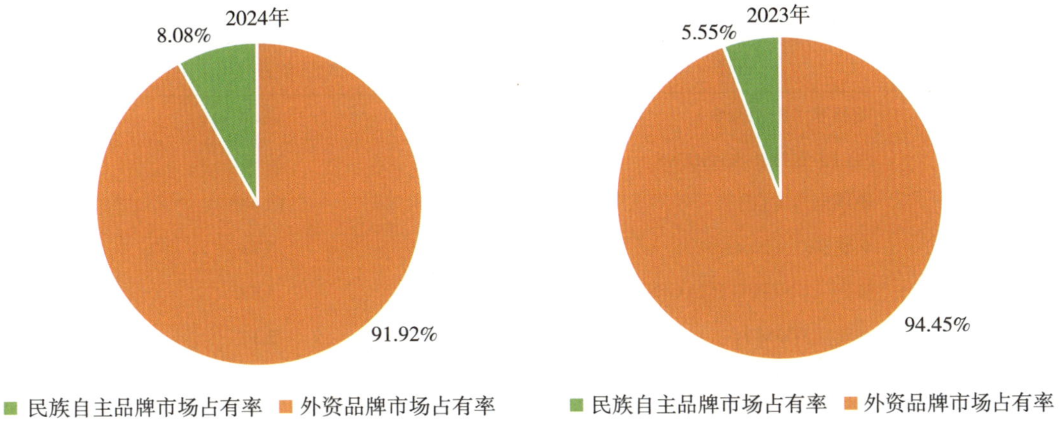

图4-11　2024年和2023年国内民族自主品牌和外资品牌DSA市场占有率（按销售金额）

数据来源：公开招投标数据，医装数胜整理。

从国内各品牌DSA销售金额市场占有率来看，2024年飞利浦以48.18%的市场占有率占据榜首，较去年增加3.33个百分点，其次为西门子医疗和GE医疗，市场占有率均超过14个百分点，同比分别减少3.88个百分点、0.67个百分点。此外，联影医疗市场占有率增加3.01个百分点，见表4-5。

表4-5　2024年国内DSA市场占有率TOP10品牌及变化情况（按销售金额）

2024年排名	品牌	2023年占比（%）	2024年占比（%）	同比变动百分点
1	飞利浦（PHILIPS）	44.85	48.18	3.33
2	西门子医疗（SIEMENS）	32.69	28.81	−3.88
3	通用电气（GE）	14.98	14.31	−0.67
4	联影（UNITED IMAGING）	0.40	3.41	3.01
5	东软医疗（Neusoft）	3.09	2.83	−0.26
6	万东（WDM）	1.52	1.44	−0.08
7	佳能（CANON）	1.01	0.51	−0.50
8	乐普医疗（LEPU MEDICAL）	0.08	0.27	0.19
9	唯迈医疗（WeMed）	0.20	0.12	−0.08
10	岛津（SHIMADZU）	0.77	0.08	−0.69

数据来源：公开招投标数据，医装数胜整理。

从国内各品牌DSA销售数量市场占有率来看，2024年飞利浦市场占有率最高，达到47.44%，且增长明显，市场占有率较去年增加4.24个百分点。其次为西门子医疗和GE医疗，市场占有率分别为26.09%、15.35%，二者市场占有率均有所减少，其中西门子医疗减少5.08个百分点。此外，联影医疗市场占有率增加3.10个百分点，见表4-6。

表4-6　2024年国内DSA市场占有率TOP10品牌及变化情况（按销售数量）

2024年排名	品牌	2023年占比（%）	2024年占比（%）	同比变动百分点
1	飞利浦（PHILIPS）	43.20	47.44	4.24
2	西门子医疗（SIEMENS）	31.17	26.09	−5.08
3	通用电气（GE）	15.52	15.35	−0.17
4	东软医疗（Neusoft）	4.45	3.84	−0.61
5	联影（UNITED IMAGING）	0.48	3.58	3.10
6	万东（WDM）	2.29	2.17	−0.12
7	佳能（CANON）	0.72	0.64	−0.08
8	乐普医疗（LEPU MEDICAL）	0.12	0.38	0.26
9	唯迈医疗（WeMed）	0.36	0.38	0.02
10	岛津（SHIMADZU）	1.08	0.13	−0.95

数据来源：公开招投标数据，医装数胜整理。

4．数字X射线成像设备（DR）

根据最新数据统计，2019—2024年，有销售记录的DR品牌中，国内民族自主品牌数量达到82个，外资品牌数量达到26个，见图4-12。

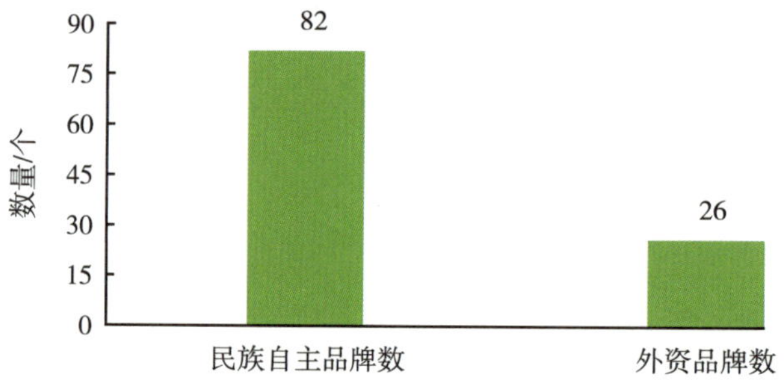

图4-12　国内民族自主品牌和外资品牌数量（有DR销售记录）

数据来源：医装数胜整理。

2024年，国内民族自主品牌DR市场占有率达到70.61%，同比增加4.46个百分点，外资品牌DR市场占有率为29.39%，见图4-13。

从国内各品牌DR销售金额市场占有率来看，2024年联影医疗和万东医疗市场占有率均超过15%，二者较去年分别增加1.49个百分点、2.61个百分点；其次为迈瑞和普爱医疗，市场占有率均超8%，其中普爱医疗同比增加1.65个百分点。此外，锐珂医疗和岛津市场占有率分别减少1.52个百分点、1.23个百分点，见表4-7。

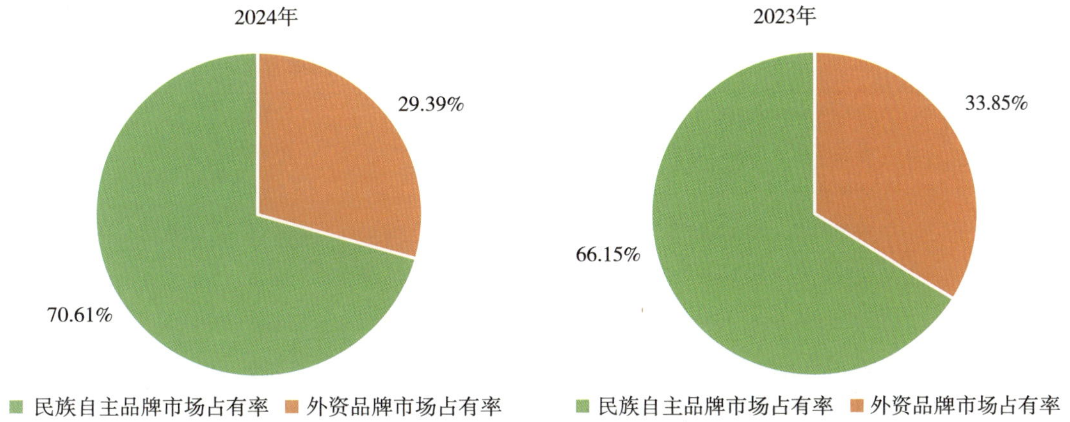

图4-13　2024年和2023年国内民族自主品牌和外资品牌DR市场占有率（按销售金额）

数据来源：公开招投标数据，医装数胜整理。

表4-7　2024年国内DR市场占有率TOP10品牌及变化情况（按销售金额）

2024年排名	品牌	2023年占比（%）	2024年占比（%）	同比变动百分点
1	联影（UNITED IMAGING）	15.04	16.53	1.49
2	万东（WDM）	12.80	15.41	2.61
3	迈瑞（Mindray）	9.28	8.76	−0.52
4	普爱医疗（PERLOVE）	6.54	8.19	1.65
5	西门子医疗（SIEMENS）	7.52	7.80	0.28
6	安健科技（ANGELL）	6.40	6.56	0.16
7	锐珂（Carestream）	7.29	5.77	−1.52
8	岛津（SHIMADZU）	6.41	5.18	−1.23
9	通用电气（GE）	4.52	5.12	0.60
10	东软医疗（Neusoft）	3.83	4.56	0.73

数据来源：公开招投标数据，医装数胜整理。

从国内各品牌DR销售数量市场占有率来看，2024年销售数量前三名分别为万东医疗、联影医疗和迈瑞医疗，市场占有率均超过12%，其中，万东和联影医疗较去年分别增加2.12个百分点、1.41个百分点，迈瑞减少2.81个百分点。此外，普爱医疗市场占有率增加2.70个百分点，见表4-8。

表4-8　2024年国内DR市场占有率TOP10品牌及变化情况（按销售数量）

2024年排名	品牌	2023年占比（%）	2024年占比（%）	同比变动百分点
1	万东（WDM）	14.86	16.98	2.12
2	联影（UNITED IMAGING）	12.29	13.70	1.41

续 表

2024年排名	品牌	2023年占比（%）	2024年占比（%）	同比变动百分点
3	迈瑞（Mindray）	15.41	12.60	−2.81
4	普爱医疗（PERLOVE）	8.11	10.81	2.70
5	蓝影医疗	6.46	7.07	0.61
6	安健科技（ANGELL）	7.01	6.82	−0.19
7	东软医疗（Neusoft）	4.22	5.33	1.11
8	西门子医疗（SIEMENS）	3.51	4.18	0.67
9	锐珂（Carestream）	5.11	3.93	−1.18
10	通用电气（GE）	2.70	3.19	0.49

数据来源：公开招投标数据，医装数胜整理。

5．正电子发射及X射线计算机断层成像系统（PET-CT）

根据最新数据统计，2019—2024年，有销售记录的PET-CT品牌中，国内民族自主品牌数量为6个，外资品牌数量为3个，见图4-14。

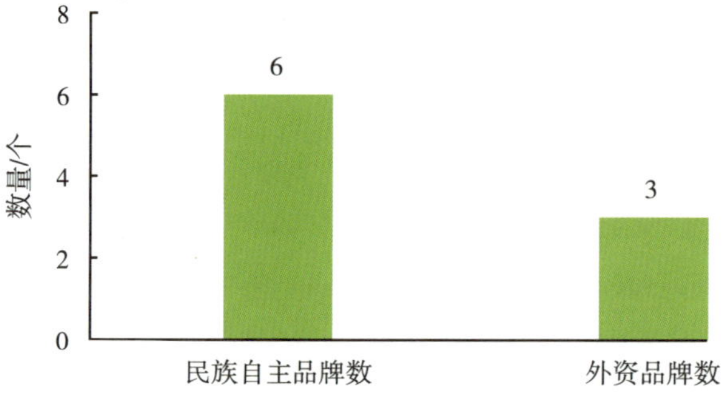

图4-14 国内民族自主品牌和外资品牌数量（有PET-CT销售记录）

数据来源：医装数胜整理。

2024年，国内民族自主品牌PET-CT市场占有率达到61.22%，同比增加15.7个百分点，外资品牌PET-CT市场占有率为38.78%，见图4-15。

从国内各品牌PET-CT销售金额市场占有率来看，2024年联影医疗市场占有率大幅领先，达到58.92%，较去年增加15.30个百分点，其次为GE医疗和西门子医疗，市场占有率均超过14%，其中西门子医疗市场占有率较去年增加2.09个百分点，GE医疗市场占有率减少6.05个百分点，见表4-9。

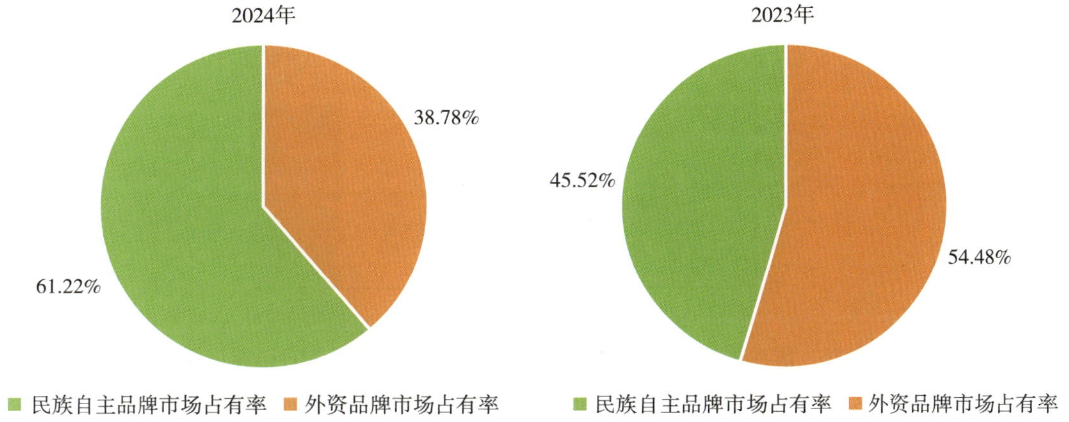

图4-15 2024年和2023年国内民族自主品牌和外资品牌PET-CT市场占有率（按销售金额）

数据来源：公开招投标数据，医装数胜整理。

表4-9 2024年国内PET-CT市场占有率TOP3品牌及变化情况（按销售金额）

2024年排名	品牌	2023年占比（%）	2024年占比（%）	同比变动百分点
1	联影（UNITED IMAGING）	43.62	58.92	15.30
2	通用电气（GE）	29.97	23.92	−6.05
3	西门子医疗（SIEMENS）	12.76	14.85	2.09

数据来源：公开招投标数据，医装数胜整理。

从国内各品牌PET-CT销售数量市场占有率来看，2024年销售数量前三名分别为联影医疗、GE医疗和西门子医疗，市场占有率均超过18%，三者市场占有率较去年均增加2个百分点以上，见表4-10。

表4-10 2024年国内PET-CT市场占有率TOP3品牌及变化情况（按销售数量）

2024年排名	品牌	2023年占比（%）	2024年占比（%）	同比变动百分点
1	联影（UNITED IMAGING）	46.88	49.18	2.30
2	通用电气（GE）	26.56	29.51	2.95
3	西门子医疗（SIEMENS）	14.06	18.03	3.97

数据来源：公开招投标数据，医装数胜整理。

6. 正电子发射及磁共振成像系统（PET-MRI）

根据最新数据统计，2019—2024年，有销售记录的PET-MRI品牌中，国内民族自主品牌数量仅有1个，为联影医疗，外资品牌数量为2个，分别为西门子医疗和GE医疗，见图4-16。

2024年，国内民族自主品牌PET-MRI市场占有率达到100%，较同期增加76.93个百分点，均来自联影，见图4-17。

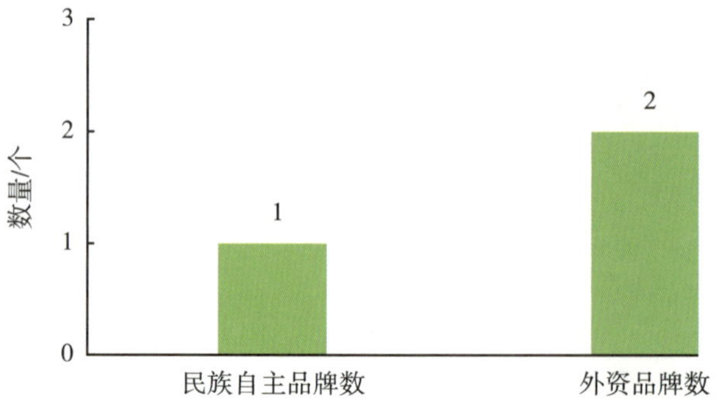

图4-16　国内民族自主品牌和外资品牌数量（有PET-MR销售记录）

数据来源：医装数胜整理。

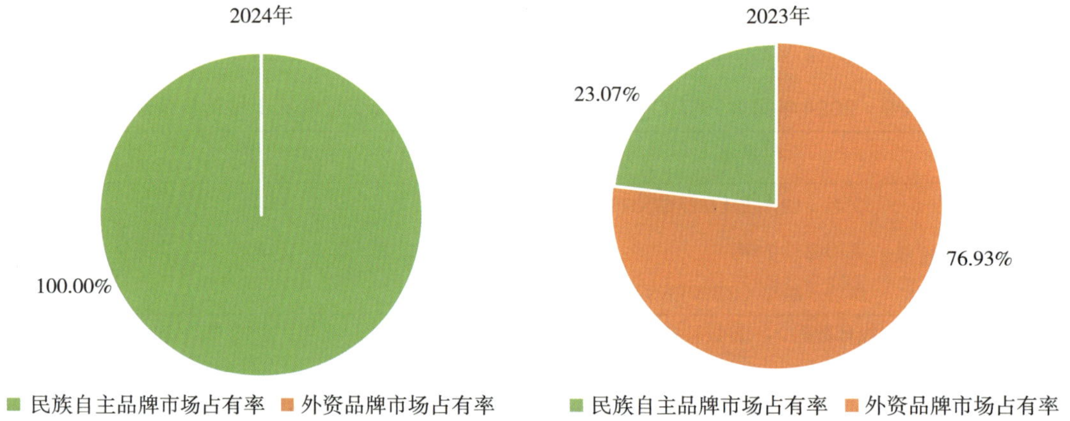

图4-17　2024年和2023年国内民族自主品牌和外资品牌PET-MR市场占有率（按销售金额）

数据来源：公开招投标数据，医装数胜整理。

从国内各品牌PET-MRI销售金额市场占有率来看，2024年PET-MRI销售金额均来自联影医疗，市场占有率较去年增加76.93个百分点，见表4-11。

表4-11　2024年国内PET-MRI各品牌市场占有率及变化情况（按销售金额）

2024年排名	品牌	2023年占比（%）	2024年占比（%）	同比变动百分点
1	联影（UNITED IMAGING）	23.07	100.00	76.93

数据来源：公开招投标数据，医装数胜整理。

从国内各品牌PET-MRI销售数量市场占有率来看，2024年PET-MRI销售数量均来自联影医疗，市场占有率较去年增加78.95个百分点，见表4-12。

表4-12　2024年国内PET-MRI各品牌市场占有率及变化情况（按销售数量）

2024年排名	品牌	2024年占比（%）	2023年占比（%）	同比变动百分点
1	联影（UNITED IMAGING）	100.00	21.05	78.95

数据来源：公开招投标数据，医装数胜整理。

7．超声影像诊断设备

根据最新数据统计，2019—2024年，有销售记录的超声影像诊断设备品牌中，国内民族自主品牌数量达到127个，外资品牌数量为36个，见图4-18。

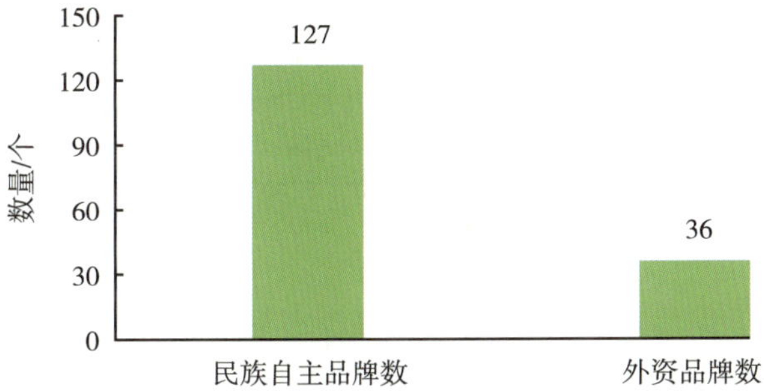

图4-18　国内民族自主品牌和外资品牌数量（有超声影像诊断设备销售记录）

数据来源：医装数胜整理。

2024年，国内民族自主品牌超声影像诊断设备市场占有率达到41.41%，同比增加3.64个百分点，外资品牌超声影像诊断设备市场占有率达到58.59%，见图4-19。

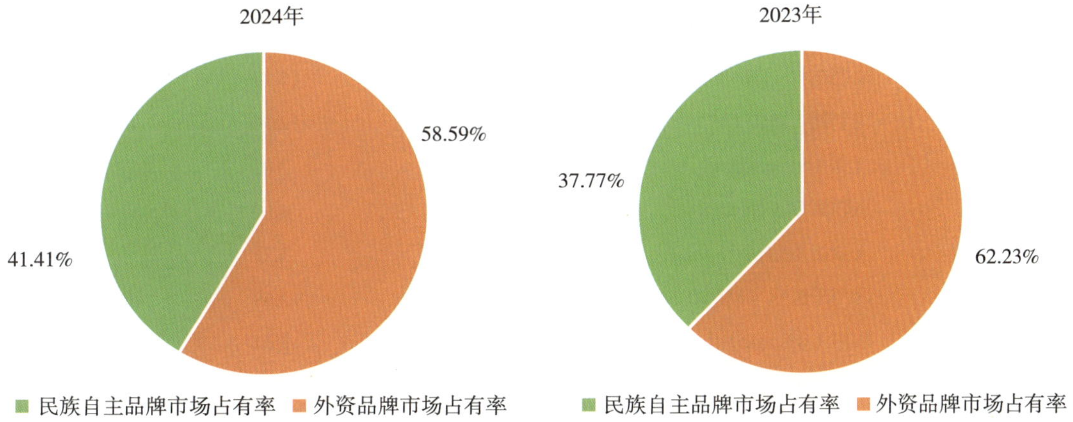

图4-19　2024年和2023年国内民族自主品牌和外资品牌超声影像诊断设备市场占有率（按销售金额）

数据来源：公开招投标数据，医装数胜整理。

从国内各品牌超声影像诊断设备销售金额市场占有率来看，2024年前三名分别为迈瑞医疗、GE医疗和飞利浦，市场占有率均超过20%，其中迈瑞医疗市场占有率较去年增加2.60个百分点，GE医疗、飞利浦分别减少2.06个百分点、1.94个百分点，见表4-13。

表4-13 2024年国内超声影像诊断设备市场占有率TOP10品牌及变化情况（按销售金额）

2024年排名	品牌	2023年占比（%）	2024年占比（%）	同比变动百分点
1	迈瑞（Mindray）	24.76	27.36	2.60
2	通用电气（GE）	25.52	23.46	−2.06
3	飞利浦（PHILIPS）	22.77	20.83	−1.94
4	西门子医疗（SIEMENS）	4.19	4.39	0.20
5	开立（SonoScape）	4.43	4.35	−0.08
6	三星麦迪逊（SAMSUNG）	2.96	3.21	0.25
7	佳能（CANON）	1.72	3.01	1.29
8	飞依诺（VINNO）	1.47	1.81	0.34
9	富士（FUJIFILM）	2.75	1.72	−1.03
10	东软医疗（Neusoft）	0.75	1.55	0.80

数据来源：公开招投标数据，医装数胜整理。

从国内各品牌超声影像诊断设备销售数量市场占有率来看，2024年前三名分别为迈瑞医疗、GE医疗和飞利浦，市场占有率均超过12%，其中迈瑞医疗市场占有率较去年增加1个百分点，GE医疗和飞利浦分别减少1.73个百分点、1.41个百分点。此外，东软医疗市场占有率增长明显，较去年增加3.86个百分点，见表4-14。

表4-14 2024年国内超声影像诊断设备市场占有率TOP10品牌及变化情况（按销售数量）

2024年排名	品牌	2023年占比（%）	2024年占比（%）	同比变动百分点
1	迈瑞（Mindray）	31.86	32.86	1.00
2	通用电气（GE）	17.50	15.77	−1.73
3	飞利浦（PHILIPS）	13.77	12.36	−1.41
4	开立（SonoScape）	6.71	7.05	0.34
5	东软医疗（Neusoft）	0.74	4.60	3.86
6	飞依诺（VINNO）	2.62	3.21	0.59
7	西门子医疗（SIEMENS）	2.48	2.69	0.21
8	华声（wisonic）	2.26	2.61	0.35
9	三星麦迪逊（SAMSUNG）	1.70	1.92	0.22
10	富士（FUJIFILM）	2.80	1.84	−0.96

数据来源：公开招投标数据，医装数胜整理。

8．医用内窥镜

根据最新数据统计，2019—2024年，有销售记录的医用内窥镜品牌中，国内民族自主品牌数量达到366个，外资品牌数量达到75个，见图4-20。

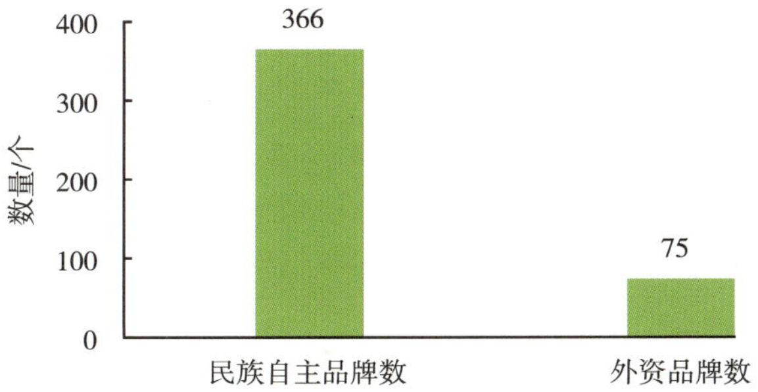

图4-20　国内民族自主品牌和外资品牌数量（有医用内窥镜销售记录）

数据来源：医装数胜整理。

2024年，国内民族自主品牌医用内窥镜市场占有率达到37.86%，同比增加4.77个百分点，外资品牌医用内窥镜市场占有率达到62.14%，见图4-21。

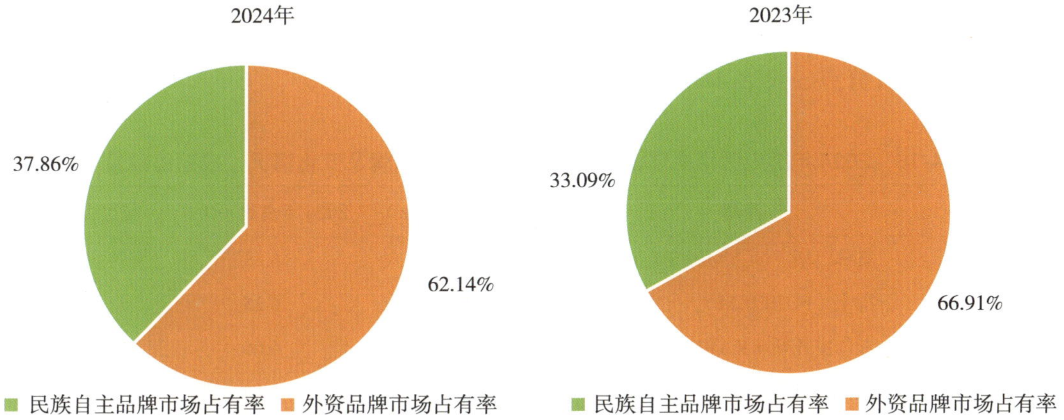

图4-21　2024年和2023年国内民族自主品牌和外资品牌医用内窥镜市场占有率（按销售金额）

数据来源：公开招投标数据，医装数胜整理。

从国内各品牌医用内窥镜销售金额市场占有率来看，2024年奥林巴斯市场占有率最高，达到26.26%，较去年减少3.79个百分点。其次为富士和卡尔史托斯，市场占有率均超12%，二者市场占有率较去年分别增加0.17个百分点、1.95个百分点。此外，迈瑞医疗和澳华医疗分别增加1.06个百分点、1.87个百分点，见表4-15。

表4-15　2024年国内医用内窥镜市场占有率TOP10品牌及变化情况（按销售金额）

2024年排名	品牌	2023年占比（%）	2024年占比（%）	同比变动百分点
1	奥林巴斯（OLYMPUS）	30.05	26.26	−3.79
2	富士（FUJIFILM）	13.01	13.18	0.17
3	卡尔史托斯（KARL STORZ）	10.74	12.69	1.95

续 表

2024年排名	品牌	2023年占比（%）	2024年占比（%）	同比变动百分点
4	开立（SonoScape）	5.75	5.37	−0.38
5	迈瑞（Mindray）	4.29	5.35	1.06
6	澳华（AOHUA）	3.43	5.30	1.87
7	欧谱曼迪（OPTOMEDIC）	2.03	2.07	0.04
8	豪雅（HOYA）	2.57	1.94	−0.63
9	视新（SEESHEEN）	1.02	1.43	0.41
10	史赛克（Stryker）	2.07	1.41	−0.66

数据来源：公开招投标数据，医装数胜整理。

从国内各品牌医用内窥镜销售数量市场占有率来看，2024年奥林巴斯市场占有率最高，达到16.38%，较去年减少2.10个百分点。其次为富士和卡尔史托斯，市场占有率均超过6%，二者市场占有率较去年均略有上升。此外，澳华医疗市场占有率较去年增加1.02个百分点，优亿减少1.56个百分点，见表4-16。

表4-16　2024年国内医用内窥镜市场占有率TOP10品牌及变化情况（按销售数量）

2024年排名	品牌	2023年占比（%）	2024年占比（%）	同比变动百分点
1	奥林巴斯（OLYMPUS）	18.48	16.38	−2.10
2	富士（FUJIFILM）	6.08	6.25	0.17
3	卡尔史托斯（KARL STORZ）	5.76	6.06	0.30
4	优亿	6.12	4.56	−1.56
5	澳华（AOHUA）	3.21	4.23	1.02
6	沈大（ShengDa）	3.43	3.67	0.24
7	开立（SonoScape）	3.51	3.31	−0.20
8	好克（HAWK）	2.38	3.14	0.76
9	迈瑞（Mindray）	2.29	2.93	0.64
10	视新（SEESHEEN）	2.56	2.81	0.25

数据来源：公开招投标数据，医装数胜整理。

二、新技术应用

（一）X射线计算机体层摄影设备（CT）

1．CT深度学习心脏感知平台与AIIR PRO重建算法的临床应用

uCT Atlas Pro是联影推出的全新一代超高端320排CT，技术先进性主要体现在以下方面。

（1）超高端CT深度学习心脏感知平台-CardioSense：该平台整合了心脏领域前沿核心技术，从心脏采集、冠脉期相寻找到冠脉运动伪影矫正，再到深度学习重建，集成了目前行业内最先进的AI技术，实现了低剂量下的高清冠脉成像。CardioBoost是联影推出的针对心脏3D架构的深度学习重建算法，采用全新的心脏3D架构深度学习降噪模型，专注于心脏三维数据，更好地保留了心脏三维空间结构信息，如形状、体积、空间等；其次采用心脏三维组织识别与分类框架，采用数百种分类，如皮肤、软组织、肌肉、脂肪、骨骼、气体、肺、血管等进行识别分类，使其针对心脏组成分类更具敏感性；另外搭载噪声与伪影抑制框架，基于数百万大数据学习，优化图像噪声、去除条状伪影，保持自然图像纹理；CardioBoost除包含心脏3D架构深度学习降噪模型之外，还引入了心脏深度学习空间注意力机制Spatial Attention Module模型，模型由高密度伪影抑制框架、低对比度提升框架、空间分辨率提升框架构成，旨在强化冠脉特定区域与数据特征，如冠脉软斑块、冠脉支架、高密度伪影等，实现了更高清的心脏冠脉软斑块、支架成像，以及高密度晕状伪影、条状伪影的抑制功能。

临床使用案例：男性，64岁，冠脉支架术后复查，CardioBoost图像噪声低，支架分辨率高、轮廓清晰，管腔与通畅度更容易鉴别诊断，见图4-22。

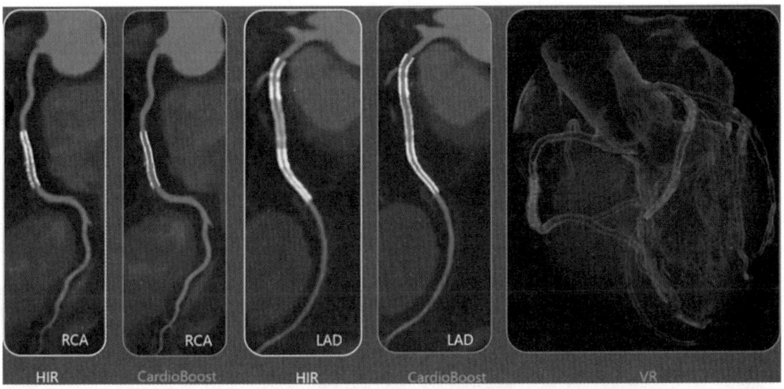

图4-22　CardioBoost在心脏支架的案例

（2）全新一代AIIR Pro重建算法：AIIR Pro作为联影CT自主研发的最新一代图像重建算法，通过正向和反向投影的不断迭代循环，在重建过程中对光学、噪声、解剖学和物理统计进行建模，实现从投影域到图像域的优化过程。此外，AIIR Pro将基于深度学习的降噪技术整合到优化重建的过程，以避免重建图像纹理不自然的问题。同时，AIIR Pro能够大大降低扫描辐射剂量，实现超低剂量下的高质成像，见图4-23。

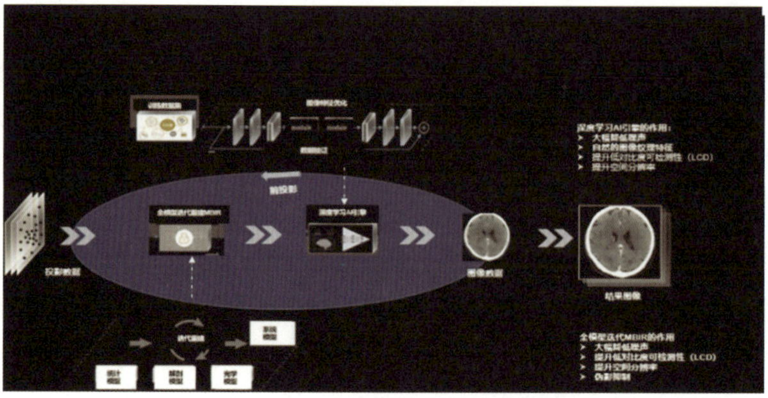

图4-23　AIIR Pro重建算法技术原理

例如，手足末端血管本身很细，平均管径小，对成像的空间分辨率和密度分辨率要求高，而且末梢循环时间有个体差异，对扫描时机要求高，要求扫描期相要抓得准，既要小动脉显影，又不能静脉过多显影。一般在需要细小血管显影成像时，患者会先服用硝酸甘油扩张血管，但由于碘的K-edge原因，CTA扫描又不宜加大kV，AIIR算法可以在低剂量下优化图像显示效果，获得更好的对比效果。低kV技术结合AIIR算法，可以有效提高碘的CT值，使末梢血管显示更加清晰，图像质量不会受到影响，并且明显降低辐射剂量。血管更加丰满，对终末血管的显示更加显著，图4-24。

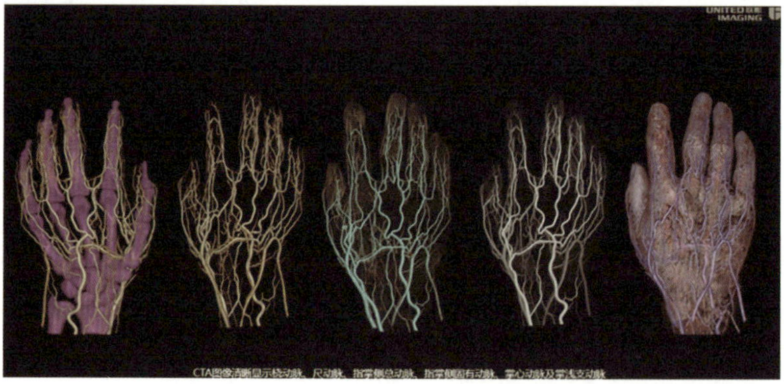

图4-24　AIIR Pro 60KV低剂量上肢CTA

临床使用案例：女性，65岁，行颈部增强扫描。AIIR Pro图像噪声显著降低，提升颈部整体图像质量，甲状腺结节的边界和病灶内部层次显示更为清晰，提升病灶检测率，有效去除肩部条状伪影，解剖结构显示更清晰，见图4-25。

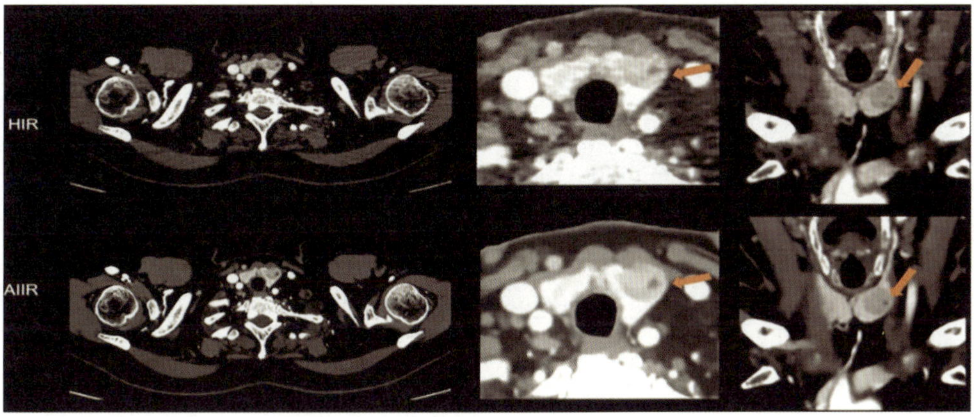

图4-25　AIIR在颈部扫描的案例

2. CT的AI质控及其临床应用

（1）AI质控CT介绍：为促进基层医疗质量的提升，联影医疗推出AI质控技术，通过远程诊断和远程协作，弥补基层医疗人员匮乏和技术水平不足的问题。其AI质控技术包含以下功能。

1）智能天启感知系统：通过数百万人体模型大数据学习和顶部摄像头智能识别人体自然图像，从而实现以下几个功能。

A. 智能摆位：根据所选检查协议与人体模型自动匹配，从而实现扫描范围、患者体位的识别，并显示在人体自然图像上，操作者可基于人体自然图像进行调整或确认，待操作者确认后系统支持一键移床完成患者摆位，并可在检查过程中实时显示患者监控画面，图4-26。

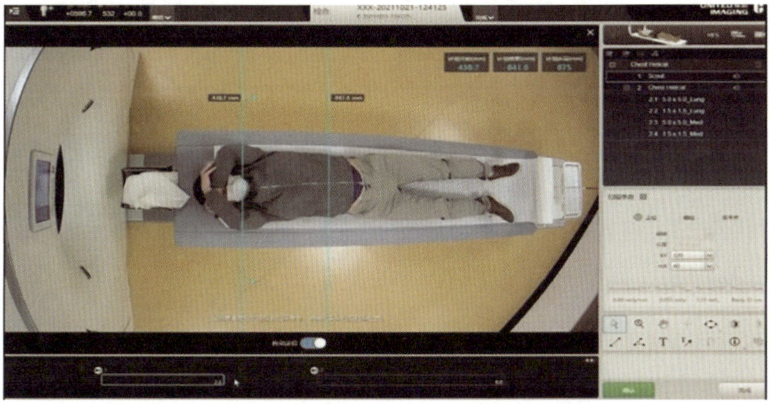

图4-26　根据患者检查协议及患者体型，智能识别扫描范围、患者体位

B. 干涉预警：基于自动定位算法检测的关键节点位置与到机架孔径边缘距离，从而实现对患者及机架间碰撞状态的预测识别，可及时提示用户，进一步指导用户对碰撞采取相应措施，减少潜在的碰撞风险，见图4-27。

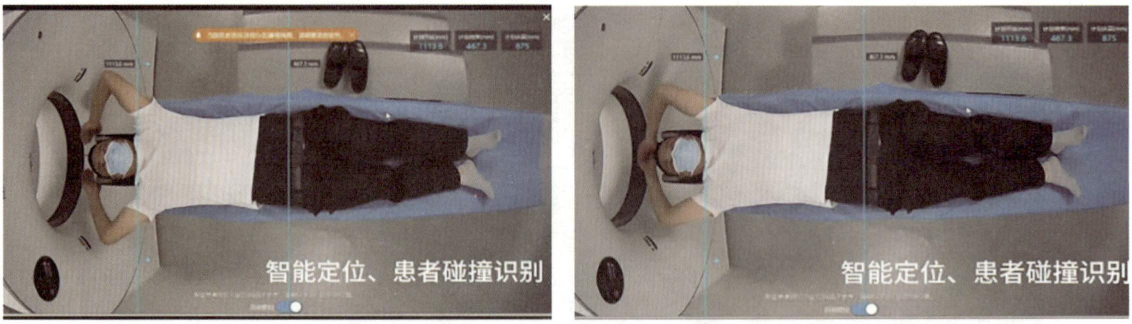

图4-27　实际临床扫描中，调整体位前后，存在碰撞风险提示及时提示用户

C. 铅衣防护：基于AI数据模型学习，实现对覆盖铅衣状态的识别。提示操作者对受检者进行合适的辐射防护措施，保证遵循ALARA原则，也可起到实现技师工作质控的目的；铅衣的识别包括铅制头围、铅围脖、铅裙、铅制背心等，见图4-28。

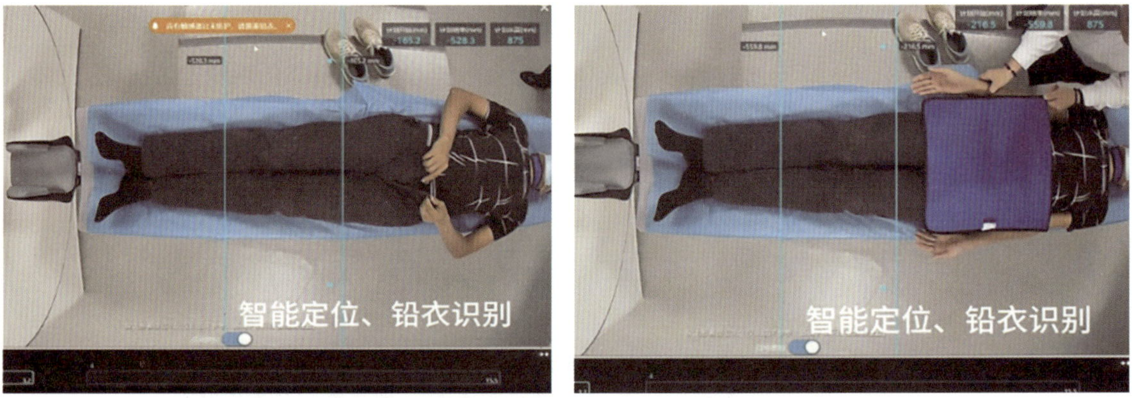

图4-28　实际临床使用中，铅衣防护提醒

2）运动侦察雷达：通过孔径内摄像头实现以下几个功能。

A. 对患者状态的实时监控：主要目的观察受检者在扫描环节过程中配合程度，决策是否需要中止打药及扫描；同时也可以减少或者避免因患者运动导致的重复扫描概率，见图4-29。

B. 对患者在扫描前或者扫描过程中的不自主运动进行运动提示：在扫描定位像前或者在扫描过程中产生的水平方向的运动偏移，将被识别为患者运动，在出现患者运动提示时，可以决定是否中止扫描，见图4-30。

3）智能化扫描：根据X射线穿过不同体型患者及患者不同部位时的衰减变化，调制使用的X射线的剂量，结合人工智能算法，有助于在不影响图像质量的情况下，降低患者的辐射剂量，包括以下几点。

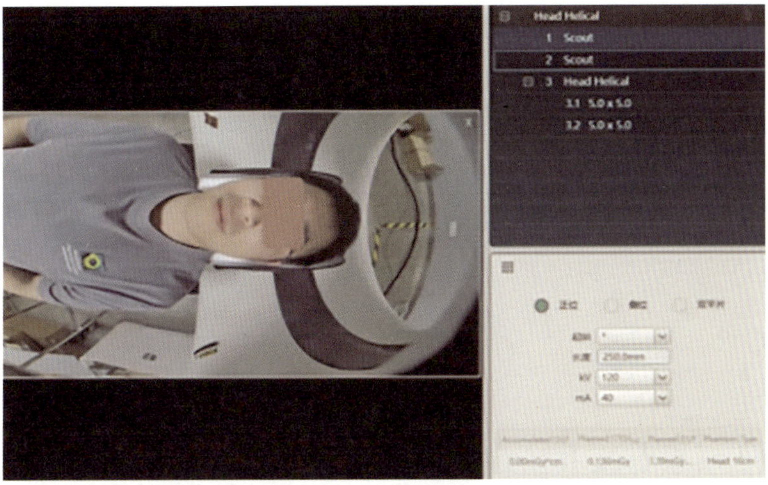

图4-29　通过孔径内摄像头对患者状态的实时监控

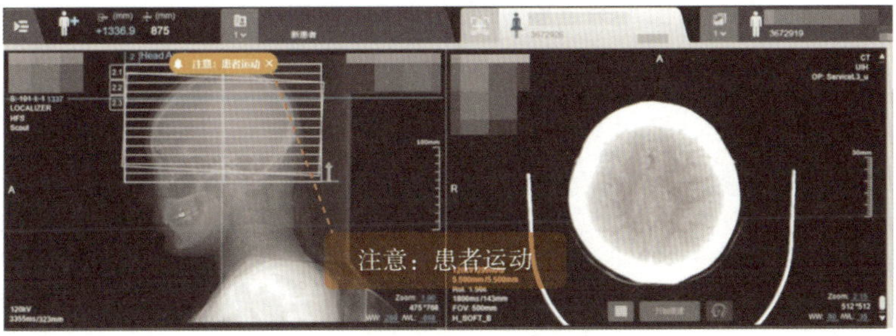

图4-30　对患者的不自主运动进行提示

A. uDose剂量调制：其中又包含Z轴和X-Y方向的剂量调制。Z轴调制通过定位片获取各个层面的尺寸信息，并根据各部位（胸部、腹部等）的临床预设mAs值和人体正常体型参考尺寸，计算出各层的mAs值，从而得到一条沿着Z方向变化的剂量调制曲线。X-Y平面mA调制根据Z方向的mAs的曲线，考虑每个Z位置横断面不同角度的衰减信息，生成一个包含不同Z方向和角度的mA二维表，用于实现管电流的动态调整，可以使透过人体到达探测器的强度更均匀，从而使人体图像噪声更均匀，见图4-31。

B. AI DOM精准器官识别：在临床扫描中自动识别区分胸、腹，使用不同的剂量调制系数，降低患者重复剂量。

C. Auto kV自动管电压推荐：在保证图像质量的前提下，根据检查类型及患者体型，系统推荐一个最优的kV，可应用于全身各部位CT扫描。

D. 金属异物提示：在正式扫描前，检测是否有外源性金属异物，并及时提醒。

E. 呼吸伪影提示：快速、便捷地提示扫描技师图像上是否存在呼吸伪影及呼吸伪影的概率，进而辅助技师做出是否重扫或及时取消扫描的决策。

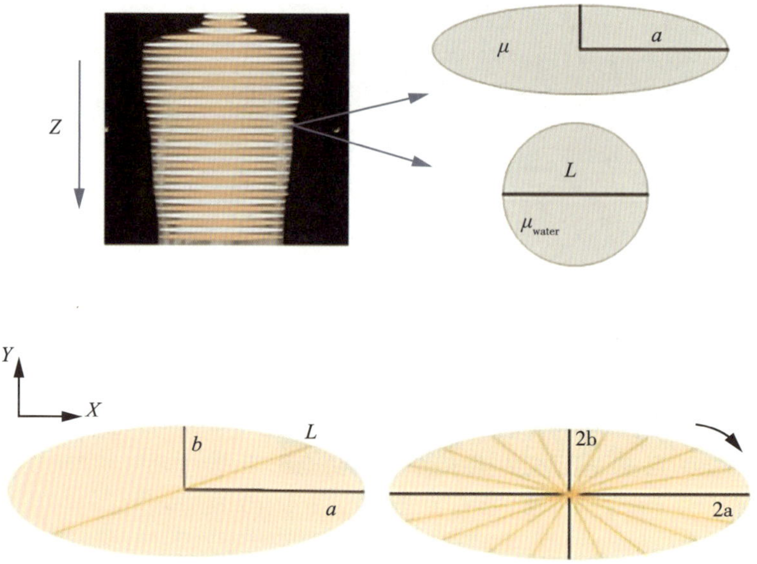

图4-31　X-Y/Z轴方向mA调制原理

F. 颅内出血分诊：及时提醒技师或医生关注颅内出血阳性患者并采取对应进一步的医学措施，可尽可能地减少滞后处理带来的患者伤害。

4）智能化重建

A. 自动椎间盘重建功能：根据用户设置的参数在线自动识别并按角度自动重建腰椎间盘，减低操作难度并提升工作效率。

B. 自动多平面重建功能：通过在线或离线设置不同的MPR重建序列并得到对应图像，包括常规的横断位、冠状位、矢状位与斜切面。

临床使用案例：男性，26岁，行腰椎扫描，自动脊柱重建，自动识别和重建脊柱软组织窗和骨窗，清晰显示了椎间盘轮廓及椎体的骨质情况，提升了工作效率，见图4-32。

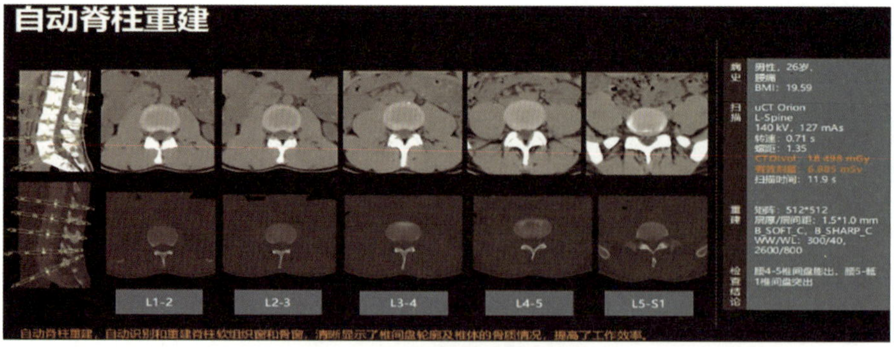

图4-32　自动多平面重建案例

5）云端质控功能

A．远程协作：支持服务工程师远程查看设备状态、故障排查与诊断。

B．uCT共享中心：提供给用户一站式协议分享、浏览、下载、导入、导出、评论交流的平台，支持用户在设备在线和离线状态的多样场景下使用。

（2）AI质控临床应用案例：陇川和康医院坐落于中国与缅甸的边境地区——中国西南边陲的云南省德宏傣族景颇族自治州。医院借助AI质控设备，从整体流程即扫描前期定位、中期曝光、后期处理全方面融合人工智能技术，实现质控目的，解决了偏远地区质控困难的问题，实现了智能、规范且高标准的医疗服务。不仅提升了医院医疗服务的品质和效率，助力基层医院高质量发展，更为当地居民提供了更快捷、更优质的医疗体验。

3．超音速宽体螺旋CT的临床应用

（1）超音速平台——0.235s高转速助力临床心脏冠脉检查：NeuViz Epoch＋无极系列CT搭载东软医疗全新超音速平台，突破CT机架转速极限，可实现0.235s超高机架转速。超音速平台通过一体化轻量结构设计与变速回旋驱动系统，实现更快转速的同时，也保证了整体结构的稳定。NeuViz Epoch＋无极系列CT借鉴拓扑优化设计思想，在保证机架整体满足6倍安全系数的前提下，简化对机架整体贡献较小的区域并加强受力薄弱区域，通过有限元迭代分析验证，最终实现机架整体减重20%，轻量化的结构使得CT机架整体可以耐受更高的离心力。

0.235s高转速的最大临床受益者就是心脏冠脉扫描。冠脉的采集不仅需要提升机架的物理转速，更需要从算法、数学的角度来提升时间分辨率，抑制冠脉运动伪影。东软医疗NeuViz Epoch＋无极系列CT在0.235s机架转速的基础上，进一步研发出第三代冠脉运动伪影校正技术CMC3.0（Coronary Motion Clear 3.0），优化运动评价模型，使其更接近血管的真实运动状态，进而提升冠脉运动补偿效果，有效抑制不理想的屏气和心脏搏动的影响，实现了19ms时间分辨率，有助于完成高心率、心律不齐等情况复杂的冠脉扫描。

临床应用有以下几方面。

1）高心率患者冠脉检查、心律不齐患者冠脉检查：见图4-33、图4-34。

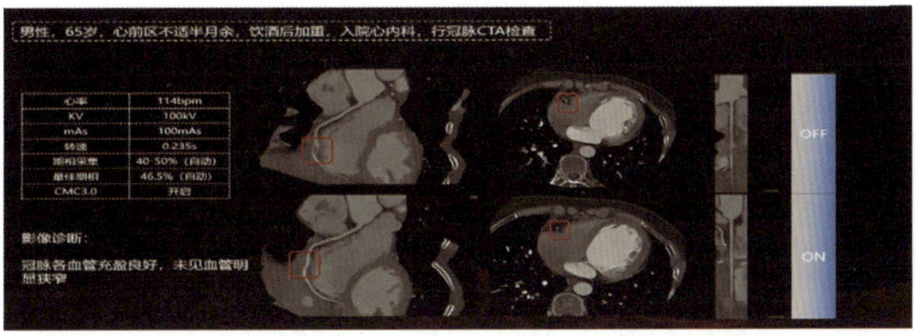

图4-33　高心率患者开展CCTA检查，应用CMC3.0技术图像质量对比

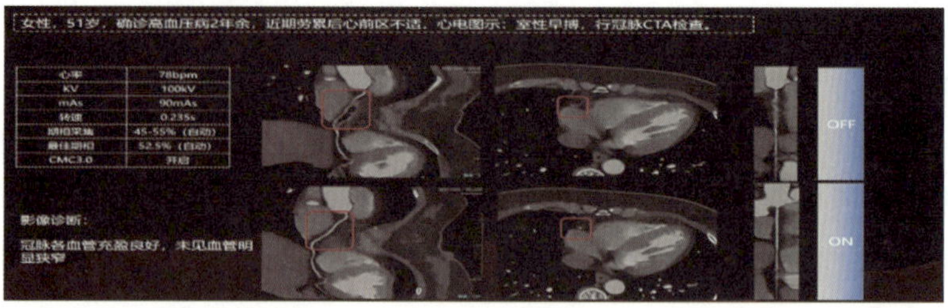

图4-34　心律不齐患者开展CCTA检查，应用CMC3.0技术图像质量对比

2）高心率冠脉CTA：见图4-35。

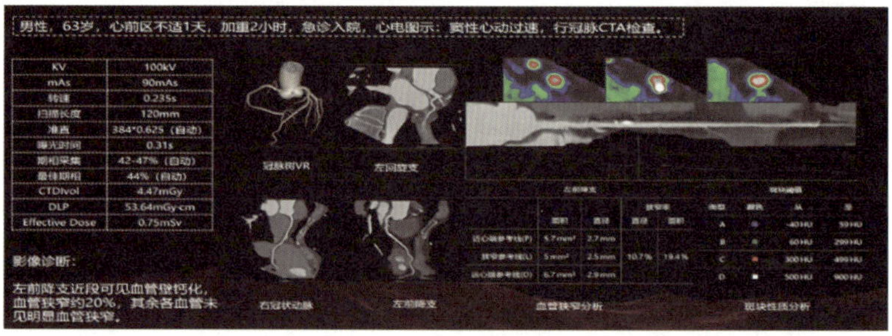

图4-35　高心率患者开展CCTA检查实现一站式心脏冠脉分析

3）心律异常冠脉CTA：见图4-36。

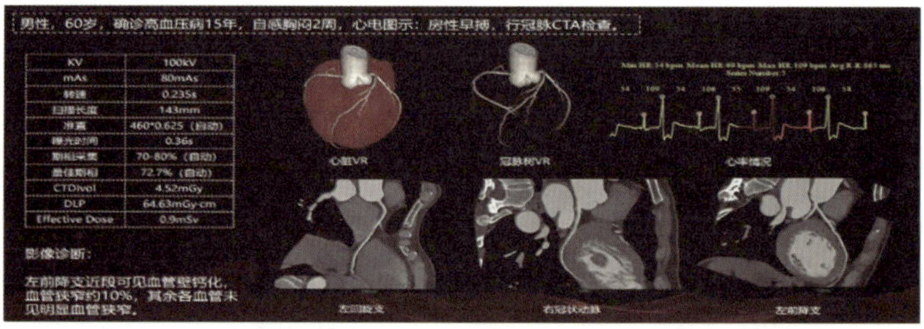

图4-36　异常心律患者开展CCTA检查实现一站式心脏冠脉分析

4）冠脉支架术后复查：见图4-37。

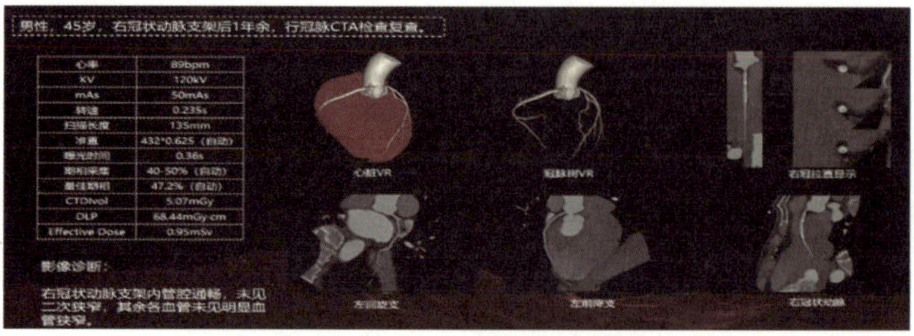

图4-37　冠脉支架患者开展术后CCTA复查

5）心肌灌注：N通过动态心肌灌注功能参数，获取心肌血流动力学信息，进而评价心肌活性、心功能变化，见图4-38。

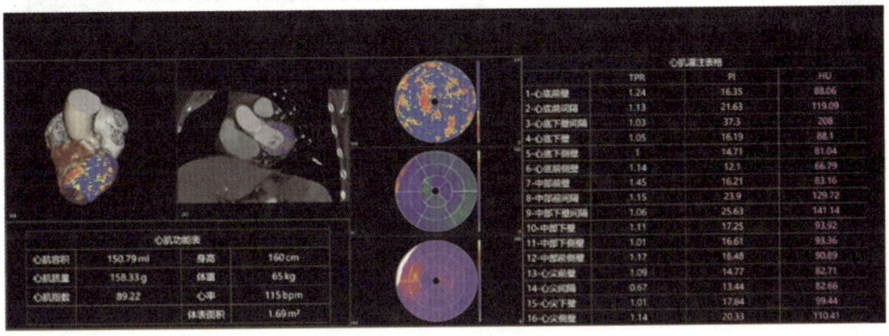

图4-38　心肌灌注功能

6）TAVR（transcatheter aortic valve replacement）经导管主动脉瓣置换术：观察主动脉图像，测量主动脉关键点的信息，作为制定手术方案的参考，见图4-39。

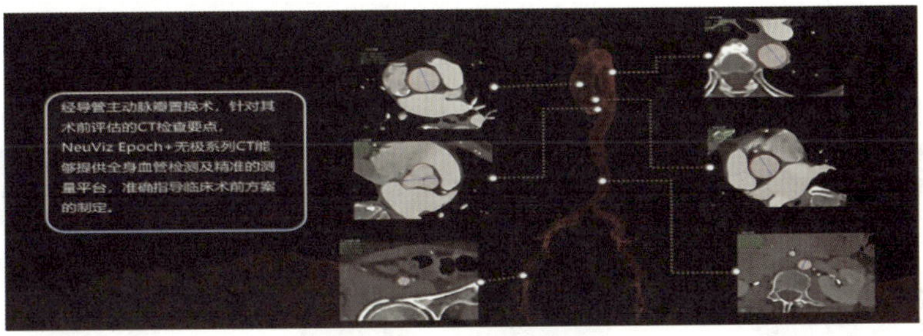

图4-39　TAVR功能

（2）16cm螺旋扫描助力临床精准大范围成像：16cm螺旋扫描不仅可以在常规大范围检查中提供更高的检查速度，还可以搭配ECG心电门控，完成搭桥患者的大范围冠脉扫描，避免轴扫过程中的错层问题、造影剂分布不均匀等问题的发生。

1）临床应用：搭桥患者冠脉CTA，见图4-40。

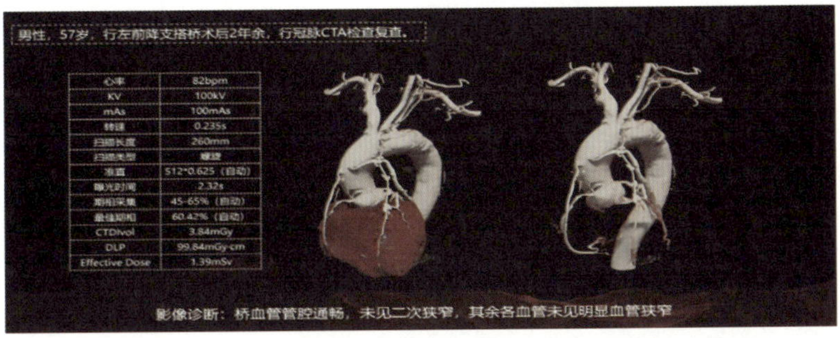

图4-40　16cm螺旋扫描在冠脉搭桥患者术后评估的应用

2）16cm螺旋扫描应用：抑制呼吸运动伪影，见图4-41。

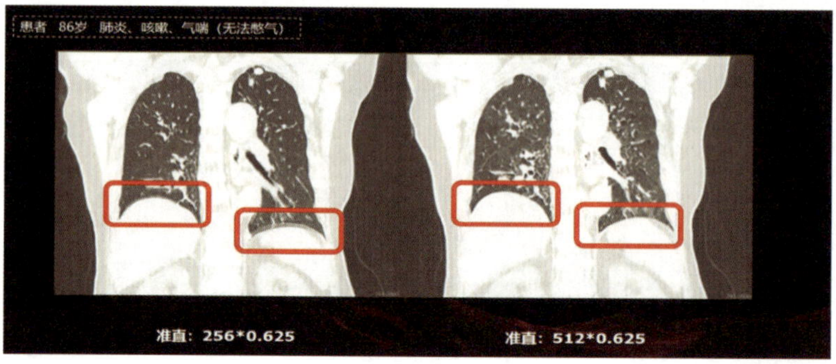

图4-41　NeuViz Epoch＋CT 16cm螺旋扫描在大范围检查抑制伪影的应用

（3）ClearInfinity深度学习重建技术助力精准诊断：ClearInfinity是东软医疗发布的基于深度学习的AI重建技术，该技术利用深度学习的卷积神经网络（convolutional neural networks，CNN），来实现降噪、提升图像质量的功能。与传统FBP算法相比，ClearInfinity提升图像质量如下，见图4-42。

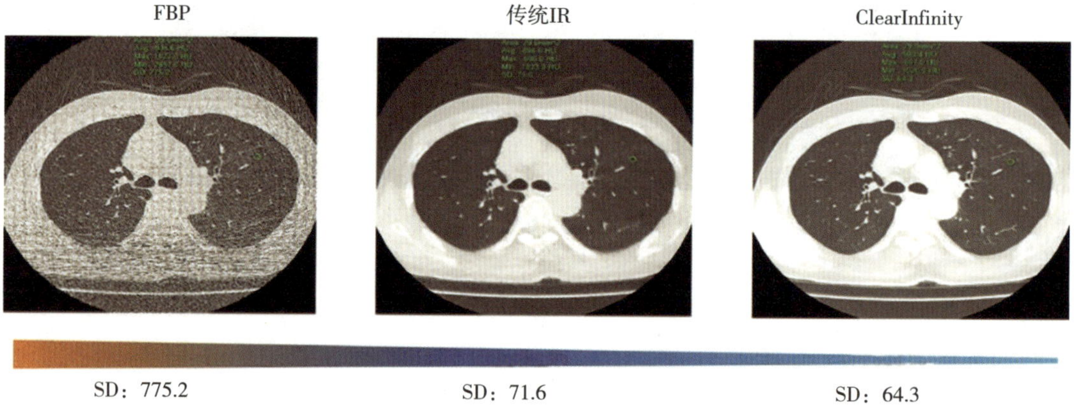

图4-42　ClearInfinity深度学习重建技术与传统重建技术对图像降噪效果的对比

1）相同图像质量下与FBP相比，能够降低辐射剂量≥85%。

2）相同辐射剂量下与FBP相比，能够提升低对比度分辨率≥135%。

3）相同辐射剂量下与FBP相比，能够降低图像噪声≥90%。

4）相同噪声条件下与FBP相比，能够提升空间分辨率≥88%。

临床应用——冠脉、头部、肺部低剂量扫描，见图4-43、图4-44、图4-45。

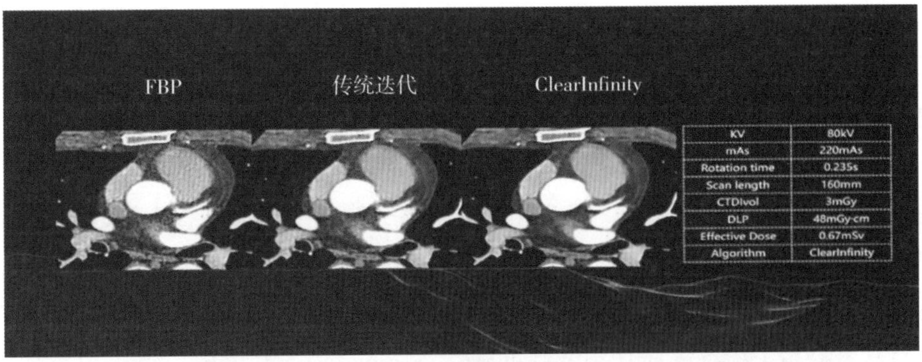

图4-43　ClearInfinity深度学习重建技术在冠脉低剂量检查的应用

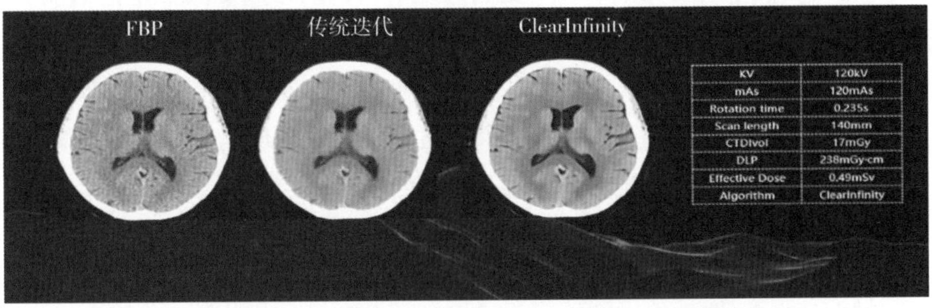

图4-44　ClearInfinity深度学习重建技术在头部低剂量检查的应用

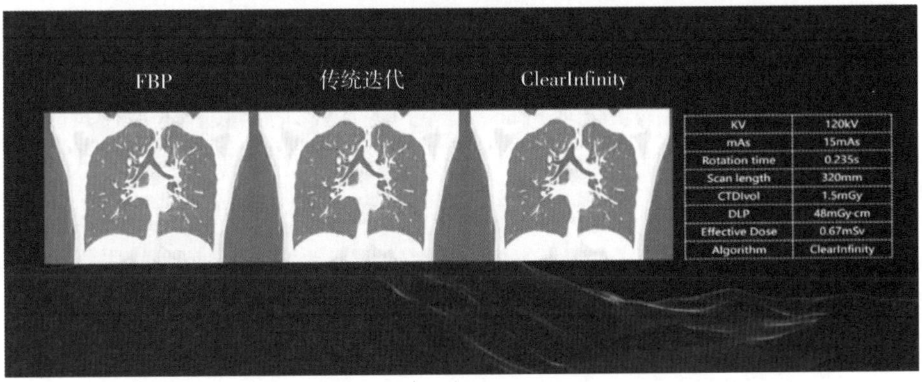

图4-45　ClearInfinity深度学习重建技术在肺部低剂量检查的应用

（二）医用磁共振成像设备（MRI）

1．智能光梭成像技术的临床应用

（1）智能光梭成像技术介绍：智能光梭成像技术ACS（AI-assisted compressed sensing），实现了人工智能（AI）、压缩感知、并行成像及半傅里叶变换四大类加速技术的深度融合与突破。通过综合运用各类先验知识并进行全方位信息整合，该技术能够在超高加速倍数扫描场景下，实现欠采样数据的高质量图像重建，从而显著提升成像效率并优化成像质量。

在ACS技术的核心框架中，神经网络生成的输出图像经过基于实际采集数据的迭代优化过程，进一步提升了图像质量。此外，数学约束模块的加入，进一步确保了深度学习结果的可靠性及稳定性，为临床应用奠定了坚实的技术基础。借助这一创新技术，ACS智能光梭成像赋予了磁共振成像全新的自由度与可能性，实现了人工智能赋能的超高速、高保真、全覆盖的磁共振成像，推动了磁共振领域的技术革新与发展。

3D ACS技术的推出，进一步提升了成像效果与效率。在高分辨率薄层扫描的检查中，3D ACS技术展现出了显著的优势。以头颈一体化高分辨管壁成像检查为例，采用3D ACS技术能够将总体扫描时间大幅缩短至15分钟以内，相较于传统检查方案所需的25～30分钟，实现了近一倍的扫描速度提升。在图像质量得以保证的同时，3D ACS技术大幅提升了成像速度，进而显著提高了检查的成功率及其准确性。

这一技术进步为临床医生提供了一个更为高效、精确的诊断工具，使他们能够更快地获取高质量的成像结果，进而助力诊断和治疗决策的制定。此外，3D ACS技术的应用不仅减轻了患者的检查负担，还提升了医疗资源的使用效率，为整个医疗行业的持续发展与进步注入了新动力。从学术角度来看，3D ACS技术在磁共振成像领域的应用不仅丰富了成像理论体系，还为未来相关技术的研究与发展提供了有益的借鉴与启示。

（2）临床应用实例

1）3D ACS在头颈部血管壁成像中的应用：血管壁成像技术在现代医学诊疗体系中占据关键地位，尤其在心血管疾病诊断与治疗评估方面发挥着不可替代的作用。其能够以高分辨率呈现动脉粥样硬化斑块内部结构与成分，精确识别脂质核心、纤维帽厚度及炎症细胞浸润程度等关键特征。对于卒中风险预测，不稳定斑块因易破裂引发血栓形成，是卒中的重要危险因素。通过血管壁成像精准剖析斑块特征，医生可量化评估其破裂风险，及时实施干预措施，如强化降脂、抗血小板治疗或血管内介入治疗，降低卒中发病概率。

在动脉瘤诊疗进程中，血管壁成像提供的动脉瘤壁厚度、强度及血流动力学信息，是判断破裂风险的核心依据。动脉瘤若壁厚较薄、强度较低且受到较大血流冲击，则其破裂风险显著增加，需考虑手术或介入治疗；反之，则可采取保守监测的策略。借助该技术，临床医生能动态追踪动脉瘤变化，优化治疗方案，保障患者生命安全。

血管壁成像技术在鉴别烟雾病与其他烟雾状血管改变疾病时展现出独特优势，能够清晰区分烟雾病特有的脑底异常血管网形成机制，以及由其他病因引起的类似血管影像表现。这有助于明确诊断，为烟雾病患者制定个性化治疗规划，改善患者预后与生活质量，凸显其在复杂脑血管疾病诊断流程中的关键价值。

然而，磁共振头颈部血管壁成像在技术上存在一些局限性。受到空间分辨率和扫描速度的限制，应用MR血管壁成像评估颅内动脉管壁病变仍然存在一定的挑战，扫描时间往往较长，颅内动脉MR血管壁成像的质量和效果受到磁场强度、接收线圈、成像维度、成像序列、空间分辨率等软硬件条件和成像参数的影响，不同成像中心或医院之间的MR软硬件配置和成像参数均存在一定的差异，缺乏规范化的成像方案，难以实现对图像的标准化判读分析。

联影3D ACS技术通过实现0.6mm 3D等体素的高分辨率成像，并在3分钟内完成T1黑血成像序列，极大地提升了磁共振成像的效率和图像质量，减少了运动伪影，提高了病灶检出率，这对于快速诊断颈动脉夹层等头颈部血管病变、改善患者体验及提高急诊情况下的诊断准确性具有重要的临床价值。

案例：左侧大脑中动脉粥样斑块病史，男，72岁，右侧肢体麻木1天入院，影像见图4-46、图4-47和图4-48。

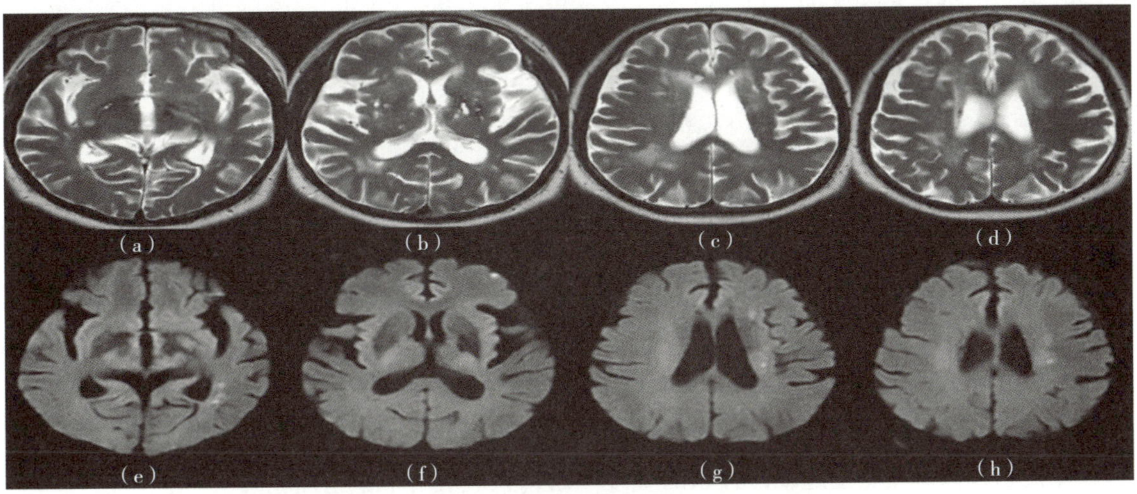

图4-46　MR诊断左侧大脑中动脉粥样硬化斑块

注：(a)-(d) T2 FSE TRA；(e)-(h) DWI b1000。

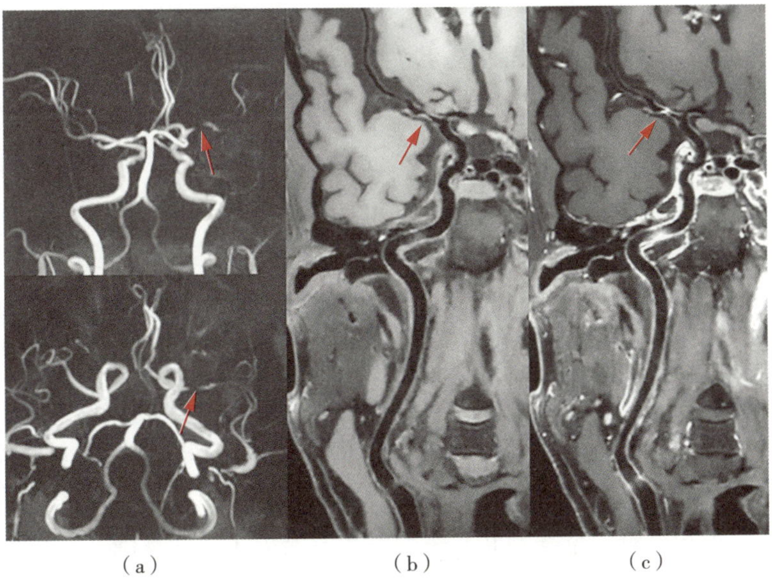

图4-47　DWI显示左侧大脑半球散在多发性梗死灶

注：(a) TOF MRA；(b) T1 Matrix iso0.6mm；(c) T1 Matrix iso0.6mm + C。

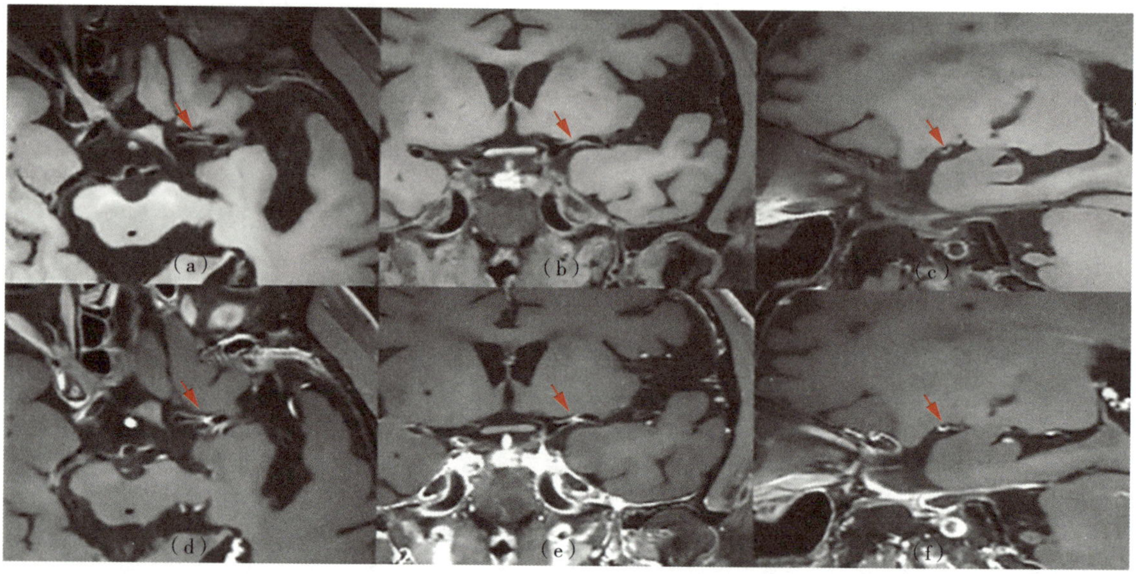

图4-48 TOF mRA及T1 3D高分辨黑血成像扫描显示左侧大脑中动脉M1段重度狭窄

注：（a）-（c）T1 Matrix iso0.6mm；（d）-（f）T1 Matrix iso0.6mm＋C。

血管壁成像（VMI）：清晰地展示了该段血管管腔的狭窄程度，以及管壁的具体形态、病变的分布范围、累及区域和强化特性。该病变呈偏心型狭窄，且伴有明显的强化，这些征象强烈提示，该病变是引起临床症状的直接原因，且斑块的不稳定性较高。

2）3D ACS在儿童发育相关疾病成像中的应用：在儿童脑发育相关疾病的诊疗领域，该技术不仅极大地推动了医学实践的发展，而且已逐渐成为诊断与评估工作流程中的重要技术支柱。

3D ACS技术所涵盖的3D高分辨率磁共振成像技术，包括3D T1加权成像、T2加权成像及T2-FLAIR序列等多种先进的成像方式。在空间分辨率方面，3D ACS能够极其精准地识别大脑组织内细微的解剖结构差异，为医生们开辟了一个洞察大脑微观世界的新窗口。

联影磁共振3D ACS技术在图像采集过程中，有效信号与噪声的比值显著增强，确保生成的每幅图像都具备非凡的清晰度和精确度。这一点在实际应用中较为重要，因为它极大地减少了因噪声干扰而导致的图像模糊、伪影等不良现象，为准确观察和深入分析大脑的解剖结构及病变情况筑牢了可靠的影像基础。

在儿童脑发育情况的评估中，3D成像技术如3D-ASL提供了高分辨率、高质量图像，使得专业医务人员能够对儿童大脑的整体发育状况进行全面且细致的剖析。通过精确测量大脑不同区域的体积、皮质厚度、灰质与白质的比例等关键参数，并与同年龄、同性别正常儿童的脑发育标准数据进行比对，精准判断儿童脑发育是否处于正常范围。

在识别脑发育异常或病变方面，3D ACS的重要性更是不言而喻。其强大的探测能力能够敏锐捕捉到大脑组织内各种异常改变，无论是微观层面的细胞构筑异常，还是宏观层面的脑结构畸形，并清晰地将这些情况呈现在图像之中。

以儿童癫痫这一常见的儿童脑发育相关疾病为例，3D ACS的3D T1、T2和T2-FLAIR序列在诊断过程中发挥着举足轻重的作用。它们能够为医生提供更为详尽且精确的大脑结构图像，从而极大地帮助医生深入挖掘疾病的根源。在局灶性皮质发育不良（FCD）的诊断中，3D T1加权成像可通过对大脑皮质厚度、脑回形态及皮质信号强度等方面进行精细入微的观察，精准发现FCD病变区域的特征。

案例：灰质异位病史，男，11岁，阵发性抽搐，持续时间10～20秒。

该病例常规的2D序列可能因容积效应而未能显示左侧脑室前角旁病变，此时，3D高分辨薄层序列所展现出的优势就显得尤为突出和重要。通过多方位重建，3D T1和T2 FLAIR均能够清晰地显示左侧脑室前角旁病变的形态、大小及信号特征，从而为精准诊断提供了强有力的支持，见图4-49、图4-50。

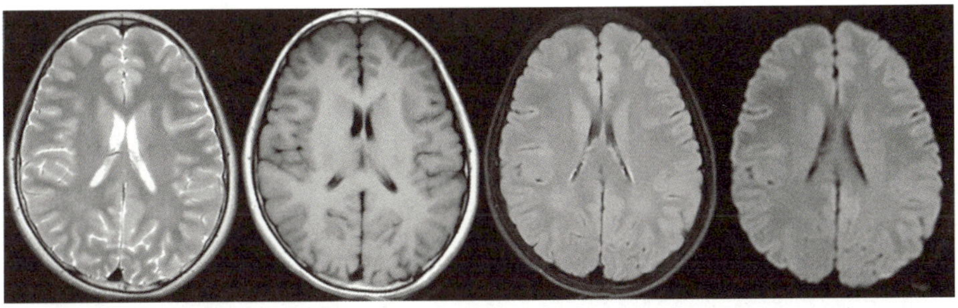

(a)　(b)　(c)　(d)

图4-49　2D常规MR＋DWI未见明显异常

注：(a) T2 FSE；(b) T1 FLAIR；(c) T2 FLAIR；(d) MSH DWI。

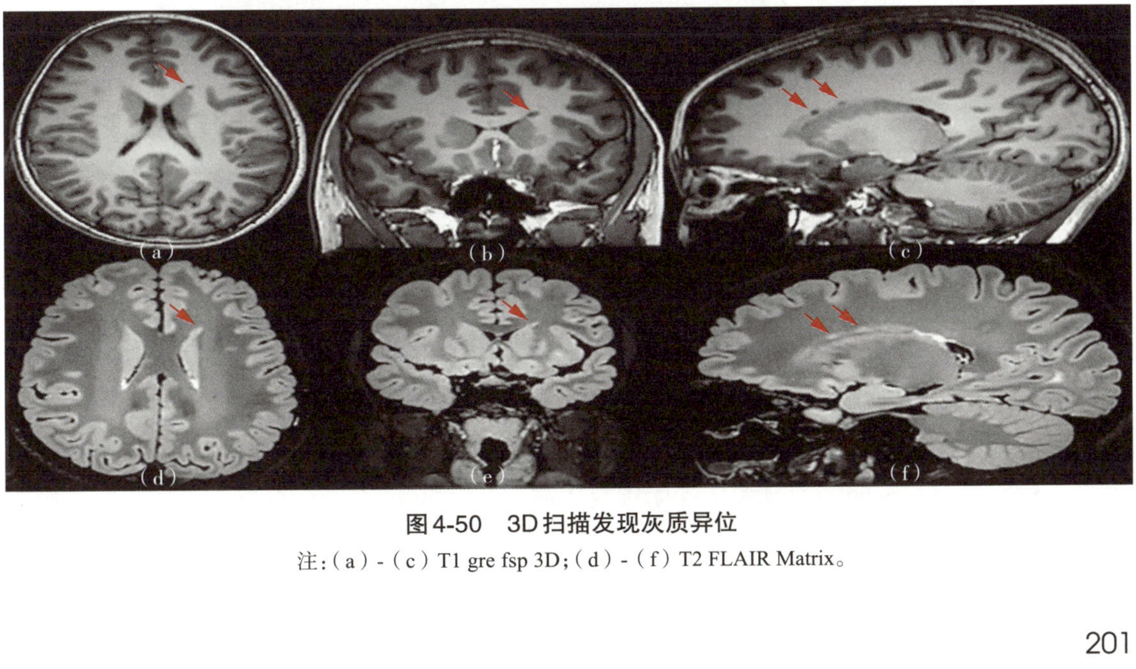

图4-50　3D扫描发现灰质异位

注：(a) - (c) T1 gre fsp 3D；(d) - (f) T2 FLAIR Matrix。

2．儿童心脏磁共振一站式解决方案及其临床应用

心脏磁共振（cardiac magnetic resonance，CMR）具有无创、无辐射及多序列、多参数、任意平面成像等优势，是对心脏结构、功能、血流灌注及组织特征综合评估的强力手段。然而，在实际临床应用中，心脏磁共振成像技术仍面临诸多挑战，如定位难度大、扫描耗时较长及后处理过程复杂等，这些问题在儿童心脏磁共振检查中尤为突出，相较于成年人，其难度更甚。心肌炎作为儿童非缺血性心肌病变中的常见疾病，其本质为心肌组织的炎症病变，其致病原因广泛，包括但不限于多种病原体（如病毒、细菌、螺旋体、原虫等）、过敏反应、自身免疫性疾病及毒素和药物的暴露等。其主要病理生理改变为心肌水肿、心肌充血和毛细血管渗漏，以及心肌坏死和纤维化。临床表现差异较大，常见症状包括胸痛、疲乏及心动过速等。因此，早期且及时的明确诊断对指导临床治疗及改善预后具有至关重要的作用。

（1）儿童快速心脏磁共振成像方案介绍

1）一键式定位：联影医疗创新的采用AI大数据深度学习，将以往多次屏气、反复定位的繁复过程变成仅需一次屏气，即可完成全部7组定位图，提高检查成功率；且自适应匀场，无须放置匀场块，提升图像质量，大幅地节省操作时间，高效完成了定位的过程，见图4-51为心脏全自动定位过程。

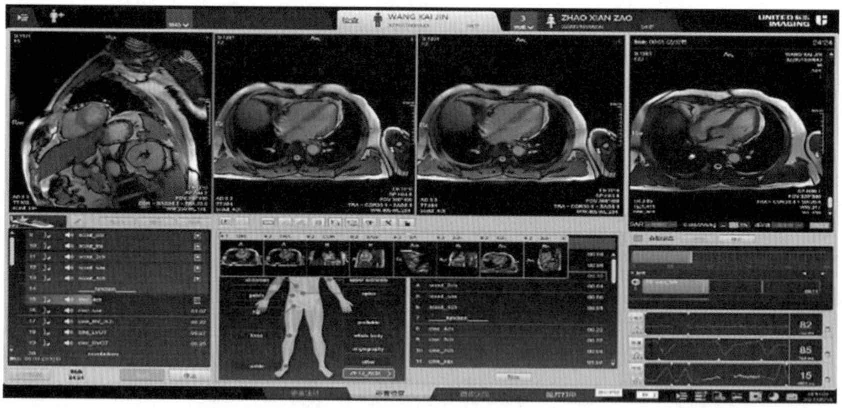

图4-51 心脏全自动定位

2）自由呼吸心脏电影成像：目前，联影将AI应用到心脏电影成像中，具备以下特性：①以b-SSFP序列作为基础，提供亮血对比度，助力心功能分析；②采用独特的拉丁方格采样，深度学习神经网络实现实时重建；③实现图像域细节的保持和时间域动态过程的保真；④高质量地复现心脏的动态过程；⑤实现自由呼吸全心电影成像，全面观察长周期心脏运动，见图4-52。

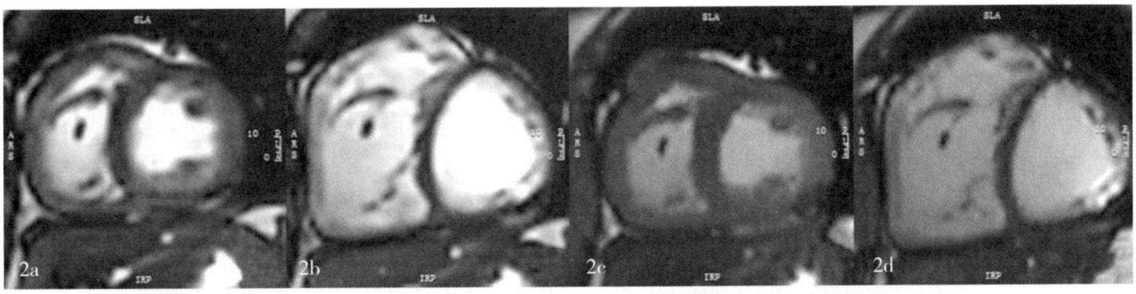

图4-52 15岁女孩，完全性大动脉转位，室间隔缺损伴肺动脉狭窄术后12年

在自由呼吸状态下，能够顺利完成全心短轴电影成像，有效减少因反复屏气所产生的伪影，进而提升图像质量，显著增强了心脏成像的可行性与实用性。

来自国家儿童医学中心上海儿童医学中心团队的研究成果显示：①屏气组：ACS-cine的图像质量评分为4.6±0.50分，常规cine的评分为4.5±0.96分。*P*值为0.606，这表明在屏气组中，两种成像技术的图像质量没有显著差异。②自由呼吸组：ACS-cine的图像质量评分为4.43±0.59分，而常规cine的评分为3.82±0.72分。*P*值小于0.001，这表明在自由呼吸组中，ACS-cine的图像质量显著高于常规cine。

综上所述，ACS-cine技术在两种呼吸状态下均展现出较常规cine更短的扫描时间，这一优势在自由呼吸组中尤为明显。至于图像质量，ACS-cine在自由呼吸组中的表现明显优于常规cine，而在屏气组中，两者的图像质量则无显著差异。这可能意味着ACS-cine技术在提高扫描效率的同时，也能在自由呼吸状态下保持或提高图像质量。

3）自由呼吸的心脏T2黑血成像：心脏磁共振成像（CMR）中的黑血成像技术能够有效抑制血液信号，从而清晰显示心脏的解剖结构，对评估儿童先天性心脏病（CHD）和心血管疾病（CVD）具有重要意义。这种技术可以清晰地显示包括心房、心室、大血管在内的解剖结构，是CVD患儿心脏解剖结构评估的重要手段。在心肌纤维化的评估方面，黑血成像技术能够揭示心肌纤维化的程度和分布，对于心肌病的诊断和预后评估具有重要价值。

在黑血成像序列中，联影同样将AI应用到其中，实现了自由呼吸的心脏黑血成像：利用人工智能成像技术ACS加速；自由呼吸或双触发多次重复采集，对某层多次重复采集的结果进行筛选＋运动校准；有效应对心律不齐，见图4-53。

4）单次屏气的高分辨心脏T2黑血成像：联影磁共振成像设备采用以人工智能AI为核心的多维度联合加速成像技术ACS，应用于心脏FSE黑血序列，实现了单次屏气16秒内完成全心黑血成像。与传统序列相比，该技术显著缩短了扫描时间，并且能够提供更高分辨率的心肌黑血成像，这对临床诊断具有重要意义，见图4-54。

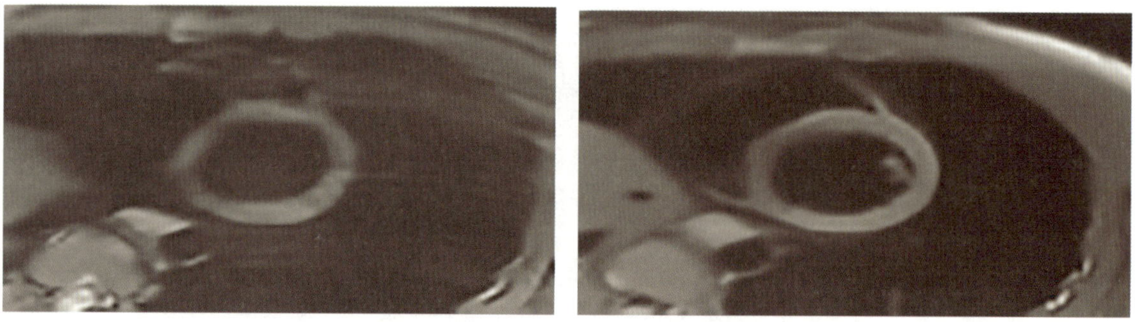

图4-53 传统屏气ACS自由呼吸

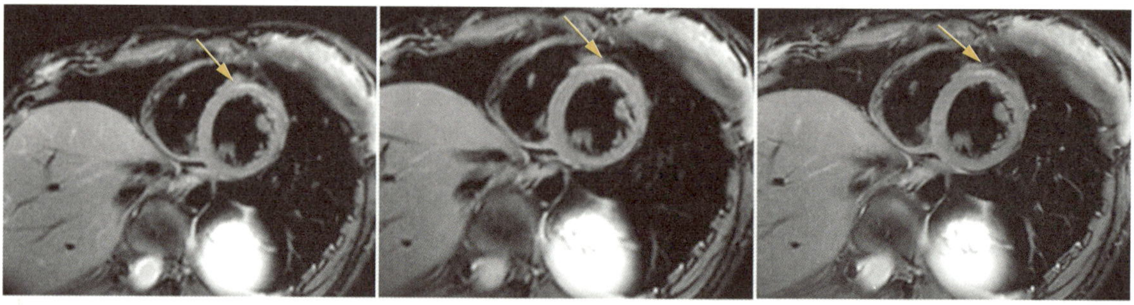

传统多次屏气全心黑血
sax T2W fse db fs
1*1*8mm
AD:2:30min

ACS单次屏气全心黑血
sax T2W fse db fs
1*1*8mm
AD:16s

ACS多次屏气高分辨全心黑血
sax T2Wfse db fs
0.8*0.8*8mm
AD:1:03min
高分辨黑血成像对心肌水肿显示更清晰

图4-54 全心黑血成像对比

5）一键式心功能智能分析：联影的心功能智能分析系统能够全自动提取左右心室轮廓，精确计算心功能参数，并自动生成牛眼图以评估心肌厚度，显著缩短了心功能后处理的时间，同时确保了分析结果的稳定性和可重复性，见图4-55。

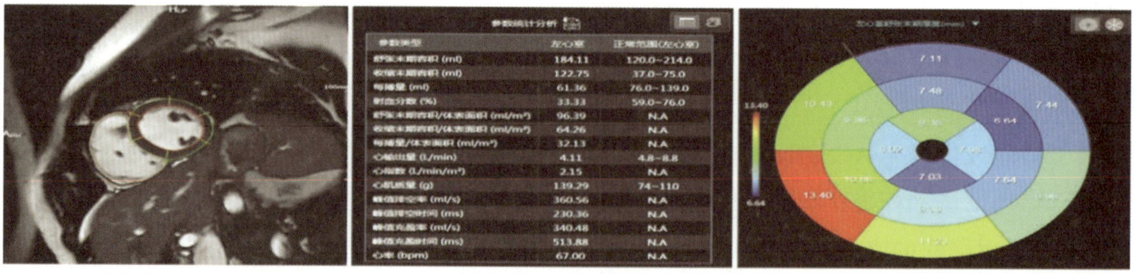

全自动提取左、右心室轮廓　全自动计算心功能参数　全自动牛眼图评估心肌厚度

图4-55 一键式心功能智能分析

6）超柔线圈（superflex coil）：超柔线圈从线圈导环材质到包覆材质做了全面革新，不需要绑带，能够轻松贴合在患儿体表，包括不同大小的型号，可以根据不同体型的患儿选择合适的线圈型号，有助于提高图像信噪比及患儿检查舒适感。

（2）应用案例

1）病例一：男性，12岁，因“发热、胸闷4天”入院，入院后查血清学指标高敏心肌肌钙蛋白I（hs-cTnI）升高（5305.9pg/ml），肌酸激酶MB型同工酶（CK-MB）升高（9.8ng/ml），心电图提示窦性心律不齐、偶发多源性期前收缩，EB病毒DNA测定明显升高。抗感染、丙球、激素治疗5天后患者症状好转，hs-cTnI（30.4pg/ml）、CK-MB（0.3ng/ml）恢复到正常水平，并行CMR检查，三个月后复查CMR，见图4-56、图4-57。

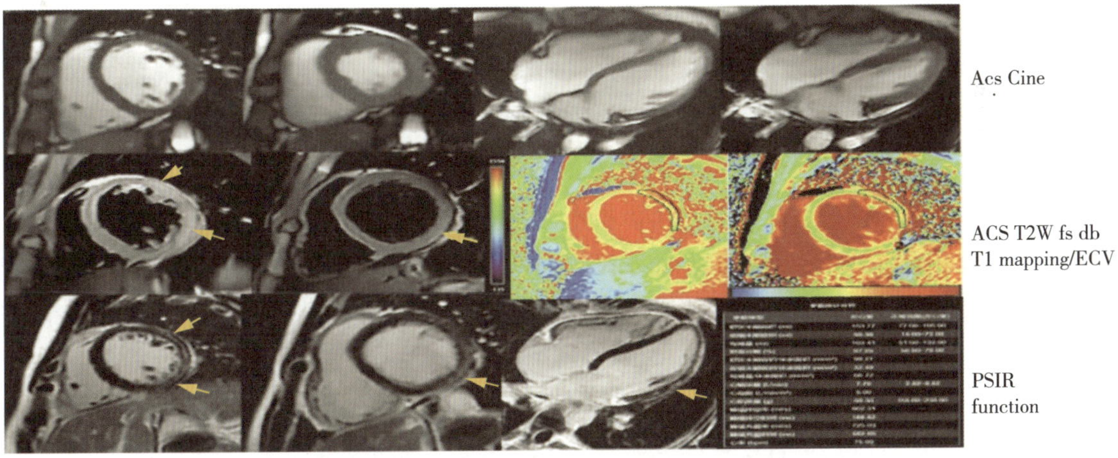

图4-56　病例一患者首次心脏磁共振检查图像

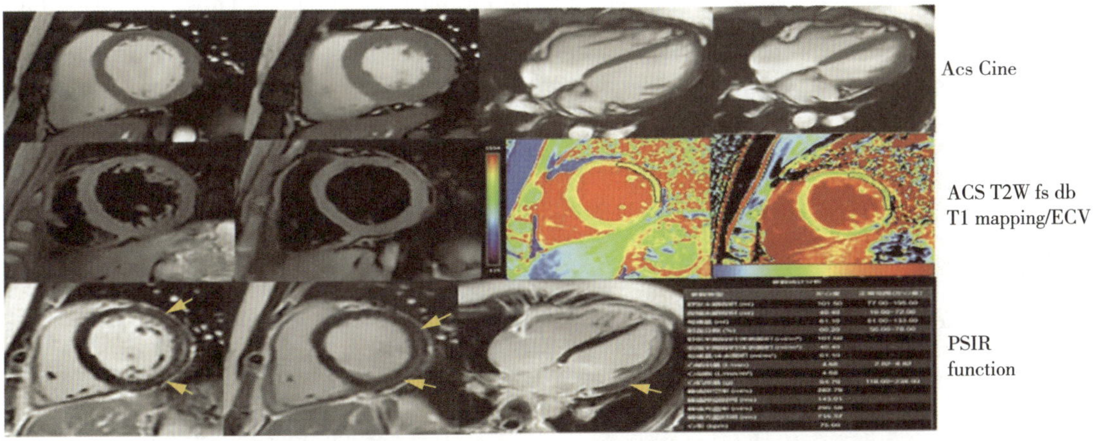

图4-57　病例一患者治疗3个月后复查心脏磁共振成像

uCS cine电影序列清晰显示左心室增大，LVEF值为67%。通过ACS黑血T2W fs db技术，观察到左心室侧壁及前间壁存在心肌水肿现象。T1 mapping结果显示，左心室侧壁T1值显著升高至1300ms，同时ECV值也增高至36.2%。PSIR图像则进一步显示，左心室侧壁广泛心外膜下及心肌中层出现强化，提示可能存在心肌坏死或纤维化。自动化心功能分析结果表明相关参数在正常范围内。

ACS黑血T2W fs db示心肌水肿已经吸收，T1 mapping提示左心室侧壁T1值（1280ms）、ECV（28.1%）较前有所减低，左心室侧壁PSIR较前强化程度减低，提示仍然存在心肌纤维化。自动化心功能分析结果表明相关参数在正常范围内。复查扫描的图像表现再次验证了联影磁共振成像设备在稳定性和可重复性方面的卓越性能。这一特点对提升临床诊断的准确性和疗效评估的可靠性至关重要。

该病例的心脏磁共振成像图中，黑血成像能清晰显示水肿高信号，这归功于ACS加持下更合理的回波链长度，即使在单次屏气的时间内完成扫描，也依然确保了优异的T2对比度权重。同时，依托于更优异的磁场均匀度及多维脂肪抑制技术的细节优化，联影磁共振黑血成像技术，得益于化学位移法脂肪抑制技术的运用，有效规避了传统三反转（TIR）技术引发的图像信噪比下降问题，从而确保了该技术拥有卓越的信噪比和对比度。该病例延迟强化的典型强化改变也是确诊心肌炎诊断的基础，而延迟强化序列的实施，不仅严格依赖于造影剂的注射剂量及扫描开始时间的精准把控，还高度依赖于序列自身的高信噪比。超柔线圈所具备的高信噪比特性，为获取优质的延迟强化图像提供了坚实的硬件支撑。T1 mapping对主磁场均匀度和B1场均匀度都有较高的依赖性，该病例扫描中优异的T1 mapping表现说明联影磁共振设备无论是序列本身还是硬件性能都达到了非常高的水平。

2）病例二：男性，14岁，因“胸痛2天”入院，入院后查血清学指标hs-cTnI升高（31 901.0pg/ml），肌酸激酶（CK）升高（1344U/L），5天后复查hs-cTnI有所降低（682.4 pg/ml）。心电图提示下壁、前壁、前侧壁ST段抬高改变。对患者行CMR检查，见图4-58。

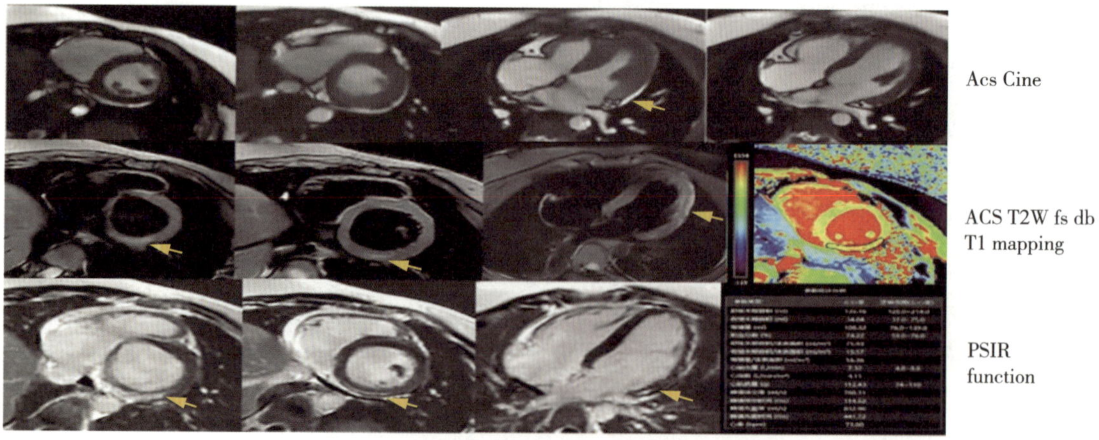

图4-58　病例二患者心脏磁共振检查图像

uCS cine电影序列显示心脏大小正常，LVEF 74%，可见少量心包积液，ACS黑血T2W fs db可见左心室下侧壁心肌水肿，T1 mapping提示左心室下侧壁初始T1值（1332ms）升高，PSIR左心室侧壁广泛心外膜下强化，提示有心肌坏死或纤维化。

病例二的心脏磁共振图像进一步验证了基于ACS的单次屏气黑血成像技术的卓越性能，其T2对比权重特别优异，能够清晰展现由心肌炎性病变引发的水肿高信号，从而为心肌炎的确诊提供了强有力的影像学支持。同时，该病例还成功获取了典型的延迟强化图像和T1 mapping图像，这些高质量图像的获取得益于超柔线圈提供的更高信噪比，以及硬件系统的进一步优化。

3．基于时空的双层深度学习模型及其临床应用

（1）Sonic DL™第三代深度学习技术：第三代深度学习技术Sonic DL™——基于时空双层深度学习模型通过结合时间和空间两个维度的信息，利用高通量数据采集技术，实现了在磁共振深度学习平台上对信号的提纯去噪和对动态特征的捕捉。这种创新的方法能够更精确地预测器官的运动状态，更深入地洞察病变情况，同时在不牺牲图像质量的前提下显著提高了成像速度和诊断的准确性。此外，SIGNA Hero的深度学习技术还能够显著减少运动伪影，这对心脏等运动器官的成像尤为关键。

（2）SIGNA™ Hero全深度学习架构磁共振：SIGNA Hero是GE医疗最新最高端3.0T磁共振，能够做到心脏One Beat成像，也可实现全身3分钟介观分辨率成像。

SIGNA Hero基于深度学习架构，搭载第三代深度学习Sonic平台。该平台具备最新一代算法模型、全新数据采集架构和更强算力架构。同时，通过全新一代AIRTM生理魔毯线圈和高通量射频架构，实现了图像信号和生理信号的同步采集，这一技术突破使得Sonic平台能够实现每秒千兆级的数据采样吞吐量，为深度学习图像重建提供了数据基础。此外，Sonic平台还采用了基于光线追踪的TPU（Tensor Core GPU）超算力内核，这一专为深度学习设计的运算核心，能够大幅度提升处理速度和性能，为深度学习大数据运算提供了充足的算力。为了更大发挥深度学习在磁共振成像中的潜能，SIGNA Hero采用全新设计的SonicG梯度系统，在保持较高梯度性能的同时更加注重梯度精准性。对于梯度放大器，通过双控制回路设计和前馈预测控制模型，实现了梯度输出精度的显著提升。对于梯度线圈，通过力矩平衡技术减少了梯度震动和涡流效应，提升了梯度运行的效率和数据采集的鲁棒性。此外，SonicG对梯度场强的精细调整有效减少了梯度工作时与磁体共振频率相近时产生的谐振，使得磁共振系统能够最大限度减少震动引起的伪影，从而引领深度学习架构下梯度系统向更高精度和更全面性能的方向发展。

SIGNA Hero的创新之处不仅在于其技术层面的突破，更在于其能够实现脑心同治的一站式快速检查方案。这一方案将传统需要一小时以上的检查时间缩短至半小时，同时大幅提升了心脏一站式检查的成功率。SIGNA Hero通过深度学习技术的应用，能够为脑心同治提

供全面的诊断信息，包括颅内血管及微小梗死灶、高分辨管壁成像、心肌、瓣膜及心功能的一站式成像。这种一站式的检查方案不仅满足了临床医生对于心脑血管全面评估的需求，也符合了患者个性化诊疗的临床趋势，为磁共振成像领域带来了全新的发展方向。

（3）临床应用实例

1）案例1：因下肢无力反复脑梗入院的72岁老年患者，通过磁共振头颅平扫能够敏感发现左侧胼胝体压部陈旧脑梗死灶，同时也能精准检出左侧放射冠新发脑梗死灶。但是对于脑梗发作的真正原因，临床难以做出准确判断。而这位患者同时伴有高血压和高血脂多年，寻找卒中源头对下一步治疗方案的确定尤为重要。

通过进一步高分辨头颈斑块成像，能够发现双侧颈动脉管壁增厚，管腔轻度狭窄。进一步通过心脏磁共振检查发现左室下间隔基底段高信号，提示心肌损伤。因此这位患者虽然发病在脑，但是需要脑心同治，见图4-59、图4-60和图4-61。

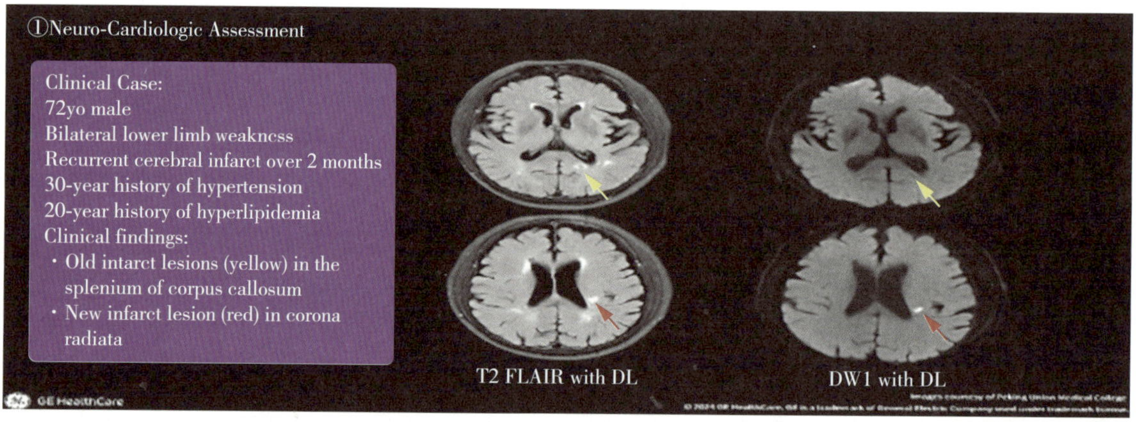

图4-59　磁共振头颅检查，精准发现梗死灶

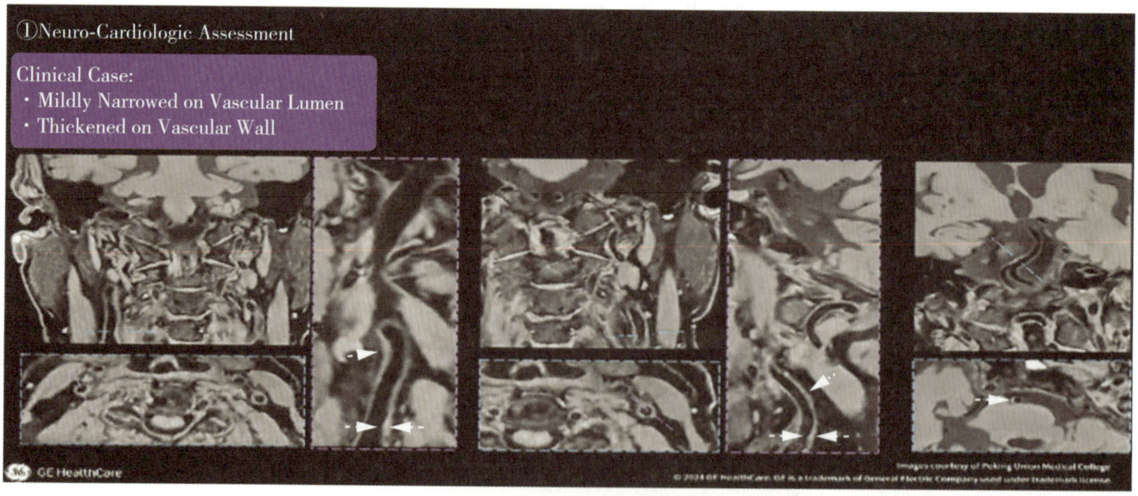

图4-60　高分辨斑块成像明确头颈血管壁问题

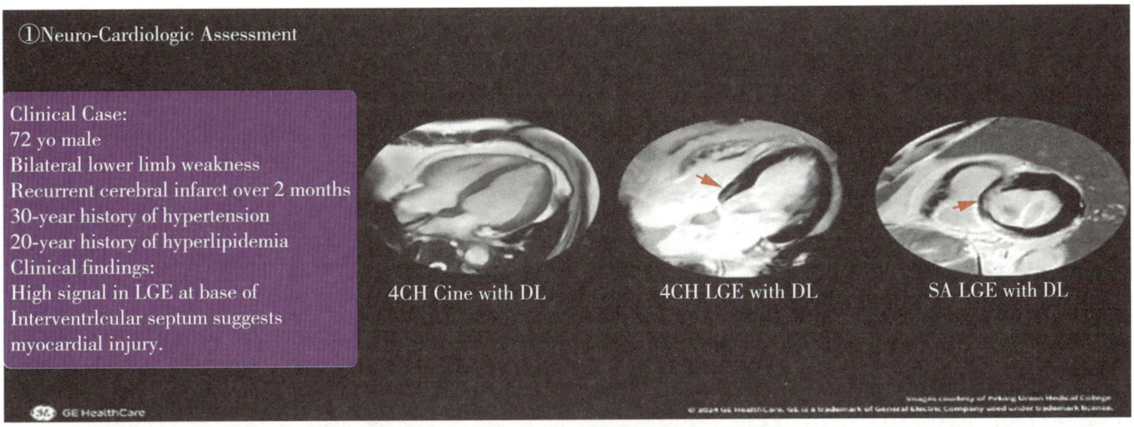

图4-61　心脏磁共振明确心肌损伤

2）案例2：37岁的男性患者，15个月前开始出现头痛并伴随着双眼左侧视野的缺失（偏盲）。9个月前，又出现说话困难的症状。在更早的时候，患者还曾经接受过心脏房间隔缺损封堵手术。该患者有长期吸烟和酗酒的习惯，在过去四年里存在间歇性胸痛症状。整体来看，这位患者的症状累及多个系统，需要综合评估和治疗。

通过一站式脑心同扫方案，既能明确发现颅脑左侧额叶和右侧枕叶梗死灶，同时在心脏延迟强化后也能准确显示左室下壁基底段、前壁中间段存在心肌梗死。因此该患者同时存在脑梗死和心肌梗死，需要脑心联合治疗，见图4-62、图4-63。

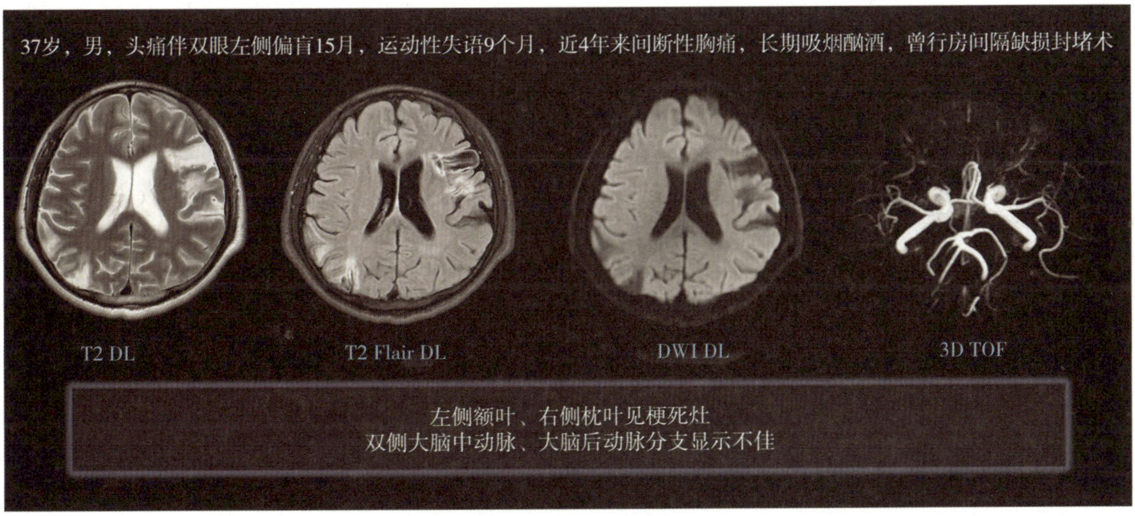

图4-62　头颅检查明确梗死灶

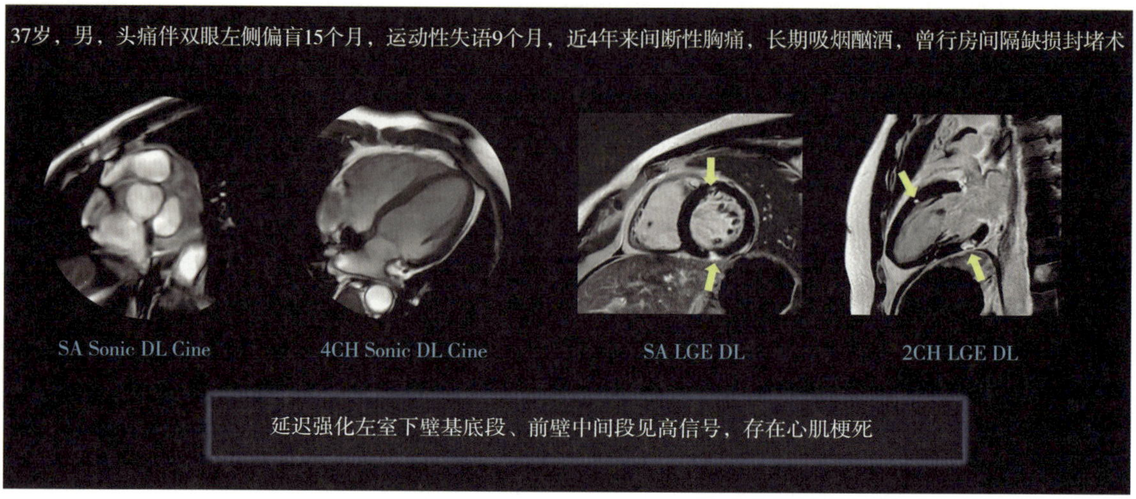

图4-63　心脏检查明确脑心共病

4．流动敏感黑血技术在磁共振成像中的临床应用

（1）流动敏感黑血技术成像原理及特点：流动敏感黑血（flow sensitive black blood，FSBB）技术是基于3D梯度回波结合运动探测梯度，产生体素内失相位，此技术在慢速血流、外周血管湍流或侧支循环血管方面的显示和成像具备一定优势。FSBB序列上有一个流动相位损毁脉冲，可以把流动的血液信号抑制掉，即动脉和静脉都呈低信号。基于此技术的3D T1 FSBB原理示意图见图4-64。

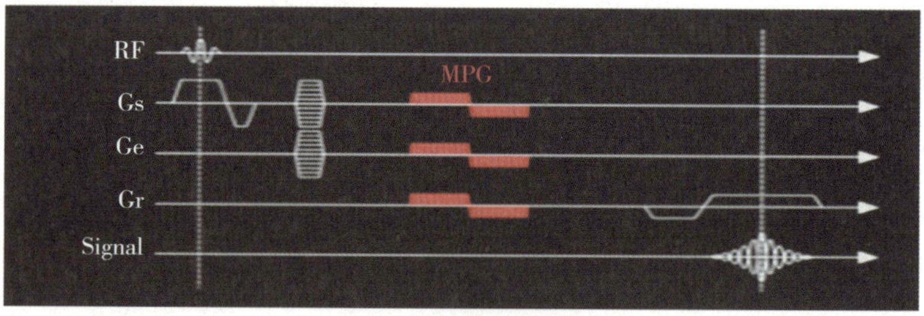

图4-64　原理示意图

基于此序列的高分辨T1对比成像（T1 FSBB）序列，加入毁损脉冲—流动敏感黑血抑制脉冲获得高分辨率的T1对比度图像，层厚可以达到0.2mm，流动的血液呈低信号，这样更容易发现超早期强化病灶；该序列扫描速度快，全脑高分辨扫描只需要2～3分钟；此序列的磁敏感效应还可以对亚急性出血的低信号和强化肿瘤的高信号加以区分。

（2）临床应用实例

1）颅内微小转移瘤：实例见图4-65、图4-66。

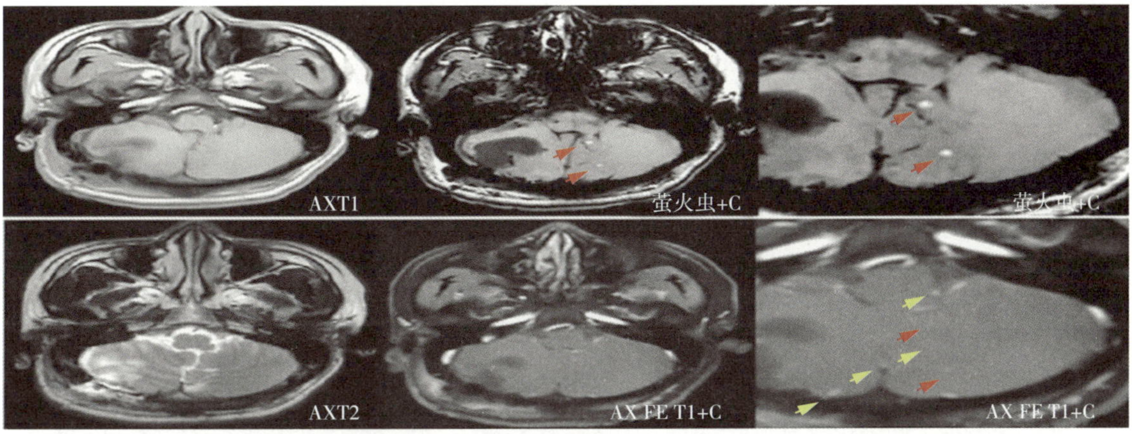

图4-65　患者，男性，32岁，因“反复头晕、头疼4月余”入院，术后2周复查

图片来源：玉林市第一人民医院。

注：右侧小脑半球血管母细胞术后，萤火虫增强示左侧小脑半球见2个大小约0.2cm明显强化结节（红箭头），AX FE T1 ＋C示上述2个结节轻度强化，隐约可见（红箭头），容易与强化血管（黄箭头）相混淆。

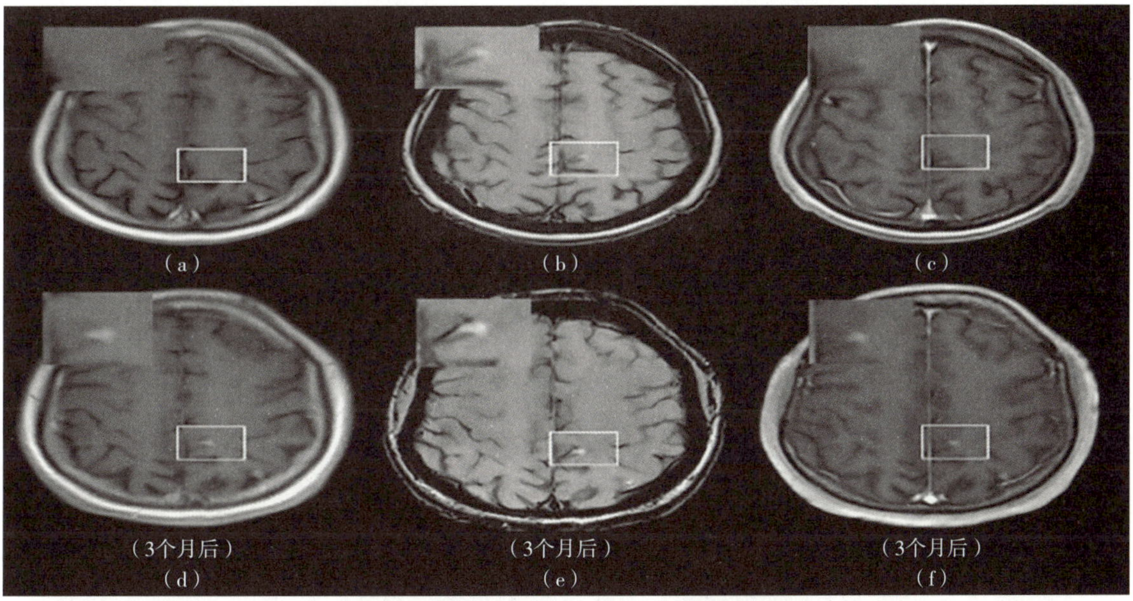

图4-66　患者，女，42岁，左肺腺癌

图片来源：贵州医科大学附属肿瘤医院。

注：（a）FSE CE-T1WI，显示左侧顶叶内似可见一个高信号灶（白箭），边缘模糊，周围无水肿，对此小病灶的诊断信心不高；（b）FSBB 3D CE-T1WI，显示左侧顶叶可见小结节状高信号（黑箭头），边界尚清；（c）FFE 3D CE-T1WI，显示左侧顶叶可见较小的条索状高信号（灰箭头），边界不清，与小血管不易鉴别。

随访三个月后复查MRI，在FSE CE-T1WI（d）、FSBB 3D CE-T1WI（e）及FFE 3D CE-T1WI（f）图像上病灶呈结节状高信号，边界清楚，较前体积增大，可较明确地诊断为转移灶。

T1WI FSBB既可以实现高空间分辨率和超薄层（可以实现0.2mm）全脑扫描，且扫描时间短，2～3分钟即可实现全脑3D扫描，同时避免了血管高亮信号的干扰（通过特殊技术把流动的血流信号抑制），对颅内原发或继发的微小肿瘤检查有重大意义。

2）脑肿瘤内血管及瘤内微出血：实例见图4-67、图4-68。

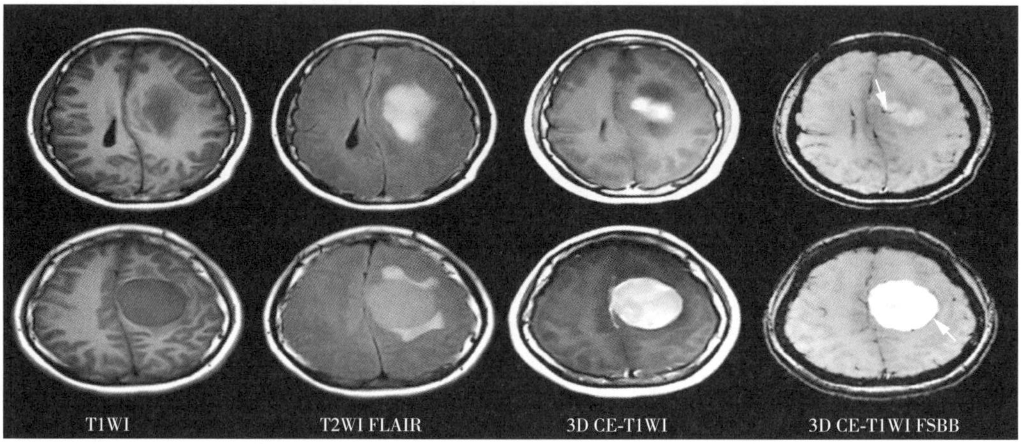

图4-67　女性，44岁，左额部瘤体增强后明显强化，肿瘤供血血管在3D CE-T1WI FSBB上呈线状低信号（箭头所示）

图片来源：复旦大学附属华山医院。

注：T1WI、T2WI FLAIR、3D CE-T1WI均未见血管征象。患者术后病理证实为：左侧额部脑膜瘤。

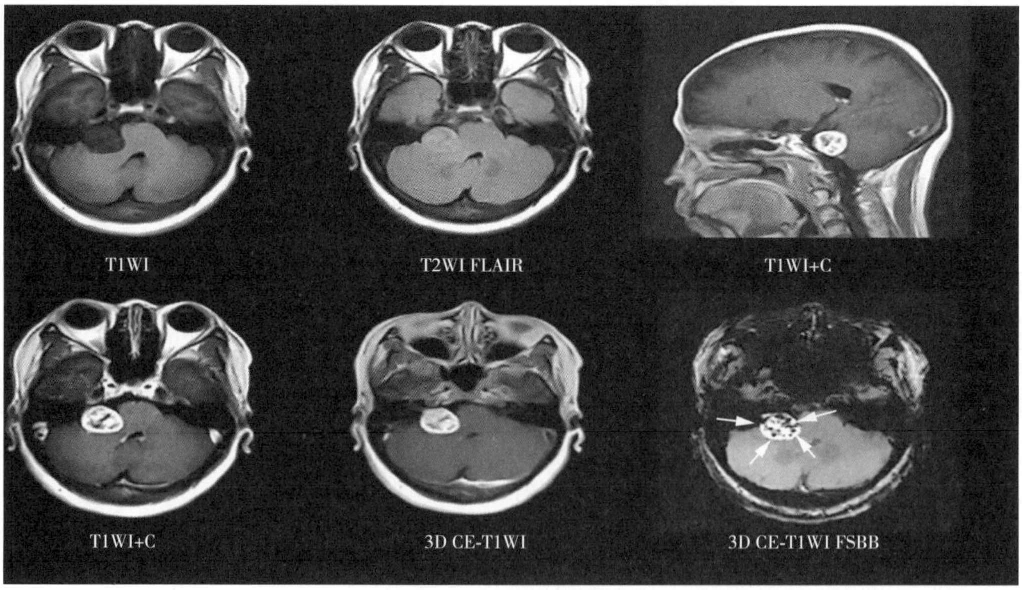

图4-68　女性，55岁，右侧CPA区瘤体呈团片状T1WI低信号，FLAIR稍高信号灶；常规增强后不均匀强化

图片来源：复旦大学附属华山医院。

注：3D CE-T1WI FSBB瘤体不均匀强化，瘤内微出血表现为散在点状低信号（箭头所示）；其余序列（T1WI、T2WI FLAIR、3D CE-T1WI）不能明确识别微出血。患者术后病理证实为：右侧桥小脑角区听神经瘤。

3D CE-T1WI FSBB序列，既打破了常规2D增强序列分辨率低的局限性，又突破了普通3D高分辨增强序列增强后血管呈高信号而干扰显像的局限性，可以帮助临床更好地进行肿瘤和血管的诊断及鉴别诊断；3D CE-T1WI FSBB序列的磁敏感效应可以更好地显示肿瘤血管内的微出血，从而帮助临床预判术前并发症的风险。3D CE-T1WI FSBB可作为神经鞘瘤与脑膜瘤，甚至不同类型脑膜瘤鉴别的新技术。神经鞘瘤比脑膜瘤瘤内出血发生率高，瘤内微出血多，MDI值高，为术前鉴别诊断和治疗决策提供了新的依据。3D CE-T1WI FSBB序列检查可以帮助我们更好地进行脑肿瘤血管及瘤内微出血的术前评估。

3）真实的脑膜尾征：在3D FFE增强序列上，虽然分辨率高，但静脉也是高信号，也易掩盖脑膜病变，因此在常规2D FSE普通增强和3D FFE增强序列这两个序列上无法显示真实的脑膜尾征。在FLAIR增强序列上面，动静脉都为低信号，所以此序列在显示脑膜病变有较高的敏感性，可显示真实的脑膜尾征。在3D T1WI FSBB高分辨率增强序列上，动静脉都是低信号，也可以显示真实的脑膜尾征。此外，3D T1WI FSBB高分辨率增强序列具有磁敏感效应，所以出血在此序列上呈现低信号，这样可以区分亚急性出血和强化的肿瘤，病例中，从影像表现上可以看出患者存在陈旧性出血，在3D T1WI FSBB高分辨率增强序列上面，可以明显看出出血对应的位置呈低信号，见图4-69、图4-70。

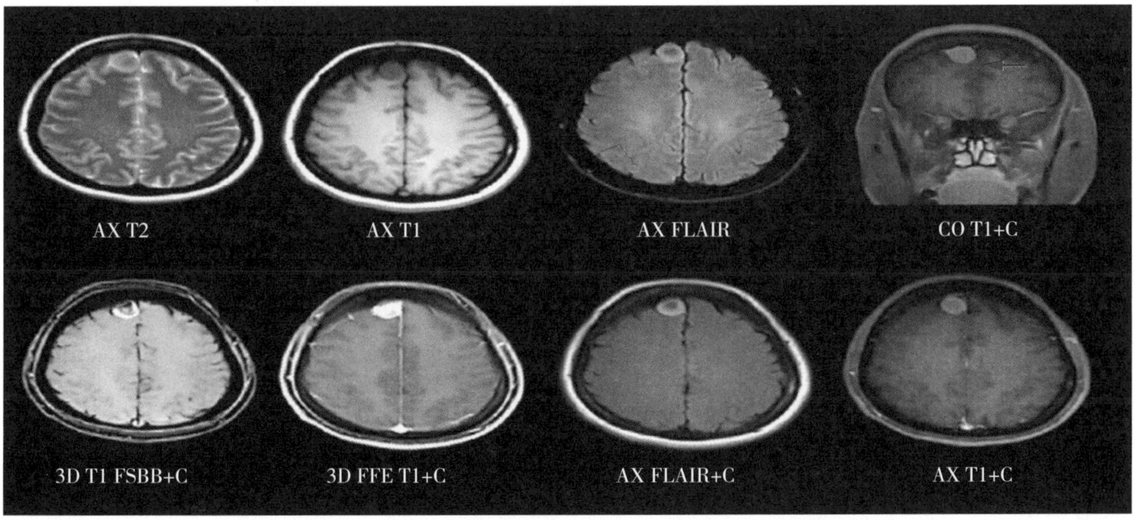

图4-69　女，44岁，在常规2D FSE普通增强序列上，可以看到有脑膜尾征，但由于在这个序列上静脉呈高信号，易掩盖脑膜病变，所以无法判断脑膜尾征是否真实

图片来源：开封市中心医院。

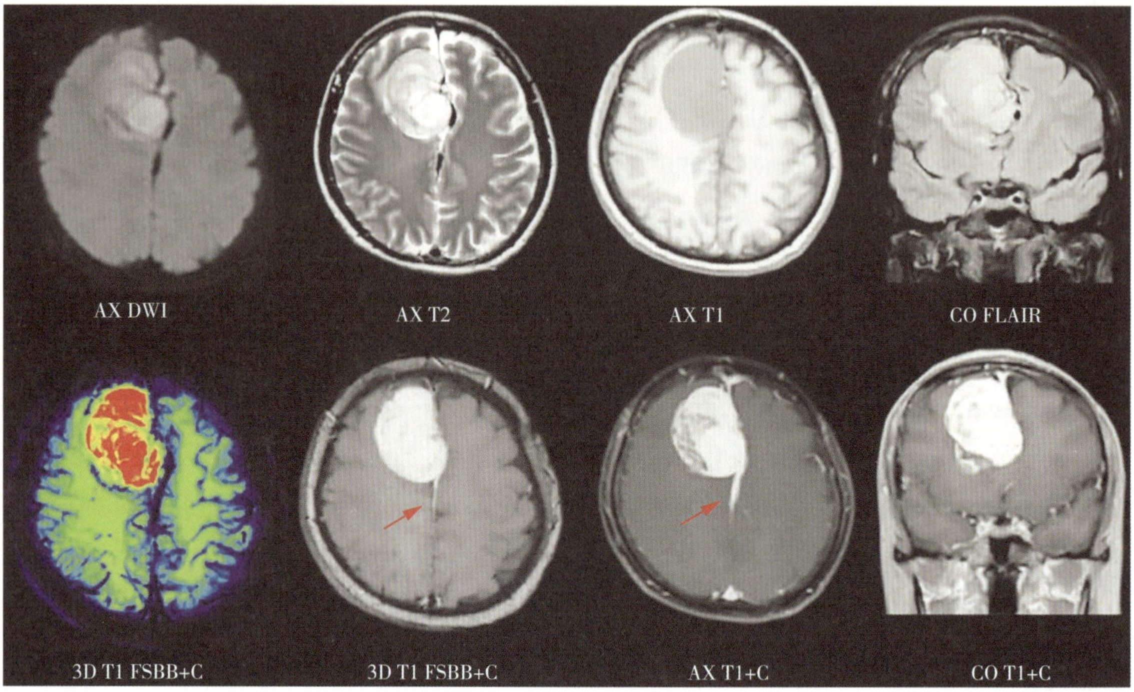

图4-70　女，46岁，在常规2D FSE普通增强序列上，可以看到脑膜尾征，但是静脉的影响使得脑膜尾征混淆在高信号的静脉里，但在3D T1WI FSBB高分辨率增强序列上，静脉的信号被抑制掉，因此可以将真实的脑膜尾征情况显示出来。所以，3D T1WI FSBB高分辨率增强可以作为一种新技术来显示脑膜的病变

图片来源：广西玉林市第一人民医院。

3D T1WI FSBB高分辨率增强序列由于动静脉都为低信号的特点，对显示真实的脑膜强化具有非常突出的优势，可作为脑膜瘤检查的重要增强序列之一。

（4）总结讨论：T1 FSBB增强成像技术对颅内原发或继发的微小病灶的诊断具有重要意义，能发现很多原来普通增强扫描发现不了的微小病灶，帮助临床在病情早期做出诊断，为后续治疗提供有利的影像支持。血管在该序列呈现低信号，可以更好地发现肿瘤的供血血管，也可以区分出血和强化的肿瘤，同时，对显示真实的脑膜强化具有非常突出的优势。该序列作为新型的颅脑三维高分辨增强磁共振成像技术，将为颅内病变提供更可靠的影像依据。

5．超短回波成像技术的临床应用

（1）UTE高清肺部成像

1）成像原理及特点：UTE（Ultrashort echo-time）超短回波成像技术K空间以球状中心向外放射状填充，可减轻肺部呼吸运动伪影，见图4-71。超短的回波时间既可以显示更多的肺部超短T2组织，同时也大幅减轻了肺部由于气体造成的磁化率伪影。TE值可调整范围比较灵活，既可以保证超短T2组织的显示，也可以显示相对较长T2组织信号。对于肺部良恶性结节、感染性病变、炎性渗出、肺部浸润性病变、肺间质性改变和部分应激反应等，都有很好的显示。

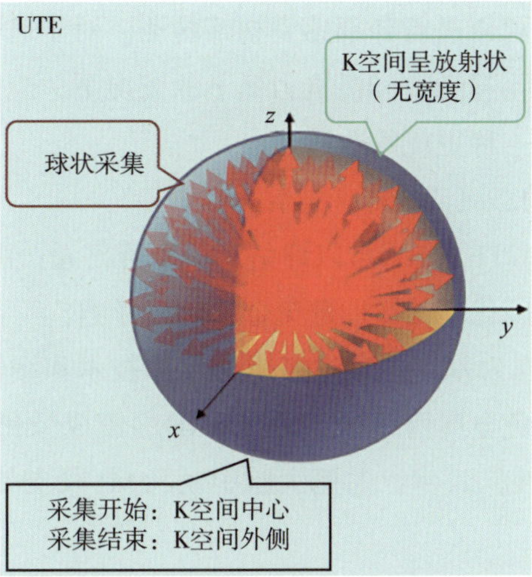

图4-71　短TE为目的的三维数据采集

2）临床应用实例：通过观察图4-72上排图像，UTE和CT分别显示了右肺上叶5.41mm和5.39mm的结节，两者大小基本一致；观察图4-72下排图像可以发现，由于自由呼吸和屏气的区别，UTE和CT层面不完全一致，但是对于右肺上叶絮状影像，UTE和CT均能显示，靠近右侧胸壁处病灶UTE显示更明显；左肺上叶斑片状影像，UTE显示的范围较CT略广。

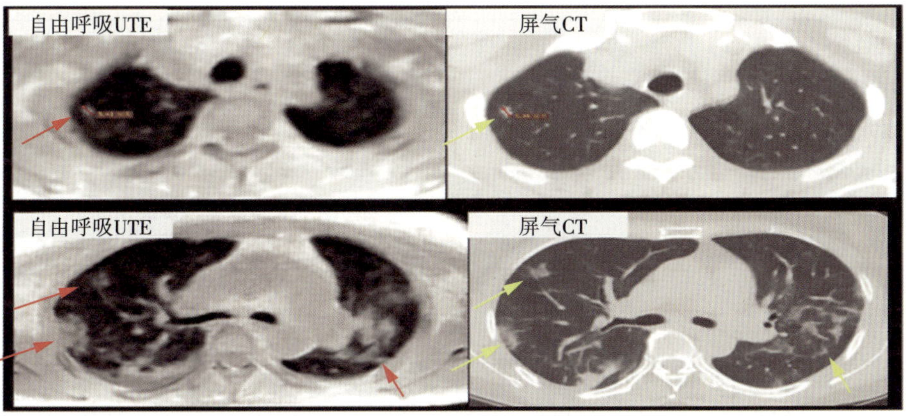

图4-72　患者，女，50岁，奥密克戎肺部感染病例，CT及MRI检查

图片来源：贵州医科大学附属肿瘤医院。

3）总结讨论：对于感染性病变，UTE相比CT有更高的敏感性，同时对于病变的范围，UTE有更好的表现，用于监测肺部感染是可行的。UTE成像本身具备无辐射、高分辨、可重复性好、图像清晰等特点，对于奥密克戎阳性人群中反复发热、咳嗽不止、胸闷气短和血氧饱和度偏低等症状的出现，可以进行肺部感染初筛检测。对于已明确感染的人群，在治疗过程中如果需要动态监测，在本身免疫和抵抗力低下的情况下，应避免辐射对身体造成的二次损害，UTE肺部成像也许是一种更优的选择。

（2）mUTE MRA高清动态血流成像

1）成像原理及特点：mUTE MRA可以评估术后血管再通，由于TE时间短和特殊的K空间填充方式，可以有效减少磁化率伪影，避免金属伪影影响。

mUTE MRA以UTE序列为基础，通过多期相ASL技术和缓慢的梯度爬升，具有血管信号均匀、避免运动伪影、避免金属伪影影响、动态4D血流成像和静音序列的优势。

2）临床应用实例：男性，52岁，左侧大脑中动脉M1段支架植入术后，影像见图4-73，血管狭窄度评估见表4-17。

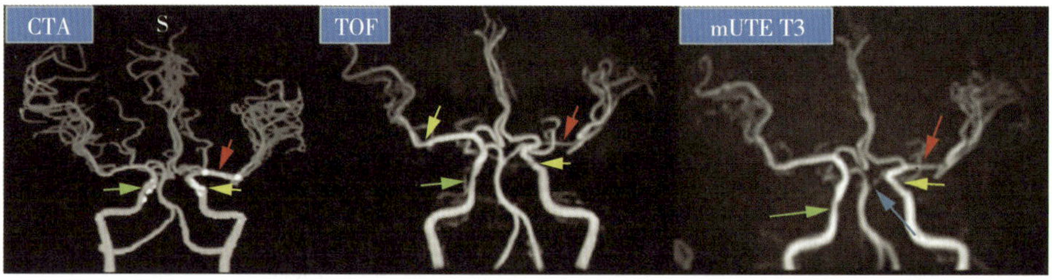

图4-73　mUTE MRA评估术后血管再通

图片来源：广西医科大学第一附属医院。

表4-17　患者血管狭窄度评估

病变位置	CTA	TOF MRA	mUTE MRA	DSA
左侧颈内动脉C6段	轻度	中度	轻度	轻度
右侧颈内动脉C6段	中度	重度	中度	中度
左侧大脑中动脉M1段	支架影响，无法评估	重度	中度	中度
右侧大脑中动脉M2段	无	中度	无狭窄	无狭窄
左侧大脑后动脉P1段	中度	重度	重度	重度

从本病例5处病变位置比较来看：①左侧大脑中动脉M1段mUTE与DSA的结果一致，TOF评估过度，CTA受支架影响，不易判断；②左侧颈内动脉C6段、右侧颈内动脉C6段、右侧大脑中动脉M2段三个位置mUTE、CTA结果一致，TOF评估过度；③左侧大脑后动脉P1段CTA提示中度狭窄，mUTE、TOF均提示重度狭窄。

3）总结讨论：在金属异物干扰方面，TOF血管成像易受金属异物影响，血流信号丢失，血管病变难以诊断；CTA原始图像星芒状金属伪影明显，需减影后处理，去除星芒状金属伪影的干扰。mUTE 4D MRA不受金属异物的影响，可清晰显示动脉瘤栓塞术后血管再通及血管狭窄情况，且能动态观察患者血流信息，与DSA检查效果相当；当血液流速变缓时，CTA能更好地显示血管管腔，TOF和mUTE 4D MRA表现较差，但mUTE可以提示血液流速变缓这一动态血流现象。

血管弯曲处TOF更容易表现为假阳性，mUTE和CTA表现相对较好。mUTE MRA与TOF MRA相比，在评估动脉瘤夹闭术后血管再通情况及血管狭窄方面均有更好的表现，其效果与CTA相比具有较好的一致性。并且mUTE MRA是无须造影剂、无创、无辐射的MR检查，不仅能评估血管解剖信息，还能像DSA一样动态观察患者血管血流情况。

（三）数字减影血管造影X射线成像设备（DSA）

1．冠脉HD新技术的临床应用

（1）冠脉HD新技术：东软医疗近期研发了冠脉HD新技术，此技术是基于人工智能（AI）深度学习DSA图像优化算法。从图像算法优化的角度，针对低剂量图像的特点，DSA系统对图像去噪进行了深度学习。在对图像进行去噪、增强及提高图像质量的同时，也为进一步降低剂量提供了空间。

冠脉HD低剂量DSA算法研究主要是通过去除伪影，避免重新拍摄曝光的辐射，减少辐射剂量，传统算法存在一定局限性，卷积神经网络具有强大的非线性映射能力，自动提取图像全局语义特征和局部边缘特征，近些年来深度学习在医学图像处理领域快速发展。

（2）冠脉HD关键技术：是一种基于CNN的新型去噪算法，即深度CNN（dense convolution neural network，DnCNN）去噪算法，将稠密连接网络（densely connected convolutional networks，DenseNet）集成到DnCNN 中，利用降噪和避免梯度消失的优势，使在降噪期间保留的图像特征都在CNN级别之上的深度学习网络，使用L2损失［均方误差（mean square error，MSE）］和感知损失作为损失函数。

这种新方法的优点如下：第一，L2和感知损失均确保去噪性能和清晰的边缘，防止过度平滑；第二，DnCNN中的残差学习用于生成噪声图像并加快训练速度；第三，DenseNet和DnCNN的结合提高了训练速度，并重用了低维特征以提高图像的去噪质量。

另外，该领域现有的方法大多只关注逐帧的二维图像去噪，在一定程度上丢失了图像序列的时间信息。为了同时处理血管造影成像中的时间与空间上的噪声，采用一种新的三维/二维混合深度CNN（卷积神经网络）方法。该模型以多帧为输入通道，综合各通道的信息得到最终结果。

（3）临床应用实例

1）冠脉临床病例1：患者为男性，年龄46岁。

手术名称：冠状动脉药物涂层支架置入术＋经皮冠状动脉药物球囊扩张成形术＋经皮冠状动脉腔内血管成形术［FTCA］＋多根导管冠状动脉造影＋冠状动脉血管内超声（IVUS）。

术中诊断：冠状动脉粥样硬化性心脏病。

术前诊断：家族性高胆固醇血症，冠状动脉粥样硬化性心脏病。

手术名称：冠状动脉药物涂层支架置入术＋经皮冠状动脉药物球囊扩张成形术＋经皮冠状动脉腔内血管成形术［FTCA］＋多根导管冠状动脉造影。

术中诊断：冠状动脉粥样硬化性心脏病。

手术记录：患者行右侧桡动脉入路，置入鞘管。冠脉造影显示左主干无狭窄，前降支开口及中段狭窄，回旋支远段狭窄，右冠中段重度狭窄。使用多种球囊扩张及支架植入，处理右冠、回旋支和前降支病变，术后复查造影显示扩张满意，贴壁良好，远端血流正常，手术顺利完成。

冠脉HD功能加持下，各造影体位图像细节均呈现较好，支架球囊透视下清晰可见，总体辐射剂量低，见图4-74、图4-75。

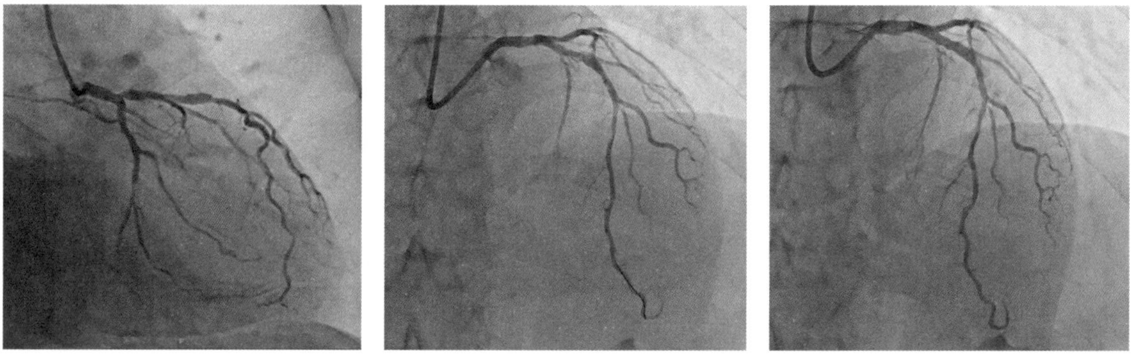

（a）（b）（c）

图4-74　冠脉HD功能，图像清晰，造影示：前降支开口85%狭窄，中段长病变60%～90%狭窄，回旋支远段80%狭窄（a）。LAD近端释放支架（b），LAD和LCX分别球囊对吻扩张，复查到扩张满意，贴壁良好（c）

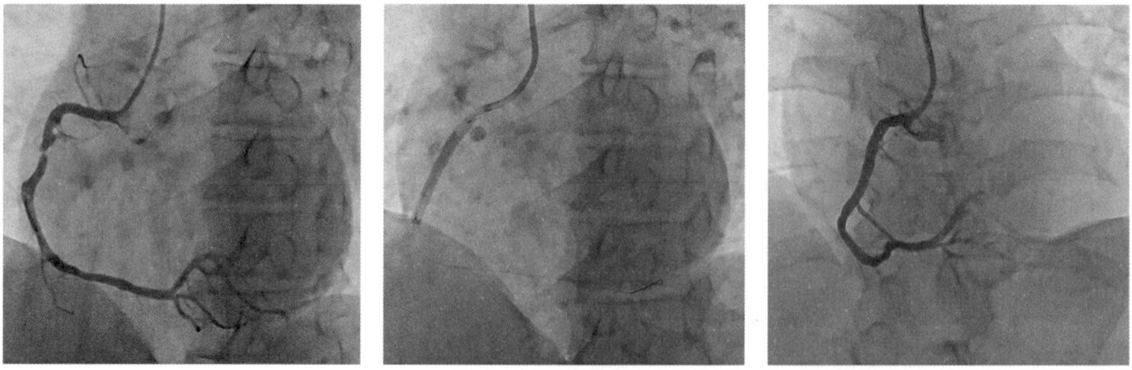

（a）（b）（c）

图4-75　冠脉HD功能，图像清晰，造影示：右冠中段95%狭窄，远段50%狭窄（a）。RCA送入支架以12atm*10秒释放（b），支架内以球囊多次后扩张，复查造影支架扩张满意，贴壁良好，远端TIMI血流3级（c）

2）冠脉临床病例2：患者为女性，年龄62岁。

术前诊断：冠状动脉支架植入后状态，慢性肾脏病5期，肾性贫血，糖尿病肾病V期，血液透析状态。

手术记录：患者经左侧桡动脉穿刺置管，冠脉造影显示左主干末端、前降支、回旋支及右冠等多处狭窄。使用多种球囊扩张及支架植入处理病变，术后复查造影显示血管扩张满意，贴壁良好，远端血流正常。

新型冠脉HD算法加持下，手术期间图像清晰，细节效果未随时间发生衰减，总射线量控制低，见图4-76。冠脉HD算法能带来明显临床获益。

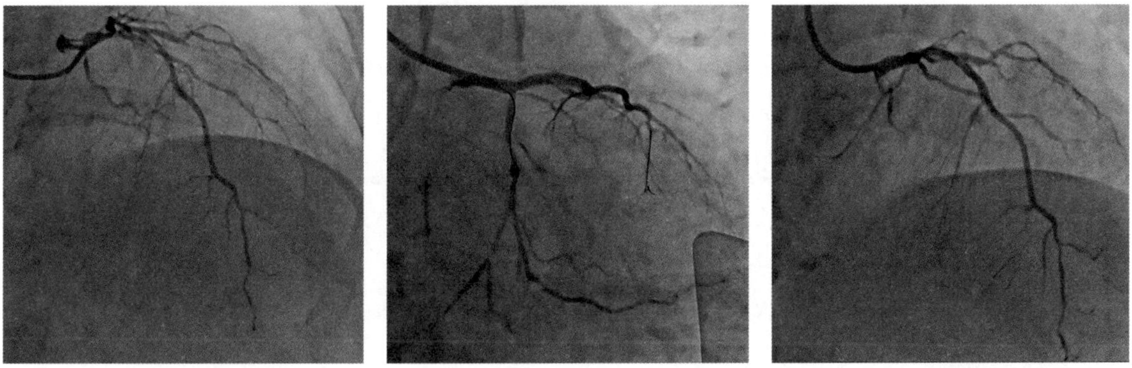

（a）　　（b）　　（c）

图4-76　左主干末端80%狭窄，前降支开口90%狭窄，近段80%狭窄（a）。LAD送入球囊多次扩张送入支架，导丝至LCX再送入球囊扩张（b），LAD和LCX分别以球囊对吻扩张，复查造影支架扩张满意（c）

（4）临床应用及前景：冠脉HD图像优化算法能够自动地将图像的信息层和背景层进行分离，对信息层包含的血管、导丝、支架等相关人体组织和介入器材的影像信息进行增强处理，而对其他的人体组织和外部装置影像信息等背景信息进行降噪处理，使得图像有用、信息清晰锐利的同时，噪声得到明显抑制，同时解决传统去噪方式过度平滑等问题，有望适配各类主流DSA机型。

冠脉HD图像优化算法在保持图像结构性方面具有更好的性能，使得在低剂量情况下采集的图像也能满足介入诊疗的临床需求，有效降低患者和医师承受的辐射伤害，尤其在心脏病和敏感器官介入等手术中起到关键作用。

2．一站式肿瘤介入临床解决方案的临床应用

肿瘤介入以其微创、高效、痛苦小等特点已超越外科手术和放化疗成为部分肿瘤的优选治疗方案，联影uAngio系列血管造影系统提供一站式肿瘤介入临床解决方案，提供覆盖肿瘤栓塞、穿刺、消融的术前诊断、计划制订、术中引导、术后评估的全流程专业临床工具。

（1）一站式肿瘤栓塞：患者为74岁，女性。主诉体检B超发现肝内占位3天。肝动脉造

影显示右叶顶部存在异常肿瘤染色，其血管呈现扭曲和紊乱状态，见图4-77。

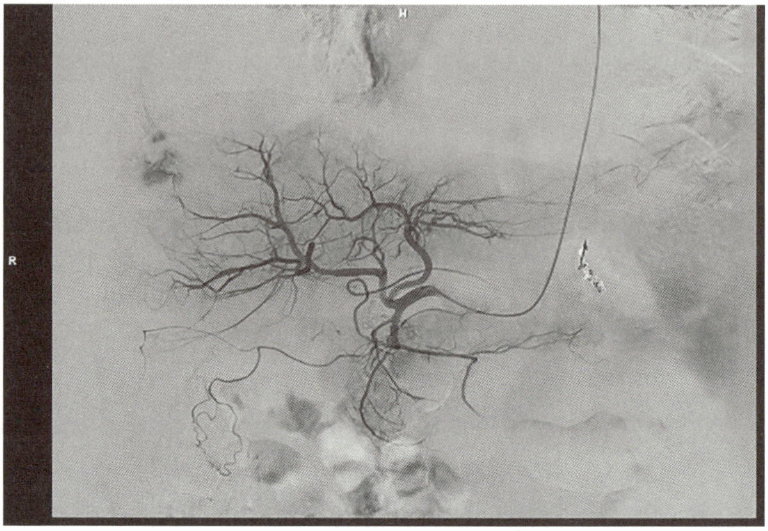

图4-77　肝动脉造影

术中进行肝脏VeraCT增强扫描，得到即时肿瘤形态及供血血管信息，为下一步肿瘤栓塞计划提供基础数据，见图4-78。

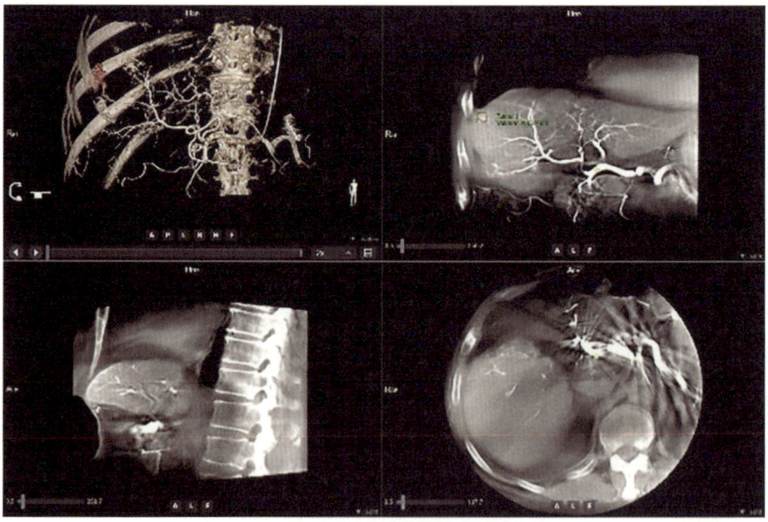

图4-78　VeraCT多角度肿瘤图像

肿瘤自动分割：采用uEmbo View栓塞导航软件进行自动的高精度分割，以提取肿瘤轮廓，并计算肿瘤体积，为临床药物剂量提供准确依据。联影自动肿瘤分割算法通过分析图像的纹理、密度和形状特征，并结合医学专家的专业知识库，实现对肿瘤的精确识别和分割，让医生不再需要手动逐层勾画，见图4-79。

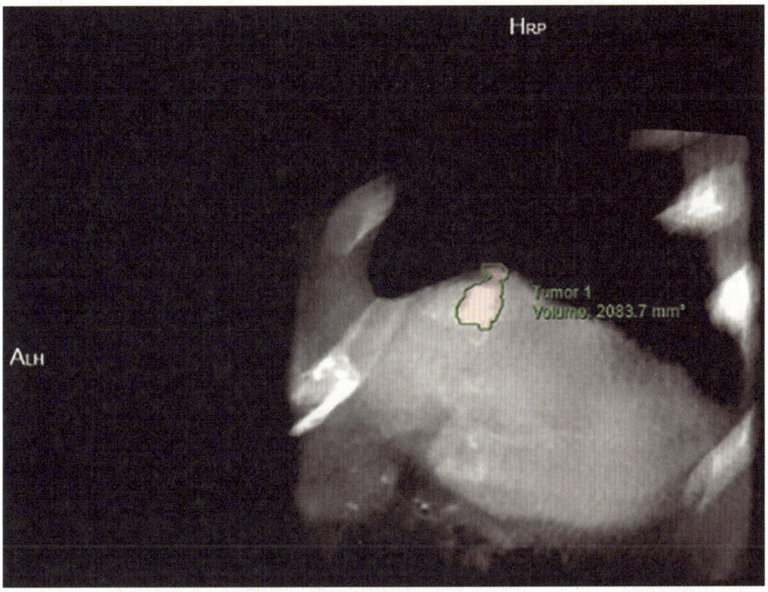

图4-79　肿瘤自动分割

自动栓塞路径寻找：标记导管头位置后，基于用户勾画的肿瘤及导管口图像特征自适应阈值分割得到供血血管端点，根据血管形态进而得到供血路径自动寻找与标识，见图4-80。

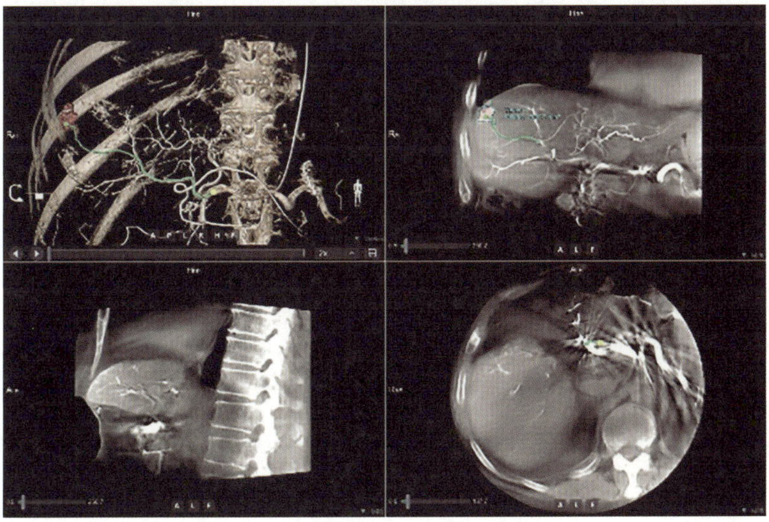

图4-80　肿瘤供血动脉自动提取

自动计算出C形臂的最佳工作角度一键传输至DSA设备，使C形臂自动调整至最佳手术位。医生根据在实时屏上现实的uEmbo View软件规划路径进行精确的栓塞操作，术后造影，肿瘤染色消失，见图4-81。

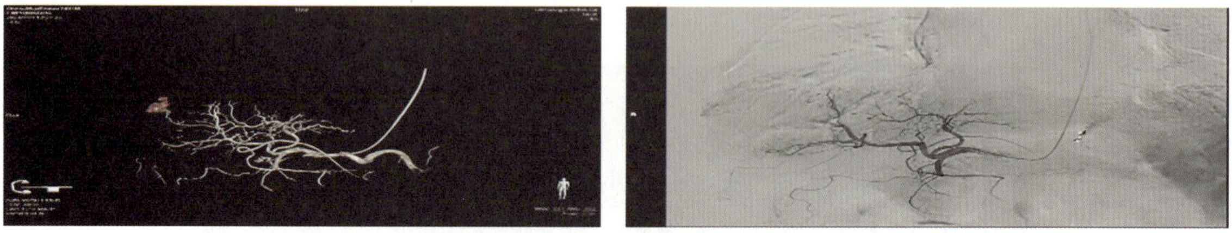

图4-81　栓塞路径与栓塞后造影

还可进一步使用2D血流分析评估肿瘤血流状态，进行栓塞前后效果对比评估，见图4-82。

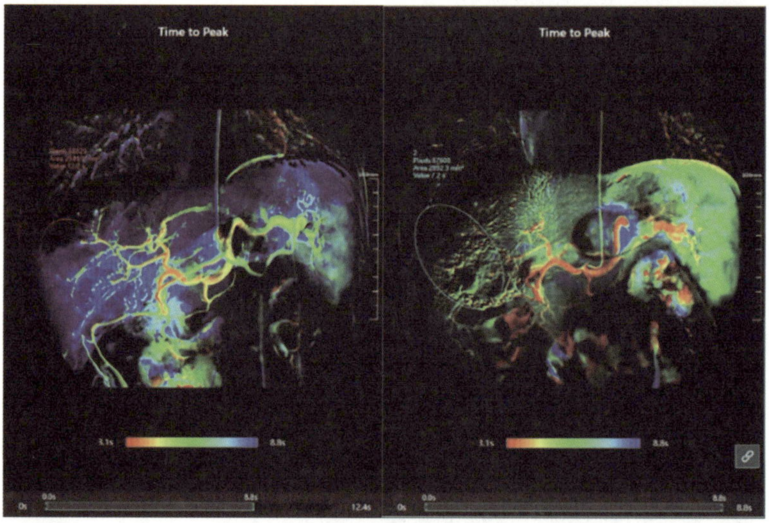

图4-82　肿瘤栓塞前后血流评估

（2）uTargetView一站式穿刺活检：患者为51岁，男性；主诉肝占位破裂出血TACE术后1月余，拟行穿刺活检明确占位性质。

消毒铺巾后，通过全视野VeraCT进行全腹扫描，见图4-83，扫描结果提示：肝右叶下级肿瘤占位内，肿瘤内可见高密度碘油沉积。肿瘤上级碘油沉积欠佳。

应用uTarget View进行穿刺计划制订，自动勾画肿瘤靶区，标记肿瘤上级碘油欠缺区域为靶点，调整皮肤进针点，通过多角度观察确保进针路线中无重要脏器和骨骼，得到最佳穿刺路径，见图4-84。

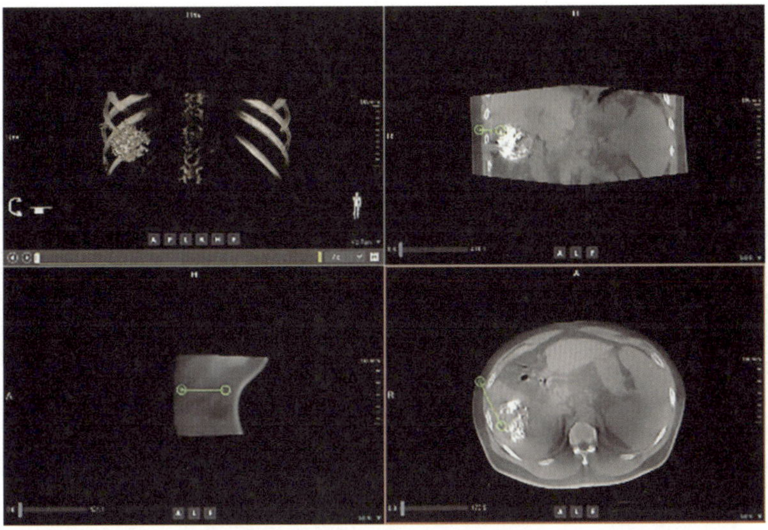

图4-83　全视野VeraCT成像

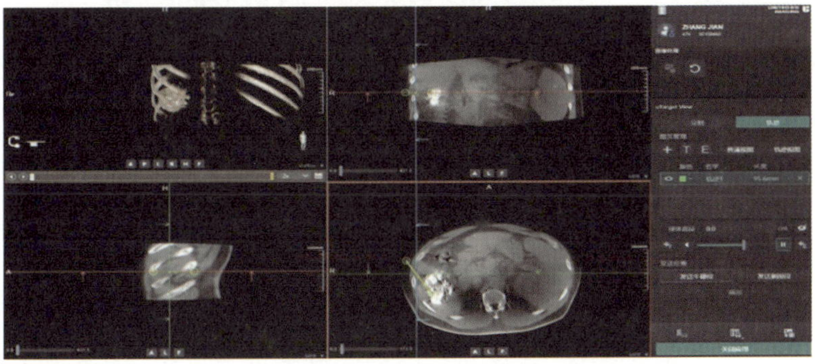

图4-84　基于VeraCT的穿刺路径规划

uTargetView自动计算出穿刺牛眼位及侧视进针路径，并自动发送坐标至DSA设备，激光灯自动打开后将活检枪针尖和针尾均在激光十字定位点中心后，完成进针并穿刺进入指定深度，见图4-85。

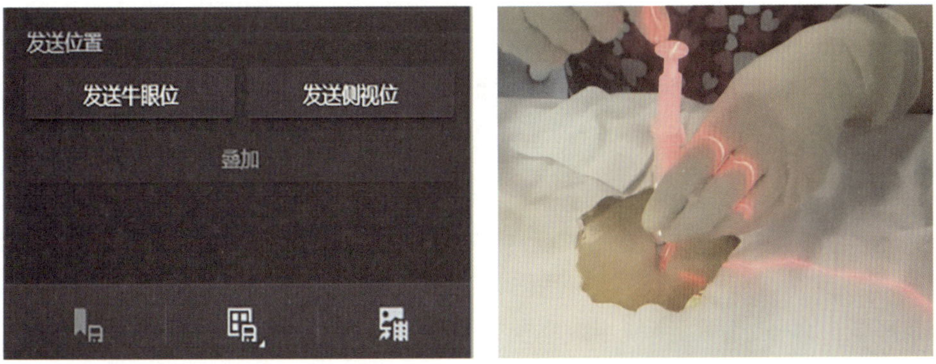

（a）　　　　　　　　　（b）

图4-85　C形臂角度发送图（a）和激光灯引导穿刺点及角度（b）

穿刺完成后，再次进行全视野VeraCT扫描，确认活检枪针到达靶点位置，取出肝内占位病理组织，送病理科进一步化验检查，见图4-86。

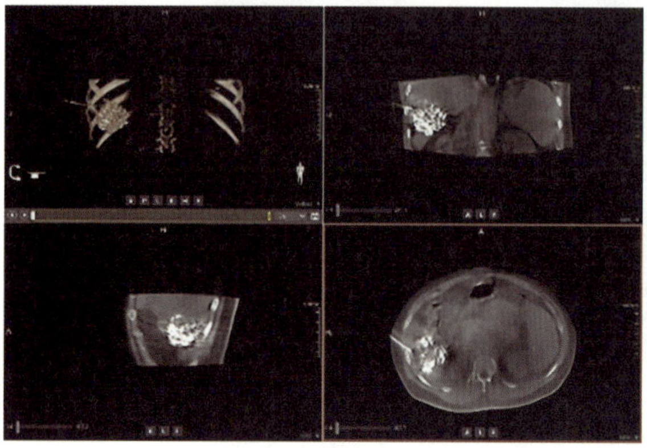
(a)

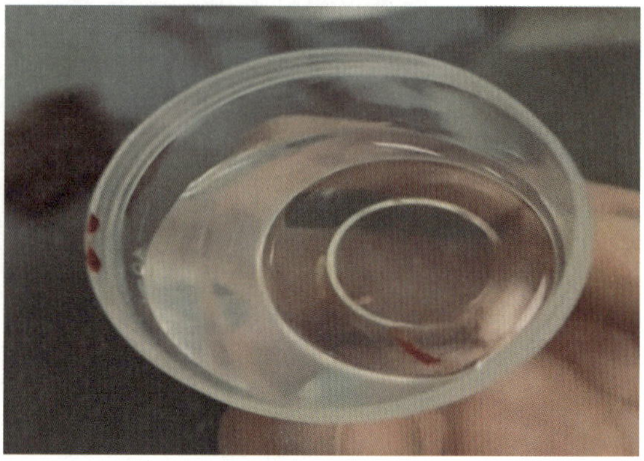
(b)

图4-86　VeraCT评估穿刺结果（a）和穿刺取样（b）

通过一站式肿瘤介入工具，医生可在手术室内方便快捷地完成精准术前诊断及手术规划，借助术中实时可视化的引导工具清晰指引手术路径，提升手术成功率，节省手术时间，提高治疗效果，在手术完成后即刻进行手术效果评估，实现一站式诊疗。

3．单极X射线管的临床应用

（1）新技术介绍：球管、平板探测器、平台可以誉为DSA的“三大件”，尤其是球管负责X射线的产生与发射，被誉为“DSA之眼”。DSA球管的稳定性、射线质量直接影响着成像质量与手术安全。横向对比高端CT搭载的球管，目前市面上的球管都属于传统双极球管，阳极热容量都局限于10MHU以下，而双极球管往往存在着容易工作期间过热、小焦点无法供临床任意适用的问题。

为了解决球管稳定性差、易过热、成像性能较差的现状，GE医疗特将高端、超高端CT上使用的单极球管技术，对DSA进行专向研发，终于在2024年推出了业界第一支DSA用单极X射线管，拥有10MHU以上的阳极热容量和300mA以上的最大透视电流，搭配聚能射线技术，在剂量不升高的情况下做到图像质量提升。

（2）临床应用实例：位于法国图卢兹的巴斯德医疗中心（Clinique Pasteur De Toulouse）是欧洲水平领先的心脏学科和肿瘤学科的诊疗中心。该医院配置了Allia IGS Pulse，设备的图像表现和剂量表现都非常好。尤其是年纪较大、体重较重的特殊患者，疾病本身情况相对复杂，体厚相对较厚，对DSA球管的X射线纯净度有更高要求。目前这台设备可实现平均单台PCI剂量降低35%以上，医生使用效率提升33%。

4．Hi-Def显微成像平台的临床应用

为了实现精准介入治疗，佳能医疗携手纽约州立大学布法罗分校及全球多位血管介入治疗专家，共同研发了Hi-Def显微成像平台，采用76μm像素和全影像链16bit的超高清技术，广泛应用于神经、心脏、外周等领域的复杂介入治疗。

（1）显微高清成像：突破空间分辨率极限。佳能医疗的新型探测器系统在同一个探测器面板上提供两种模式：一种是传统的194μm像素模式，另一种是76μm像素的Hi-def模式。纽约布法罗大学研究显示，Hi-def模式在复杂介入手术关键步骤中发挥着显微镜的作用。因此，这种新型的成像技术也被称为显微高清成像。

显微高清平台从空间分辨率及密度分辨率两个维度均相较于传统技术实现了革命性突破。首先，从空间分辨率的角度来说，显微高清平板探测器像素尺寸仅76μm，空间分辨率从传统平板的3.2 lp/mm提升至6.6 lp/mm，见图4-87。在显微高清探测器中心探测区，真实物理矩阵自传统401×401提升至1216×1216，提升了9倍。

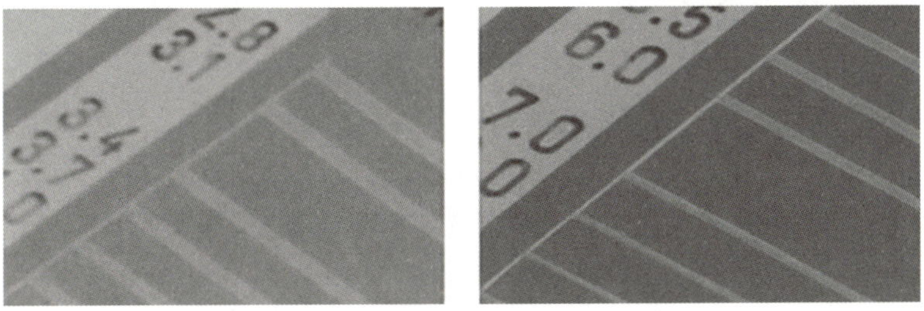

（a）　　　　（b）

图4-87　传统成像技术

注：（a）空间分辨率均为3.0 lp/mm左右；（b）显微高清成像技术空间分辨率达到6.6 lp/mm。

Alphenix Hi-Def模式在传统平板探测器所提供的视野之上，开启3英寸、2.3英寸、1.5英寸三种FOV尺寸，为医生提供精准介入术中成像。显微高清模式下血管组织及植入物相较于传统的6英寸视野放大16倍，见图4-88。

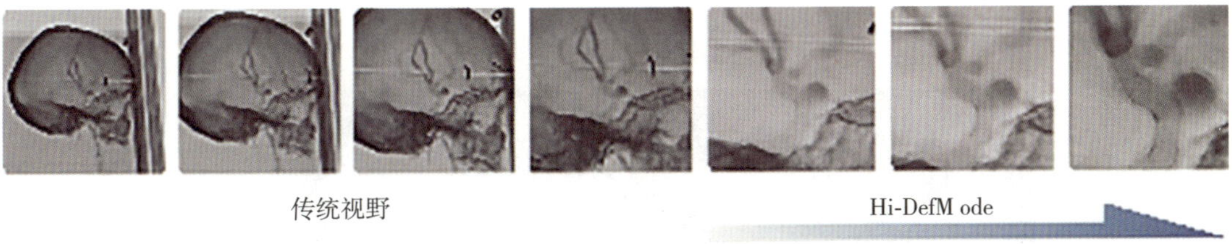

图4-88　传统视野光学放大极限为6英寸×6英寸，继续放大使用电子放大，图像出现失真；Hi-Def模式下光学放大极限突破至1.5英寸×1.5英寸，相较于传统模式图像放大16倍

在复杂血管介入治疗过程中，显微高清成像模式有助于术前手术策略优化，术中引导导丝通过复杂的解剖结构、辅助器械定位，并进行实时的支架部署效果评估。

（2）全影像链16bit：密度分辨率新标准。除了空间分辨率的大幅提升，全新的显微高清成像平台也实现了密度分辨率的突破。佳能采用全影像链16bit图像处理技术，具有更高的动态范围，能够捕捉更多的密度信息，同时支持每秒超过20亿次的高速智能魔方算法（Bi-cubit），能够在超低剂量的条件下生成高质量的图像，图像的灰阶层次更加丰富，能够更好地显示微细血管和低对比度组织，见图4-89。

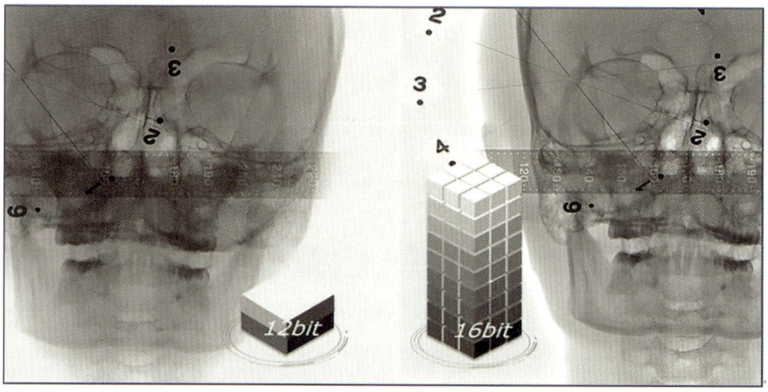

图4-89　传统12bit处理图像与16bit处理图像模型对比

（3）全维度低剂量介入平台：显微高清成像技术基于精准辐射剂量控制，聚焦小视野投照，可以避免对非感兴趣的无效X线暴露，大幅降低了辐射剂量。另外佳能的剂量显示技术实时剂量追踪系统（dose tracking system）及低剂量创新技术靶向透视技术（Spot-ROI）也引领低剂量技术平台的发展。

实时剂量追踪系统（dose tracking system）：能以彩色方式实时提醒医生该治疗部位的辐射剂量，从而优化投照效率、合理优化剂量分布。相较无意识状态下的治疗，显著均衡了患者皮肤受照剂量；并且在降低了发生皮肤灼伤风险的基础上，医生也能自然而然地减少曝光，保护患者的同时更保护了医护自身，见图4-90。

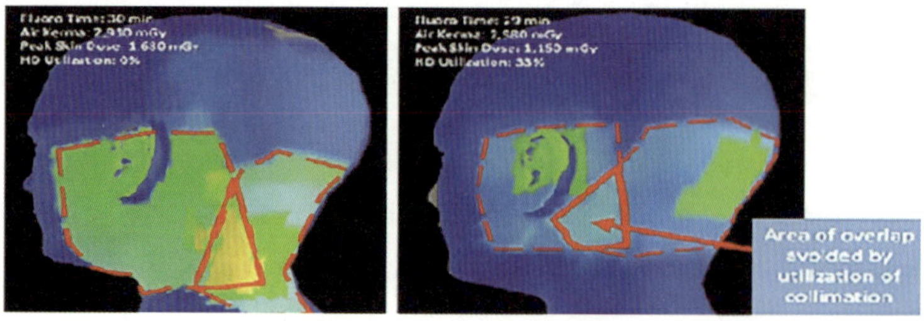

（a）　　　　　　　　（b）

图4-90　基于实时剂量追踪系统（dose tracking system）实现可视化的皮肤剂量评估

注：相较于传统成像模式（a），显微高清模式可以优化辐射剂量投照，减小非感兴趣的辐射剂量暴露（b）。

Spot-ROI靶向技术：实现了全新的“靶向透视”功能，通过精准的X线控制，Spot-ROI能够在感兴趣区域及其外围组织进行双能量X线曝光。在核心靶区，系统采用常规剂量进行动态采集；而在背景区域，则使用极低剂量的X线完成微剂量动态显影，见图4-91。这种方法不仅保证了导丝、导管等图像的高质量，确保医生能够顺利完成介入手术，还在介入手术的关键步骤中显著减少了65%～85%不必要的辐射暴露。

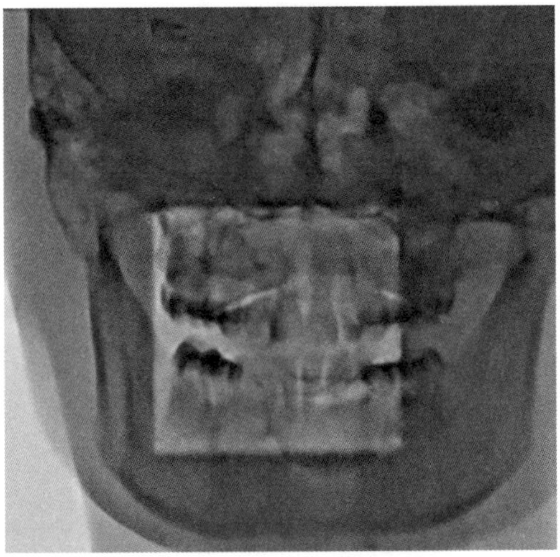

图4-91 Spot-ROI靶向技术

注：感兴趣区域（ROI）采用常规剂量进行动态采集，背景区域使用极低X射线完成微剂量动态显影。

综上所述，佳能医疗的Hi-Def显微成像平台通过先进的技术和创新的应用，极大地改善了复杂介入工作流，在空间分辨率、密度分辨率、低剂量技术及临床应用等方面均展现出显著优势，不仅提高了手术的精确性和成功率，还显著降低了患者的辐射剂量，保障了医患安全。

（四）数字X射线成像设备（DR）

1．智能悬吊DR的临床应用

uDR Aurora C是联影推出的智能悬吊DR，技术先进性主要体现在以下方面。

（1）超高端悬吊DR技术平台-uAid全流程智慧摄影技术平台：uAiD全流程智慧摄影技术平台是联影自主开发的创新技术平台，基于AI人工智能技术，集五大创新功能于一体——uLingo智慧语音引导、uVision智慧天眼、SureQ智慧多重质控、uClarity智慧高清影像、Discover智慧X线影像分析，提升检查效率，保障图像质量，助力精准诊断。

1）uAid-uLingo智慧语音引导：uDR Aurora C结合计算机视觉与智能语音引导技术，通过实时感知患者状态，判断检查阶段，进行语音引导。

2）uAid-uVision智慧天眼自动摄影：uVision智慧天眼结合AI和计算机视觉技术，通过多模态视觉传感器进行实时感知、空间定位，并构建患者三维模型，同时采用AI神经网络算法自动识别患者身上的关键点，从而实现包含智能摆位、智能光野、智能曝光等功能。uVision智慧天眼技术原理见图4-92。

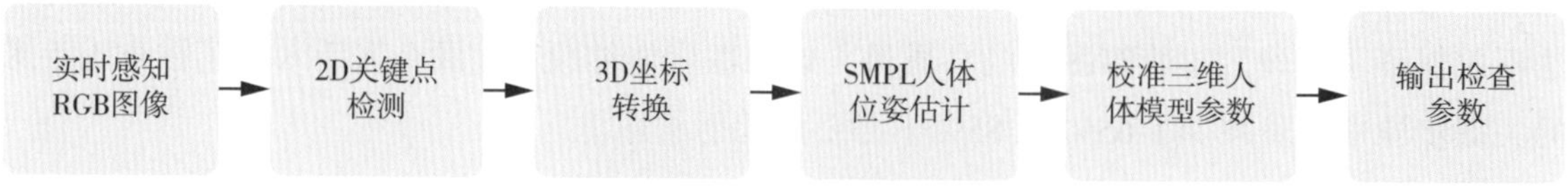

图4-92　智慧天眼技术原理

A．实时感知技术：由安装在球管端的两个光学摄像头组成双目视觉传感器模组，并连接至设备主机控制终端，保证摄像头能清晰观测到待扫描的目标物的整体结构和范围，建立视觉传感器和控制终端实时数据、信息传输功能，将摄像头控制集成至采集系统中，构建基础的机器视觉平台进行实时图像采集，实现对检查环境和人体的实时感知。

B．2D人体关键点识别技术：自动患者识别模块包含2D人体特征关键点提取和3D患者位姿估计两个子神经网络模型。2D关键点检测模型将机器视觉平台采集到的彩色RGB图像作为输入，提取多分辨率下的RGB图像特征进行2D人体关键点检测，并输出对应的图像坐标。

C．3D患者建模技术：采用SMPL（skinned multi-person linear）预测器对患者三维人体位姿和体态进行估计，输入三角测量和归一化计算得到的3D人体关键点坐标，得出三维人体位姿和体态的估计，进而构建患者三维模型，再结合深度信息和空间坐标系转换，输出患者各部位的中心坐标、拍摄范围和厚度信息。

通过对DR临床场景下采集到的1000例测试集图像进行验证分析，确认了uVision智慧天眼在临床场景下的检测精度，uVision通过自然图像计算得到的关键点位置与关键点实际位置之间的误差，以及部位厚度与部位实测厚度之间的误差，均在20mm以内，见图4-93、图4-94。

协议	头部	手腕	胸部	腹部
平均误差	8.21mm	9.74mm	11.23mm	13.29mm

图4-93　关键点识别的算法误差

协议	脊柱	胸部	腹部
平均误差	12.53mm	10.69mm	15.13mm

图4-94　体厚识别的算法误差

3）uAid-SureQ智慧多重质控：智慧影像多重质控系统结合计算机视觉与人工智能图像分析技术，实现预防性质控、实时质控及回顾式质控三位一体的全流程多重质控，全方位保障摄片质量，提高诊断准确性。

4）uAid-uClarity智慧高清影像：智慧高清影像平台采用新一代的百微高清平板（碘化铯整板生长工艺，100μm像素尺寸）及全新智能图像算法技术，软硬件相结合，全面提升影像质量，实现精准诊断。

5）uAid-Discover智慧X线影像分析：智慧X线影像分析系统支持多种类的AI影像分析，包含智能儿童骨龄检测、智能脊柱侧弯测量及智能下肢力线测量等功能，运用人工智能技术赋能临床诊断，提供快速、精准的影像分析结果。

（2）智慧赋能临床解决方案

1）低剂量儿科成像方案：针对儿童患者辐射剂量敏感、配合度低的拍摄痛点，采用多项智慧创新技术，在确保最佳诊断质量的前提下，将辐射风险降至最低。技术特点有以下几点。

A. uVision智能天眼：智能识别儿童体型和检查需求，自动调整光野范围和曝光参数，降低无效辐射剂量。

B. 儿科专用检查协议：通过儿童专用协议，满足儿童等辐射敏感人群的成像需求，儿童专用算法采用低剂量采集模式，呈现更可靠的图像。

C. 儿科附加铜滤过：配备专用附加铜滤过，根据检查协议自动切换，提升射线质量，确保影像清晰度的同时减少无效辐射。

D. 可插拔滤线栅：基于不同体型的儿童成像需求，通过可插拔滤线栅设计，对不同拍摄部位进行针对性使用，遵循放射防护最优化原则。

临床应用案例：传统儿童拍摄时，因为儿童极易动、不配合，家长辅助摆位易进入照射野，造成拍摄失败。儿童误动无法使用AEC，照射剂量不精准。联影智能天眼可以射线入射视角实时观察儿童患者，实时选择AEC场。精准匹配AEC与被拍摄部位的对齐。再搭配儿童专用检查协议及低剂量专用配件，降低无效辐射剂量，全程保证儿童拍摄绿色安全，见图4-95。

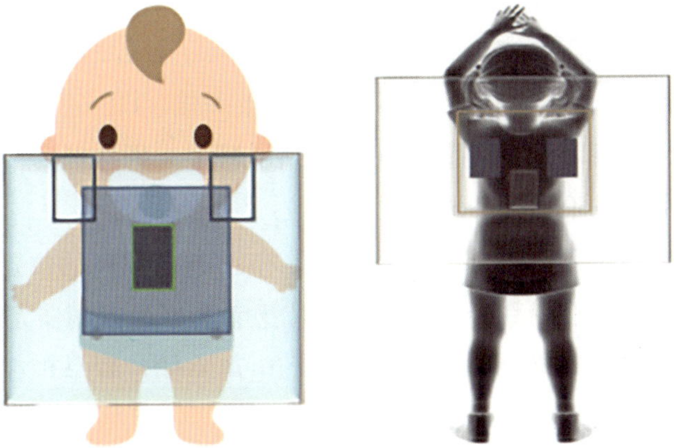

图4-95 低剂量儿科成像方案

2）长骨拼接骨科成像方案：针对特殊长骨X线摄影，提供全智能拼接成像解决方案，实现一次检查，完整成像，为临床提供高质量的骨科全景影像，实现更为精准的术前术后评估，见图4-96。技术特点有以下几点。

A．超大范围立卧位长骨拼接：支持全自动立位及卧位长骨拼接成像，具备超大拼接成像范围，提供更广泛的患者适应性和更便捷的工作流程。

B．uVision智能天眼：智能识别拼接拍摄部位，自动设置拍摄范围和曝光参数，进行全自动化的拼接拍摄，获得精准的全景影像。

C．TOD自动测量校正：通过智能识别患者体厚，进行自动测量校正，提供高精度的图像测量方法，为临床带来更精准可靠的测量结果。

D．uAI Discover智能下肢力线：自动进行下肢力线长度、角度数据测量，在临床中为医生提供全面、精确的患者数据，为精准诊断提供指导依据。

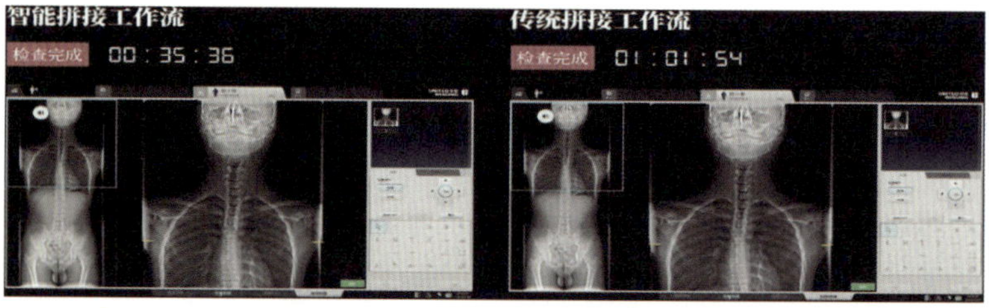

图4-96　长骨拼接骨科成像方案

临床应用案例：传统的长骨拼接，从患者摆位、曝光参数设定等步骤都需要医技师手动完成，过程不仅费时费力，还会产生大量的辐射，对患者技师不够绿色安全。联影的全智能拼接成像，会根据患者体宽体厚，进行个性化自动设置拍摄范围和曝光参数，获取精准的全景影像。智能长骨拼接对比传统长骨拼接摄影模式效率提升42%。

2．智能辅助摆位系统和实时AI质控的临床应用

（1）智能辅助摆位系统技术介绍：研究发现，在拍摄X光图像的过程中患者约有三分之一的时间不在技师的视线范围之内。如果在此期间患者的位置发生变化，就可能造成拍片的失败，一方面影响诊断，另一方面患者重复拍摄剂量加倍。GE医疗专门设计的鹰眼智能辅助摆位系统可以实时采集患者影像并显示在工作站屏幕上，操作技师可以随时观察到患者的摆位的实时情况，避免摆位不准确造成的拍片失败。

鹰眼智能辅助摆位系统还可以显示平板探测器和AEC电离室的位置，这对卧位患者尤其重要。常规情况下技师很难准确判断固定床的卧位患者和平板探测器尤其是AEC电离室的位置的匹配情况。鹰眼系统可以准确将平板探测器和电离室的位置呈现在操作屏上，有效地帮助技师提高摆位的准确性，降低废片率，提高检查效率。

鹰眼系统第三个重要的作用是可以智能探测患者的身体厚度，然后根据患者的体厚智能

提示合适的曝光条件。保证图像质量的同时，还可以降低辐射，保护医生和患者的安全。

（2）实时质控AI QCS（quality care suite）：研究发现，在临床DR采集过程中，包括床旁摄影在内，影响图像质量和拍摄效率的因素主要有：①图像拍摄后不是正位；②一套曝光参数完成所有部位拍摄；③目标区域拍不全，胸片的肺尖、肋角漏掉。

针对这样的情况，实时质控AI QCS可以从以下三个方面提高质控效果：①智能图像旋转：将图像自动旋转至正位；减少技师的工作量。研究发现，大型医院床旁摄影每年在调整图像方向的工作时间约为19.59h，QCS可以将这一时间减少至7分钟，鼠标点击次数从70 512减少至423次。②智能曝光程序助手：确认拍摄部位曝光程序是否正确。③智能FOV：检查FOV是否符合标准；以胸片为例，看肺尖、肋角等关键部位是否包全，实时给予技师提醒。

（3）临床应用案例

病例1：女性患者，10岁。骨盆向右倾斜，右侧髋臼窝稍变浅，右侧股骨头、颈变形，股骨颈短缩，局部骨质结构不连续，右侧股骨上段局部呈截骨改变，其内可见金属高密度内外固定影。左侧股骨头、颈、干大小、形态及密度未见明显异常，左侧髋关节解剖结构尚可，见图4-97（a）。

病例2：左侧外踝钢钉内固定术后。左外踝骨折，折远端对位对线良好，未见骨痂生长，骨折处可见内固定钢钉影，钢钉未见松动及折断现象，见图4-97（b）（c）。

病例3：双侧髂骨翼骨质完整，骨小梁走行正常，双骶髂关节及髋关节面光整，间隙不窄。双侧股骨头形态正常，位于髋臼窝内，骨小梁走行正常，耻骨联合间隙正常，其他未见明显异常，见图4-97（d）。

病例4：男性患者，46岁，手正位。第五中节指骨见透光区，内部可见分隔影，骨皮质变薄并向外膨胀，考虑第五中节指骨内生软骨瘤，见图4-97（e）。

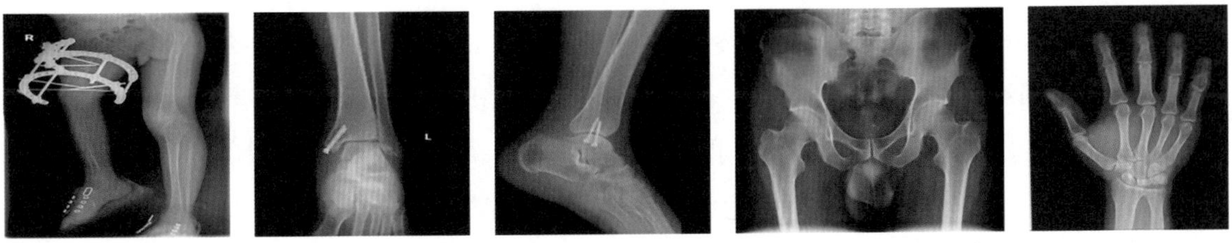

（a）　（b）　（c）　（d）　（e）

图4-97　临床应用案例

（五）组合功能融合成像器械

1．长轴向PET/CT的临床应用

纵观PET和CT单模态的发展历史，更长轴向的PET和CT探测器一直是所有设备厂商努力的方向，它有着不可替代的临床应用优势，兼具强大的科研能力。尖端硬件在人工智能的助力下，临床和科研的潜力也得到了进一步开发。

1）超高灵敏度实现PET低剂量显像：联影医疗的uMI Panorama GS拥有148厘米轴向视野，可在单床位高灵敏度范围内覆盖所有重要组织和器官。相比短轴向视野系统，灵敏度达到176kcps/MBq，是常规设备的数十倍，可以在保证临床诊断质量的前提下，将常规15～30分钟的PET全身检查缩短到30～40秒，见图4-98、图4-99。

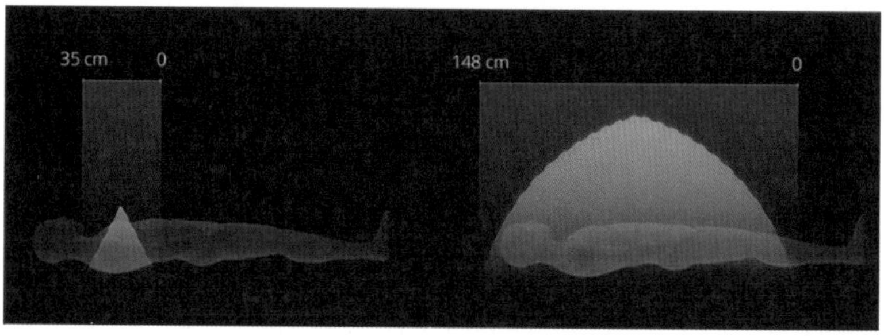

图4-98　灵敏度几何对比示意图

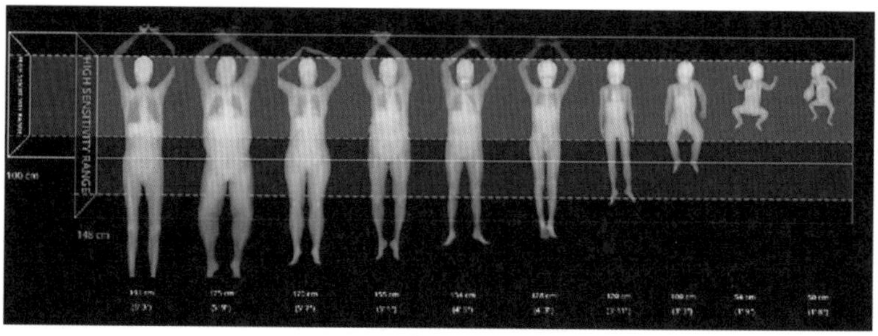

图4-99　全身成像新视野：148厘米金标准设计

在临床应用中，能够实现低剂量高清显像，最大限度地减少多种显像剂联合应用的辐射总量，还可以满足有特殊需求的患者，包括儿童、大BMI患者和高龄患者，等等。

2）ToF首次突破180ps量级：uMI Panorama GS探测器性能提升的关键在于PET探测器专用芯片，自主研发的芯片在PET/CT系统的关键技术指标上取得了国际领先，实现时间分辨率180皮秒级，显著提升PET/CT图像质量。图4-100展示了人体从中枢神经、重要动静脉到消化和内分泌系统代谢的精细刻画。

临床应用价值主要是脑部高清成像。图4-101脑部PET成像显示，即便半剂量也能清晰地呈现大脑皮质和脑内各核团的细节。

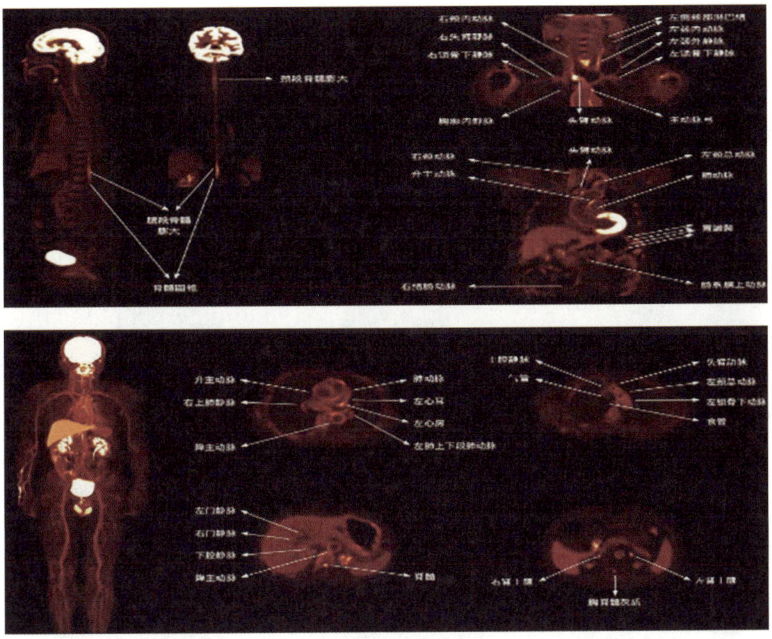

图4-100　来自uMI Panorama GS的图像

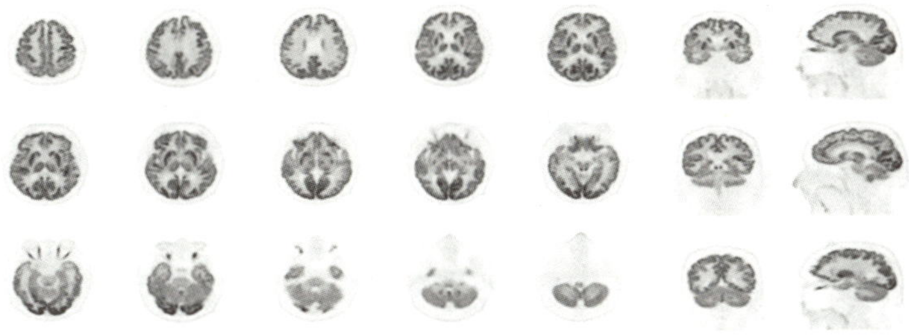

图4-101　uMI Panorama GS对62岁男性，使用半剂量核药（^{18}F-FDG）进行的脑部PET成像

3）国际领先的自研晶体工艺：uMI Panorama GS采用目前业界最小的LYSO晶体尺寸2.76毫米，光产额提高30%，使探测器的空间分辨率达到接近理论极限的1.4毫米，极大提升诊断准确性，见图4-102。

临床应用实例：图4-103为北京协和医院健康志愿者的临床图像，展示了高质量的脑部结构信息，图像对比度高，对脑部疾病的诊断和治疗规划具有重要意义。大脑表面的特征性凹陷和隆起在影像上被清楚地区分，脑沟回得到清晰呈现；基底节区等解剖结构显示清晰，同时，大脑与小脑分界也非常明显。

4）AI算法全栈赋能

A．PET重建算法uExcel DPR：联影基于长轴PET系统的图像训练集，发明了嵌入式人工智能PET迭代重建方法，将传统迭代算法和AI降噪算法优势相结合，实现对PET图像的多维度优化，提升图像信噪比，对微小病灶信噪比提升更加显著。

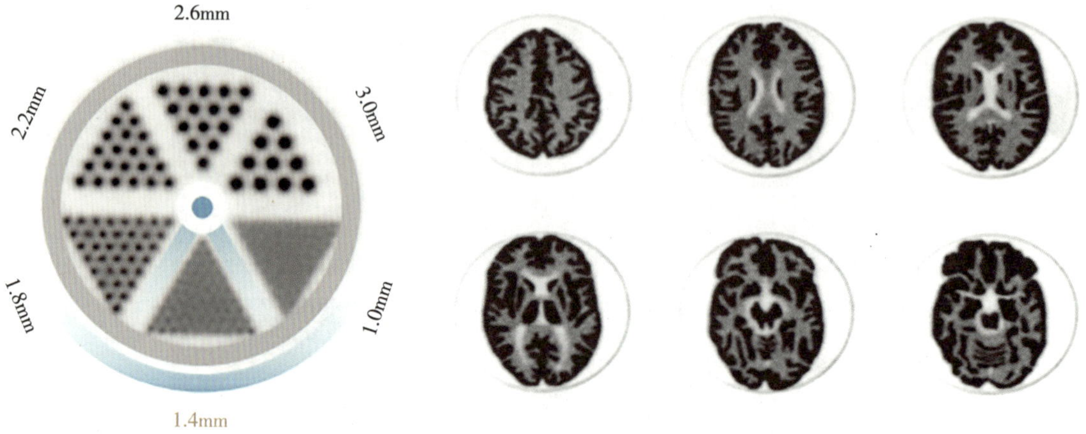

图4-102 uMI Panorama GS的Mini-Deluxe模体图像和Hoffman 3D脑部模体图像

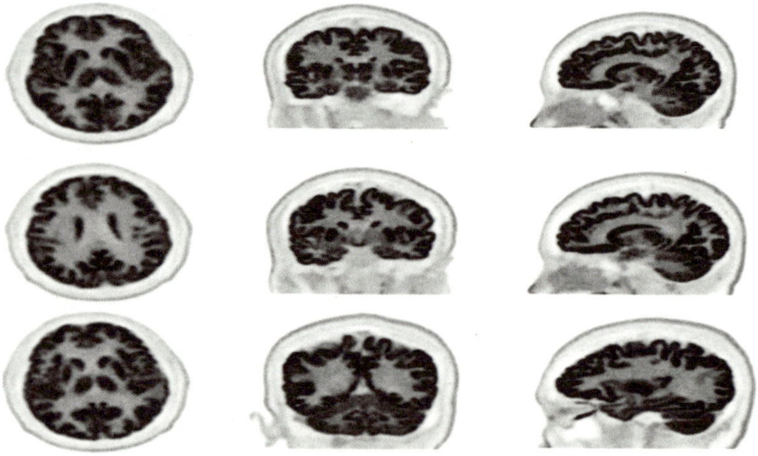

图4-103 志愿者注射 ^{18}F-FDG后，使用uMI Panorama GS扫描5分钟生成的头部图像

图片来源：北京协和医院。

uExcel DPR算法将PET低质量与高质量图像之间的差异细化分解为噪声、对比度、分辨率等多个维度的差异特征，通过对应的不同卷积神经网络逐一进行图像特征的分布渐进式优化，大幅提升图像优化准确性和结果稳定性，见图4-104。将多个神经网络模型内嵌入重建过程，使每一次迭代都对数据质量进行多维度优化控制。

北京协和医院临床应用实例一：一例不同扫描时间的患者体部图像如图4-105所示，报告的3个病灶在所有时间内均可识别，即使在15s的图像中也显示出令人满意的病灶检出率。图像噪声在较短的扫描时长中更加明显，其中30s的图像在临床中保持可接受的噪声水平。

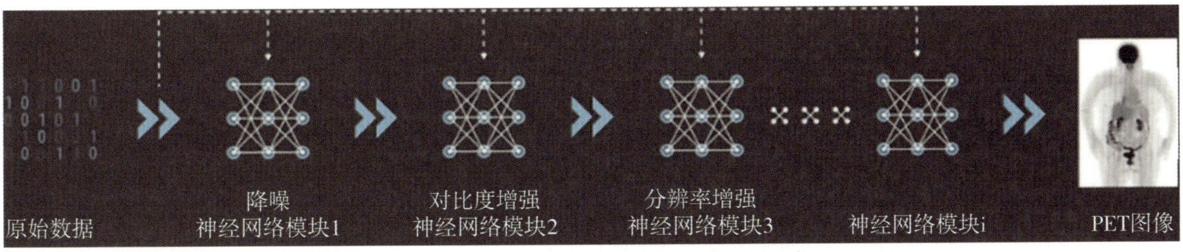

图4-104 uExcel DPR 使用的AI嵌入式迭代算法

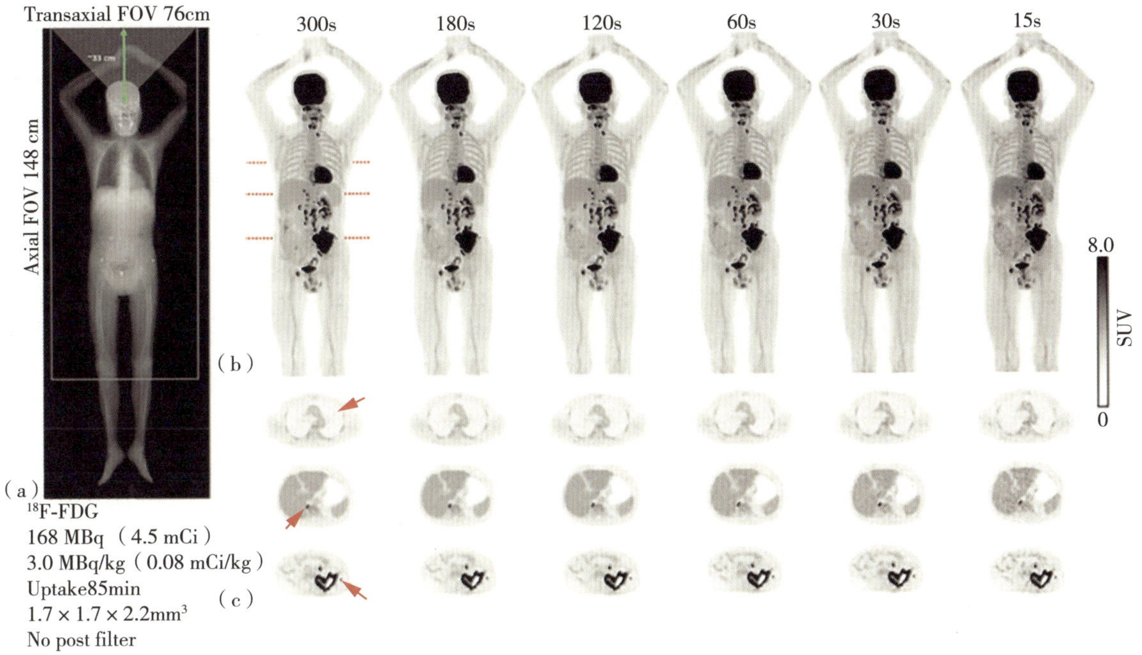

图4-105 不同扫描时长的临床图像

注:(a)定位图像;(b)最大密度投影;(c)横断面图像。

在所有时长内,均可清楚地看到报告的病灶(箭头所指),包括肺结节、脚后淋巴结和皮下结节。图像来自北京协和医院在JNM上发表的《Performance Characteristics of a New Generation 148-cm Axial Field-of-View uMI Panorama GS PET/CT System with Extended NEMA NU 2-2018 and EARL Standards》。

北京协和医院临床应用实例二:见图4-106,乳腺癌分期的42岁女性患者,核药:^{18}F-FDG,剂量:0.01mCi/kg。即便剂量为常规(0.1 ~ 0.12mCi/kg)的1/10,uExcel DPR仍能有效抑制噪声,同时大幅提升对比度,特别对于微小病灶信噪比提升更加显著。

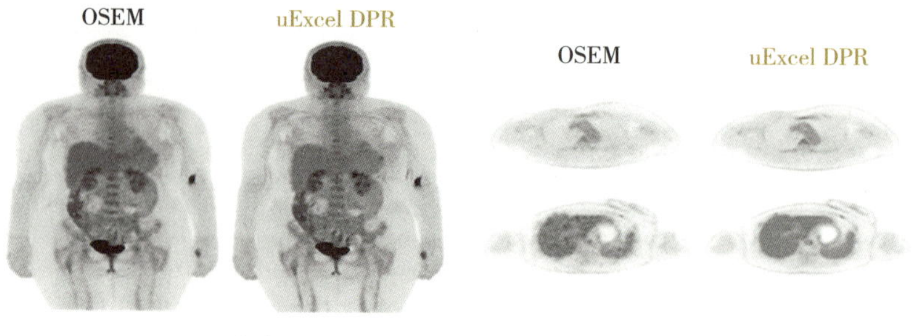

（a）　　（b）

图4-106　乳腺癌治疗后患者复查

注：（a）两幅全身冠状图为相同剂量下的常规OSEM和uExcel DPR算法的图像对比；（b）横断面的对比。

B. CT重建算法uExcel AIIR：将深度学习技术和全模型迭代重建算法的优势相结合的uExcel AIIR技术，是CT行业内最新一代重建算法。AIIR（artificial-intelligence iterative reconstruction）是联影自主研发的图像重建算法，助力设备的降噪、抑制伪影、提升空间分布率和低对比度分辨率等能力（空间分辨率提升106%，辐射剂量最大降低87%，噪声最大可减少98%）。

临床应用意义：PET/CT双低剂量显像。在保证临床诊断质量的前提下，将常规的7～10mCi的辐射药物注射量降低至0.5mCi以内，结合联影独特的超低剂量CT成像技术，将单次PET/CT检查的辐射剂量极大降低，有效减少辐射伤害，提高临床应用的安全性，扩大适用人群；对于已确诊的患者，可以不受传统检查剂量限制，真正做到按需检查，精准检测疾病进展。

uMI Panorama GS能够在低剂量的情况下保证图像质量，这对于一些短期内需要多次扫描或者辐射剂量敏感的人群（如儿童患者）来说至关重要，减少了辐射影响，降低了潜在的健康风险。

北京协和医院临床应用实例三：图4-107为不同年龄段的儿童使用联影uMI Panorama GS

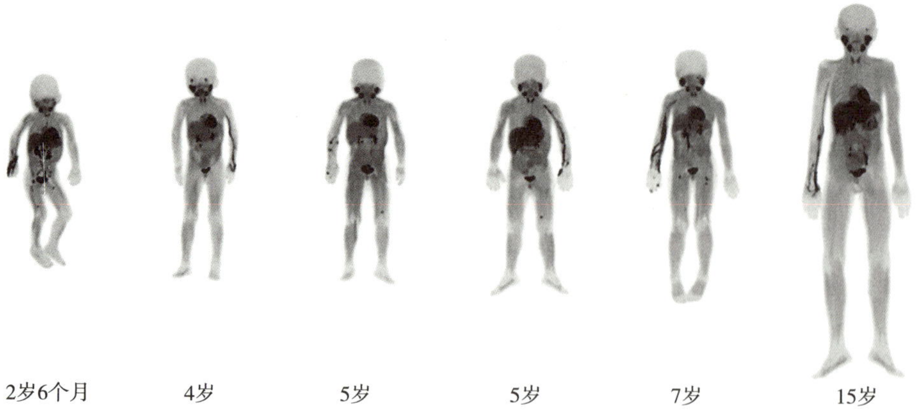

图4-107　不同年龄段儿童的低剂量快速全身成像

图片来源：北京协和医院。

上的uExcel AIIR和uExcel DPR技术进行低剂量高清成像的实例，核药：^{18}F-mFBG，2分钟Total-body扫描。通过优化扫描参数和使用先进的图像重建算法，可以在保证影像质量的同时，对儿童的辐射伤害降至最小程度。

C．全身智能运动管理OncoFocus：联影为uMI Panorama平台开发了AI辅助的、基于数据驱动的运动校正和运动管理算法，以减少PET/CT图像的运动伪影，提高定量准确性，进而辅助医生的临床诊断。相较于常规技术，全身智能运动管理OncoFocus有效消除了香蕉伪影，使环状肝脏病灶清晰可见。

北京协和医院临床应用实例四：图4-108和图4-109所示的神经内分泌肿瘤和结直肠癌两位患者，在PET扫描中均受到了运动影响，经过运动校正，本来形态失真的肝脏病灶被正确还原成真实的形态，进而提供更精准的定位、定量和诊断信息。

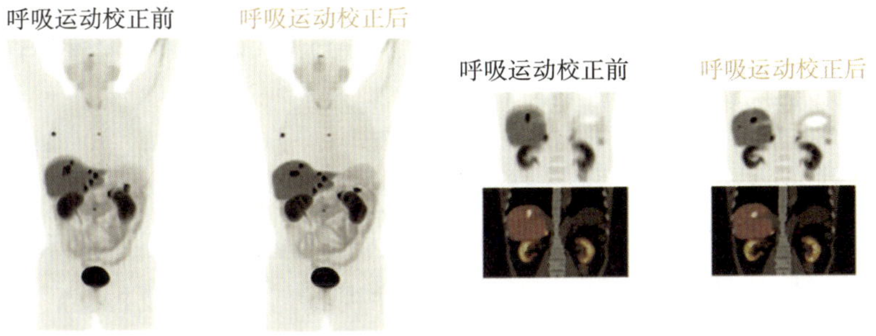

图4-108　uMI Panorama GS，54岁，女性，神经内分泌肿瘤，^{68}Ga-DOTATATE显像

图片来源：北京协和医院。

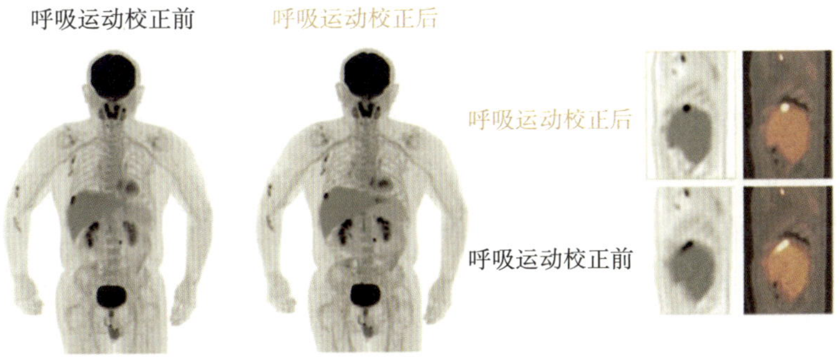

图4-109　uMI Panorama GS，60岁，男性，结直肠癌，^{18}F-FDG

D．动态参数成像技术uExcel uKinetics：作为一种半定量指标，标准化摄取值（SUV）被广泛应用于临床PET扫描。然而，SUV通常受到人为或生物因素的影响，如成像时间和血池活度变化。在实际扫描中，不同患者的静息时间各异，与标准协议产生偏差，增加了SUV测量在受试者间和受试者内的不确定性。同时，SUV测量受到不同患者血液内的活度变化影响，不能直接反映药物在人体内的生理特性。而联影深耕已久的uKinetics功能避免了这些影响因素，因此在PET成像中可以提供绝对定量，实现多个药代动力学模型的参数成像功能。图4-110展示了uMI Panorama GS即便在常规剂量1/10的条件下，仍能实现高清参数成像。

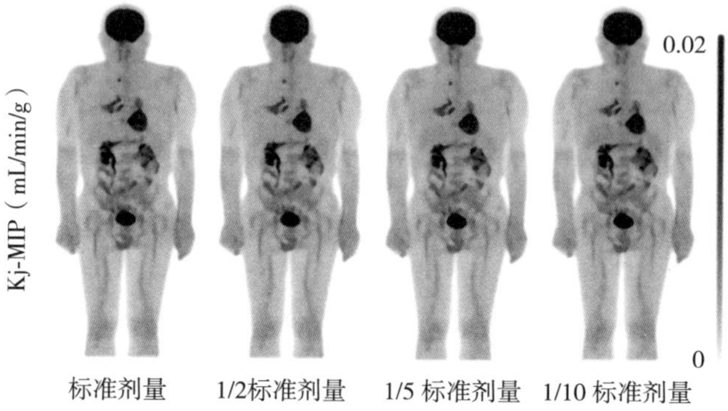

图4-110　不同剂量条件下的参数成像，^{18}F-FDG（uMI Panorama GS）

图片来源：昆山市第一人民医院。

E. 生理实况和绝对定量分析：uMI Panorama GS提供了专用的参数分析工具uExcel uKinetics，帮助研究人员更深入地分析药物在体内的吸收、分布、代谢和排泄过程，支持全身长轴、全身短轴、单器官动态参数成像多种视野范围，以及Patlak、Logan、RE等多种动态参数分析模型，还支持基于人群经验数据对输入函数曲线进行拟合，大幅度缩短动态采集时间，基于系统灵敏度性能匹配图像域或原始数据动态重建，大幅提升参数成像准确性。

如图4-111（a）和（b）所示，受试者1的Ki图像的噪声水平随着剂量水平的降低而增加。然而，即使在1/10剂量水平下，图像质量仍然相对较高，图像噪声水平也较低。与SUV图像相比，所有Ki图像的病灶均显示出更高的对比度。主要器官的时间－活度曲线（TAC）在全剂量和1/10剂量样本之间几乎没有差异（图4-112a）。图4-112c展示了病灶3的Patlak图，所有剂量水平均显示出良好的线性关系。受试者1的三个病灶和主要器官的Ki值，在1/10剂量与全剂量水平相似（图4-112b）。在1/5和1/10剂量水平下，多个样本之间的标准差较低。临床半剂量的真实数据，也显示出与模拟数据一致的噪声水平（图4-111b）。同时，大脑结构的细节被重建，显示了GS系统的高空间分辨率。在比较参数图像（图4-112b）和定量估计（图4-112b）中不同的t*时，结果相一致。

F. 全身实时动态成像：长轴向视野PET/CT可以同时覆盖人体全身所有重要器官，因此可以进行全身药代动力学检查，实时观察到每个器官的动态摄取情况，且可以支持基于药物特性进行建模，定量计算全身器官和组织的药代动力学参数，在多个临床应用如新药研发、毒理研究及前面所述的癌症微转移探测方面有着突破性的提升，见图4-113。

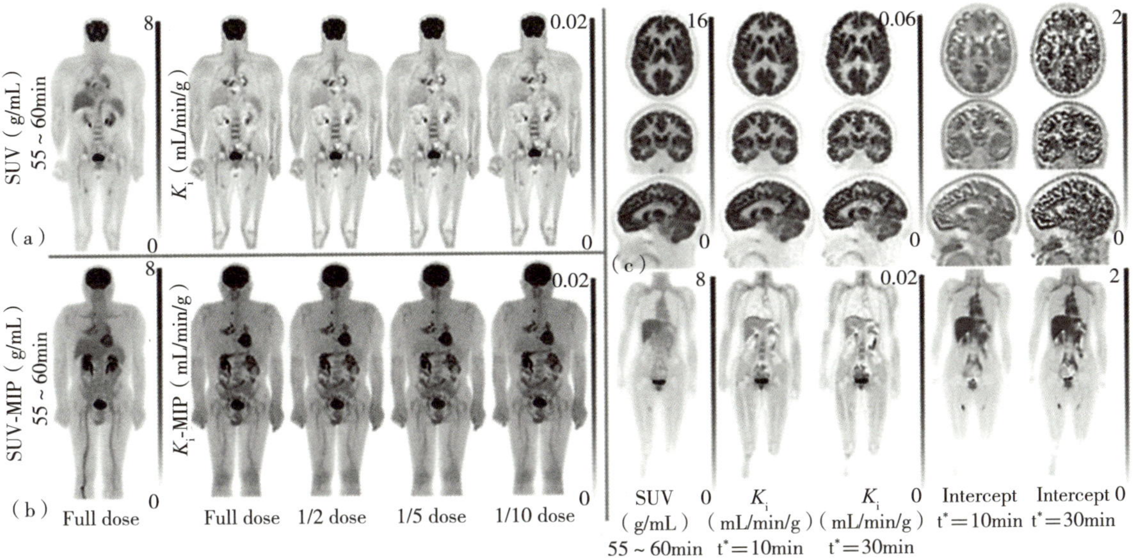

图4-111　不同受试者在不同剂量下的动态参数显像

注：(a) 受试者1不同剂量下的SUV和Ki (t* = 10min) 图像；(b) 受试者1不同剂量下的SUV和Ki (t* = 10min) 的MIP图；(c) 受试者2在不同t*下头部和驱干的SUV和Patlak参数图像。

图片来源：北京协和医院《Patlak parametric analysis of low-dose ^{18}F-FDG study in uMI Panorama GS，a new long axial field-of-view PET/CT system》。

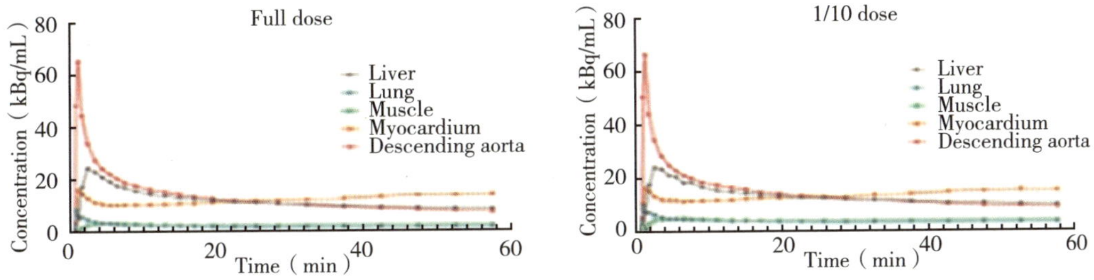

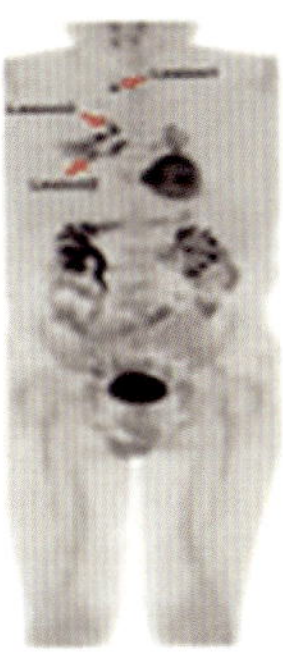

(b)

K^i mean ± sd (sd for 1/5 and 1/10 dose) Unit mL/min/100g

r*	Dose levdi	Lesion1	Lesion2	Lesion3	Liver	Lung	Muscle	Myocardium
10min	Full dose	1.53	1.25	1.47	0.30	0.08	0.18	1.47
	1/2 dose	1.52	1.23	1.48	0.30	0.08	0.17	1.47
	1/5 dose	1.51 ± 0.03	1.26 ± 0.02	1.49 ± 0.03	0.30 ± 0.01	0.08 ± 0.01	0.18 ± 0.00	1.47 ± 0.01
	1/10 dose	1.52 ± 0.03	1.25 ± 0.04	1.50 ± 0.06	0.31 ± 0.01	0.08 ± 0.01	0.18 ± 0.00	1.47 ± 0.02
30min	Full dose	1.37	1.17	1.46	0.28	0.08	0.18	1.42
	1/2 dose	1.41	1.16	1.46	0.27	0.08	0.17	1.42
	1/5 dose	1.33 ± 0.09	1.22 ± 0.13	1.51 ± 0.08	0.31 ± 0.02	0.09 ± 0.01	0.18 ± 0.01	1.44 ± 0.02
	1/10 dose	1.36 ± 0.09	1.12 ± 0.13	1.46 ± 0.04	0.31 ± 0.02	0.09 ± 0.02	0.20 ± 0.01	1.40 ± 0.05

图4-112　不同受试者在不同剂量下的Ki值、TAC和Patlak曲线

注：(a) 受试者1全剂量和1/10剂量下的TAC曲线；(b) 受试者1三个病灶和不同剂量、不同t*下主要器官的Ki值；(c) 受试者1病灶3的TAC和Patlak曲线。

图片来源：北京协和医院《Patlak parametric analysis of low-dose ^{18}F-FDG study in uMI Panorama GS，a new long axial field-of-view PET/CT system》。

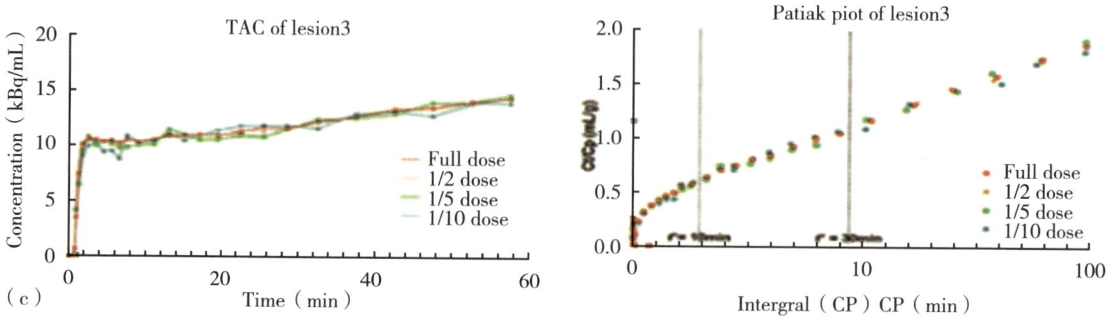

图4-112　不同受试者在不同剂量下的Ki值、TAC和Patlak曲线（续）

注：（a）受试者1全剂量和1/10剂量下的TAC曲线；（b）受试者1三个病灶和不同剂量、不同t*下主要器官的Ki值；（c）受试者1病灶3的TAC和Patlak曲线。

图片来源：北京协和医院《Patlak parametric analysis of low-dose ^{18}F-FDG study in uMI Panorama GS，a new long axial field-of-view PET/CT system》。

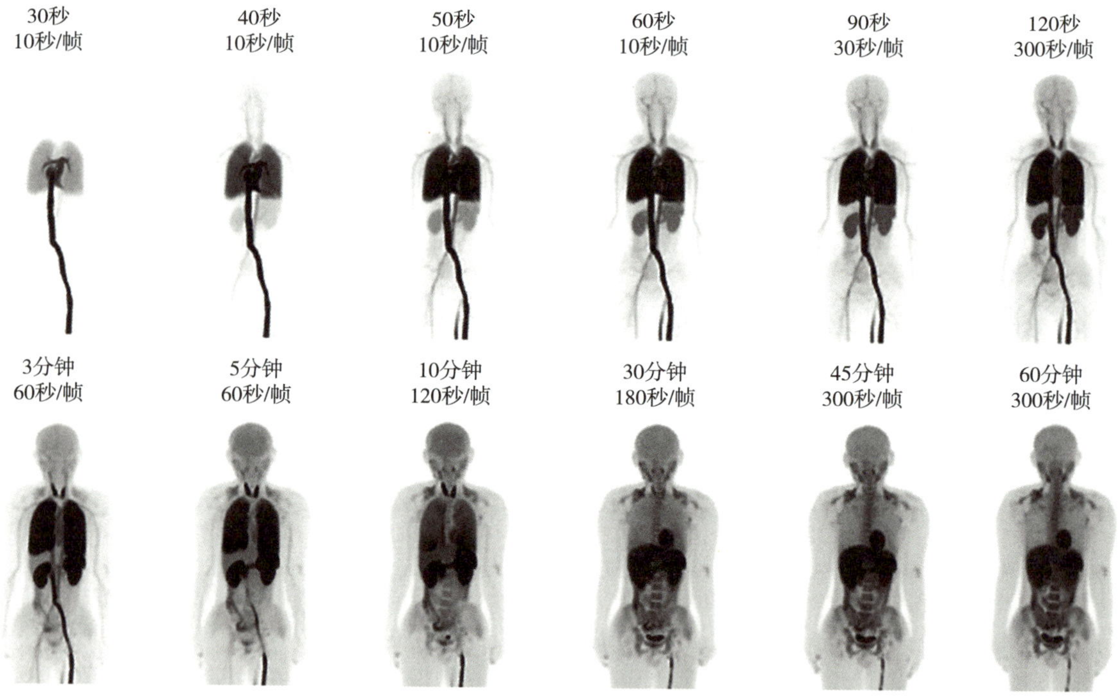

图4-113　颞叶癫痫患者高清动态成像，^{18}F-DPA-714

图片来源：北京协和医院。

G. 加速新药研发：uExcel uKinetics工具同时也为药代动力学研究提供了有力支持。例如，在颞叶癫痫患者高清动态成像中，uExcel uKinetics工具可以提供专用的参数分析，帮助医生更好地了解药物在患者体内的作用过程，为治疗方案的制定提供依据，见图4-114。

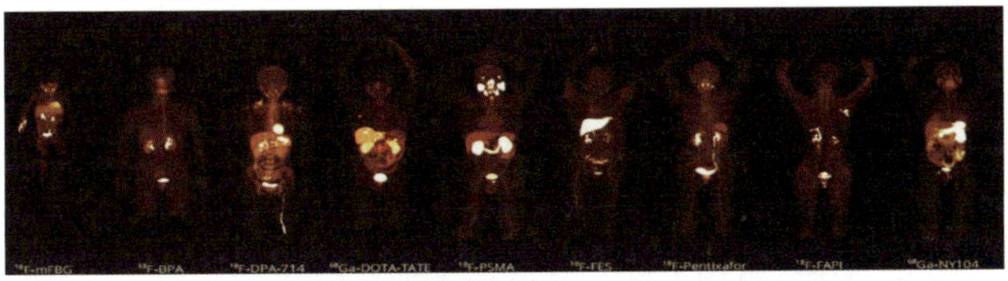

图4-114　新型示踪剂单床位Whole-Body高清成像

图片来源：北京协和医院。

2. PET/CT全自研ASIC芯片的临床应用

（1）全自研高集成ASIC芯片：ASIC（application specific integrated circuit）芯片作为PET/CT探测系统的核心，ASIC芯片能够提供高精度的电荷与飞行时间测量，这对PET/CT的定位精确度和图像质量至关重要。通过测量两个光子到达探测器的飞行时间差，可以精确定位异常代谢区域的位置。

东软医疗全新推出的NeuEra系列PET/CT搭载了全自研ASIC芯片，该芯片针对SIPM模型进行设计，做到64通道超高集成度，高光子分辨能力，强大的数据传输能力，以及源头的数据采集，一个ASIC芯片涵盖了模拟前端、校正、电源等全部前端电路，在一个芯片内部进行时间标定，能获得更优的时间标定结果，同时实现了性能与功耗的平衡。经过一系列精密的设计和技术搭载，通过自主研发的ASIC芯片，东软医疗实现了高能量分辨率和飞行时间分辨率，并成功实现空间分辨率、灵敏度、时间分辨率、噪声等效计数率等核心性能的全面提升。

在冠心病诊断与评估方面，NeuEra系列通过心肌灌注显像和冠状动脉造影，能够一站式地完成对冠心病的诊断与评估。利用示踪剂（如^{18}F-FDG）被心肌细胞摄取的情况，可以反映心肌的血流灌注和代谢状态，从而判断心肌是否存在缺血或梗死。这种方法对冠心病的早期诊断、严重程度的判断及治疗决策的制定具有重要意义。

在心肌存活性评估方面，通过测量心肌对示踪剂的摄取率，可以鉴别存活心肌与无活力瘢痕心肌。这对心肌梗死患者的治疗决策至关重要，存活心肌的存在意味着通过冠脉血管重建有可能恢复心功能。

在心脏功能评估与预后判断方面，可以用于评估心脏的整体功能和预后。通过测量局部心肌血流量和代谢活性，可以了解心脏的储备功能和应激状态下的反应能力。这对判断心脏疾病的发展趋势、制定个性化的治疗方案及预测患者的长期预后具有重要意义。

在介入治疗（如冠状动脉支架植入）和心脏手术（如冠状动脉搭桥术）前，可以提供详细的心脏结构和功能信息，帮助医生制订更精确的治疗计划。同时，术后检查还可以评估治疗效果和心功能恢复情况，为后续的康复治疗提供指导。

检查所见：受检者静脉注射^{13}N-Ammonia后行PET/CT ^{13}N-Ammonia静息心肌灌注显像，同日行^{18}F-FDG PET/CT心肌代谢显像，测空腹血糖为5.3mmol/L，予口服葡萄糖40g，高峰血糖为9.7mmol/L，经调节血糖后予静脉注射^{18}F-FDG 6.4mCi，约60分钟后行^{18}F-FDG PET/CT门控心肌代谢显像。PET图像经计算机衰减校正及迭代法重建，以心脏短轴、垂直长轴及水平长轴三个断面多幅显示，见图4-115。左心室心肌以国际17节段法进行以下分析。

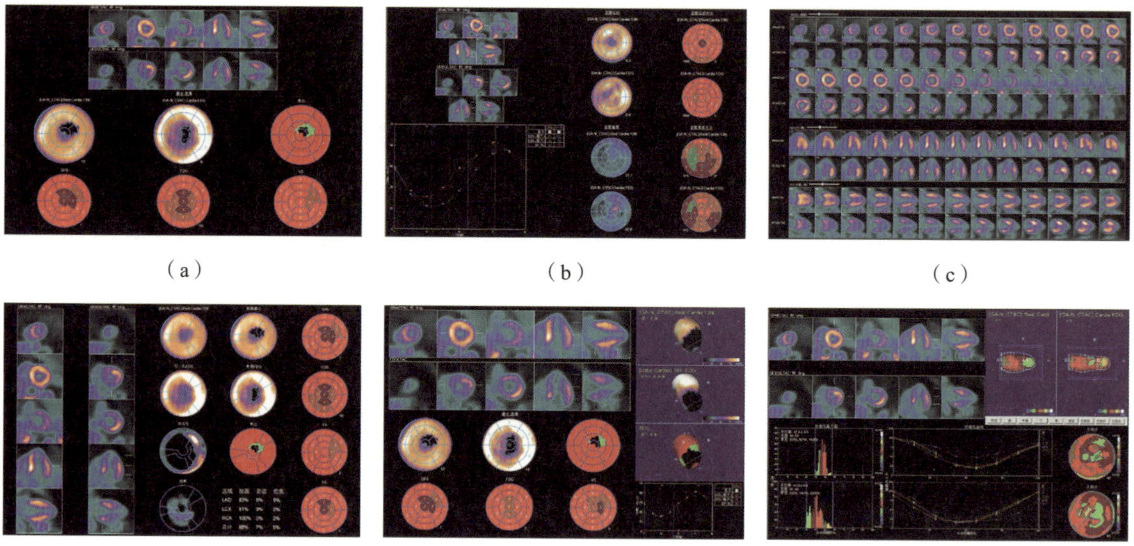

（a）（b）（c）（d）（e）（f）

图4-115 心脏检查临床实例

1）PET/CT ^{13}N-Ammonia静息门控心肌血流灌注显像示：左心室肌显影清晰，形态正常，左心室腔大小正常，右心室未见明显显影。左心室肌放射性分布情况如下。

A．心尖段、前壁近心尖段中等范围重度放射性分布稀疏缺损影（面积约占左心室总面积的9%）。

B．侧壁近心尖段见小范围中度放射性分布稀疏影（面积约占左心室总面积的3%），余左心室各心肌节段未见明显放射性稀疏缺损影。

2）^{18}F-FDG PET/CT心肌代谢显像示：左心室肌显影尚清晰，形态正常，左心室腔大小正常，右心室未见明显显影。结合心肌血流灌注显像，各心肌节段灌注/代谢情况如下。

A．心尖段、前壁近心尖段灌注/代谢部分“不匹配”，“不匹配”范围约占左心室面积的4%；部分“匹配”，“匹配”范围约占左心室面积的5%。

B．侧壁近心尖段灌注/代谢“不匹配”，“不匹配”范围约占左心室面积的3%。

C．部分（间壁、下壁）近心尖段灌注/代谢呈“反向不匹配”，其余左心室肌各心肌节段放射性分布大致正常。

诊断意见：PET/CT ^{13}N-Ammonia静息心肌灌注显像＋^{18}F-FDG心肌代谢显像。

3）左心室心肌活力评价

A．心尖段、前壁近心尖段中等范围重度心肌缺血伴梗死改变（面积约占左心室总面积的9%），其中部分葡萄糖代谢基本正常，提示为冬眠心肌（存活心肌，范围约占左心室面积的4%）；其余部分葡萄糖代谢差（位于心尖段），提示为瘢痕心肌（范围约占左心室面积的5%），为LAD供血区域。

B．侧壁近心尖段小范围重度心肌缺血伴梗死改变（范围约占左心室总面积的3%），相应部位葡萄糖代谢基本正常，提示为冬眠心肌（存活心肌，范围总共约占左心室面积的3%），为LCX供血区域。

其余心肌节段葡萄糖代谢均正常。

4）结合 ^{13}N-Ammonia（氨水）药物负荷＋静息PET/CT心肌血流灌注显像，LAD供血区域缺血、梗死面积共约占左心室总面积的11%，其中存活心肌占左心室总面积的6%，瘢痕心肌占左心室面积的5%；LCX供血区域缺血、梗死面积共约占左心室总面积的17%，其中存活心肌占左心室总面积的17%，请结合临床考虑，并治疗后6个月复查。

3．CZT半导体探测器在SPECT/CT成像系统中的临床应用

（1）环形CZT单光子探测技术介绍

1）基于CZT半导体的SPECT/CT成像：传统的SPECT/CT是在Anger伽马照相机基础上发展起来的设备，探测器由准直器（collimator）、晶体（传统设备均基于NaI）、光电倍增管（photomultiplier tube，PMT）、后续电路几部分构成。晶体将γ射线转化为荧光，荧光再被PMT接收后经过多极放大产生信号。传统基于NaI晶体和PMT的模拟SPECT/CT成像技术由于从射线到成像需要的电信号之间经过多次转化、处理丢失了大量的信息，同时也降低了对射线定位的精确度。

要从根本上提高系统的整体性能，就需要重新设计探测器的结构。特别是需要改进PMT性能，需要设计在提高系统能量分辨率的前提下，同时提高系统的定位精度和准确性。基于CZT半导体直接探测技术在总体性能上出现了革命性的飞跃。CZT是碲锌镉的简称，是一种直接转换的半导体材料。由于组织密度大，原子序数高，其对能量探测范围内的光子具有极高的捕获能力，相比于传统的碘化钠晶体，CZT半导体具有更加优异的线性阻截性能。另外CZT半导体具有优异的光电性能，能在每平方毫米面积上每秒处理百万到千万级个光子，是迄今制造γ射线探测器最为理想的半导体材料。

CZT半导体探测器SPECT/CT成像系统具有以下特点。

A．提高SPECT探测器的性能：伽马射线直接转化为电信号，无模拟噪声，无计数丢失，精准病灶定位，光电转换效率是传统设备的60倍。

B．超高能量分辨率：可以实现能峰相近的双核素同时显像。

C．大幅度提升图像质量：早期发现微小病灶，更短的扫描时间获得更高的图像质量。

2）360°环形探测技术：传统设备的采集模式由两个探头围绕人体旋转进行信号的采集。但这种断层采集模式会出现探测盲区，如探头边缘处的信号是被遗漏掉的，大量损失的信号会对图像质量造成影响，这也是传统设备在探头设计上的局限。

而全新的环形探测技术采用了12个探头包围人体的环形设计，可以从各个角度去接近患者体表，最大限度地采集信号。正是这种360°的环形设计和搭载的6倍探头数量，可以使设备采集到呈指数倍增长的原始数据，同时实现患者全身的三维高清断层成像。

另外，环形探测技术可以通过红外线对人体进行扫描，获取人体不同部位的形状，来自动调整每一个探头向内伸缩的距离。如胸部、腹部、下肢这些不同部位的扫描，12个探头中每个探头的位置都是不一样的，因此可以针对每一位患者制定不同个性化采集方案，从而能够最大限度地接收从人体内发射出来的伽玛射线，进行高清成像。

3）诊疗一体化^{177}Lu双能峰采集：近年来，诊断治疗一体化（theranotics）成为行业前沿热点，并在临床取得了重要进展。这方面最成功的案例当数^{177}Lu-PSMA在治疗难治性前列腺癌方面的突破。前列腺特异膜抗原（prostate specific membrane antigen，PSMA）在前列腺癌细胞膜上高表达，成为前列腺癌诊疗的新型分子靶点。

^{177}Lu的双能峰与其他核素不同，^{177}Lu信号有两个能量峰，分别是低能量的113keV能峰和中能的208keV能峰。传统设备如果配备低能准直器只能采集113keV能峰的信号，而113keV能峰信号量只有208keV的二分之一且散射信号多，会严重影响图像质量，见图4-116。

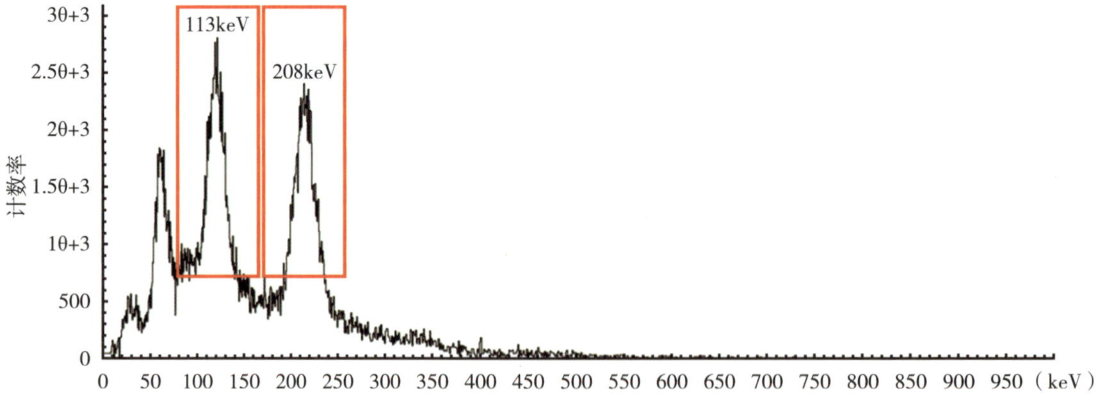

图4-116　^{177}Lu双能峰

目前有些厂家的全环CZT配备了中低能一体化的准直器，可以同时采集^{177}Lu的两个能量峰，因此在扫描时间和图像质量上都有了明显的提升。

（2）临床应用实例：2021年在美国斯坦福大学开展了一项临床试验，对50例患者分别在传统SPECT/CT和全环CZT SPECT/CT上进行^{177}Lu显像。其中全环CZT SPECT/CT每位患者扫描时间12分钟，相比之下，传统SPECT/CT扫描时间为32分钟。即环形CZT单光子探测技术提升了一倍以上的扫描速度，大大提高了患者的舒适感和医院患者的流通量，见图4-117。

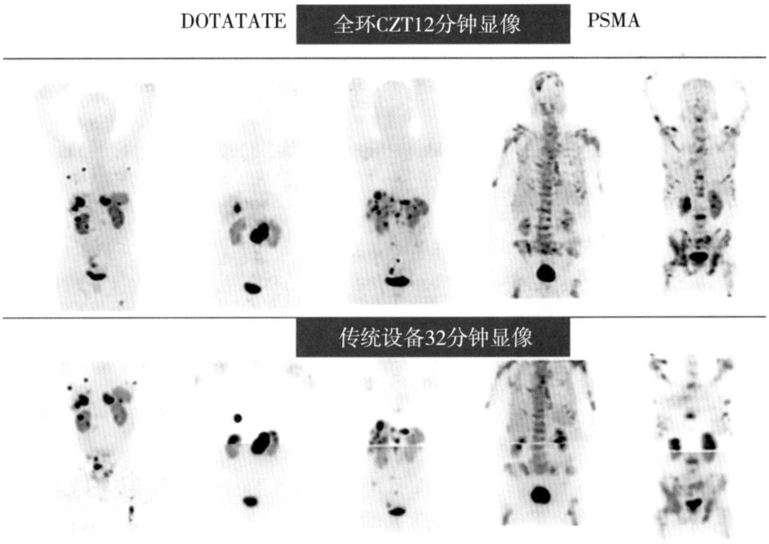

图4-117　全环CZT与传统设备显像对比

另外，全环CZT SPECT/CT可以同时采集^{177}Lu的两个能量峰（113keV和208keV）。

与传统设备相比，基于CZT的探测器在高计数率下没有明显的计数损失，从而提高了病灶的检测和量化能力，并且大幅减少采集时间。

（3）环形CZT单光子探测技术未来发展方向：环形CZT探测技术的问世大大提高了SPECT/CT的诊断效率和精度，随着诊疗一体化在核医学的快速发展，新的诊断及治疗药物的不断涌现，给该技术创造了更大的发展空间，包括且不仅限于以下方向。

1）高能核素显像：目前市场上的全环CZT设备的准直器都固定在探测器中，操作员无法更换。经调整和优化，有些设备已可以支持低能和中能核素显像。

而对于高能核素^{131}I，除364keV的主能峰信号外，还有更高的637keV和723keV的能峰信号，大量高能散射信号会穿透低能或中低能一体化准直器的格栅，降低图像分辨率和带来透射带状伪影，无法实现临床诊断。未来高能准直器的开发及高能核素如^{131}I的显像将是全环CZT技术的发展方向之一。

2）核素剂量学评估：全环CZT探测技术对于诊疗一体化的核素显像有着非常明显的优势，如^{177}Lu-PSMA对于前列腺癌的治疗，在全环CZT设备上可以实现更快的扫描速度和更高清的图像，另外设备还可以通过定量计算来精准评估治疗效果。

但目前临床医生对于制定个性化的治疗剂量有着非常强烈的需求。现有的^{177}Lu-PSMA治疗方案，针对不同的患者每一期的治疗剂量都是固定的（200mCi±10%）[2]，但实际情况是每位患者对药物的耐受情况并不相同，如何针对患者的不同情况制定相应适合的药物剂量将是全环CZT技术未来的发展方向之一。目前已有厂家开发了基于AI人工智能的剂量学评估系统，如何更好地应用于临床将是医院和厂家共同努力的目标。

（六）超声影像诊断设备

1．图像引导在结构性心脏病介入治疗中的临床应用

（1）新技术介绍：EchoNavigator是由飞利浦公司开发的一种先进的图像引导治疗解决方案，专门用于结构性心脏病的介入治疗。融合实时经食管超声心动图（TEE）和X-ray透视的成像系统，通过整合这两种独立的医学图像，提供了一种新的方式来直观地展示心脏结构和介入器械的位置关系。

在手术过程中，特定的解剖结构或感兴趣的点可以在超声图像中被标记，并且这些标记会自动出现在X-ray图像上，从而帮助医生更准确地定位和操作。

1）重要性

A．提高手术精准性：EchoNavigator的使用涉及将TEE和X-ray图像实时融合。在术中允许超声心动图医师通过EPIQ超声平台的触摸屏融合和注释超声心动图和X-ray透视图像。

B．提升手术安全性和效率：EchoNavigator可提供实时的三维超声心动图（TEE）和X线图像融合，这种透明的沟通对手术关键环节的操作至关重要。

2）先进性

A．实时三维超声心动图（TEE）通过TEE锥区判断其他参考点，提供软组织解剖结构的关键图像。

B．超声图像软组织结构上放置的标记自动在X线图像上显示，提供范围和指导。

C．通过自动化的3D解剖建模能力，包括二尖瓣及其瓣叶的模型，以及房间隔区域模型，帮助识别右心房和左心房之间分隔墙上的最佳穿刺区域。

3）引领性

A．融合成像能力进一步增强，能够将实时X线透视图像与实时TrueVue和TrueVue Glass心腔镜增强显示的超声心动图图像融合，更容易地实现可视化定位。

B．TrueVue Color彩色心腔镜增强解剖结构和装置的可视化，介入医师可查看心脏各瓣膜返流血液的准确位置。

（2）临床应用实例：EchoNavigator适用于多种结构性心脏病的介入治疗，包括但不限于：①左心耳封堵术（LAAO）：用于预防房颤患者中风的风险。②房间隔缺损和瓣周漏闭合：通过经皮途径修复心脏缺损。③二尖瓣修复：使用MitraClip®等设备进行的微创二尖瓣

修复手术。④主动脉瓣修复：通过导管手术修复主动脉瓣。

1）左心耳封堵介入治疗（LAAO）中需要通过导管将封堵器送至心脏的左心耳部位。其中注重的关键一步就是房间隔穿刺，对房间隔穿刺的定位点和准确度要求很高。Echo Navigator将把超声图像找到的最佳穿刺部位与DSA的实时图像进行融合，帮助医生找到房间隔穿刺最佳部位，并辅助实时观察穿刺部位的准确性，见图4-118。

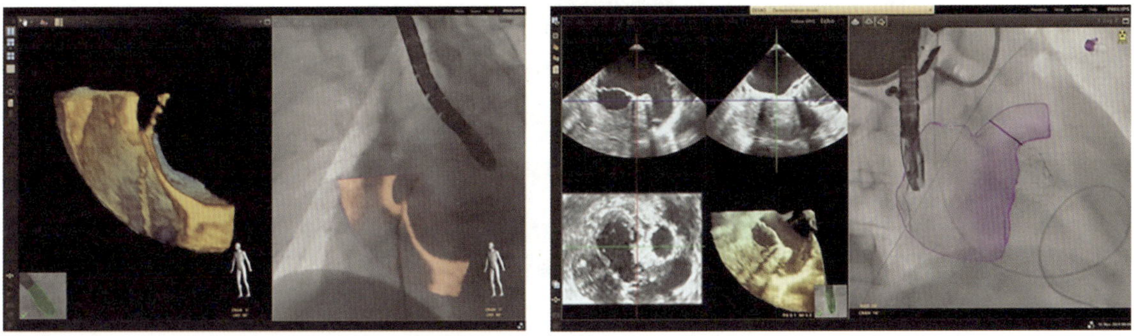

（a）　　（b）

图4-118　左心耳封堵介入治疗

2）二尖瓣缘对缘修复术（TEER）：EchoNavigator将DSA图像与超声图像巧妙融合，在TEER手术中，不仅让手术医生能实时洞察血管的精准位置与形态，还结合超声图像揭示的组织结构与心脏活动细节，极大地增强了手术的精准度与安全性。超声医生则能借此全面把握手术区域的血流动态，为手术决策提供宝贵依据，见图4-119。

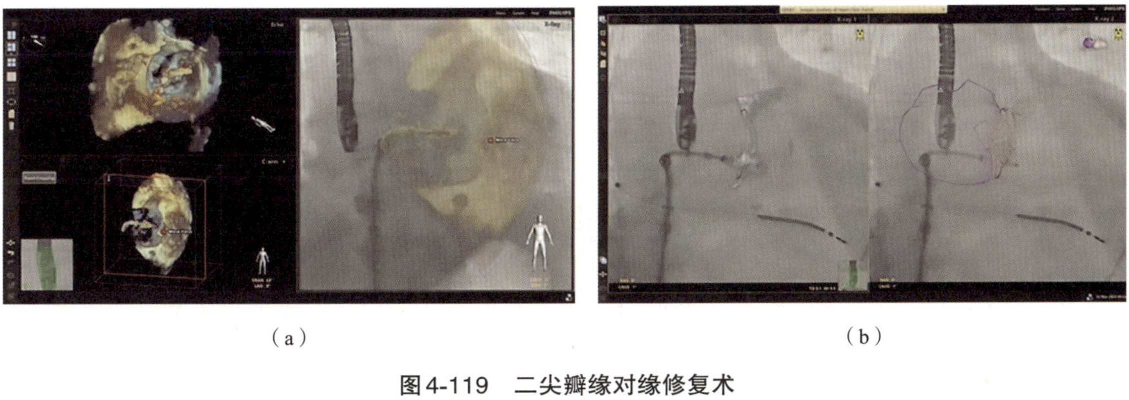

（a）　　（b）

图4-119　二尖瓣缘对缘修复术

2．无射线导管室的临床应用

（1）无射线导管室介绍：无射线电生理导管室（Fluoroless EP Lab）指的是在进行心脏电生理手术过程中，完全不依赖X射线成像进行导管定位和引导操作的特殊导管室，见图

4-120。相较于传统的电生理导管室，无射线导管室通过使用先进的三维心腔内超声（ICE）和三维标测系统等影像技术替代传统DSA设备的X射线成像，实现了零射线或极低辐射的手术环境。

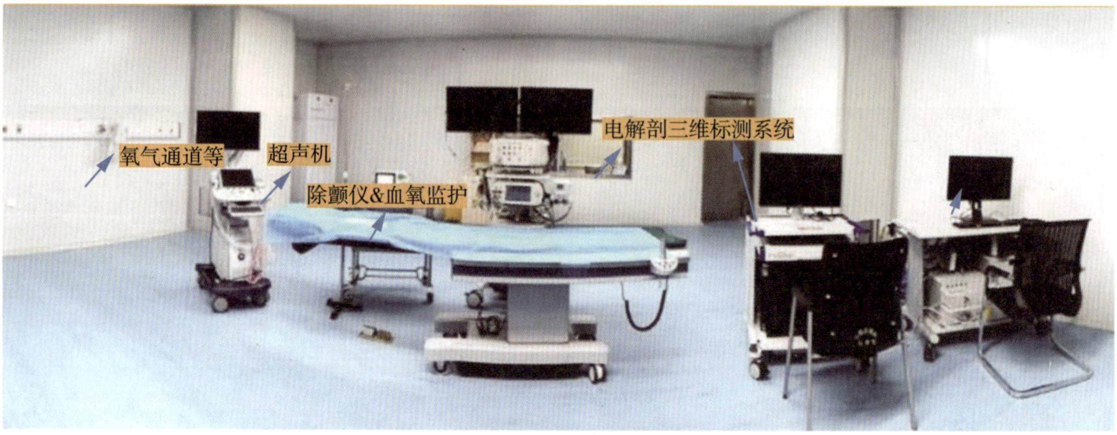

图4-120　无射线导管室

无射线导管室是现代电生理技术发展的重要成果，通过先进的成像和标测技术，实现了电生理手术的零射线操作。建立无射线导管室是电生理手术领域的一个重要发展趋势，标志着电生理领域向高效、安全、精准的方向迈出了重要一步。

（2）无射线导管室临床应用：国内多家中心在绿色电生理手术探索和绿色导管室建设中已积累了丰富经验，充分验证了绿色电生理手术与传统X射线下电生理手术相当的临床效果，以及建设绿色导管室带来的各项价值。

1）首都医科大学附属北京安贞医院无射线导管室建设数据参考：首都医科大学附属北京安贞医院自2018年起建成2间绿色导管室，截至2024年底，已累计完成包括各类心房颤动、非二尖瓣房扑、室上性心动过速、室性早搏、特发性室速等无射线导管消融手术1万余例，见图4-121。

2）浙江大学医学院附属邵逸夫医院无射线导管室建设数据参考：浙江大学医学院附属邵逸夫医院自2019年开展无射线心律失常手术，2021年在外科手术室开展导管消融手术，2024年启用心内科无射线导管室，截至2024年底，全院目前累计完成无射线手术4000余例，见图4-122。

基于无射线手术开展，邵逸夫医院的一项回顾性对比队列研究分析了2020年1月至2021年12月期间2003位房颤患者，结果表明应用心内超声技术相比经食管超声术前血栓筛查，可显著缩短近1天的术前住院时间（1天 *vs.* 2天，$p < 0.001$）。

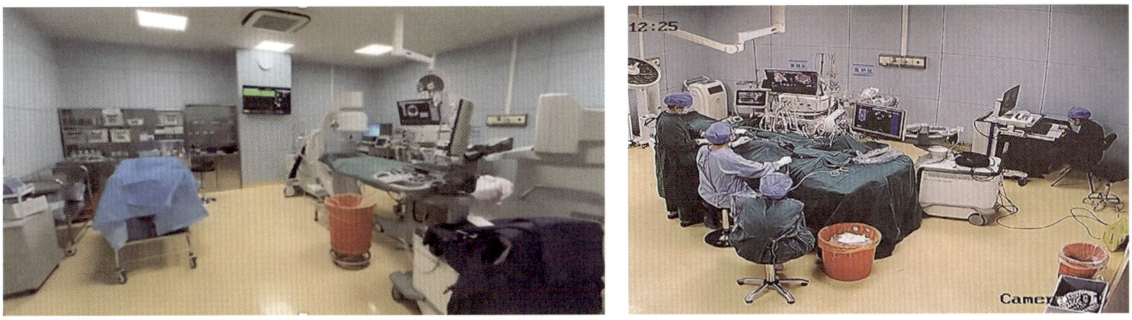

（a）　　　　　　　　　　（b）

图4-121　首都医科大学附属北京安贞医院无射线导管室

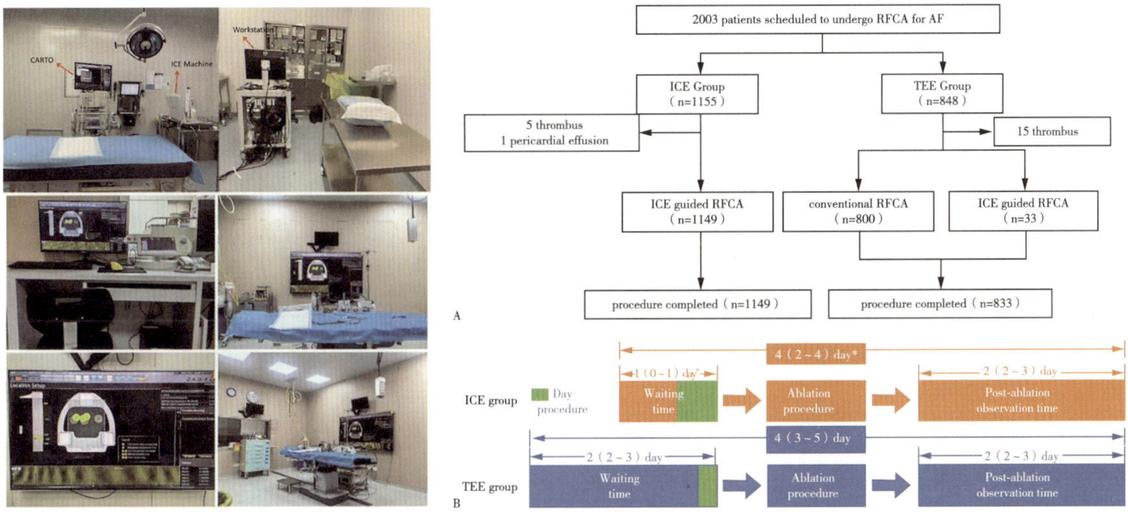

图4-122　浙江大学医学院附属邵逸夫医院无射线导管室

基于2021年外科手术室开展的无射线手术进行的一项回顾性队列研究显示：与在导管室开展的导管消融术相比，外科手术室开展的导管消融术安全性无显著差异（p＝n.s.），一年随访成功率无显著差异（95.59% *vs.* 91.72%，p＝n.s.），患者发热率下降（2.01% *vs.* 8.55%，p＝0.011）。

3）安徽医科大学第一附属医院无射线导管室建设数据参考：安徽医科大学第一附属医院首间无射线导管室于2023年4月建立并开展电生理手术。随后，2023年6月第二间无射线导管室建成，这两间导管室运行后大大减轻了DSA手术室的周转负担。2023年完成无射线电生理介入手术300余台，其中房颤导管消融术占比超50%。为了进一步提高手术效率，2024年4月第三间无射线导管室改造后正式开始使用。截至2024年底，安徽医科大学第一附属医院共有8名绿色电生理术者，已累计完成各类心律失常疾病的无射线导管消融手术超1000例，其中包括儿童及孕妇等特殊群体。

该中心创立的三维电解剖系统指导下无射线心包穿刺术填补了绿色电生理技术在干性心包穿刺中的空白，属于无射线导管室基础建设，见图4-123。基于无射线手术的开展，心腔内超声结合T3D技术下优化型房间隔穿刺流程已经成为该中心无射线房间隔穿刺的首选方法，共完成的600余例中无一例相关并发症发生，大大提高了房间隔穿刺的精准性和安全性。以上研究均在国际亚专科顶级刊物发表，成为具有重要影响的绿色电生理成果。

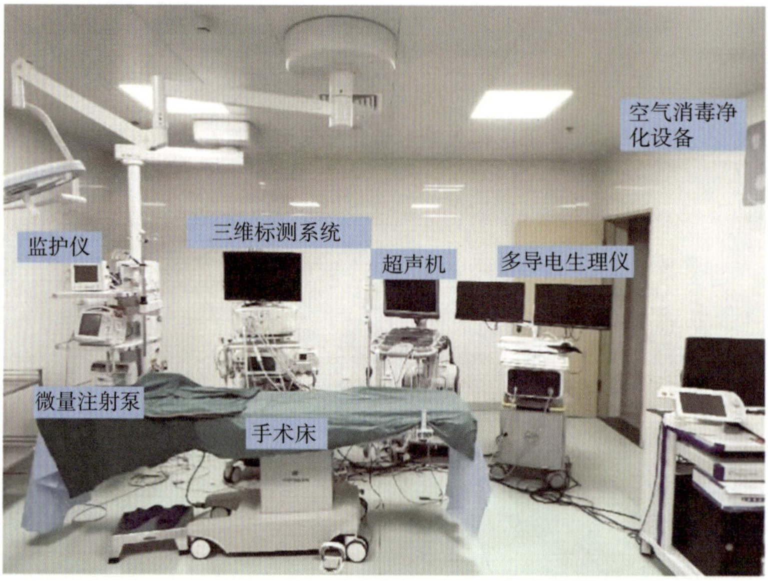

（a）

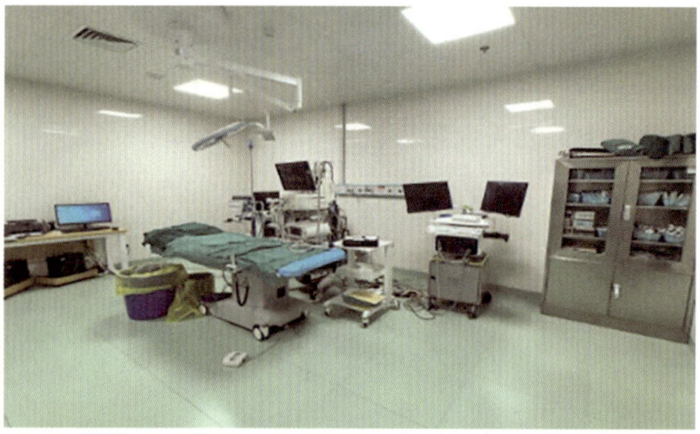

（b）

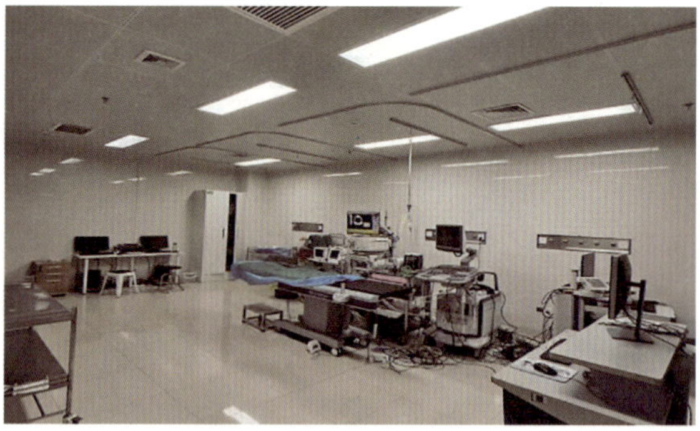

（c）

图4-123　安徽医科大学第一附属医院无射线导管室

4）河北医科大学第二医院无射线导管室建设数据参考：河北医科大学第二医院绿色导管室于2020年8月建成，是河北省首个无射线电生理导管室，截至2024年底已经完成各类心脏电生理手术1563例，见图4-124。基于无射线导管室的手术开展，该医院于2022年在*Front Cardiovascular Medicine*杂志发表文章“Safety and efficacy of zero-fluoroscopy catheter ablation for paroxysmal supraventricular tachycardia in Chinese children”，比较了零射线导管消融与传统X射线引导导管消融在6～14岁室上速患儿中的疗效和安全性差异，结果表明两组急性手术成功率均为100%，两组术后安全性相当，未见明显差异，且零射线组与传统组手术总时间和射频消融时间无显著差异，证明了零射线导管消融可行且安全，在完全避免X射线暴露的同时，其疗效与传统射线手术方式相当，为小儿室上速的治疗提供了一种有效的替代方案。

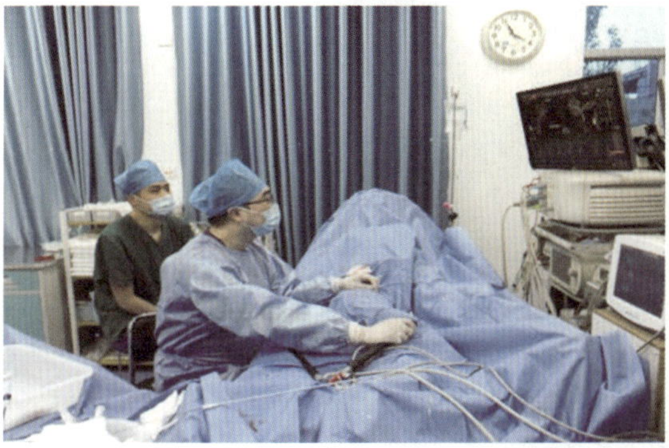

	房颤	室早	室上速	总计
2020年	25	20	34	79
2021年	123	77	89	289
2022年	184	65	75	324
2023年	216	80	124	420
2024年上半年	117	43	44	204
合计	665	285	366	1316

图4-124 河北医科大学第二医院无射线导管室

5）广东省人民医院无射线导管室建设数据参考：广东省人民医院创新性地在日间手术中心开设日间无射线导管室，见图4-125。日间无射线导管室的应用在不改变现有资源的情况下，建立心律失常患者分流管理模式，提升心律失常疾病的诊疗效率，为患者的治疗带来了创新、安全的诊疗方案。

广东省人民医院无射线导管室于2024年5月27日建成，月均完成五十余例无射线电生理导管消融手术，其中零射线房颤射频消融手术最高龄患者83岁。这种手术采用先进的零射线技术进行精准的三维定位标测导航，整个手术过程中没有射线辐射，避免了常规介入手术中

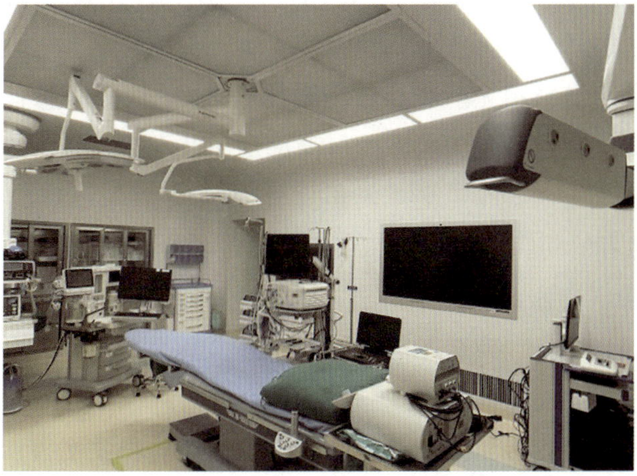

图4-125 广东省人民医院导无射线导管室

射线暴露对孕妇、儿童、造影剂过敏患者等群体的潜在伤害。

无射线电生理导管室可以覆盖符合患者筛选条件的所有类型电生理导管消融手术，让更多心律失常患者受益，见图4-126。

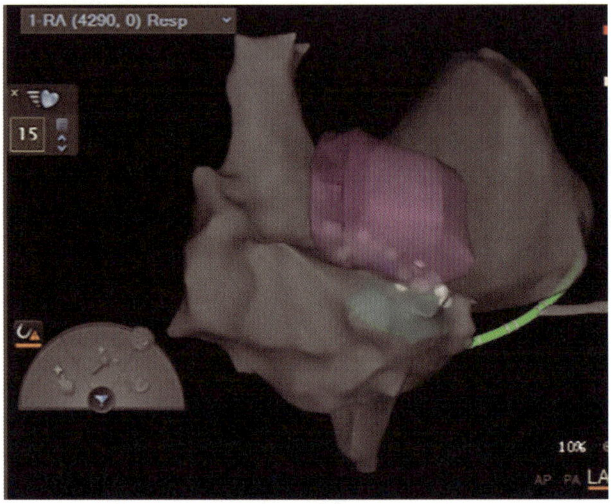

图4-126　在绿色导管室中，借助心腔内超声技术还原特殊的心脏解剖结构

（3）无射线导管室的价值和意义：三维电生理导航系统与心腔内超声心动图（ICE）“双剑合璧”，实现房颤导管消融手术全程零射线，在提供可靠临床效果的同时避免医患受到辐射危害，保证特殊群体对房颤消融手术的适用性；优化手术资源配置，覆盖更多患者，助力实现医院高质量发展的倡导目标。

1）患者价值

A. 提供安心可靠的临床效果：研究表明，在房颤消融手术中，零射线（ICE联合三维导航）下可实现100%房间隔穿刺成功率；使用ICE相比不使用ICE可以降低并发症发生率、缩短住院时间，并减少12个月内重复消融发生率。

B. 提升患者满意度：采用无射线导管消融技术，ICE从股静脉置入，可以避免采用经食管超声心动图（TEE）检查，避免患者的口咽部疼痛及不适，减少心理压力，提升患者满意度。

C. 降低辐射对患者的伤害，为特殊患者提供新的治疗选择：《2023无射线心脏电生理导管室建设及相关技术中国专家共识》中指出，零射线导管室可以避免X射线辐射给患者带来的伤害，尤其是为孕妇、儿童、碘造影剂过敏者等特殊患者提供了新的治疗选择。

2）医护价值

A. 降低穿铅衣带来的疲劳和损伤，降低医生电离辐射职业伤害：中华医学会心血管病学分会和中国心律学会2020年8月联合发起的一项全国心血管医生健康调研，参与调研的

642名心脏介入医生中有90.7%表示希望能够在无射线暴露和无须穿铅衣的情况下开展心脏介入手术。

B. 缩短年轻术者的学习曲线：2022年发布的《心腔内超声心动图中国专家共识》中提到：ICE的规范应用能够显示重要结构，减少并发症发生，增加术者信心，减少学习曲线。

3）医院价值

A. 减少医院大型设备采购和维护等相关支出：相比普通导管室，零射线导管室可以摆脱对血管造影机（DSA）设备的依赖，减少医院采购和维护DSA及相关医疗设备及耗材的支出。

B. 加快病床周转，提高资源利用效率：患者入院后能够更快得到手术治疗，加快病床周转。一项回顾性对比队列研究分析了浙江大学附属邵逸夫医院2020年1月至2021年12月期间2003位房颤患者，结果表明应用心内超声技术相比于经食管超声术前血栓筛查，可显著缩短近1天的（1天 *vs.* 2天，$p < 0.001$）。应用无射线导管消融术可以减少术前患者排队检查的时间。

C. 低成本实现导管室扩容，服务更多患者，提升手术量和CMI值：零射线导管室的建立，一方面在不改变手术室现有资源的情况下，增加房颤导管消融手术量；另一方面覆盖孕妇、儿童、碘造影剂过敏者等特殊患者，使更多患者得到及时治疗。

房颤导管消融术技术难度大，资源消耗高，属于权重较高的DRG组，开展房颤导管消融术数量增加，能够体现医院诊疗病例的技术难度及收治疑难复杂病例的医疗服务能力。

（七）数字乳腺断层摄影（DBT）

随着近年来数字乳腺断层成像（DBT）和乳腺X线对比增强成像（CEM）摄影新技术的推广，基于常规二维图像的立体活检技术难以甚至无法对仅能在DBT或CEM检查中发现的病灶进行穿刺活检和术前定位，由此产生了对DBT、CEM引导下的活检定位技术的需求。本部分主要叙述DBT技术的临床应用。

1. Serena 3D全程断层（DBT）引导活检定位功能（图4-127）

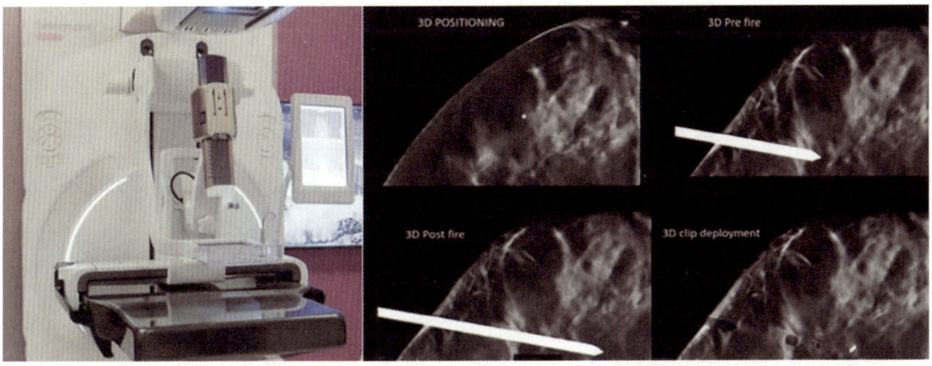

（a）　　（b）

图4-127　Serena 3D断层引导活检定位平台（a）和断层引导穿刺活检水平进针各步骤展示（b）

（1）技术介绍：GE医疗的高端乳腺机Senographe Pristina Athena上搭载的Serena 3D全程断层引导活检定位技术采用了创新性的活检枪支架倾斜角设计，使得活检定位所有流程均可适用DBT影像引导操作，相较传统二维立体活检定位和半程断层引导活检定位技术，它的操作效率更高、活检定位流程更短、辐射剂量更低。

（2）临床应用实例：河北医科大学第四医院的一项关于不同术前钩丝定位技术的研究显示，全程断层引导钩丝定位平均曝光3次、平均辐射剂量6.5mGy、全流程操作平均时间766.5秒；而传统二维立体定位平均曝光次数7.5次、平均辐射剂量17.3mGy、全流程操作平均时间900秒。使用全程断层引导钩丝定位技术，辐射剂量仅为传统二维立体定位的37.6%，操作时间缩短了14.8%。

（3）技术未来发展方向：随着DBT技术在我国的普及，其对隐匿病灶的检出能力已得到广泛的认可。未来DBT引导活检定位技术势必会替代传统二维立体活检定位技术成为乳腺X线辅助治疗方面的必备技术。同时，全程DBT引导活检定位技术相较半程DBT引导活检定位技术，因其操作流程更简便、辐射剂量更低，将会获更多医疗机构的青睐。

2. Serena Bright CEM引导活检定位功能（图4-128）

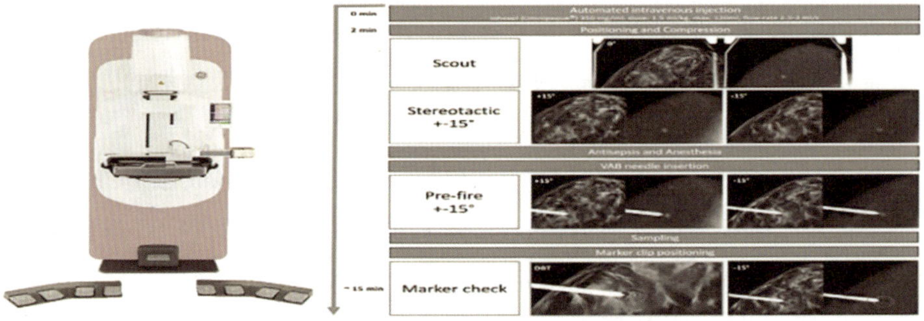

（a）　　　　（b）

图4-128　Serena Bright活检定位平台（a）和CEM引导活检定位各步骤病例展示（b）

（1）技术介绍：CEM是近年来国内外在乳腺X线新技术的又一代表。相较于传统的二维摄影和乳腺X线断层摄影技术而言，CEM成像技术在乳腺组织形态学信息之上，还额外提供了血供信息，能有效帮助诊断医师提高诊断的效率和准确率。目前CEM技术除了在诊断环节得到越来越多的用户拥趸，在乳腺癌高危人群筛查、术前分期、新辅助化疗疗效评估、术后随访等方面的应用也在被国内外大量医疗机构积极探索。

部分病灶因其密度与周围腺体组织相近或受限于患者腺体密度极度致密，二维影像或DBT影像难以对其进行术前的活检定位。以往此类病灶仅能在乳腺增强MRI下引导定位，但受限于相关设备和配件的可获得性和操作流程的繁杂，国内常规开展的医疗机构屈指可数。为解决这一问题，让乳腺癌患者的诊、治形成闭环，GE医疗在其最新的国产高端乳腺机

Senographe Pristina Hygeia上搭载了Serena Bright增强引导活检定位功能，让只能在增强状态下被检出的病灶可见、可及。

（2）临床应用实例：在河北医科大学第四医院的一项20例增强引导活检定位的研究显示，100%的病例均定位成功，活检定位流程平均耗时976秒，平均总辐射剂量11.85mGy，平均曝光次数5.56次，并发症0%。由此可见，Serena Bright增强引导活检定位技术能在较短的操作流程中以较低的剂量实现只能在增强状态下被检出的病灶的可见、可及，从而让这部分患者能够尽早进入治疗环节。

（3）技术未来发展方向：随着医疗机构对更高医疗服务质量的追求，在DRG、DIP的环境下，费用更经济、效率更高、效果更好的新技术会得到越来越多医疗机构的欢迎。GE医疗Senographe Pristina Hygeia上搭载的Serena Bright乳腺X线对比增强引导活检定位功能在费用、操作流程耗时、患者舒适度等方面较乳腺增强MRI引导定位技术更有优势，未来可能会成为其替代方案而被更广泛地应用于乳腺癌辅助治疗。

第二节　放射治疗领域

一、市场概述

（一）整体情况

按照国家药监局《医疗器械分类目录》，放射治疗设备具体分为医用电子加速器、医用轻离子治疗系统、医用X射线治疗设备、伽玛射束远距离治疗机等六大类，见图4-129。本书中放射治疗设备主要包括质子重离子放射治疗系统、螺旋断层放射治疗系统、X射线立体定向放射外科治疗系统（含Cyberknife）、伽马射线立体定向放射治疗系统、医用电子直线加速器和其他设备（如近距离后装治疗设备、放射性粒子植入治疗系统）等。

2024年国内放射治疗领域设备（本书涵盖的放射治疗设备，下同）市场规模达到127.66亿元，较去年同期减少12亿元左右，同比下降8.6%。2020年至2024年国内放射治疗领域设备市场规模复合增速达到4.6%，见图4-130。

从注册人企业来看，截至2024底，国内放射治疗设备注册人企业数量44家，其中民族自主品牌注册人企业34家，占77.3%。2020—2024年国内民族自主品牌注册人企业数量复合增速为8%，见图4-131。

从首次注册来看，2024年国内放射治疗设备首次注册的Ⅱ类和Ⅲ类产品数量为16件，其中“准”字（境内生产的医疗器械）产品数量11件，占比68.8%。相比2023年，首次注册的Ⅱ类和Ⅲ类产品数量（9件）同比增长77.8%，“准”字产品数量同比增长57.1%，见图4-132。

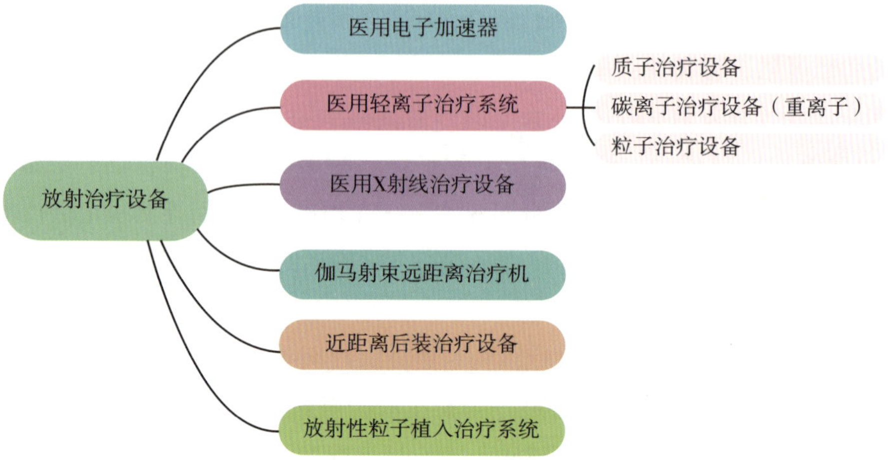

图4-129　放射治疗设备分类图

资料来源：医装数胜整理绘制。

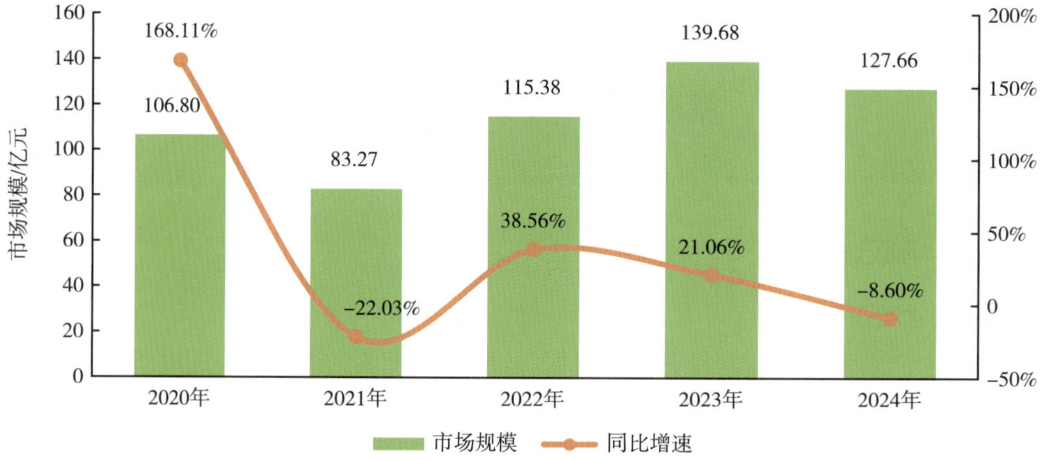

图4-130　2020—2024年国内放射治疗领域设备市场规模及同比增速

数据来源：医装数胜基于公开招投标数据、上市企业及细分领域境内营收等数据推算。

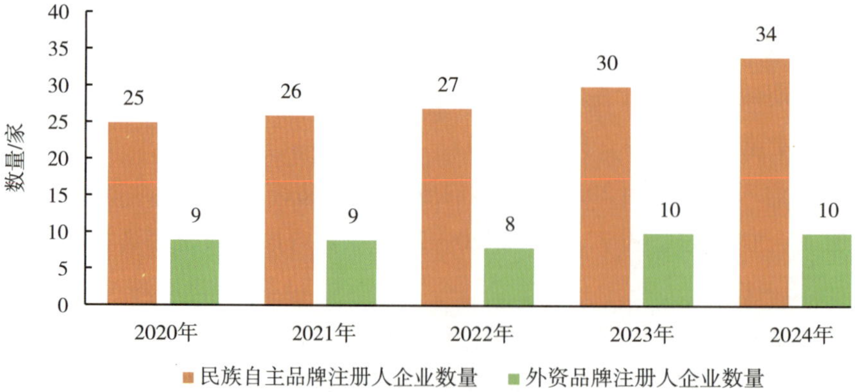

图4-131　2020—2024年国内放射治疗领域注册人企业数量（有效存量）

数据来源：国家及省（自治区、直辖市）药监局，医装数胜整理。

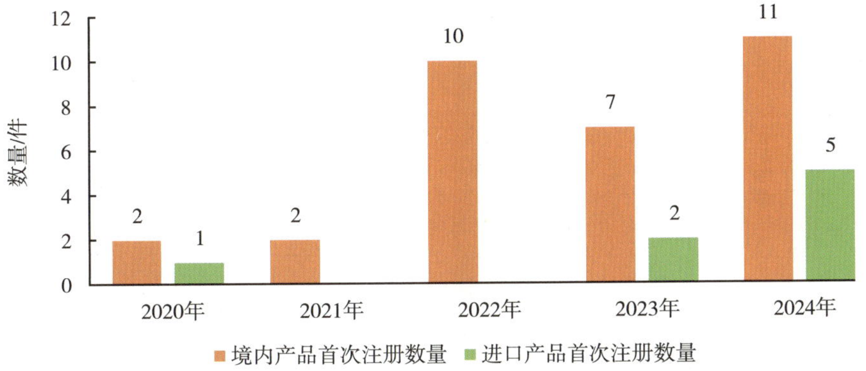

图4-132　2020—2024年国内放射治疗领域Ⅱ类和Ⅲ类产品首次注册数量

数据来源：国家及省（自治区、直辖市）药监局，医装数胜整理。

（二）细分市场

从放射治疗领域细分产品来看，近五年，国内医用电子加速器占据大部分市场份额，伽玛射束远距离治疗机市场规模占比明显上升，见图4-133。

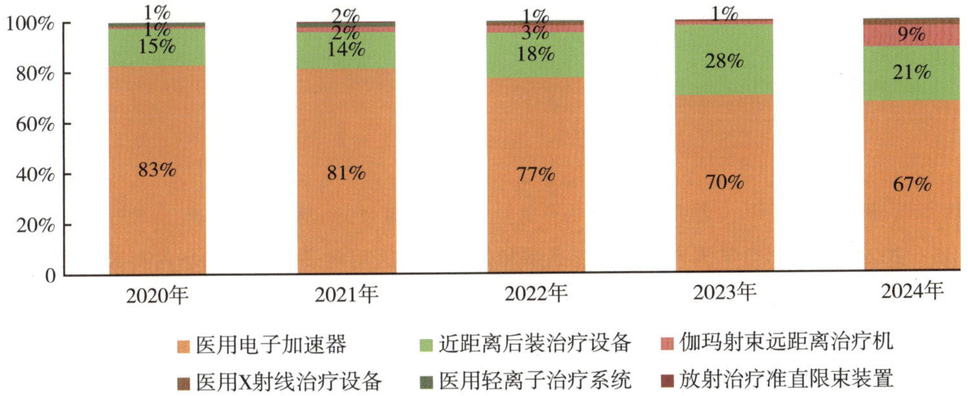

图4-133　2020—2024年国内放射治疗领域细分产品公开市场规模占比分布（按销售数量）

数据来源：公开招投标数据，医装数胜整理。

1．医用电子加速器

根据最新数据统计，2019—2024年，有销售记录的医用电子加速器品牌中，国内民族自主和外资品牌数量均为4个，见图4-134。

2024年，国内民族自主品牌医用电子加速器市场占有率为24.26%，较去年增加4.11个百分点，外资品牌医用电子加速器市场占有率达到75.74%，见图4-135。

从国内各品牌医用电子加速器销售金额市场占有率来看，2024年医科达市场占有率最高，达到36%以上，较去年增加0.60个百分点。其次为安科锐、瓦里安和联影医疗，市场占有率均超过15%，其中安科锐和联影医疗市场占有率较去年分别增加14.06个百分点、2.28个百分点，瓦里安市场占有率减少15.61个百分点，见表4-18。

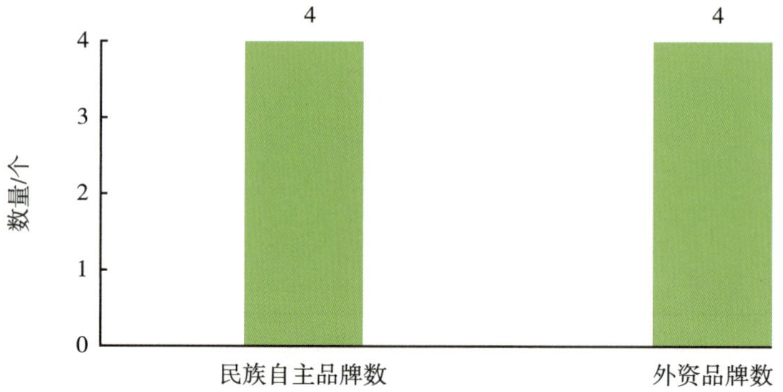

图4-134　国内民族自主品牌和外资品牌数量（有医用电子加速器销售记录）

数据来源：医装数胜整理。

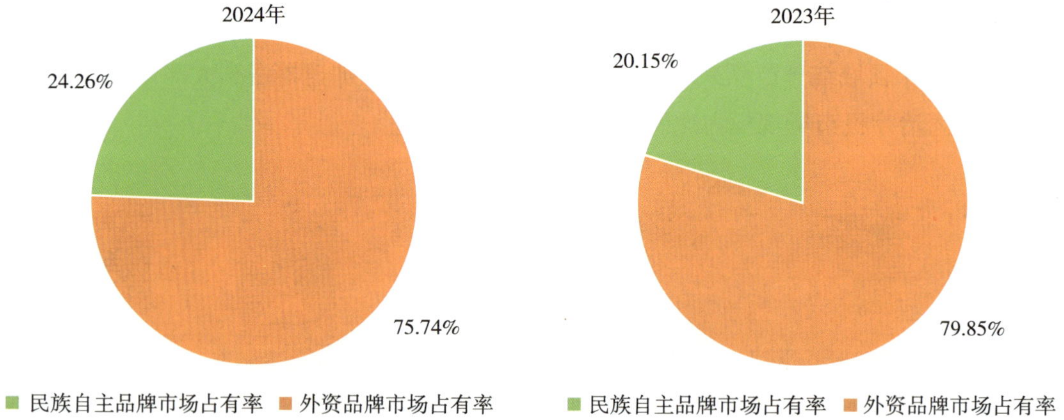

图4-135　2024年和2023年国内民族自主品牌和外资品牌医用电子加速器市场占有率（按销售数量）

数据来源：公开招投标数据，医装数胜整理。

表4-18　2024年国内医用电子加速器市场占有率TOP5品牌及变化情况（按销售金额）

2024年排名	品牌	2023年占比（%）	2024年占比（%）	同比变动百分点
1	医科达（Elekta）	35.54	36.13	0.60
2	安科锐（Accuray）	12.51	26.57	14.06
3	瓦里安（Varian）	36.03	20.43	−15.61
4	联影（UNITED IMAGING）	13.26	15.54	2.28
5	新华医疗（SHINVA）	1.59	1.04	−0.55

数据来源：公开招投标数据，医装数胜整理。

从国内各品牌医用电子加速器销售数量市场占有率来看，2024年医科达市场占有率最高，达到38%以上，较去年增加3.16个百分点。其次为联影医疗和瓦里安，市场占有率均超过20%，其中联影医疗市场占有率增加4.92个百分点，瓦里安市场占有率减少15.98个百分点。此外，安科锐市场占有率增加8.70个百分点，见表4-19。

表4-19　2024年国内医用电子加速器市场占有率TOP5品牌及变化情况（按销售数量）

2024年排名	品牌	2023年占比（%）	2024年占比（%）	同比变动百分点
1	医科达（Elekta）	35.07	38.24	3.16
2	联影（UNITED IMAGING）	15.67	20.59	4.92
3	瓦里安（Varian）	36.57	20.59	−15.98
4	安科锐（Accuray）	8.21	16.91	8.70
5	新华医疗（SHINVA）	2.99	2.94	−0.04

数据来源：公开招投标数据，医装数胜整理。

2．伽玛射束远距离治疗机

根据最新数据统计，2019—2024年，有销售记录的伽玛射束远距离治疗机品牌中，国内民族自主品牌数量达到5个，外资品牌数量仅有1个，见图4-136。

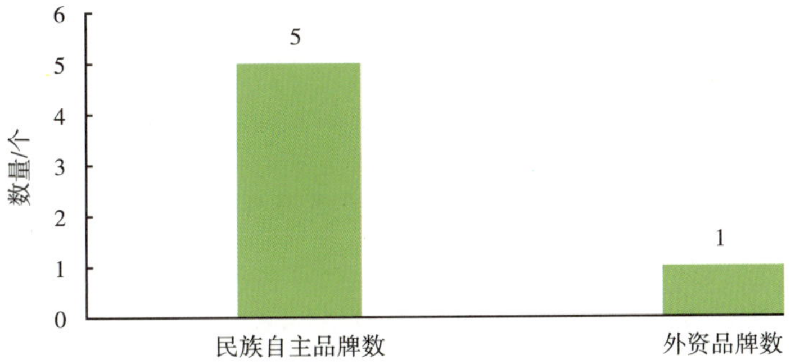

图4-136　国内民族自主品牌和外资品牌数量（有伽玛射束远距离治疗机销售记录）
数据来源：医装数胜整理。

2024年，国内民族自主品牌伽玛射束远距离治疗机市场占有率达到100%，与去年一致，见图4-137。

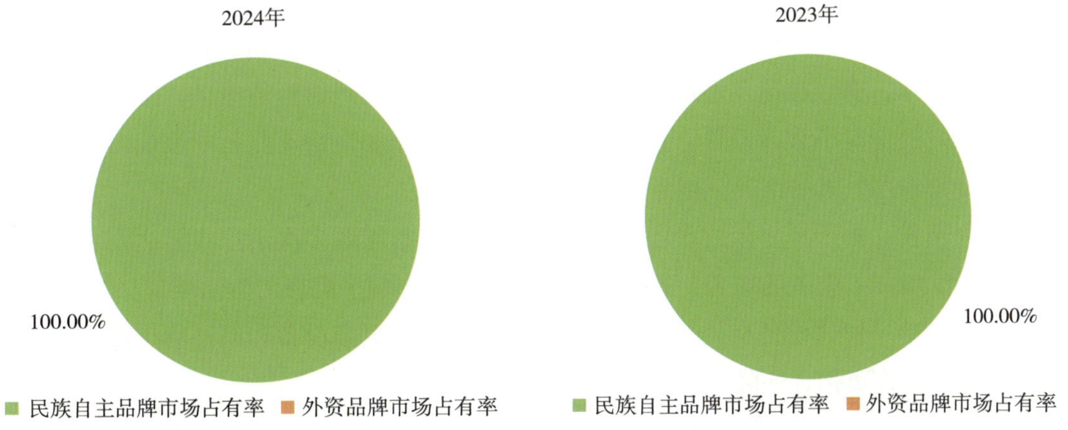

图4-137　2024年和2023年国内民族自主品牌和外资品牌伽玛射束远距离治疗机市场占有率（按销售金额）
数据来源：公开招投标数据，医装数胜整理。

从国内各品牌伽玛射束远距离治疗机销售金额市场占有率来看，2024年伽玛射束远距离治疗机销售金额均来自大医集团，见表4-20。

表4-20　2024年国内伽玛射束远距离治疗机各品牌市场占有率及变化情况（按销售金额）

2024年排名	品牌	2023年占比（%）	2024年占比（%）	同比变动百分点
1	大医集团（OUR）	100.00	100.00	–

数据来源：公开招投标数据，医装数胜整理。

从国内各品牌伽玛射束远距离治疗机销售数量市场占有率来看，2024年伽玛射束远距离治疗机销售数量均来自大医集团，见表4-21。

表4-21　2024年国内伽玛射束远距离治疗机各品牌市场占有率及变化情况（按销售数量）

2024年排名	品牌	2023年占比（%）	2024年占比（%）	同比变动百分点
1	大医集团（OUR）	100.00	100.00	–

数据来源：公开招投标数据，医装数胜整理。

二、新技术应用

放射治疗领域的新技术应用主要介绍放射治疗类设备。

1. X/γ射线放射治疗系统的临床应用

（1）新技术介绍：放疗作为肿瘤治疗最有效的几大手段之一，其重要性不言而喻。然而，如何在提升肿瘤治疗效果的同时，最大限度地减少对周围正常组织的损害，一直是全球放疗行业持续探索的目标。放疗技术的发展已有超过半个世纪的历史，但迄今大多数放疗设备仍采用单一模式治疗，如市面上放疗最常见的直线加速器和伽玛刀。这些设备在不同的肿瘤类型和阶段中表现出各自的优劣，但也面临着一些共同的挑战。单一模式治疗的局限性主要体现在以下几个方面。

治疗精度不高：单一模式的放疗设备往往难以在多种肿瘤类型和不同阶段中达到理想的治疗精度。例如，直线加速器适用于较大的肿瘤和需要较大照射野的情况，但在小肿瘤和需要高精度照射的情况下表现不佳。相反，伽玛刀在小肿瘤和高精度照射中表现出色，但在大肿瘤和需要较大照射野的情况下则显得不足。

治疗周期长：由于单一模式设备的局限性，患者通常需要多次治疗才能达到理想的治疗效果，这不仅增加了患者的痛苦，还延长了治疗周期，影响了患者的生活质量。

效率低：单一模式设备在处理复杂病例时，需要频繁更换设备和调整治疗计划，这不仅增加了医生的工作负担，还降低了治疗效率。

效果有限：单一模式的放疗设备在处理不同生物特征和不同放射敏感性的肿瘤时，效果有限。例如，某些肿瘤细胞对放射线的敏感性较低，单一模式的放疗可能无法完全杀死这些细胞，导致治疗效果不佳。

针对上述挑战，西安大医集团研发出X射线和γ射线一体化放疗设备——“X/γ射线放射治疗系统”（TAICHI RT）。这一创新设备在同一台机器上实现了多射线不同治疗模式的无缝切换，显著提升了治疗的可延展性、灵活性、有效性和精准度，具体请见“第三章第二节（三）技术优势”。

该系统在同一台机器上实现了多射线不同治疗模式的无缝切换，显著提升了治疗的可延展性、灵活性、有效性和精准度。作为全球环形机架智慧放疗平台的引领者、实现实时影像引导的医用直线加速器，它不仅覆盖了现有先进加速器的大部分功能，还能实现多射线聚焦做立体定向放射外科所谓“刀”的功能，满足患者从大肿瘤到小肿瘤、从原发灶到转移灶的多种治疗需求。该系统应用将促进医疗科技的进一步发展，推动我国在肿瘤治疗领域的技术创新和国际竞争力，为未来的医疗进步奠定基础。

（2）TAICHI RT临床应用情况：西安大医集团的X射线和γ射线一体化放疗设备不仅在技术上实现了多项创新，还在临床应用中展现了卓越的性能和效果。这一创新设备为解决放疗领域的多种挑战提供了全新的解决方案，有望显著提升肿瘤治疗的效果，减少对周围正常组织的损害，提高患者的生存率和生活质量。

1）一种针对局部晚期胰腺癌患者的X/γ射线联合治疗实现剂量增强的新策略：北京协和医院发表了一项关于X/γ射线一体化放射治疗融合照射与进口加速器产品在局部晚期胰腺癌治疗方面的对比研究成果，见图4-138。研究数据显示，TAICHI RT计划在以下几个方面表现出显著优势。

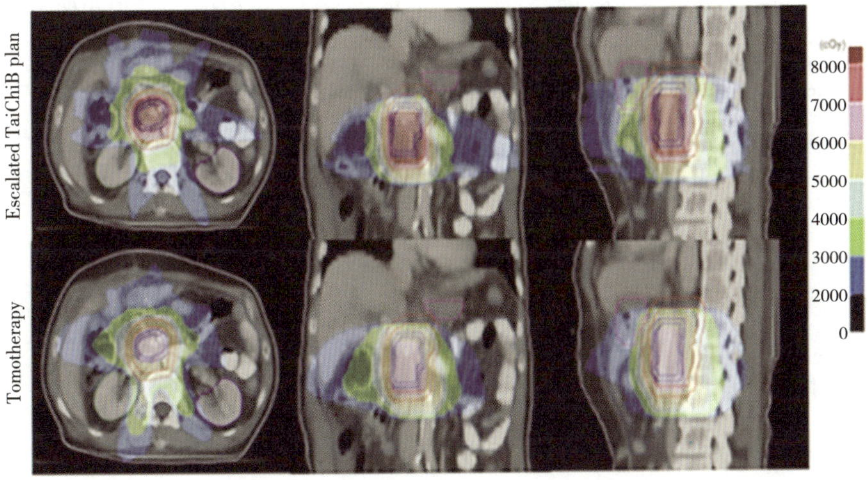

（a）

图4-138 Tomo therapy计划治疗与TAICHI RT计划治疗对比

注：（a）剂量分布对照图；（b）DVH曲线图；（c）剂量差分布统计表。

图片来源：北京协和医院《A novel X-Ray and γ-Ray combination strategy for potential dose escalation in patients with locally advanced pancreatic cancer》。

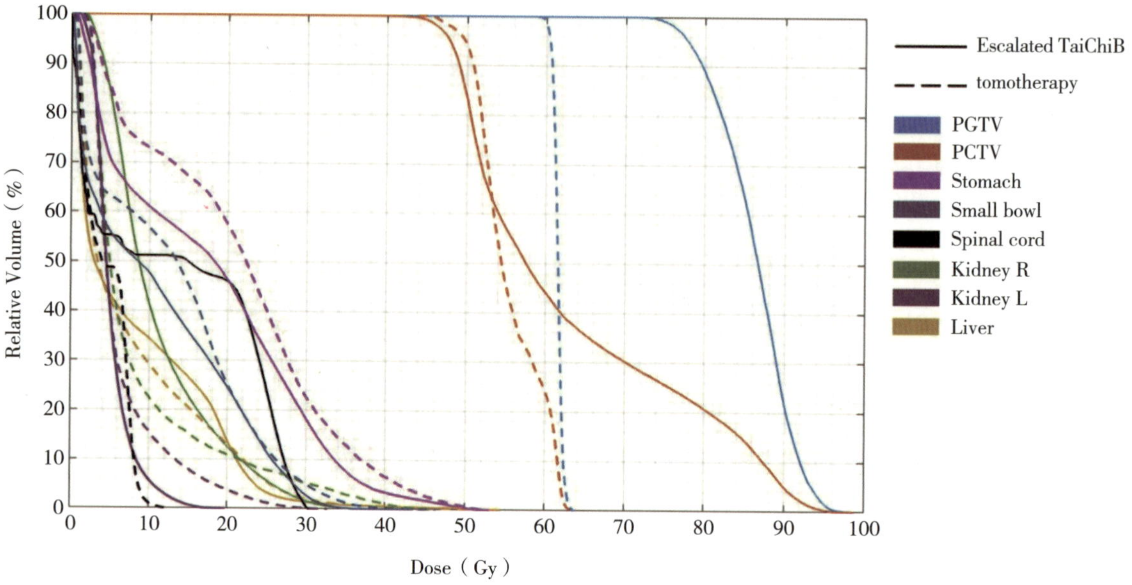

（b）

TABLE 3 Dosimetric comparison of tumor target between Tomotherapy plan and TaiChiB dual-modality plans

Parameters	Tomotherapy plan	TaiChiB standard plan	TaiChiB escalated plan	p-value[a]	p-value[b]	p-value[c]
Target Dose（Gy）						
PCTVD_{min}	41.34 ± 7.72	40.11 ± 6.52	38.61 ± 7.02	0.66	0.45	0.25
PCTV D_{max}	65.29 ± 0.83	74.62 ± 7.01	87.06 ± 7.83	0.002*	<0.001*	0.002*
PCTV D_{mean}	53.93 ± 1.67	55.04 ± 2.14	58.24 ± 3.24	0.16	0.001*	<0.001*
PCTV$D_{95\%}$	49.38 ± 1.31	49.43 ± 0.70	49.24 ± 1.75	0.73	0.68	0.71
PCTV $D_{2\%}$	63.18 ± 0.47	69.45 ± 5.53	81.30 ± 7.38	0.008*	<0.001*	0.001*
PCTV $D_{98\%}$	48.54 ± 1.68	48.21 ± 0.99	48.00 ± 1.77	0.49	0.52	0.67
PGTV D_{mean}	61.56 ± 1.00	65.46 ± 3.13	77.98 ± 5.86	0.009*	<0.001*	<0.001*
PGTV $D_{95\%}$	57.56 ± 3.60	58.39 ± 4.15	69.35 ± 10.76	0.17	0.004*	0.003*

[a]The p-value were calculated within the groups of TaiChiB standard plan and tomotherapy plan.
[b]The p-value were calculated within the groups of TaiChiB escalated plan and tomotherapy plan.
[c]The p-value were calculated within the groups of TaiChiB standard plan and TaiChiB escalated plan.
*Statistically significant difference（paired，2-tailed t-test，$p < 0.05$）.

（c）

图 4-138　Tomo therapy 计划治疗与 TAICHI RT 计划治疗对比（续）

注：（a）剂量分布对照图；（b）DVH 曲线图；（c）剂量差分布统计表。

图片来源：北京协和医院《A novel X-Ray and γ-Ray combination strategy for potential dose escalation in patients with locally advanced pancreatic cancer》。

A．靶区剂量提升：TAICHI RT 计划的 PCTV 和 PGTV 剂量均有较显著提升。

B．器官受量降低：TAICHI RT 计划表现更好，尤其胃部、肝脏和小肠的剂量更低。

C．更高的 TCP 和相似的 NTCP：表明其具有更高的肿瘤控制率，而不牺牲正常组织保护。

综上所述，X/γ 射线一体化放射治疗融合照射在局部晚期胰腺癌的治疗方面具有显著优势，能够提升靶区剂量，降低危及器官剂量，有利于肿瘤控制效果的提升和正常器官的保护。

2）X/γ射线放射治疗存在与正常脏器重叠的双病灶肺癌的剂量学及疗效观察：上海市胸科医院发表了关于X/γ射线一体化放射治疗的研究，针对拥有两个肺部肿瘤病灶且其中一个与重要器官重叠的患者。通过对比TAICHI RT的三种治疗模式与进口立体定向加速器（Plan Edge），研究显示TAICHI RT在处理这类患者时具有显著优势，见图4-139。

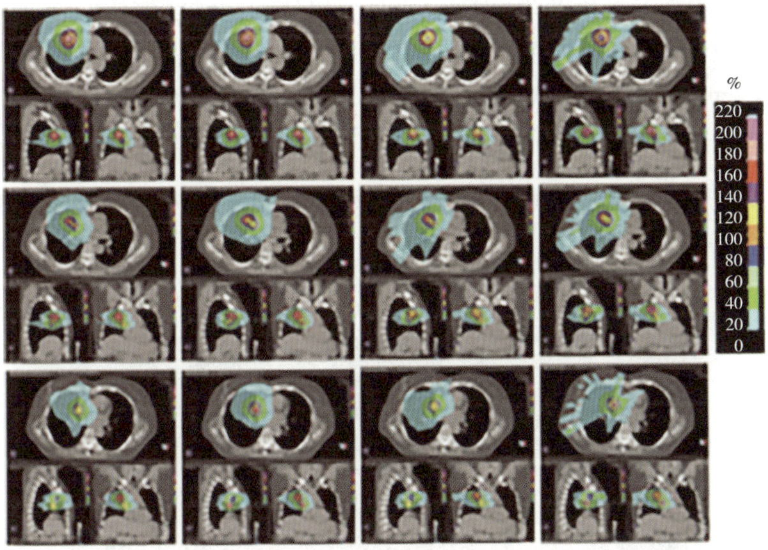

（a）

Evaluations of different plans for PTV

Case	Parameters	$Plan_{TC\ hybrid}$	$Plan_{TC\ RGS}$	$Plan_{TC\ linac}$	$Plan_{Edge}$
Case1	CI	1.09	1.05	1.10	1.28
	$R_{50\%}$	4.54	4.21	4.55	4.84
	D_{2cm}(% of Dp)	47.90	45.92	51.46	52.62
Case2	CI	1.13	1.01	1.28	1.31
	$R_{50\%}$	3.65	3.34	3.75	3.78
	D_{2cm}(% of Dp)	62.13	59.97	62.10	66.17
Case3	CI	1.14	1.10	1.15	1.47
	$R_{50\%}$	4.19	3.84	4.33	4.39
	D_{2cm}(% of Dp)	44.67	39.00	48.73	47.40
Case4	CI	1.11	1.08	1.24	1.27
	$R_{50\%}$	3.77	3.76	3.83	4.09
	D_{2cm}(% of Dp)	49.53	49.02	50.05	58.82
Average	CI	1.12	1.06	1.19	1.33
	$R_{50\%}$	4.04	3.79	4.12	4.28
	D_{2cm}(% of Dp)	51.06	48.48	53.09	56.25

Dp：Prescription dose.

（b）

图4-139　剂量分布对比

注：（a）示例病例剂量分布的轴向、冠状面和矢状面视图，以直观地显示Plan-TC hybrid、Plan-TC RGS、Plan-TC linac、Plan-Edge；（b）PTV不同方案的评价数据统计表。

图片来源：复旦大学现代物理研究所、上海交通大学医学院附属胸科医院《Dosimetry and treatment efficiency of SBRT using TaiChiB radiotherapy system for two-lung lesions with one overlapping organs at risk》。

A. 对于PTV（计划靶区）：Plan TCRGS表现最好，其次是Plan TCHybrid和Plan TCLinac，而Plan Edge的表现最差。

B. 对于OARs（危及器官）：Plan TCRGS表现最好，Plan TCHybrid介于Plan TCRGS和Plan TCLinac之间。

Plan TCHybrid始终表现出与Plan Edge相当或更好的剂量参数，因此是一个可行的更好替代方案。此外，TAICHI RT能够在保持合理的治疗时间和靶区剂量平衡的同时，实现更好的正常器官保护。TAICHI RT还简化了治疗流程，提高了患者舒适度及剂量投放精度。

3）右乳腺癌保乳手术后X/γ射线联合放射治疗的新策略：西安交通大学第一附属医院发表了一项研究，X/γ射线融合双峰系统在乳腺癌保乳术后的计划中，能够实现靶区内达到规定剂量时，靶区外的辐射剂量迅速降低，从而最大限度地减少对邻近器官的辐射照射，保证靶区的一致性，见图4-140。这项研究证实了TAICHI RT双模态系统在未来放射治疗中的潜力。

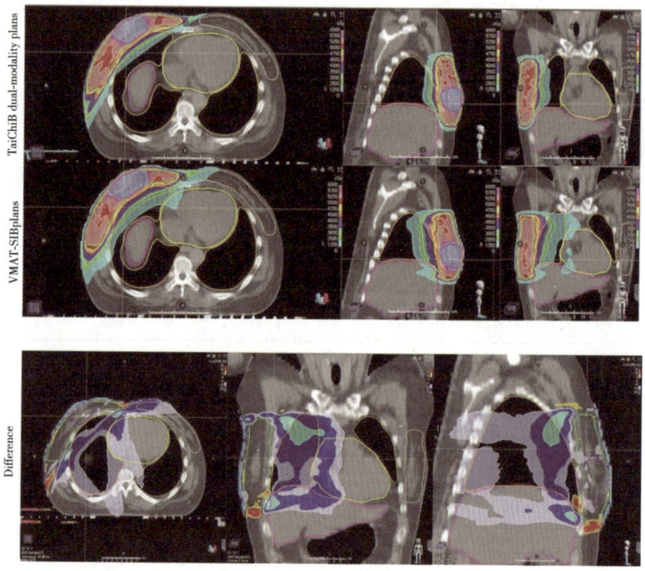

（a）

Target volume	Parameter	VMAT-SIB	TAICHIB	T value	P value
PGTV	Dmax/Gy	6707.20 ± 111.42	6593.30 ± 68.41	3.687	0.002
	Dmin/Gy	5179.05 ± 361.60	5387.60 ± 325.23	−2.589	0.018
	Dmean/Gy	6291.20 ± 33.524	6256.50 ± 37.77	2.683	0.015
	V_{110}/%	1.85 ± 2.17	1.31 ± 5.34	0.385	0.705
PTV	Dmax/Gy	6707.20 ± 111.42	6593.30 ± 68.41	3.687	0.002
	Dmin/Gy	3538.35 ± 411.10	3573.95 ± 500.91	−0.397	0.696
	Dmean/Gy	5455.75 ± 86.24	5348.10 ± 65.74	7.665	0.000
	V_{110}/%	34.48 ± 14.19	14.71 ± 6.48	5.885	0.000

图4-140　TAICHI RT双模式治疗和VMAT-SIB治疗方案对比

注：（a）TAICHI RT双模式治疗和VMAT-SIB治疗计划的DVH的剂量分布及差异性；（b）TAICHI RT双模式治疗和VMAT-SIB治疗方案中危及器官的受量统计分析。

图片来源：西安交通大学第一附属医院《A novel X-Ray and γ-Ray combination strategy for radiotherapy after breast-conserving surgery in patients with right breast cancer》。

OARs	Parameter	VMAT	TAICHIB	Tvalue	P value
Spinalcord prv	Dmax/Gy	1009.75 ± 791.96	975.25 ± 1040.92	0.407	0.689
Heart	Dmean/Gy	395.05 ± 124.81	273.15 ± 127.16	4.623	0.000
Heart	Dmax/Gy	1683.3 ± 826.9	1396.7 ± 894.1	1.924	0.070
Heart	V10/%	3.55 ± 5.56	1.57 ± 3.70	2.155	0.044
Heart	V5/%	21.54 ± 16.71	29.29 ± 79.11	0.415	0.683
Ipsilateral lung	Dmean/Gy	1282.50 ± 279.04	973.60 ± 273.72	11.90	0.000
Ipsilateral lung	V30/%	15.74 ± 4.95	11.02 ± 4.23	10.142	0.000
Ipsilateral lung	V20/%	23.00 ± 6.52	16.62 ± 5.65	8.326	0.000
Ipsilateral lung	V10/%	35.67 ± 8.69	25.18 ± 7.98	9.560	0.000
Ipsilateral lung	V5/%	54.74 ± 10.62	39.58 ± 11.05	9.816	0.000
contralateral lung	Dmean/Gy	268.70 ± 60.31	194.25 ± 83.22	5.716	0.000
contralateral lung	V20/%	0.004 ± 0.01	0.04 ± 0.14	1.189	0.249
contralateral lung	V5/%	8.05 ± 6.06	5.82 ± 5.23	2.169	0.043
Lungs	Dmean/Gy	834.20 ± 166.83	598.50 ± 220.85	6.594	0.000
Lungs	V20/%	12.83 ± 3.63	9.26 ± 3.14	8.104	0.000
Lungs	V5/%	33.60 ± 6.75	23.74 ± 7.64	10.043	0.000
contralateral breast	Dmean/Gy	426.60 ± 156.99	336.70 ± 141.88	4.488	0.000
contralateral breast	Dmax/Gy	2848.55 860.8	2271.8 826.0	3.509	0.002
Liver	V5/%	17.15 ± 9.78	11.43 ± 6.70	2.498	0.022

（b）

图4-140 TAICHI RT双模式治疗和VMAT-SIB治疗方案对比（续）

注：（a）TAICHI RT双模式治疗和VMAT-SIB治疗计划的DVH的剂量分布及差异性；（b）TAICHI RT双模式治疗和VMAT-SIB治疗方案中危及器官的受量统计分析。

图片来源：西安交通大学第一附属医院《A novel X-Ray and γ-Ray combination strategy for radiotherapy after breast-conserving surgery in patients with right breast cancer》。

（3）TAICHI RT技术的未来发展方向：随着技术的不断进步和应用的拓展，该设备将在肿瘤治疗领域发挥更大的作用，为患者带来更好的治疗体验和更高的生活质量，同时也为医院和医疗行业的发展注入新的动力，具备的可拓展潜力如下。

1）基于生物精准的“X/γ射线放射治疗系统”（TAICHI RT）个性化治疗方案：生物精准放疗是未来放疗技术的重要发展方向之一。传统的放疗主要依赖于物理剂量的分布来确定治疗计划，“X/γ射线放射治疗系统”（TAICHI RT）已经在物理剂量适形方面取得了显著进展，未来将进一步结合生物学信息，提供个性化的治疗建议，调整放疗剂量和频率，提高治疗效果，避免过度治疗或治疗不足。

2）自动化、自适应放疗治疗计划：基于AI治疗计划系统可以利用深度学习算法，自动生成最优的放疗计划。这些算法可以根据患者的影像数据和其他信息，快速生成个性化的治疗方案，减少医生的工作负担，提高治疗效率。此外，自动化系统还可以根据患者的生理和病理变化，实时更新治疗计划，根据患者的病情变化进行动态调整。

3）“让机器看得准”的自动影像引导：除了全球领先的实时图像引导方面取得了显著进展外，未来将进一步发展自动影像引导技术，“X/γ射线放射治疗系统”（TAICHI RT）的自动影像引导技术是提高放疗精确度的关键，继续减少对人工干预的依赖。自动影像引导系统可以实时监测患者的体位变化，并自动进行校正。例如，通过实时追踪患者的呼吸和运动，可以调整放疗设备的位置和角度，确保每次照射的精确性。此外，系统还可以提供实时的反馈信息，帮助医生及时发现和纠正潜在的问题。

2. 一体化CT环形直线加速器的临床应用

（1）一体化CT环形直线加速器uLinac HalosTx介绍：uLinac HalosTx是联影自研的一体化CT环形直线加速器，将大孔径CT与环形直线加速器进行创新整合，该设备兼具环形直线加速器的治疗效率高、治疗安全性高的特点及螺旋CT的高清影像采集能力。uLinac HalosTx具有100cm治疗孔径，可应对各形式放疗需求；创新采用机头与机架紧凑化设计，较传统C形臂直线加速器缩短机臂长度，从而保障机械精度的有效提升；每分钟2圈的治疗转速及6.5cm/s的MLC运动速度较传统C型直线加速器治疗效率至少提升50%；搭载的一体化大孔径CT具有87m孔径、63cm扫描视野、91cm轴向扫描长度，可为治疗状态下的患者提供与模拟定位CT同质化的图像质量、视野范围、图像长度，甚至在孔径及扫描视野上要优于常见的85cm专用大孔径模拟定位CT；同时通过智能化流程的运用，可实现靶区与危及器官的自动勾画，高效精准的自动计划，治疗时剂量监测，治疗大大提升放疗整体工作流程的精准性、高效性、安全性。

（2）创新技术优势

1）影像剂量双感知技术：放疗的发展趋向于个体化治疗，传统放疗设备搭载的CBCT影像，难以为治疗分次内提供高清影像，应对患者出现变化时只能采取离线自适应方式进行调整，而患者变化情况难以预估，离线自适应技术常会出现二次匹配不准的情况。uLinac HalosTx创新性地推出了全疗程“影像剂量双感知”技术。通过高清诊断级CT影像引导和放疗过程中的实时剂量监测，反映解剖结果变化和剂量投照差异，为个体化放疗的开展提供先决条件，实现以患者为中心的精准放疗。

A. 影像感知：uLinac HalosTx搭载40排80层大孔径螺旋CT，突破传统机载影像引导系统壁垒，精确鉴别肿瘤靶区边界，可实现全疗程肿瘤变化感知，为临床决策提供可靠依据。

CT值精度小于±5HU，可直接通过机载CT采集的图像进行精准器官勾画及剂量计算，通过分次内影像引导图像可直接进行自适应计划修改。87cm超大孔径设计适配各种摆位姿势与固定架，兼顾不同体型的患者，标准扫描视野（FOV）达到63cm，避免扫描信息的缺失。同时轴向扫描视野达到91cm，能轻松覆盖长靶区的扫描。一体化CT扫描转速高达0.37秒/圈，能够大幅减少运动伪影，提高时间分辨率，带来高清4D CT动态肿瘤追踪，运动靶区精准勾画。同时具备低剂量CT扫描模式，在剂量减少65%的同时，图像仍可满足临床需求，减少IGRT临床应用的剂量负担。

B. 剂量感知：uLinac HalosTx将EPID平板探测器进行物理性与功能性双重改革，可全面覆盖等中心处40cm×40cm的监测范围，可在不引入额外剂量的前提下，进行治疗实时监测，从剂量学维度在全疗程内监测患者体内接收剂量的真实情况，及时发现治疗期间的解剖结构变化、患者体位误差和束流传输变化，并进行实时分析。

创新环形机架设计在每位患者、每个分次的治疗中实时监测解剖结构与受照剂量的变化，保证全疗程、全射野范围治疗结果可量化、可追踪。每次治疗同步进行全自动化的在体剂量数据获取，结合uLinac HalosTx上的高清CT影像，进行金标准蒙特卡洛算法的剂量精准重建，获得每日实际受照剂量。可对比原计划和实际照射的位置差异与剂量差异，并进行趋势分析与总结。

2）高效治疗：在提高放疗精准性的前提下，为解决患者治疗负荷大、科室效率亟待提升的问题，uLinac HalosTx依托环形机架设计，革新核心部件与先进轨迹算法，加快治疗周转、提升运营效率。FFF（非均整模式）1200MU/min高剂量率，是常规600MU/min剂量率机型的2倍；新一代高速多叶光栅叶片移动速度达到6.5cm/s，含箱体运动速度最快可达9.5cm/s，叶片调制能力大幅提升；高速旋转机架旋转速度最快可达4RPM（每分钟4转），uARC治疗转速可达每分钟2转，治疗转速是传统C型机2倍。

对比传统C型放疗设备，在使用同样治疗技术、计划效果一致的情况下，治疗出束的效率大幅提升（近50%），每位患者的总治疗时间平均减少近2分钟。

3）放疗流程自动化：uLinac HalosTx高度自动化应用全流程贯通，实现了自动勾画—自动计划—自动质控—自动化设备操作四大环节的创新整合，紧随患者临床路径，降低操作难度，提高治疗水平。支持CT、MR、PET多模态影像配准融合，集成全身130＋感兴趣区域勾画模型，单个器官勾画时间达到亚秒级，且勾画精度一般在0.9以上，勾画结果满足临床需求，人工微调概率较低，大大减轻医生工作负担。

uLinac HalosTx搭载的放疗计划系统，具备自研自动计划优化算法专利，基于用户自定义临床目标及自动优化策略，在2～5分钟即可完成一次计划优化。嵌入自动化质量保证工具，涵盖机器质控与计划质控内容，快速得出检测结果并支持回顾式统计与分析，打造精准、高效、智能化质控模式，可在每日开机治疗前完成一键式机器状态检测，定量数据分析，进行规范化、标准化、智能化的质控流程。

4）创新应用新体验

A. uCT-ART在线自适应放疗：为解决不同治疗分次间患者解剖结构发生明显变化的难题，uCT-ART（adaptive radiotherapy，ART）自适应放疗突破视觉与效率两重阻碍，以机载40排螺旋CT影像及智能化工作流程为根本，在患者治疗分次内，精准识别治疗误差后，可快速启动uCT-ART在线自适应放疗流程，整个过程平均耗时30分钟以内。

诊断级CT影像引导，可高清感知肿瘤变化，监测分次间肿瘤形态、位置状态，实现靶区引导ART。能够提供准确的CT值，图像直接用于勾画与剂量计算。有以下几个临床应用案例。

临床案例1：女性，56岁，宫颈腺癌FIGO ⅡA1期，行术后同步放化疗。治疗过程中，某分次下，将原计划的剂量分布与当天的图像引导CT图像进行匹配，如图4-141所示，可见靶区范围（黄色线条范围）前移，原计划的剂量分布（红色填充区域）不足以匹配当天的靶区范围，出现漏靶情况，从DVH图中可看出靶区剂量覆盖（虚线PTV）明显下降。基于当天的在线CT图像，进行uCT-ART在线自适应放疗后，对计划进行修改，可见ART计划可大大提升剂量适形性及均匀性，靶区DVH结果重新达到临床要求，见图4-142。

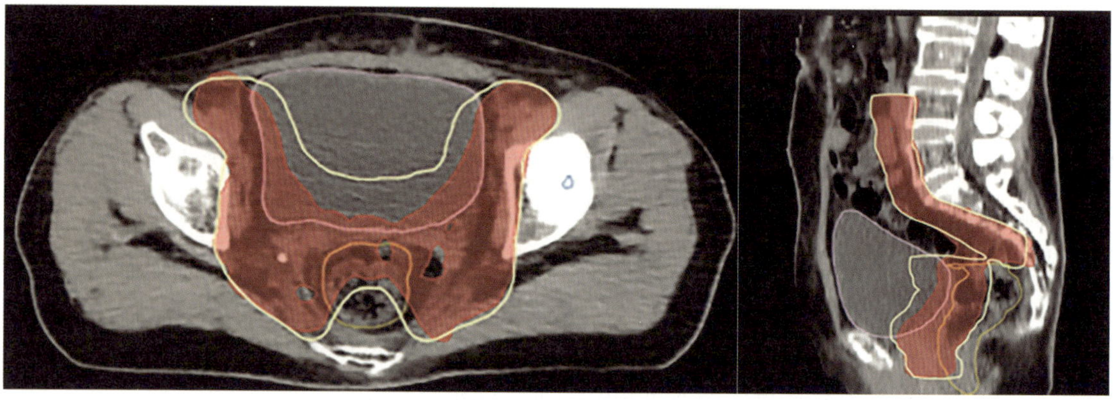

图4-141　原计划在当前分次CT-IGRT的模拟计算结果，出现明显脱靶

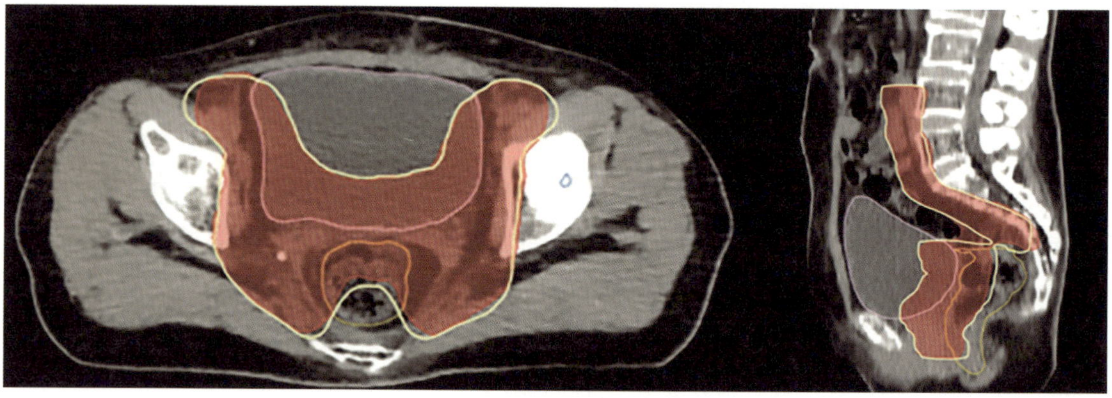

图4-142　ART调整后计划剂量分布明显提升

临床案例2：男性，直肠癌，预约首次放疗时已与模拟定位扫描间隔一月有余，采用一体化CT直线加速器进行图像引导提示，患者原计划靶区与治疗首次图像信息已不匹配。见图4-143第二列，绿色线条为定位图像靶区，颜色填充为治疗首日基于CT图像引导勾画的新靶区。

在经过uCT-ART自适应计划调整后，患者获得匹配当前状态的自适应计划，大大提升了靶区适形性，同时也更好地保护膀胱等危及器官，患者靶区处方剂量（图4-144a）适形性明显优于IGRT计划（图4-144b）。

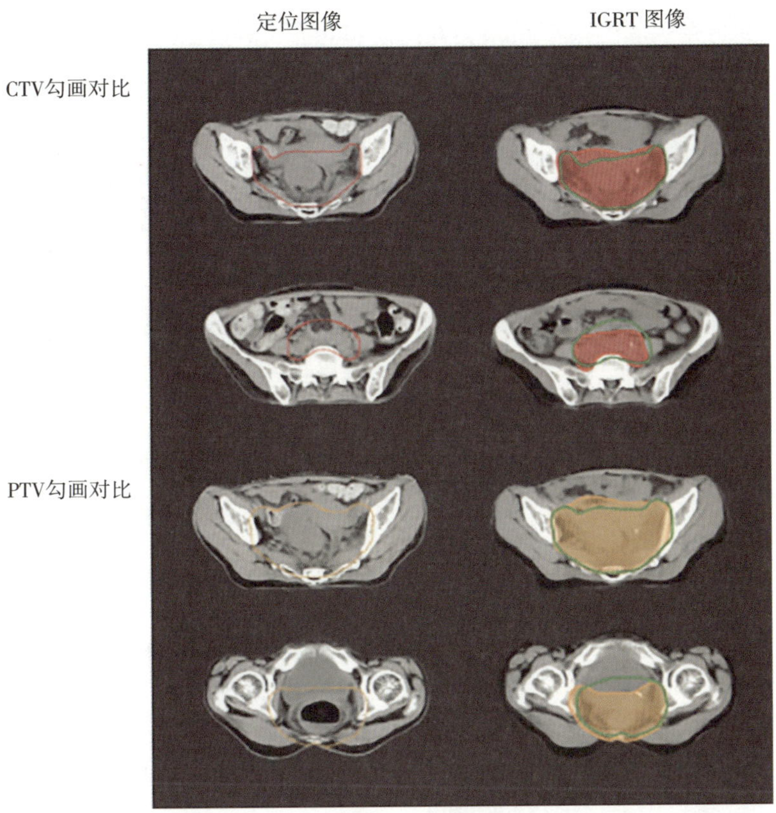

图4-143　ART调整后计划剂量分布明显提升

注：*绿色轮廓线代表由定位图像复制而得到的靶区。

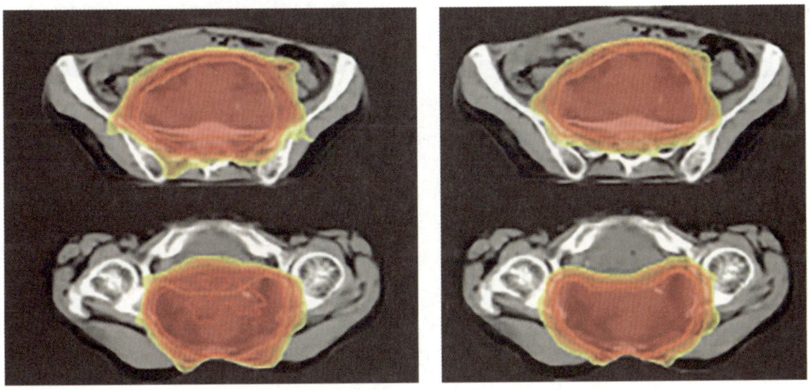

（a）　　　　（b）

图4-144　IGRT计划效果（a）*vs.* ART计划效果（b）剂量效果对比

治疗过程中，uLinac HalosTx对在线调整的自适应计划进行实时剂量监测，结果显示，在线自适应计划通过率满足临床要求，患者后续治疗时若无明显改变，可继续使用本次自适应计划，见图4-145。

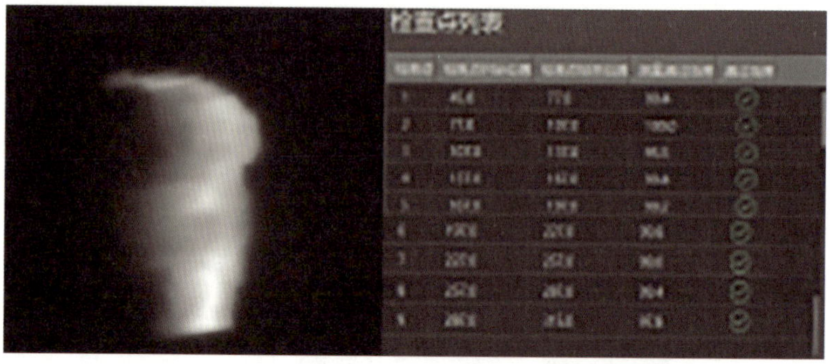

图4-145 uCT-ART实时剂量感知结果计划通过率

临床案例3：女性，62岁，左肺上叶小细胞未分化癌（T3N2M0，局限期），图4-146所示在放疗过程中，肿瘤GTV（红色线条）体积随治疗推进，逐步缩小。

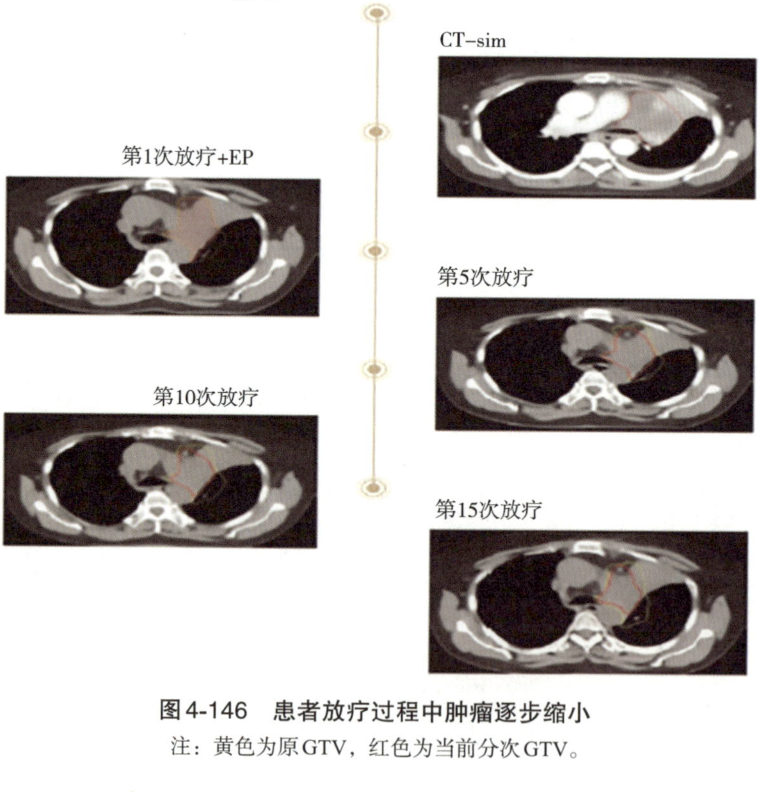

图4-146 患者放疗过程中肿瘤逐步缩小

注：黄色为原GTV，红色为当前分次GTV。

多次对该患者进行在线自适应放疗后，靶区依然可获得较高的照射，同时有效减少剂量在肺、心脏、食管等内的沉积，降低放射性肺炎等放疗毒副作用发生概率，也对提升患者预后生存质量带来巨大帮助，见图4-147。

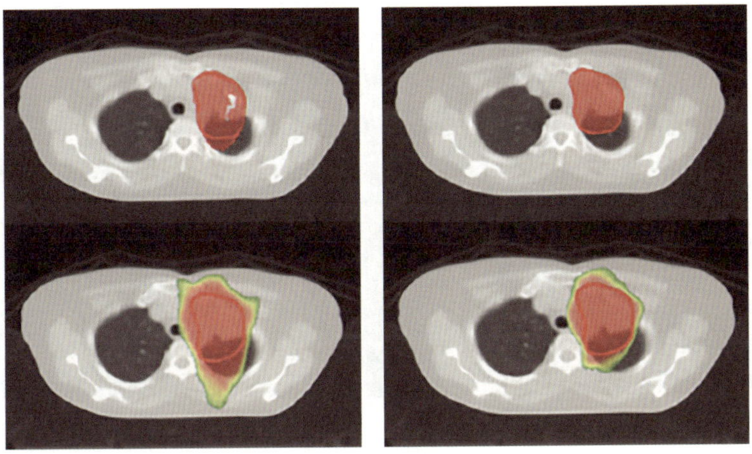

（a）　　　　（b）

图4-147　IGRT图像上的原计划（a）与uCT-ART新计划（b）剂量分布对比

对比DVH曲线，IGRT计划与ART计划对比，ART计划PCTV曲线形态更陡峭，剂量分布更均匀，肺、心脏、食管的总体受量显著降低，脊髓、气管、食管的最大剂量也有所降低。

B. All-In-One一站式放疗：放疗流程复杂，传统情况下患者在预约放疗后通常需要等待数天才能完成首次放疗。联影uLinac HalosTx一体化整合式设计，在一台设备上兼具CT模拟定位及放射治疗两大功能，结合高效连贯的智能化工作流程，可支持便捷的一站式放疗技术，打造更关爱、更人文的放疗体验，为患者带来高效率的治疗选择。

急诊放疗：如恶性脊髓压迫症、上腔静脉压迫综合征、骨转移瘤疼痛等肿瘤急诊放疗适应证，不同部位引起的症状不同，如果骨肿瘤发生在承重骨，如脊柱骨，就会造成神经压迫，患者会遭受急剧的疼痛，严重甚至导致瘫痪，放疗是目前最行之有效的治疗方式，而按照传统的放疗流程，患者需等待近一周。All-In-One一站式放疗可以在患者首诊当天便完成首次放疗，且流程时间可缩短至20分钟，及时有效地缓解急症患者的疼痛，见图4-148、图4-149。

uLinac HalosTx平台的All-In-One一站式放疗技术，基于设备本身的高精度机械参数及同系统下完成定位与治疗低系统误差的特点，可为立体定向放疗带来高精度、高安全性、高效率的解决方案，同时也可以大大减轻患者的经济与时间负担。

图4-150为一例大分割放疗结合All-In-One一站式放疗的临床实际病例，患者为肺癌，处方剂量为50Gy，采用4次大分割方式，单次剂量为12.5Gy，基于一站式放疗只需25分钟即完成涉及多个步骤的首次放疗，创新性实现了放疗患者4天内完成放疗全流程。

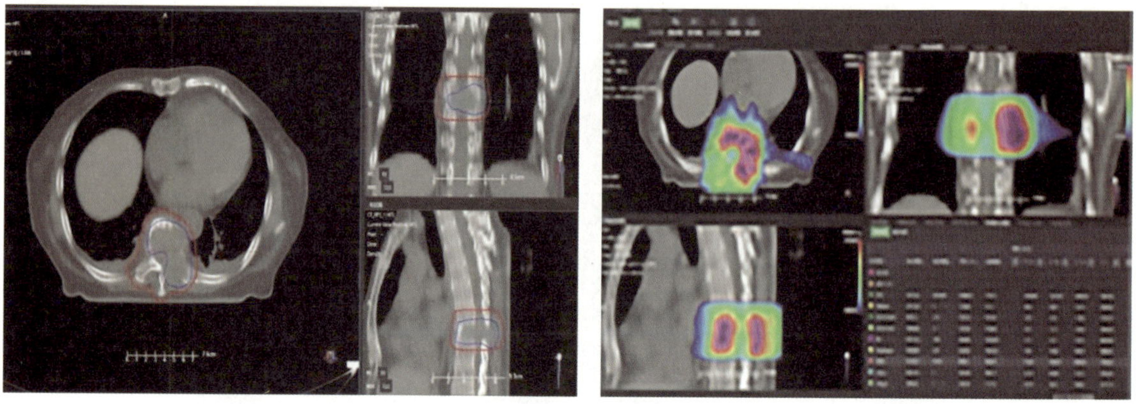

（a）　　（b）

图 4-148　一例宫颈癌骨转移急诊放疗患者

注：（a）智能靶区勾画；（b）一站式放疗剂量分布。

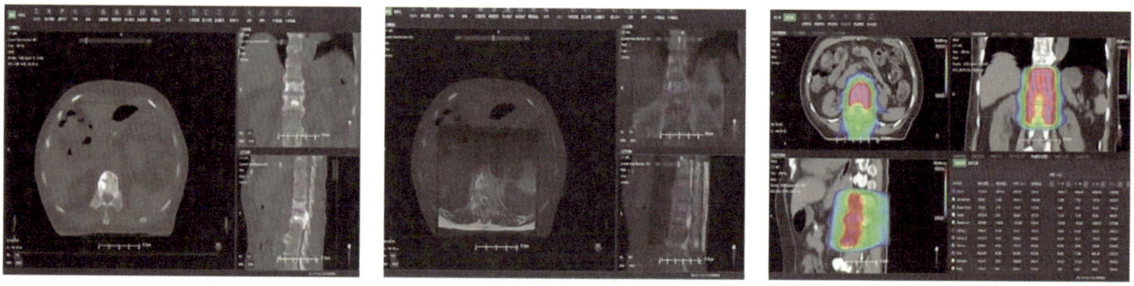

（a）　　（b）　　（c）

图 4-149　一例乳腺癌骨转移瘤 AIO 急诊放疗患者

注：（a）定位 CT；（b）多模态图像融合；（c）一站式放疗剂量分布。

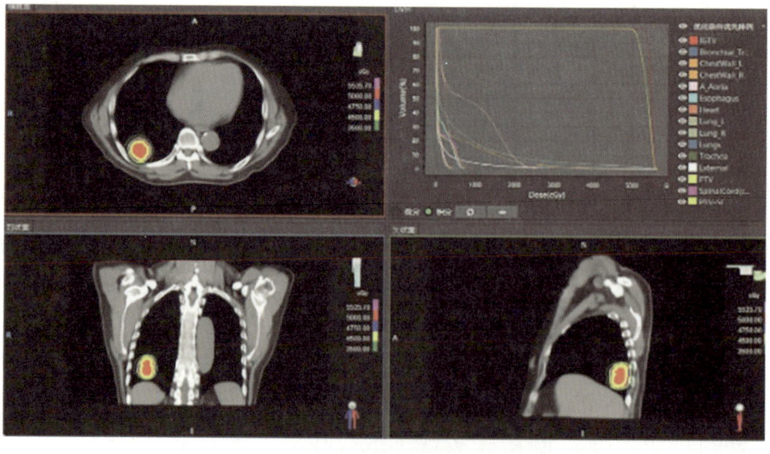

图 4-150　一站式放疗自动计划剂量分布

3．CT-TOMO双螺旋放疗平台的临床应用

近年来，高清真实的三维影像在放射治疗中的地位和作用日趋凸显。中核安科锐全面引进国际前沿放疗技术，结合本土放疗市场需求，将诊断级螺旋CT影像技术与TOMO平台完美融合，推出了技术先进的新型CT-TOMO双螺旋放疗平台Tomo® C。

（1）产品介绍及主要特点

1）治疗技术特点：CT影像引导，360°螺旋断层治疗。螺旋断层放射治疗系统集IMRT（调强适形放疗）、IGRT（影像引导调强适形放疗）、DGRT（剂量引导调强适形放疗）于一体，以螺旋CT旋转扫描方式，结合计算机断层影像导航调校，突破了传统直线加速器的诸多限制，在CT引导下360°聚焦断层照射肿瘤，对恶性肿瘤患者进行高效、精确、安全的治疗。

Tomo® C采用滑环机架设计，可以360°无角度限制地对肿瘤进行照射，对肿瘤组织进行螺旋聚焦照射，高效、全方位杀灭肿瘤细胞的同时充分保护危及器官及正常组织。

全新机架结构，提升稳定运行速度60%——Tomo® C全新加入了KVCT，重新设计优化了机架结构，能够更加稳定地运行，机架旋转速度可达10圈/分钟，是常规加速器的10倍，全面提升了治疗效率。

2）自适应放疗：治疗精度高、临床效果好。螺旋断层放疗技术实现了肿瘤的自适应放疗，在杀灭肿瘤细胞的同时，能最大限度地保护正常组织，提高放射治疗效果。该技术可以治疗位于身体任何部位的肿瘤，特别是解剖结构复杂、离危及器官比较近的特殊恶性肿瘤，广泛适用于治疗脑、头颈、胸、腹部、盆腔、脊髓等部位肿瘤。

Tomo® C高度集成的精准机械系统及独有的步进式螺旋断层治疗模式，可对靶区进行高精准照射，实现“零误差”精准治疗，远超常规加速器。

超高速二元气动光栅，轻松实现上万级别子野调制——可达150cm/s高速运动，是普通MLC 50倍以上，可完成毫秒级子野切换，配合360°连续螺旋照射方式，单个计划中可实现上万个子野的调制。

创新螺距治疗，实现高精度逐层剂量雕刻——创新进床＋旋转治疗，复杂肿瘤也可实现完美雕琢，精确完成多段式逐层分级调制，最大化保护肿瘤靶区周围正常组织。

DCS（dose control system）剂量率反馈系统，带来亚毫秒级高效剂量输出——创新使用DCS剂量率反馈系统，实时监测输出剂量率，反馈调整时间＜1ms，保证剂量输出稳定高效。

3）国产研发，同轴共环、双源系统：与传统加速器影像系统存在明显伪影和不均匀性相比，螺旋断层放射治疗系统Tomo® C通过创新“同轴共环”运作模式，在高端放疗平台中“植入”了诊断级螺旋断层CT，采用兆伏/千伏（MV/kV）双源影像系统扇形束螺旋断层扫描，显著降低散射伪影，为放疗提供更高清的影像及更精准的CT值，以更加精确的精度引导放疗。螺旋断层放射治疗系统Tomo® C创新的精准防沉降设计，可以实现全流程极高的

治疗精度，同时采用的智能多循环温度管理系统，稳定性更高，大幅提升精准放疗效率。临床试验数据表明，使用螺旋断层放射治疗系统Tomo® C技术可以让放疗时间平均缩短30%以上，每台设备理论上每天可以完成100＋例患者治疗。与传统加速器不同，螺旋断层放射治疗系统Tomo® C可以在双螺旋平台高清影像加持下带来精准剂量计算，能够利用全新kV-CT更清晰地识别不同解剖结构，进行高精度自动勾画与自适应计划制定。同时，由于自由度更高，具有超高的放疗剂量调制能力，能够在满足肿瘤足够剂量的同时，实现剂量实时调整引导，保护好周边的正常组织，达到剂量雕刻的效果，实现精准自适应。

4）"更高清、更高效、更精准"：螺旋断层放射治疗系统Tomo® C可以实现单部位10秒快速成像，达到实时扫描、实时重建；此外，螺旋断层放射治疗系统Tomo® C的大孔径设计，令有效视野达到44cm，显著减少截断伪影，轻松实现全身扫描，患者全身绝大多数部位的肿瘤均可一次就完成照射。

常规加速器治疗范围仅为40cm，而Tomo® C可以完成长达135cm的靶区治疗，可满足全身各部位的治疗需求。

高精度治疗床，最高精度最广治疗范围——连续步进模式，可在0.0125～100mm/s精准连续步进，可快速轻松完成长达135cm的范围治疗，运动定位精度≤0.5mm，运动重复性精度≤0.25mm，配合完成精准剂量雕刻，见图4-151。

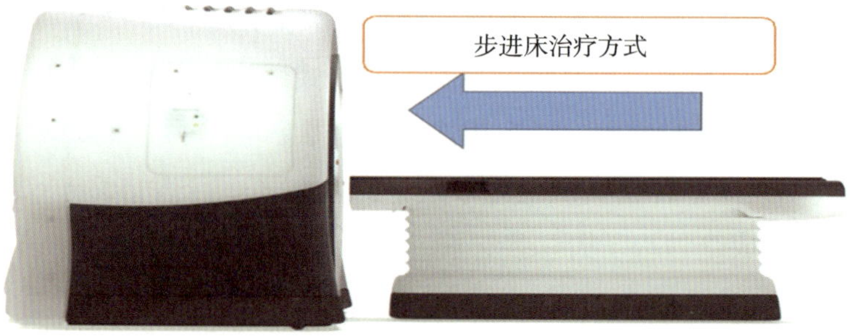

图4-151　步进床方式

创新等中心轴理念，实现精准长靶区治疗——与传统加速器不同，Tomo® C对于复杂计划无须设定多个计划等中心，在治疗时，治疗中心位置会伴随床进动而发生连续移动，形成独特的等中心轴，以保障整个靶区的连续性治疗，最长可支持135cm，照射可一次完成，无须中途停顿接野，有效避免接野处剂量与位置造成偏差，保证了靶区治疗的稳定性、一致性。

5）螺旋断层放射治疗系统Tomo® C的独特优势：主要体现在以下几点。

A. 解剖结构复杂、解剖结构特殊的恶性肿瘤治疗：包括头皮恶性肿瘤、胸壁恶性肿瘤等。例如，针对头皮恶性肿瘤脑膜转移，Tomo® C能够仅对脑膜进行放疗。

B．病灶较多、病变比较长的恶性肿瘤治疗：包括容易通过淋巴转移产生多病灶恶性肿瘤、全骨髓照射等。

C．靠近重要器官的恶性肿瘤治疗：肿瘤周围有重要的器官，如肝、肾、食管、肺等，这些脏器对射线敏感，制约常规放疗放射剂量的提高，Tomo® C能够避开这些脏器的同时提高放射剂量，如鼻咽癌治疗、前列腺癌等。

D．立体定向放射治疗：通过大分割照射提高肿瘤治愈效果，Tomo® C配合kVCT与MVCT可精准定位肿瘤，高精度的照射与重要器官的规避为单次剂量提高注入信心，如肝癌、肺癌等。

6）更多有效的适应证：在螺旋断层放射治疗系统的使用情况的相关统计中，发现各部位肿瘤使用螺旋断层放疗系统均可得到有效治疗，尤其对中枢神经系统肿瘤、鼻咽癌、头颈部肿瘤、食管癌、肺癌、肝癌、胰腺癌、各种转移瘤照射等具有明显优势。

（2）产品临床病案

1）病史简介：患者，男性，48岁，胸腺瘤姑息术后。2023年8月因“咳嗽、咳痰伴憋气”于外院就诊，胸部CT示：前纵隔占位。2023年10月就诊于青岛大学附属医院胸外科，胸部增强CT示：前上纵隔占位性病变，与局部胸膜关系密切，左肺下叶毛玻璃结节，双侧胸膜未见异常，见图4-152。考虑胸腺瘤，左肺毛玻璃结节，早期肺癌。排除手术禁忌，行前纵隔肿物切除＋胸腺切除＋左肺上叶楔形切除＋左肺下叶楔形切除＋淋巴结清扫术。术中见：胸腔内无胸腔积液，肿物位于左前上纵隔，直径约3cm，累及左肺上叶肺组织，肿瘤旁受累的左肺上叶表面及左侧胸腔脏层、壁层胸膜多发粟粒样小结节，另探及左肺下叶背段小结节一枚。

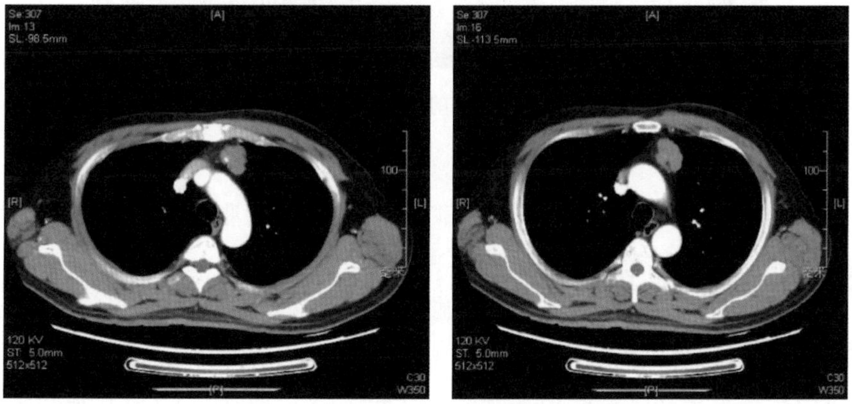

图4-152　患者术前CT增强检查

结合术后病理及术中所见，患者诊断为：①胸腺瘤B2型ⅣA期；②肺恶性肿瘤［微浸润腺癌pT1a（mi）N0M0］。经MDT讨论建议：肺癌为早期微浸润癌，已行手术切成，可以观察。对于胸腺瘤，虽为B2型，但侵犯范围广泛，并胸腔内多发转移，无法R0切除，按规范结合患者意愿，给予全身化疗联合放疗。

2）辅助检查：2023年11月22日患者行术后PET/CT检查，见图4-153。①左肺癌术后改变；前纵隔胸腺瘤术后，局部可见金属吻合器及斑片状低密度影，代谢增高，SUV_{max}约5.3；左侧第7～8、8～9肋间肌肉斑片状代谢，SUV_{max}约4.1；②左侧第6、7肋间胸膜局灶性及结节状代谢增高，SUV_{max}约5.9。

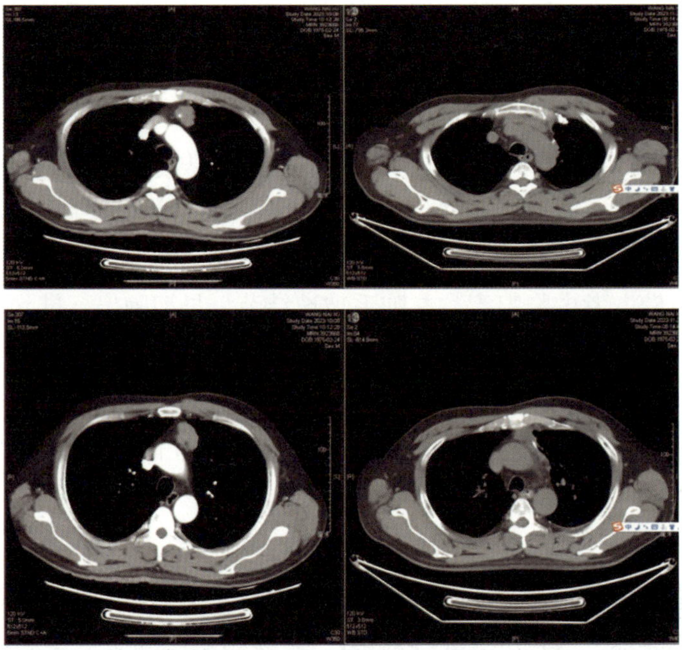

图4-153　术前与术后增强CT

术后病理：（前纵隔肿瘤）胸腺瘤（B2型），侵及被膜外脂肪组织，部分区域侵犯肺被膜，未累及肺实质。（胸膜结节）胸膜胸腺瘤B2型。

由于患者肿瘤病灶相对较多，且需要对弧形的正常胸膜进行照射，技术难度极大，普通放疗技术难以实现（放射性肺损伤风险过大），医生结合患者临床表征，进行了科室内临床方案讨论，决定依靠先进的螺旋断层放疗技术（TOMO）。在TOMO复杂肿瘤诊治方面，放疗科已经积累了丰富的经验。TOMO不仅可以实现雕刻式的剂量优化，在保证靶区剂量的同时，还可以严控正常肺组织剂量，降低放射性肺炎风险，见图4-154。

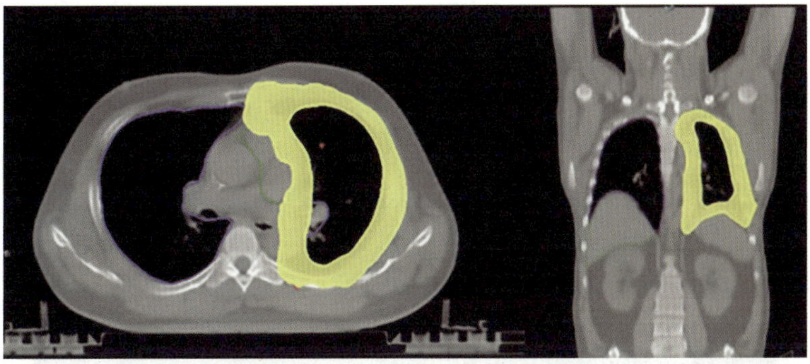

（a）

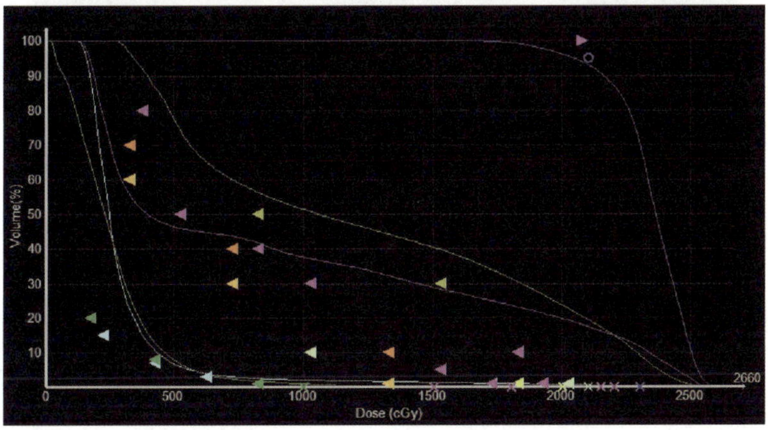

（b）

图4-154　靶区剂量分布与DVH图

3）治疗方案

A. 化疗方案：CAP×4周期。

B. 放射治疗：①热塑膜固定，采用大孔径CT定位。②靶区勾画：CTV包括前上纵隔瘤床、左侧胸腔全胸膜。③TPS放疗计划设计，6MV-TOMO-螺旋断层放疗技术。④靶区剂量：CTV 2100cGy/14f。

C. 先行全身化疗2周期，序贯胸部放射治疗，放疗结合继续全身化疗2周期。

D. 对症支持治疗。

4）治疗结果和随访：患者顺利完成全程治疗，化疗过程中发生Ⅲ度粒细胞缺乏，给予粒细胞集落刺激因子对症治疗。放疗过程顺利，完成14次全程放疗。现随访中，未发生放射性肺炎等不良反应。未发现肿瘤复发转移征象。近期疗效满意，见图4-155。

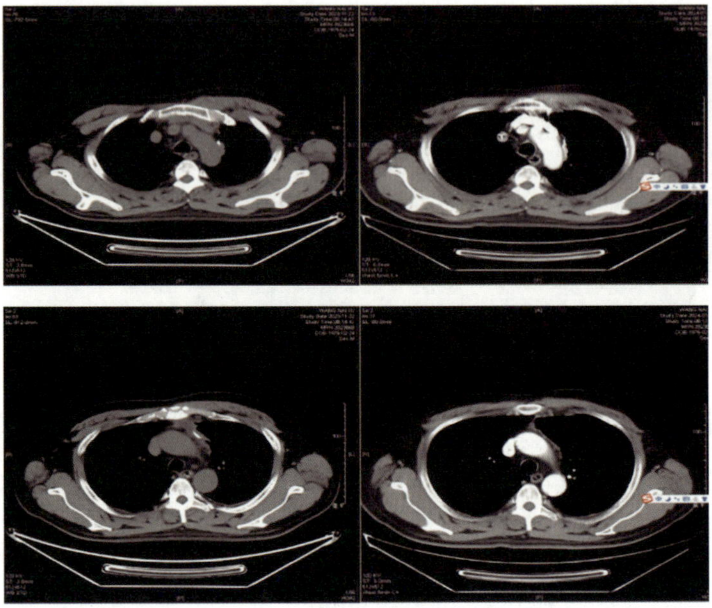

图4-155　放疗后胸部强化CT检查

5）临床难点和痛点：胸腺瘤与周围组织粘连紧密，这给手术操作带来了很大困难，特别是当胸腺瘤体积较大时，与心包或纵隔胸膜等周围组织的粘连更为紧密，使得手术切除变得异常复杂和困难。部分胸腺瘤可能呈现恶性生长，并具有侵袭性，这类肿瘤不仅容易侵犯邻近的血管和器官，还可能胸膜种植，甚至远处转移。多学科团队在复杂胸腺瘤诊疗中发挥至关重要的作用，手术、放疗、化疗等多种手段的合理优化结合，给予患者个体化、规范化的合理治疗。

TOMO加速器断层调强放疗发挥独特优势，对肿瘤部位进行逐层雕刻照射，争取最大化剂量适形，降低正常组织受量，减少正常组织损失，而且可以实现360°全方位螺旋断层扫描照射，对肿瘤部位进行逐层雕刻照射，确保肿瘤区域剂量更加均匀，比起常规放疗设备可以更好地避开正常组织。TOMO利用超高速的二元气动光栅能够实现上万子野的照射，具有高调制能力对广泛转移胸腺瘤进行高适形度的“切削”照射（针对弧形靶区），可以最大限度地降低肺的受照剂量。

第三节　临床检验领域

一、市场概述

（一）整体情况

根据国家药监局《医疗器械分类目录》，临床检验器械目录包括用于临床检验实验室的设备、仪器、辅助设备和器具及医用低温存储设备，不包括体外诊断试剂。目录分为16个一级产品类别，其中，临床检验分析设备10个，检验及其他辅助设备1个。中国医学装备协会结合工作实际，在《医疗器械分类目录》基础上，对临床检验设备进行分类汇总，本报告中涵盖的设备主要有血细胞分析仪、尿液分析仪、生化分析仪、血糖仪等12种，见图4-156。

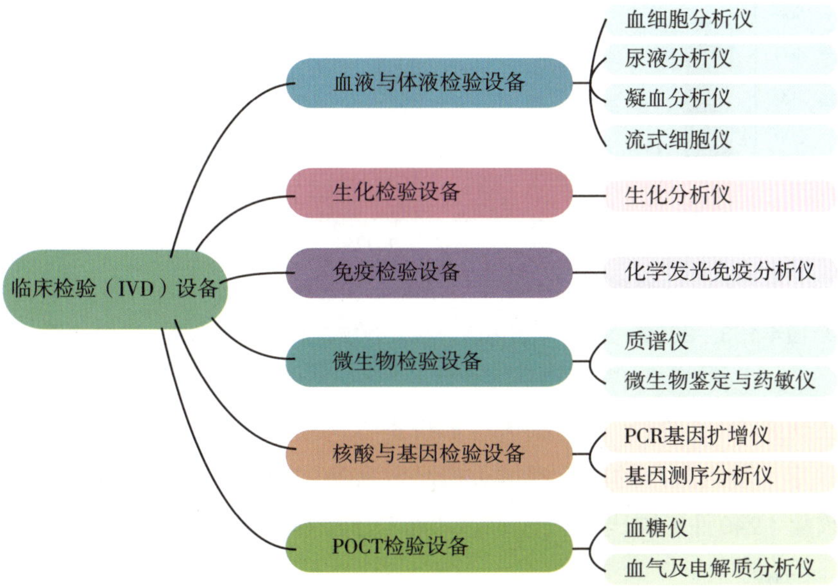

图4-156　临床检验（IVD）设备细分图

资料来源：医装数胜整理绘制。

2024年国内临床检验领域设备（本书涵盖的临床检验设备，下同）市场规模约为162.12亿元，较去年同期减少5亿元左右，同比下降2.8%。2019—2024年国内临床检验领域设备市场规模复合增速为1.5%，见图4-157。

从注册人企业来看，截至2024年底，国内临床检验设备注册人企业数量749家，其中民族自主品牌注册人企业660家，占88.1%。2020—2023年国内民族自主品牌注册人企业数量复合增速为11.4%，见图4-158。

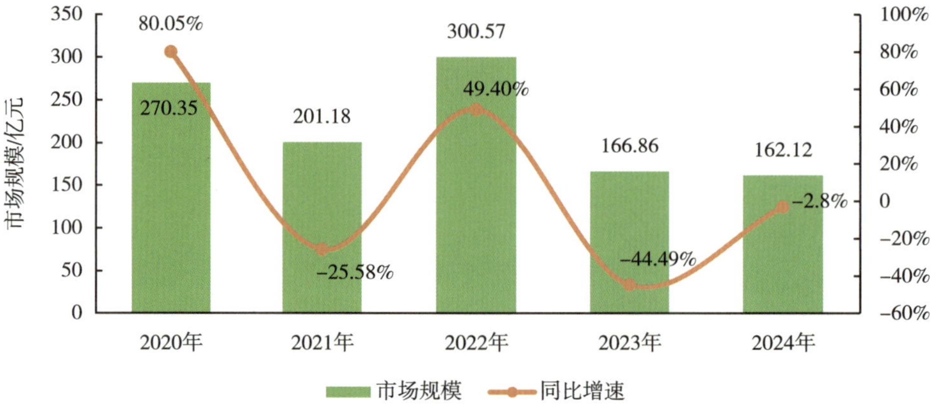

图4-157　2020—2024年国内临床检验领域设备市场规模及同比增速

数据来源：医装数胜基于公开招投标数据、上市企业及细分领域境内营收等数据推算。

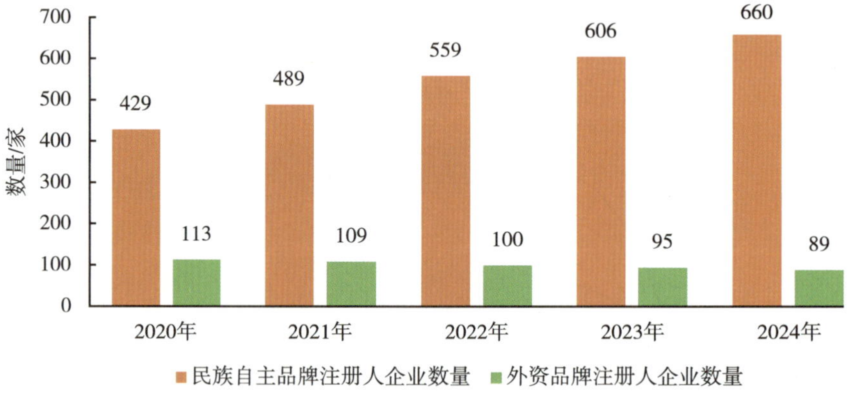

图4-158　2020—2024年国内临床检验领域注册人企业数量（有效存量）

数据来源：国家及省（自治区、直辖市）药监局，医装数胜整理。

从首次注册来看，2024年国内临床检验设备首次注册的Ⅱ类和Ⅲ类产品数量为287件。2024年“准”字（境内生产的医疗器械）产品数量共271件，占比94.4%。首次注册的Ⅱ类和Ⅲ类产品数量（240件）同比增长19.6%，“准”字产品数量同比增长16.3%，见图4-159。

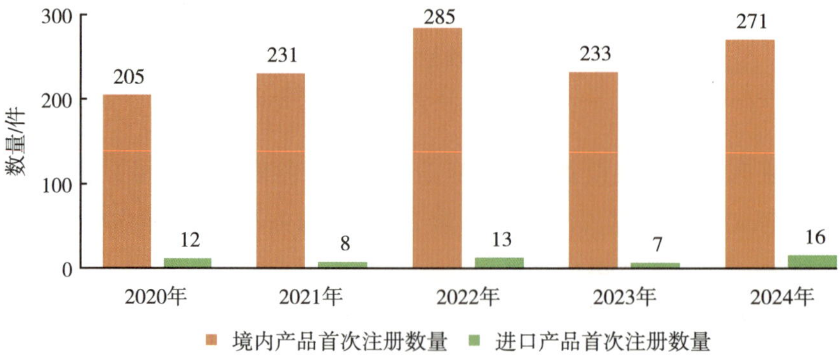

图4-159　2020—2024年临床检验领域Ⅱ类和Ⅲ类产品首次注册数量

数据来源：国家及省（自治区、直辖市）药监局，医装数胜整理。

（二）细分市场

从临床检验领域细分产品来看，2024年国内质谱检测系统、生化分析仪和流式细胞仪市场规模占比均超15%，其中，生化分析仪较去年同期有所下降；此外，国内核酸扩增仪市场规模占比持续下降，基因测序分析仪市场规模占比有所增加，见图4-160。

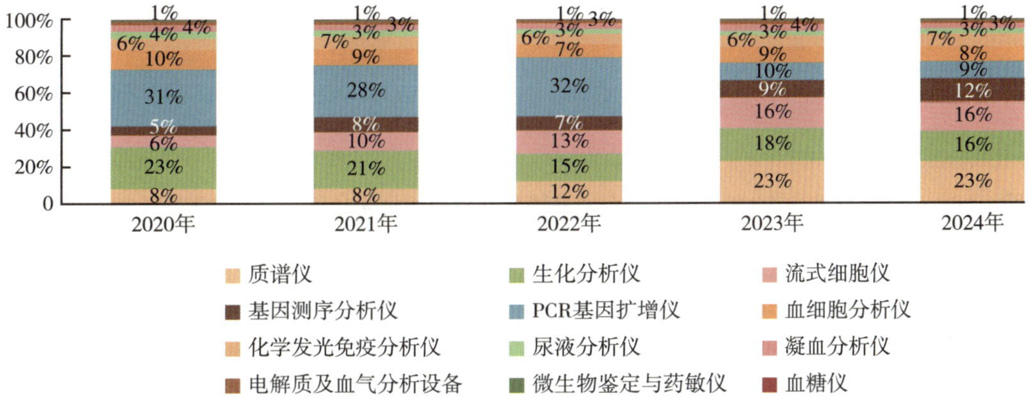

图4-160　2020—2024年国内临床检验领域细分产品公开市场规模占比分布（按销售金额）

数据来源：公开招投标数据，医装数胜整理。

1．生化分析仪

根据最新数据统计，2019—2024年，有销售记录的生化分析仪品牌中，国内民族自主品牌数量达到89个，外资品牌数量达到28个，见图4-161。

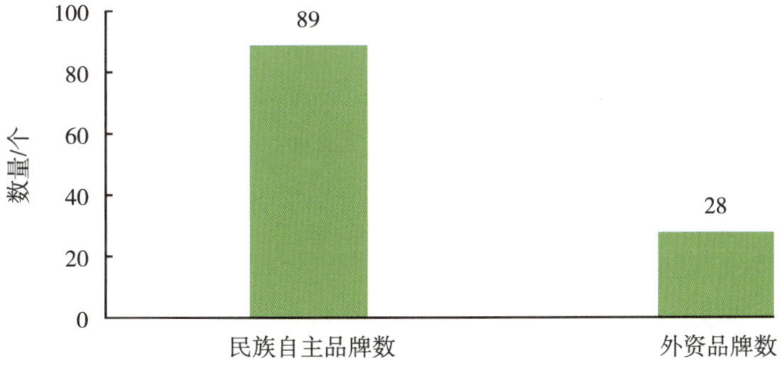

图4-161　国内民族自主品牌和外资品牌数量（有生化分析仪销售记录）

数据来源：医装数胜整理。

2024年，国内民族自主品牌生化分析仪市场占有率达到65.47%，较去年增加2.63个百分点，外资品牌生化分析仪市场占有率达到34.53%，见图4-162。

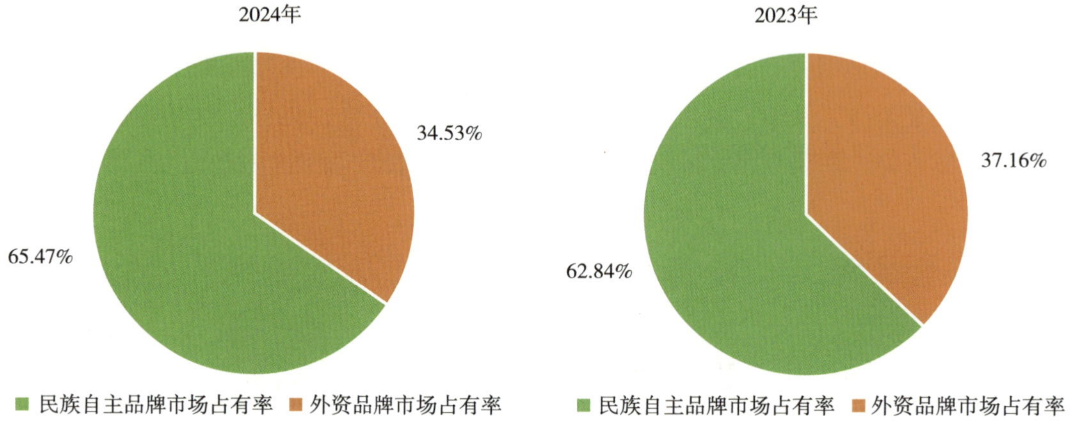

图4-162　2024年和2023年国内民族自主品牌和外资品牌生化分析仪市场占有率（按销售金额）

数据来源：公开招投标数据，医装数胜整理。

从国内各品牌生化分析仪销售金额市场占有率来看，2024年迈瑞医疗市场占有率最高，达到41.05%，较去年增加1.23个百分点。其次为贝克曼、日立高新，市场占有率均超过11%，二者市场占有率相对稳定。此外，迪瑞医疗、优利特、佳能和中元医疗市场占有率均有所增加，见表4-22。

表4-22　2024年国内生化分析仪市场占有率TOP10品牌及变化情况（按销售金额）

2024年排名	品牌	2023年占比（%）	2024年占比（%）	同比变动百分点
1	迈瑞（Mindray）	39.82	41.05	1.23
2	贝克曼（Beckman）	15.77	15.80	0.03
3	日立高新（HITACHI）	11.45	11.28	−0.17
4	迪瑞（DIRUI）	4.28	4.41	0.13
5	优利特（URIT）	3.73	3.96	0.23
6	佳能（CANON）	2.95	3.43	0.48
7	中元（Zybio）	1.54	2.36	0.82
8	理邦（EDAN）	3.53	2.09	−1.44
9	科华生物（KHB）	2.79	2.00	−0.79
10	罗氏（Roche）	1.55	1.80	0.25

数据来源：公开招投标数据，医装数胜整理。

从国内各品牌生化分析仪销售数量市场占有率来看，2024年迈瑞医疗市场占有率最高，达到33.03%，较去年减少0.68个百分点。其次为理邦、优利特、日立高新和贝克曼，市场占有率均超过5%，其中，优利特、日立高新市场占有率较去年均增加1个百分点以上，理邦市场占有率减少5.07个百分点，见表4-23。

表4-23 2024年国内生化分析仪市场占有率TOP10品牌及变化情况（按销售数量）

2024年排名	品牌	2023年占比（%）	2024年占比（%）	同比变动百分点
1	迈瑞（Mindray）	33.71	33.03	−0.68
2	理邦（EDAN）	13.54	8.47	−5.07
3	优利特（URIT）	5.48	7.66	2.18
4	日立高新（HITACHI）	4.20	5.83	1.63
5	贝克曼（Beckman）	5.29	5.68	0.39
6	迪瑞（DIRUI）	4.58	4.97	0.39
7	中元（Zybio）	3.10	3.86	0.76
8	艾康生物（ACON）	1.96	2.99	1.03
9	万孚（Wondfo）	5.10	2.94	−2.16
10	惜望	2.34	2.59	0.25

数据来源：公开招投标数据，医装数胜整理。

2．流式细胞仪

根据最新数据统计，2019—2024年，有销售记录的流式细胞仪品牌中，国内民族自主品牌数量达到14个，外资品牌数量达到12个，见图4-163。

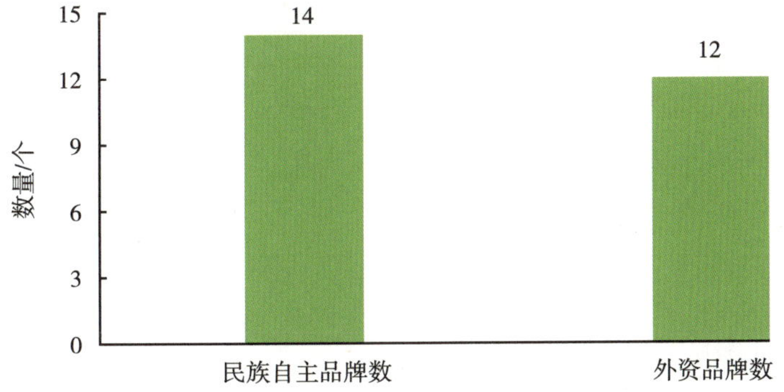

图4-163 国内民族自主品牌和外资品牌数量（有流式细胞仪销售记录）

数据来源：医装数胜整理。

2024年，国内民族自主品牌流式细胞仪市场占有率达到9.87%，较去年增加3.71个百分点，外资品牌流式细胞仪市场占有率达到90.13%，见图4-164。

从国内各品牌流式细胞仪销售金额市场占有率来看，2024年碧迪医疗市场占有率最高，达到44.82%，较去年减少1.85个百分点。其次为贝克曼，市场占有率为28.29%，增加4个百分点。此外，层浪科技市场占有率较去年增加1.65个百分点，厦泰生物减少4.03个百分点，见表4-24。

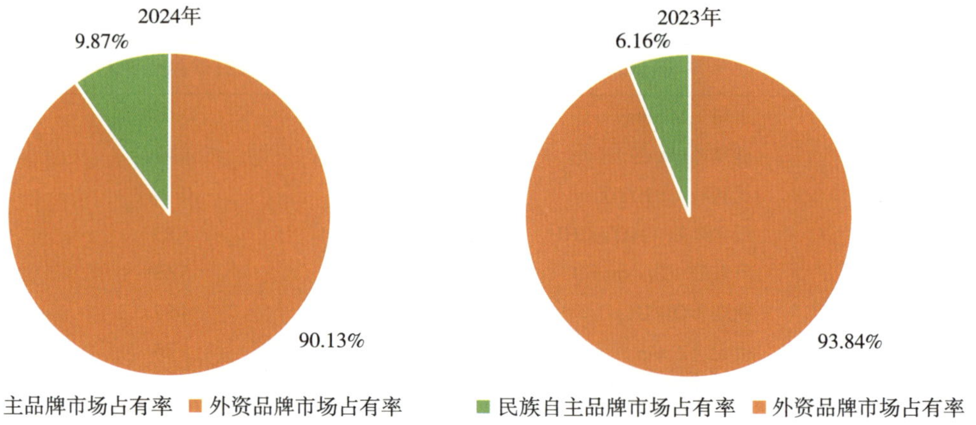

图4-164　2024年和2023年国内民族自主品牌和外资品牌流式细胞仪市场占有率（按销售金额）

数据来源：公开招投标数据，医装数胜整理。

表4-24　2024年国内流式细胞仪市场占有率TOP10品牌及变化情况（按销售金额）

2024年排名	品牌	2023年占比（%）	2024年占比（%）	同比变动百分点
1	碧迪（BD Becton）	46.67	44.82	−1.85
2	贝克曼（Beckman）	24.29	28.29	4.00
3	厦泰生物（CYTEK）	11.44	7.41	−4.03
4	安捷伦（Agilent）	7.71	7.12	−0.59
5	层浪科技	0.77	2.42	1.65
6	迈瑞（Mindray）	2.49	1.90	−0.59
7	唯公（Wellgrow）	1.22	1.61	0.39
8	谱康医学	0	1.46	1.46
9	棱镜泰克	0	1.11	1.11
10	必达科生物（BEAMDIAG）	0.62	0.73	0.11

数据来源：公开招投标数据，医装数胜整理。

从国内各品牌流式细胞仪销售数量市场占有率来看，2024年贝克曼和碧迪医疗市场占有率位居前二，均超过26%，其中贝克曼市场占有率较去年增加1.46个百分点，碧迪医疗减少3.15个百分点。此外，唯公医疗和层浪科技市场占有率分别增加1.41个百分点、4.10个百分点，安捷伦市场占有率减少2.23个百分点，见表4-25。

表4-25　2024年国内流式细胞仪市场占有率TOP10品牌及变化情况（按销售数量）

2024年排名	品牌	2023年占比（%）	2024年占比（%）	同比变动百分点
1	贝克曼（Beckman）	26.02	27.48	1.46
2	碧迪（BD Becton）	29.92	26.77	−3.15
3	安捷伦（Agilent）	11.27	9.04	−2.23

续 表

2024年排名	品牌	2023年占比（%）	2024年占比（%）	同比变动百分点
4	唯公（Wellgrow）	5.33	6.74	1.41
5	层浪科技	2.46	6.56	4.10
6	迈瑞（Mindray）	6.76	5.32	−1.44
7	厦泰生物（CYTEK）	6.15	3.90	−2.25
8	指真生物（GAUGENE）	2.46	3.01	0.55
9	必达科生物（BEAMDIAG）	3.69	1.95	−1.74
10	优利特（URIT）	0.82	1.77	0.95

数据来源：公开招投标数据，医装数胜整理。

3．血细胞分析仪

根据最新数据统计，2019—2024年，有销售记录的血细胞分析仪品牌中，国内民族自主品牌数量达到49个，外资品牌数量达到24个，见图4-165。

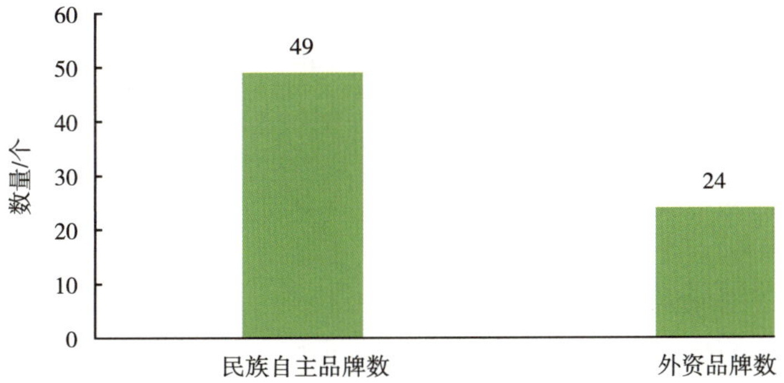

图4-165　国内民族自主品牌和外资品牌数量（有血细胞分析仪销售记录）

数据来源：医装数胜整理。

2024年，国内民族自主品牌血细胞分析仪市场占有率达到77.61%，较去年增加2.42个百分点，外资品牌血细胞分析仪市场占有率达到22.39%，见图4-166。

从国内各品牌血细胞分析仪销售金额市场占有率来看，2024年迈瑞医疗市场占有率最高，达到56.62%，较去年减少1.35个百分点。其次为希森美康，市场占有率为19.93%，减少2.25个百分点。此外，迈克生物市场占有率增加1.53个百分点，见表4-26。

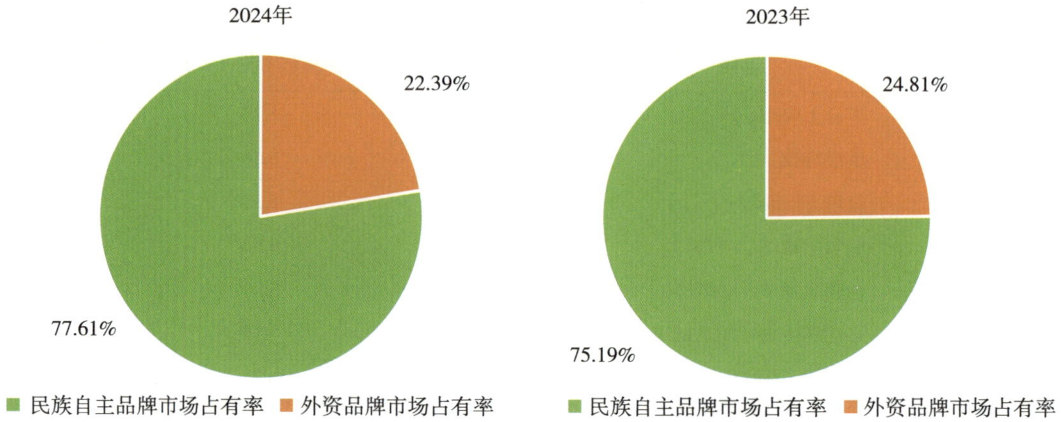

图4-166　2024年和2023年国内民族自主品牌和外资品牌血细胞分析仪市场占有率（按销售金额）

数据来源：公开招投标数据，医装数胜整理。

表4-26　2024年国内血细胞分析仪市场占有率TOP10品牌及变化情况（按销售金额）

2024年排名	品牌	2023年占比（%）	2024年占比（%）	同比变动百分点
1	迈瑞（Mindray）	57.97	56.62	−1.35
2	希森美康（Sysmex）	22.18	19.93	−2.25
3	帝迈生物（DYMIND）	5.96	6.81	0.85
4	优利特（URIT）	3.68	4.22	0.54
5	迈克生物（Maccura）	1.48	3.01	1.53
6	迪瑞（DIRUI）	2.04	1.64	−0.40
7	雅培医疗（Abbott）	1.22	1.59	0.37
8	科曼（COMEN）	0.13	0.94	0.81
9	锦瑞（GENUIS）	0.15	0.72	0.57
10	中元（Zybio）	0.26	0.68	0.42

数据来源：公开招投标数据，医装数胜整理。

从国内各品牌血细胞分析仪销售数量市场占有率来看，2024年迈瑞医疗市场占有率最高，达到50.50%，较去年减少1.45个百分点。其次为希森美康、帝迈生物，市场占有率均超过9%，二者市场占有率分别减少2.60个百分点、1.59个百分点。此外，优利特、迈克生物和锦瑞医疗市场占有率均增加1个百分点以上，见表4-27。

表4-27　2024年国内血细胞分析仪市场占有率TOP10品牌及变化情况（按销售数量）

2024年排名	品牌	2023年占比（%）	2024年占比（%）	同比变动百分点
1	迈瑞（Mindray）	51.95	50.50	−1.45
2	希森美康（Sysmex）	14.07	11.47	−2.60
3	帝迈生物（DYMIND）	10.70	9.11	−1.59
4	优利特（URIT）	7.76	8.93	1.17
5	雅培医疗（Abbott）	3.07	3.25	0.18
6	迈克生物（Maccura）	1.62	3.13	1.51
7	迪瑞（DIRUI）	2.22	2.54	0.32
8	锦瑞（GENUIS）	0.36	2.19	1.83
9	中元（Zybio）	0.72	1.60	0.88
10	理邦（EDAN）	1.32	1.06	−0.26

数据来源：公开招投标数据，医装数胜整理。

4．凝血分析仪

根据最新数据统计，2019—2024年，有销售记录的凝血分析仪品牌中，国内民族自主品牌数量达到65个，外资品牌数量达到18个，见图4-167。

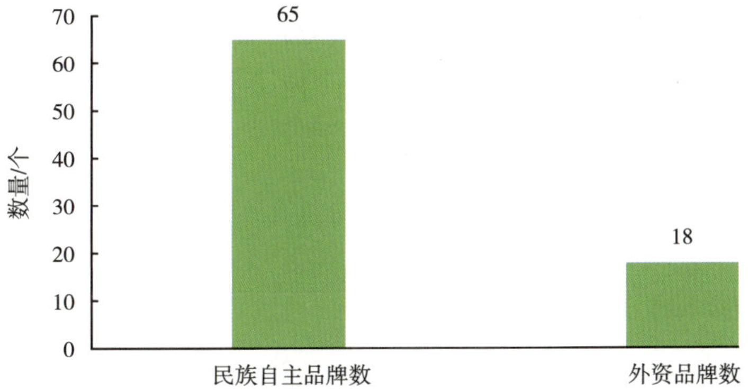

图4-167　国内民族自主品牌和外资品牌数量（有凝血分析仪销售记录）

数据来源：医装数胜整理。

2024年，国内民族自主品牌凝血分析仪市场占有率达到64.17%，较去年增加12.21个百分点，外资品牌凝血分析仪市场占有率达到35.83%，见图4-168。

从国内各品牌凝血分析仪销售金额市场占有率来看，2024年迈瑞医疗和希森美康市场占有率排名前二，均超过23%，较去年分别增加7.32个百分点、2.80个百分点。此外，思塔高市场占有率增加2个百分点，沃芬市场占有率减少7.97个百分点，见表4-28。

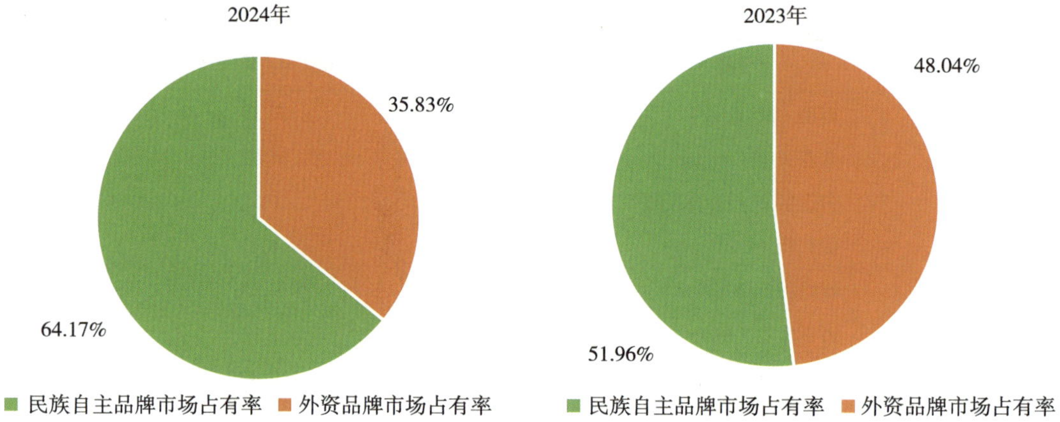

图4-168　2024年和2023年国内民族自主品牌和外资品牌凝血分析仪市场占有率（按销售金额）

数据来源：公开招投标数据，医装数胜整理。

表4-28　2024年国内凝血分析仪市场占有率TOP10品牌及变化情况（按销售金额）

2024年排名	品牌	2023年占比（%）	2024年占比（%）	同比变动百分点
1	迈瑞（Mindray）	20.14	27.46	7.32
2	希森美康（Sysmex）	20.82	23.62	2.80
3	思塔高（STAGO）	2.75	4.75	2.00
4	赛科希德（SUCCEEDER）	5.88	4.11	−1.77
5	众驰（Zonci）	3.06	3.44	0.38
6	麦科田	2.63	2.96	0.33
7	雷杜（Rayto）	2.03	2.36	0.33
8	太阳生物（SUNBIO）	0.83	2.30	1.47
9	希肯医疗（SYSCAN）	0.87	2.26	1.39
10	沃芬（IL）	10.07	2.10	−7.97

数据来源：公开招投标数据，医装数胜整理。

从国内各品牌凝血分析仪销售数量市场占有率来看，2024年迈瑞医疗市场占有率最高，超21%，较去年增加0.61个百分点。其次是希森美康，市场占有率11.65%，减少0.5个百分点。此外，众驰医疗、万孚医疗、思塔高和希肯医疗市场占有率均增加1个百分点以上，赛科希德市场占有率减少1.89个百分点，见表4-29。

表4-29　2024年国内凝血分析仪市场占有率TOP10品牌及变化情况（按销售数量）

2024年排名	品牌	2023年占比（%）	2024年占比（%）	同比变动百分点
1	迈瑞（Mindray）	20.95	21.56	0.61
2	希森美康（Sysmex）	12.15	11.65	−0.50
3	赛科希德（SUCCEEDER）	7.96	6.07	−1.89

续 表

2024年排名	品牌	2023年占比（%）	2024年占比（%）	同比变动百分点
4	众驰（Zonci）	4.05	5.08	1.03
5	万孚（Wondfo）	2.79	3.84	1.05
6	雷杜（Rayto）	3.21	3.72	0.51
7	思塔高（STAGO）	2.09	3.22	1.13
8	麦科田	4.05	3.10	−0.95
9	希肯医疗（SYSCAN）	1.26	2.48	1.22
10	凯迈医疗设备	2.23	2.11	−0.12

数据来源：公开招投标数据，医装数胜整理。

5．核酸扩增仪

根据最新数据统计，2019—2024年，有销售记录的核酸扩增仪品牌中，国内民族自主品牌数量达到63个，外资品牌数量达到15个，见图4-169。

2024年，国内民族自主品牌核酸扩增仪市场占有率达到23%，较去年减少8.89个百分点，外资品牌核酸扩增仪市场占有率达到77%，见图4-170。

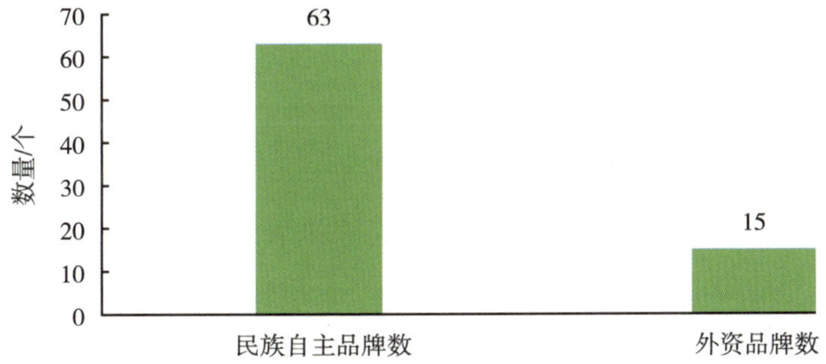

图4-169　国内民族自主品牌和外资品牌数量（有核酸扩增仪销售记录）

数据来源：医装数胜整理。

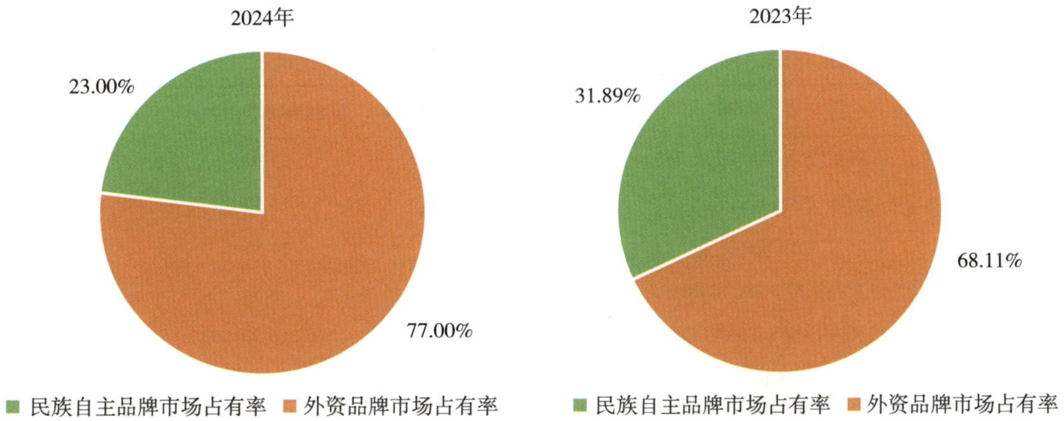

图4-170　2024年和2023年国内民族自主品牌和外资品牌核酸扩增仪市场占有率（按销售金额）

数据来源：公开招投标数据，医装数胜整理。

从国内各品牌核酸扩增仪销售金额市场占有率来看，2024年赛默飞世尔市场占有率最高，超35%，较去年增加7.48个百分点。其次，伯乐和罗氏市场占有率均超过13%，分别增加0.95个百分点、4.54个百分点。此外，凯杰市场占有率增加2.62个百分点，博日医疗和天隆科技市场占有率下降明显，均减少5个百分点以上，见表4-30。

表4-30　2024年国内核酸扩增仪市场占有率TOP10品牌及变化情况（按销售金额）

2024年排名	品牌	2023年占比（%）	2024年占比（%）	同比变动百分点
1	赛默飞世尔（Thermofisher）	28.53	36.01	7.48
2	伯乐（Bio-Rad）	15.48	16.43	0.95
3	罗氏（Roche）	8.66	13.20	4.54
4	凯杰（QIAGEN）	4.34	6.96	2.62
5	宏石医疗（HONGSHI）	5.85	4.89	−0.96
6	天隆科技（TIANLONG）	10.87	3.88	−6.99
7	博日（BIOER）	9.29	3.66	−5.63
8	新羿生物（TARGETING）	2.61	2.73	0.12
9	鲲鹏基因（Rocgene）	0.45	1.73	1.28
10	朗基科学（LongGene）	0.45	1.22	0.77

数据来源：公开招投标数据，医装数胜整理。

从国内各品牌核酸扩增仪销售数量市场占有率来看，2024年赛默飞世尔市场占有率最高，超25%，较去年增加4.79个百分点，其次是伯乐和博日，市场占有率均超过11%，二者市场占有率分别减少0.34个百分点、2.33个百分点。此外，罗氏、朗基科学、东胜龙、柏恒科技和鲲鹏基因市场占有率均增加2个百分点左右，天隆科技和宏石医疗市场占有率分别减少5.78个百分点、2.15个百分点，见表4-31。

表4-31　2024年国内核酸扩增仪市场占有率TOP10品牌及变化情况（按销售数量）

2024年排名	品牌	2023年占比（%）	2024年占比（%）	同比变动百分点
1	赛默飞世尔（Thermofisher）	21.13	25.92	4.79
2	伯乐（Bio-Rad）	15.71	15.37	−0.34
3	博日（BIOER）	13.90	11.57	−2.33
4	宏石医疗（HONGSHI）	9.03	6.88	−2.15
5	天隆科技（TIANLONG）	12.37	6.59	−5.78
6	罗氏（Roche）	4.38	6.22	1.84
7	朗基科学（LongGene）	2.57	5.05	2.48
8	东胜龙	1.60	4.76	3.16

续 表

2024年排名	品牌	2023年占比（%）	2024年占比（%）	同比变动百分点
9	柏恒科技	2.08	4.61	2.53
10	鲲鹏基因（Rocgene）	0.63	2.93	2.30

数据来源：公开招投标数据，医装数胜整理。

6．基因测序分析仪

根据最新数据统计，2019—2024年，有销售记录的基因测序分析仪品牌中，国内民族自主品牌数量达到26个，外资品牌数量达到8个，见图4-171。

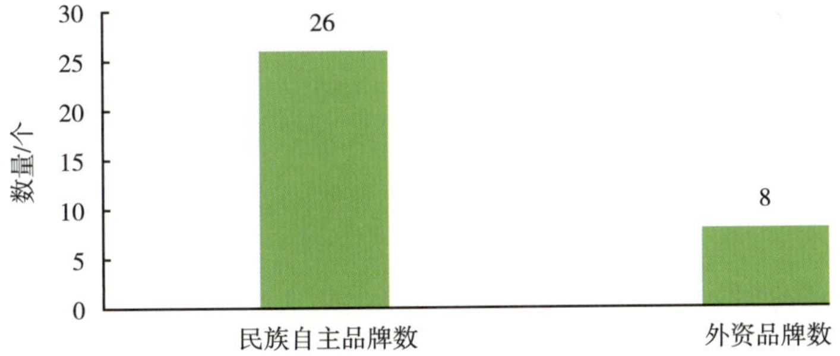

图4-171　国内民族自主品牌和外资品牌数量（有基因测序分析仪销售记录）

数据来源：医装数胜整理。

2024年，国内民族自主品牌基因测序分析仪市场占有率达到75.57%，较去年增加4.92个百分点，外资品牌基因测序分析仪市场占有率达到24.43%，见图4-172。

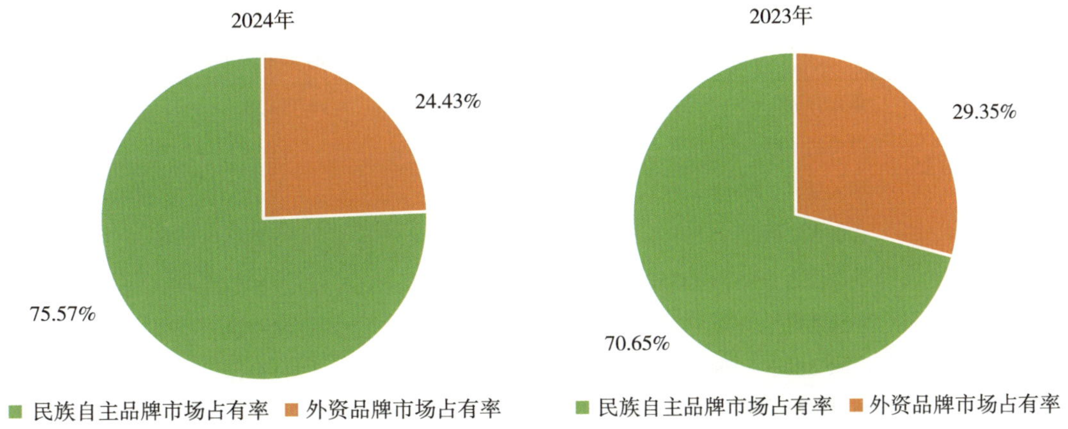

图4-172　2024年和2023年民族自主品牌和外资品牌基因测序分析仪市场占有率（按销售金额）

数据来源：公开招投标数据，医装数胜整理。

从国内各品牌基因测序分析仪销售金额市场占有率来看，2024年华大智造市场占有率最高，达到37.17%，较去年增加0.48个百分点。其次，因美纳市场占有率达到19.20%，减少4.69个百分点。此外，华大基因市场占有率增加1.12个百分点，贝瑞基因和赛默飞世尔均减少2个百分点以上，见表4-32。

表4-32　2024年国内基因测序分析仪市场占有率TOP10品牌及变化情况（按销售金额）

2024年排名	品牌	2023年占比（%）	2024年占比（%）	同比变动百分点
1	华大智造	36.69	37.17	0.48
2	因美纳（Illumina）	23.89	19.20	−4.69
3	贝瑞基因	8.98	6.64	−2.34
4	华大基因（BGI）	5.14	6.26	1.12
5	安诺优达（ANNOROAD）	6.94	5.67	−1.27
6	金圻睿生物	4.50	3.91	−0.59
7	赛默飞世尔（Thermofisher）	5.44	3.29	−2.15
8	奥盛仪器	0.00	3.04	3.04
9	微远医疗	0.41	2.35	1.94
10	溯远基因（SUPERYEARS）	0.81	2.16	1.35

数据来源：公开招投标数据，医装数胜整理。

从国内各品牌基因测序分析仪销售数量市场占有率来看，2024年华大智造市场占有率最高，超过39%，较去年减少0.28个百分点。其次为因美纳，市场占有率超过13%，减少4.10个百分点。此外，奥盛仪器市场占有率增加3.21个百分点，见表4-33。

表4-33　2024年国内基因测序分析仪市场占有率TOP10品牌及变化情况（按销售数量）

2024年排名	品牌	2023年占比（%）	2024年占比（%）	同比变动百分点
1	华大智造	39.64	39.36	−0.28
2	因美纳（Illumina）	17.75	13.65	−4.10
3	华大基因（BGI）	5.92	5.62	−0.30
4	金圻睿生物	5.33	5.22	−0.11
5	安诺优达（ANNOROAD）	6.51	4.82	−1.69
6	贝瑞基因	7.10	4.42	−2.68
7	赛默飞世尔（Thermofisher）	6.51	3.61	−2.90
8	奥盛仪器	0	3.21	3.21
9	海尔施基因	2.37	2.81	0.44
10	溯远基因（SUPERYEARS）	1.18	2.81	1.63

数据来源：公开招投标数据，医装数胜整理。

7. 化学发光免疫分析仪

根据最新数据统计，2019—2024年，有销售记录的化学发光免疫分析仪品牌中，国内民族自主品牌数量达到95个，外资品牌数量达到22个，见图4-173。

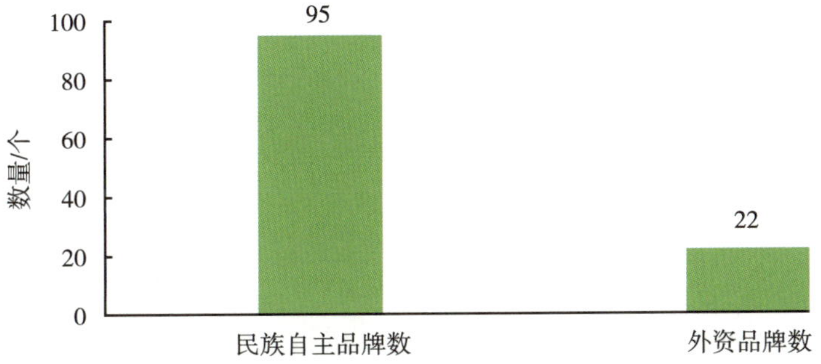

图4-173　国内民族自主品牌和外资品牌数量（有化学发光免疫分析仪销售记录）

数据来源：医装数胜整理。

在2024年，国内民族自主品牌化学发光免疫分析仪市场占有率达到64.71%，较去年减少1.29个百分点，外资品牌化学发光免疫分析仪市场占有率达到35.29%，见图4-174。

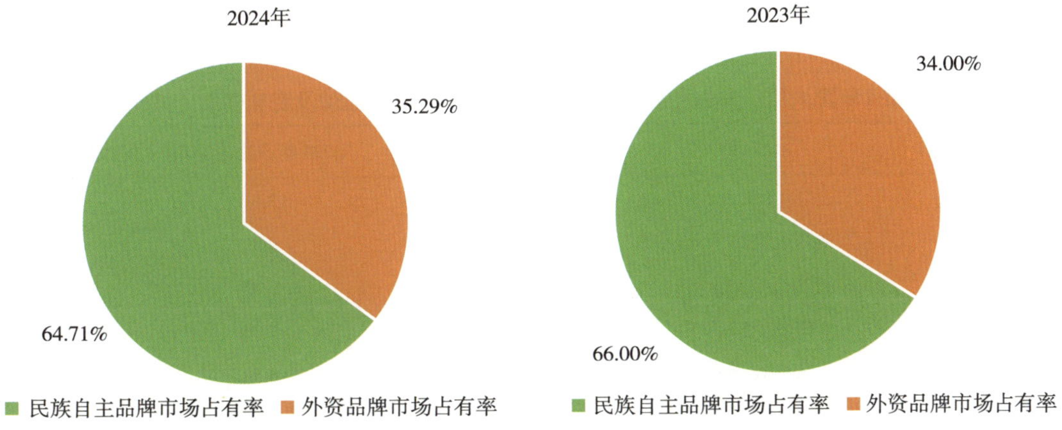

图4-174　2024年和2023年国内民族自主品牌和外资品牌化学发光免疫分析仪市场占有率（按销售金额）

数据来源：公开招投标数据，医装数胜整理。

从国内各品牌化学发光免疫分析仪销售金额市场占有率来看，2024年迈瑞医疗市场占有率最高，超过16%，较去年减少1.09个百分点；其次是罗氏和新产业生物，市场占有率均超过10%，其中罗氏市场占有率较去年增加1.14个百分点，新产业生物市场占有率减少2.96个百分点。此外，贝克曼市场占有率增加1.31个百分点，雅培医疗减少3.18个百分点，见表4-34。

表4-34 2024年国内化学发光免疫分析仪市场占有率TOP10品牌及变化情况（按销售金额）

2024年排名	品牌	2023年占比（%）	2024年占比（%）	同比变动百分点
1	迈瑞（Mindray）	17.86	16.77	−1.09
2	罗氏（Roche）	12.54	13.68	1.14
3	新产业生物（Snibe）	13.42	10.46	−2.96
4	贝克曼（Beckman）	7.26	8.57	1.31
5	安图（Autobio）	7.93	8.53	0.60
6	亚辉龙（YHLO）	7.34	7.00	−0.34
7	伯乐（Bio-Rad）	4.20	5.33	1.13
8	迈克生物（Maccura）	2.99	3.25	0.26
9	希森美康（Sysmex）	1.32	2.38	1.06
10	雅培医疗（Abbott）	5.35	2.17	−3.18

数据来源：公开招投标数据，医装数胜整理。

从国内各品牌化学发光免疫分析仪销售数量市场占有率来看，2024年迈瑞医疗市场占有率最高，超过13%，较去年减少2.09个百分点。其次，新产业生物、安图生物市场占有率均超过9%，安图生物市场占有率增加0.65个百分点，新产业生物市场占有率减少0.38个百分点。此外，亚辉龙市场占有率减少1.85个百分点，见表4-35。

表4-35 2024年国内化学发光免疫分析仪市场占有率TOP10品牌及变化情况（按销售数量）

2024年排名	品牌	2023年占比（%）	2024年占比（%）	同比变动百分点
1	迈瑞（Mindray）	15.66	13.57	−2.09
2	新产业生物（Snibe）	9.75	9.37	−0.38
3	安图（Autobio）	8.40	9.05	0.65
4	亚辉龙（YHLO）	9.23	7.38	−1.85
5	罗氏（Roche）	6.54	6.83	0.29
6	贝克曼（Beckman）	4.46	4.60	0.14
7	伯乐（Bio-Rad）	3.01	3.65	0.64
8	热景生物（Hotgen）	3.32	3.57	0.25
9	迈克生物（Maccura）	2.70	3.33	0.63
10	基蛋（GP）	2.80	2.38	−0.42

数据来源：公开招投标数据，医装数胜整理。

8．尿液分析仪

根据最新数据统计，2019—2024年，有销售记录的尿液分析仪品牌中，国内民族自主品牌数量达到44个，外资品牌数量达到11个，见图4-175。

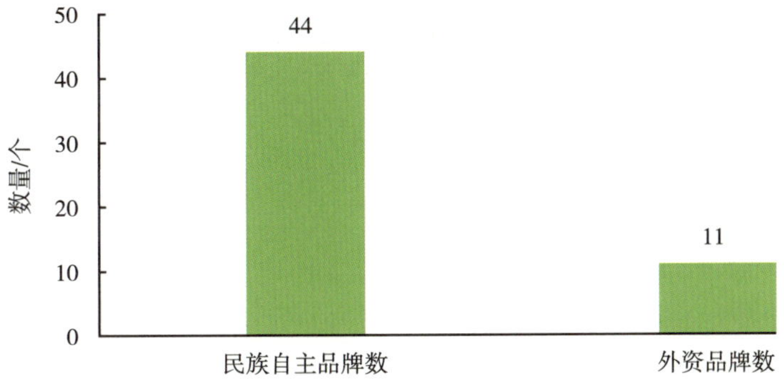

图4-175 国内民族自主品牌和外资品牌数量（有尿液分析仪销售记录）

数据来源：医装数胜整理。

2024年，国内民族自主品牌尿液分析仪市场占有率达到84.92%，较去年增加3.51个百分点，外资品牌尿液分析仪市场占有率达到15.08%，见图4-176。

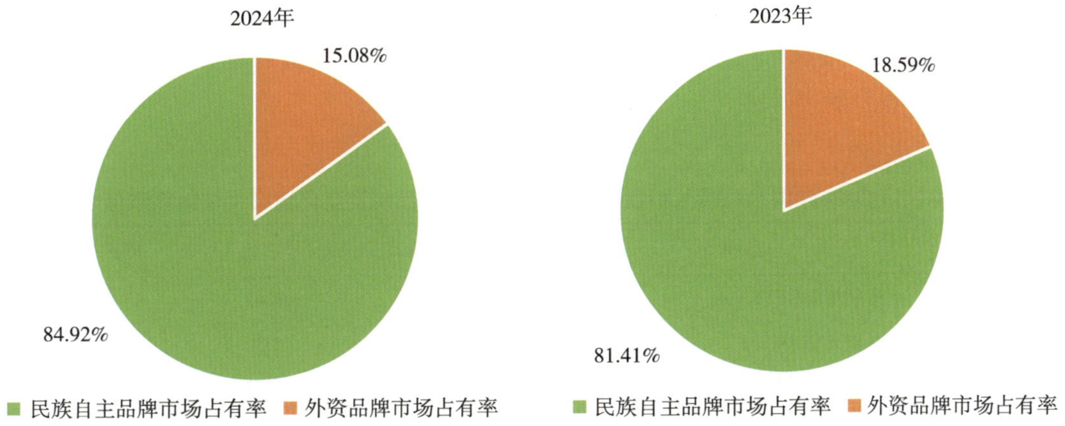

图4-176 2024年和2023年国内民族自主品牌和外资品牌尿液分析仪市场占有率（按销售金额）

数据来源：公开招投标数据，医装数胜整理。

从国内各品牌尿液分析仪销售金额市场占有率来看，2024年优利特市场占有率位居榜首，超过32%，较去年增加6.64个百分点；其次是迪瑞和迈瑞医疗，市场占有率均超15%，其中迪瑞增加0.29个百分点，迈瑞减少1.97个百分点。此外，美侨医疗市场占有率增加2.11个百分点，希森美康和爱威医疗市场占有率减少3个百分点以上，见表4-36。

表4-36 2024年国内尿液分析仪市场占有率TOP10品牌及变化情况（按销售金额）

2024年排名	品牌	2023年占比（%）	2024年占比（%）	同比变动百分点
1	优利特（URIT）	25.50	32.14	6.64
2	迪瑞（DIRUI）	18.78	19.07	0.29

续 表

2024年排名	品牌	2023年占比（%）	2024年占比（%）	同比变动百分点
3	迈瑞（Mindray）	17.93	15.96	−1.97
4	希森美康（Sysmex）	16.58	13.35	−3.23
5	爱威	9.17	6.02	−3.15
6	美侨医疗（Mejer）	2.41	4.52	2.11
7	华晟源（HUA SHENG YUAN）	2.30	2.05	−0.25
8	中元（Zybio）	1.94	1.23	−0.71
9	普门科技（Lifotronic）	0.14	1.06	0.92
10	爱科来（ARKRAY）	0.42	0.91	0.49

数据来源：公开招投标数据，医装数胜整理。

从国内各品牌尿液分析仪销售数量市场占有率来看，2024年优利特持续占据领先地位，市场占有率大幅增长至48%以上，较去年增加16.17个百分点。其次是迪瑞医疗，市场占有率超过14%，较去年增加0.93个百分点。此外，迈瑞和爱威市场占有率分别减少2.85个百分点、9.96个百分点，见表4-37。

表4-37 2024年国内尿液分析仪市场占有率TOP10品牌及变化情况（按销售数量）

2024年排名	品牌	2023年占比（%）	2024年占比（%）	同比变动百分点
1	优利特（URIT）	32.25	48.42	16.17
2	迪瑞（DIRUI）	13.37	14.30	0.93
3	迈瑞（Mindray）	10.57	7.72	−2.85
4	希森美康（Sysmex）	4.70	5.52	0.82
5	美侨医疗（Mejer）	4.34	5.12	0.78
6	爱威	14.27	4.31	−9.96
7	艾康生物（ACON）	3.25	2.92	−0.33
8	华晟源（HUA SHENG YUAN）	6.59	1.87	−4.72
9	华通医用	0.81	1.30	0.49
10	普门科技（Lifotronic）	0.27	1.30	1.03

数据来源：公开招投标数据，医装数胜整理。

9．电解质及血气分析设备

根据最新数据统计，2019—2024年，有销售记录的电解质及血气分析设备品牌中，国内民族自主品牌数量达到23个，外资品牌达到11个，见图4-177。

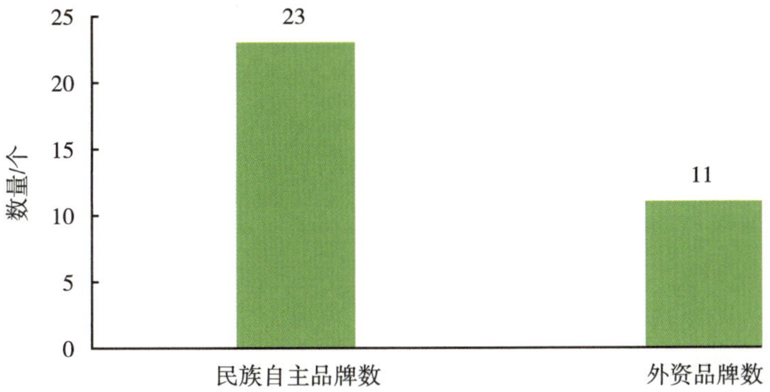

图4-177　国内民族自主品牌和外资品牌数量（有电解质及血气分析设备销售记录）

数据来源：医装数胜整理。

2024年，国内民族自主品牌电解质及血气分析设备市场占有率达到62.06%，较去年增加9.64个百分点，外资品牌电解质及血气分析设备市场占有率达到37.94%，见图4-178。

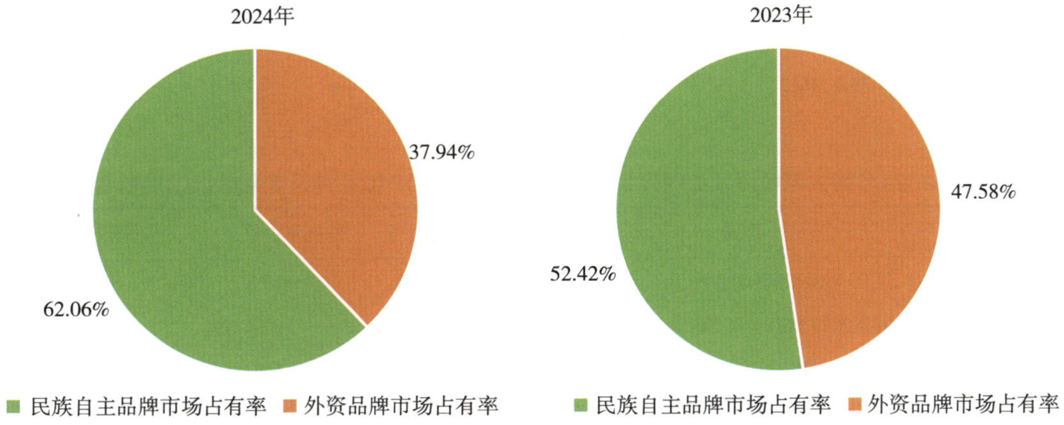

图4-178　2024年和2023年国内民族自主品牌和外资品牌电解质及血气分析设备市场占有率（按销售金额）

数据来源：公开招投标数据，医装数胜整理。

从国内各品牌电解质及血气分析设备销售金额市场占有率来看，2024年康立市场占有率最高，达到33.66%，较去年增加0.23个百分点。其次是雷度米特，市场占有率24.83%，增加1.08个百分点。此外，希莱恒和斯玛特市场占有率均增加3个百分点以上，沃芬市场占有率减少5.31个百分点，见表4-38。

表4-38　2024年国内电解质及血气分析设备市场占有率TOP10品牌及变化情况（按销售金额）

2024年排名	品牌	2023年占比（%）	2024年占比（%）	同比变动百分点
1	康立（MEDICONG）	33.43	33.66	0.23
2	雷度米特（RADIOMETER）	23.75	24.83	1.08

续 表

2024年排名	品牌	2023年占比（%）	2024年占比（%）	同比变动百分点
3	沃芬（IL）	14.05	8.74	−5.31
4	希莱恒（HORRON）	2.45	5.53	3.08
5	理邦（EDAN）	6.00	4.98	−1.02
6	斯玛特	0	4.52	4.52
7	深圳凯特生物	1.76	2.67	0.91
8	优利特（URIT）	1.40	2.59	1.19
9	江苏奥迪康（AUDICOM）	0.27	2.05	1.78
10	西门子医疗（SIEMENS）	5.61	1.99	−3.62

数据来源：公开招投标数据，医装数胜整理。

从国内各品牌电解质及血气分析设备销售数量市场占有率来看，2024年康立市场占有率最高，达到31.65%，较去年减少3.13个百分点。其次为雷度米特，市场占有率19.72%，增加4.02个百分点。此外，希莱恒、深圳凯特生物和斯玛特均增加2个百分点以上，沃芬减少2.06个百分点，见表4-39。

表4-39 2024年国内电解质及血气分析设备市场占有率TOP10品牌及变化情况（按销售数量）

2024年排名	品牌	2023年占比（%）	2024年占比（%）	同比变动百分点
1	康立（MEDICONG）	34.78	31.65	−3.13
2	雷度米特（RADIOMETER）	15.70	19.72	4.02
3	希莱恒（HORRON）	5.80	9.40	3.60
4	沃芬（IL）	11.23	9.17	−2.06
5	深圳凯特生物	3.02	5.05	2.03
6	优利特（URIT）	3.99	4.93	0.94
7	理邦（EDAN）	4.47	3.21	−1.26
8	典诺生物（DIANUO BIOTECH）	1.09	2.98	1.89
9	斯玛特	0	2.52	2.52
10	江苏奥迪康（AUDICOM）	0.72	1.83	1.11

数据来源：公开招投标数据，医装数胜整理。

10．微生物鉴定与药敏仪

根据最新数据统计，2019—2024年，有销售记录的微生物鉴定与药敏仪品牌中，国内民族自主品牌数量达到13个，外资品牌数量达到5个，见图4-179。

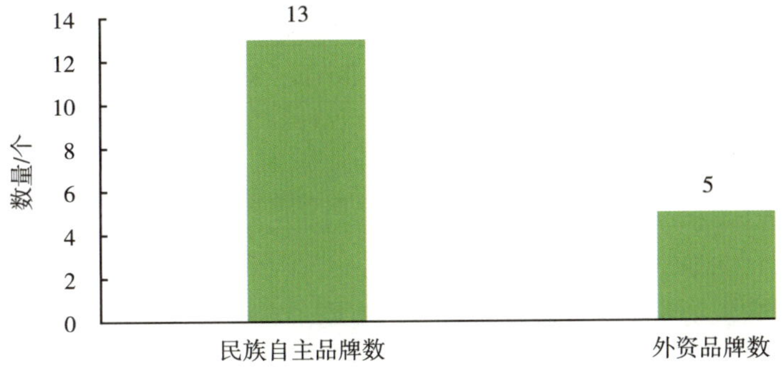

图4-179　国内民族自主品牌和外资品牌数量（有微生物鉴定与药敏仪销售记录）

数据来源：医装数胜整理。

2024年，国内民族自主品牌微生物鉴定与药敏仪市场占有率达到80.13%，较去年增加1.51个百分点，外资品牌微生物鉴定与药敏仪市场占有率达到19.87%，见图4-180。

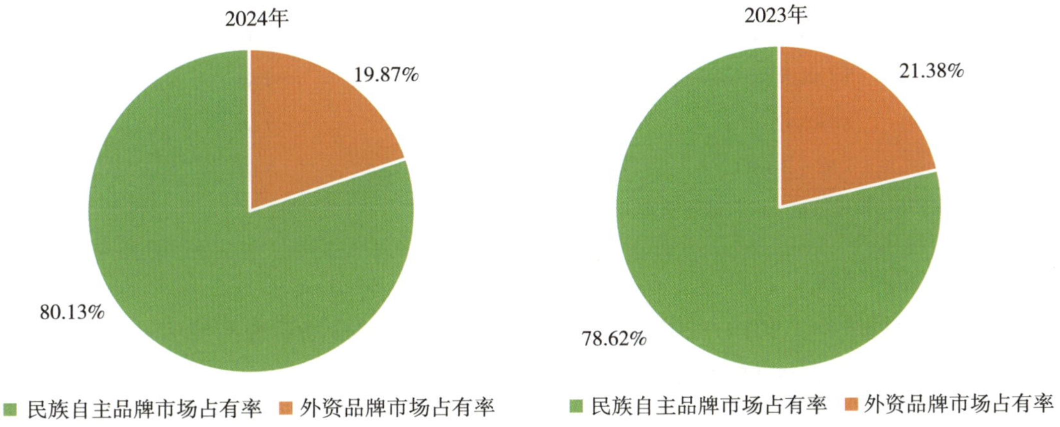

图4-180　2024年和2023年国内民族自主品牌和外资品牌微生物鉴定与药敏仪市场占有率（按销售金额）

数据来源：公开招投标数据，医装数胜整理。

从国内各品牌微生物鉴定与药敏仪销售金额市场占有率来看，2024年安图生物市场占有率最高，超过37%，较去年减少12.17个百分点。其次，中元市场占有率达到32%左右，同比增加12.52个百分点。此外，生物梅里埃和美华医疗市场占有率分别增加2.80个百分点、5.50个百分点，见表4-40。

表4-40　2024年国内微生物鉴定与药敏仪市场占有率TOP5品牌及变化情况（按销售金额）

2024年排名	品牌	2023年占比（%）	2024年占比（%）	同比变动百分点
1	安图（Autobio）	49.44	37.27	−12.17
2	中元（Zybio）	19.88	32.40	12.52
3	生物梅里埃（Biomérieux）	7.08	9.88	2.80

续 表

2024年排名	品牌	2023年占比（%）	2024年占比（%）	同比变动百分点
4	布鲁克（Bruker）	11.87	8.00	−3.87
5	美华医疗	0.46	5.96	5.50

数据来源：公开招投标数据，医装数胜整理。

从国内各品牌微生物鉴定与药敏仪销售数量市场占有率来看，2024年安图生物市场占有率最高，超过30%，较去年减少7.69个百分点。其次，中元市场占有率接近27%，市场占有率增加8.97个百分点。此外，生物梅里埃、美华医疗和贝索市场占有率均有所增加，见表4-41。

表4-41　2024年国内微生物鉴定与药敏仪市场占有率TOP5品牌及变化情况（按销售数量）

2024年排名	品牌	2023年占比（%）	2024年占比（%）	同比变动百分点
1	安图（Autobio）	38.46	30.77	−7.69
2	中元（Zybio）	17.95	26.92	8.97
3	生物梅里埃（Biomerieux）	7.69	9.62	1.92
4	美华医疗	2.56	7.69	5.13
5	贝索（BASO）	2.56	7.69	5.13

数据来源：公开招投标数据，医装数胜整理。

11．质谱检测系统

根据最新数据统计，2019—2024年，有销售记录的质谱检测系统品牌中，国内民族自主品牌数量达到26个，外资品牌数量达到5个，见图4-181。

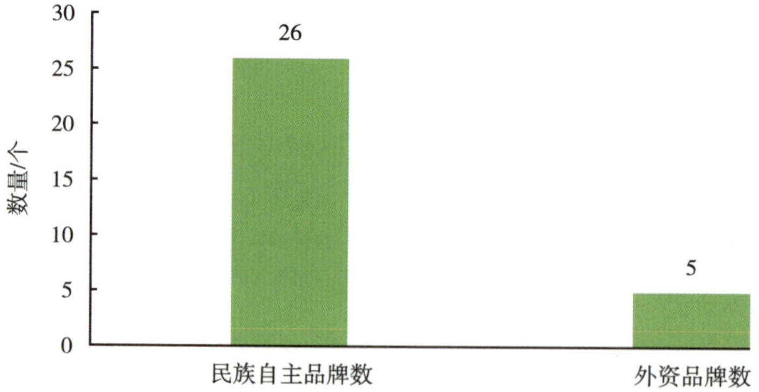

图4-181　国内民族自主品牌和外资品牌数量（有质谱检测系统销售记录）

数据来源：医装数胜整理。

2024年，国内民族自主品牌质谱检测系统市场占有率达到11.06%，较去年减少4.97个百分点，外资品牌质谱检测系统市场占有率达到88.94%，见图4-182。

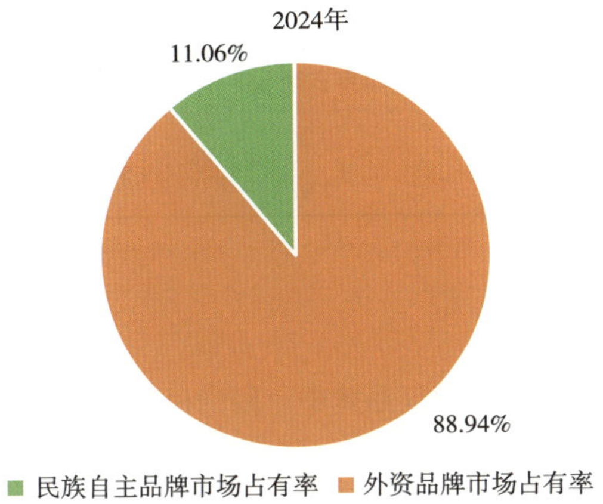

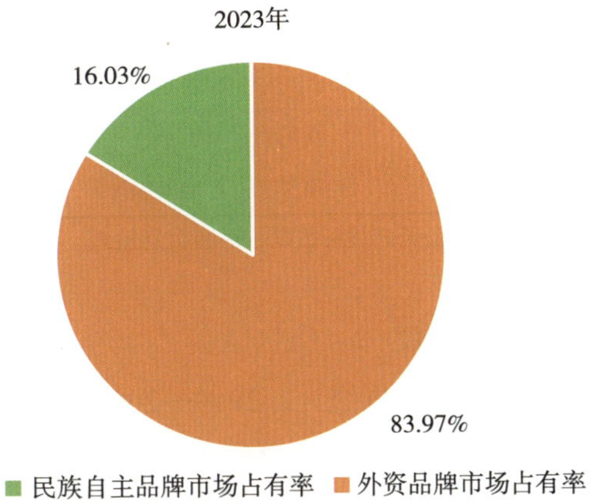

图4-182　2024年和2023年国内民族自主品牌和外资品牌质谱检测系统市场占有率（按销售金额）

数据来源：公开招投标数据，医装数胜整理。

从国内各品牌质谱检测系统销售金额市场占有率来看，2024年安捷伦市场占有率最高，超过34%，较去年减少0.59个百分点。其次为爱博才思，市场占有率超过25%，增加7.77个百分点；沃特世和岛津市场占有率均超过13%，其中岛津增加0.96个百分点，沃特世减少3.61个百分点。见表4-42。

表4-42　2024年国内质谱检测系统市场占有率TOP5品牌及变化情况（按销售金额）

2024年排名	品牌	2023年占比（%）	2024年占比（%）	同比变动百分点
1	安捷伦（Agilent）	35.22	34.63	−0.59
2	爱博才思（AB Sciex）	18.13	25.90	7.77
3	沃特世（Waters）	17.81	14.20	−3.61
4	岛津（SHIMADZU）	12.79	13.75	0.96
5	凯莱谱（CALIBRA）	2.50	2.86	0.36

数据来源：公开招投标数据，医装数胜整理。

从国内各品牌质谱检测系统销售数量市场占有率来看，2024年安捷伦市场占有率最高，达到41%左右，较去年同期增加0.35个百分点。其次，岛津和爱博才思市场占有率均超过17%，分别减少0.29个百分点、增加5.82个百分点。见表4-43。

表4-43　2024年国内质谱检测系统市场占有率TOP5品牌及变化情况（按销售数量）

2024年排名	品牌	2023年占比（%）	2024年占比（%）	同比变动百分点
1	安捷伦（Agilent）	41.19	41.54	0.35
2	岛津（SHIMADZU）	18.75	18.46	−0.29
3	爱博才思（AB Sciex）	11.36	17.18	5.82

续 表

2024年排名	品牌	2023年占比（%）	2024年占比（%）	同比变动百分点
4	沃特世（Waters）	13.07	10.26	−2.81
5	凯莱谱（CALIBRA）	1.70	2.82	1.12

数据来源：公开招投标数据，医装数胜整理。

12．血糖仪

根据最新数据统计，2019—2024年，有销售记录的血糖仪品牌中，国内民族自主品牌数量达到46个，外资品牌数量达到19个，见图4-183。

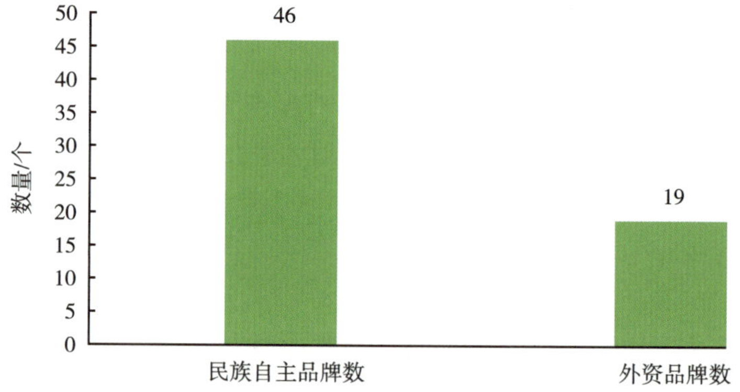

图4-183　国内民族自主品牌和外资品牌数量（有血糖仪销售记录）

数据来源：医装数胜整理。

2024年，国内民族自主品牌血糖仪市场占有率达到82.08%，较去年增加6.67个百分点，外资品牌血糖仪市场占有率达到17.92%，见图4-184。

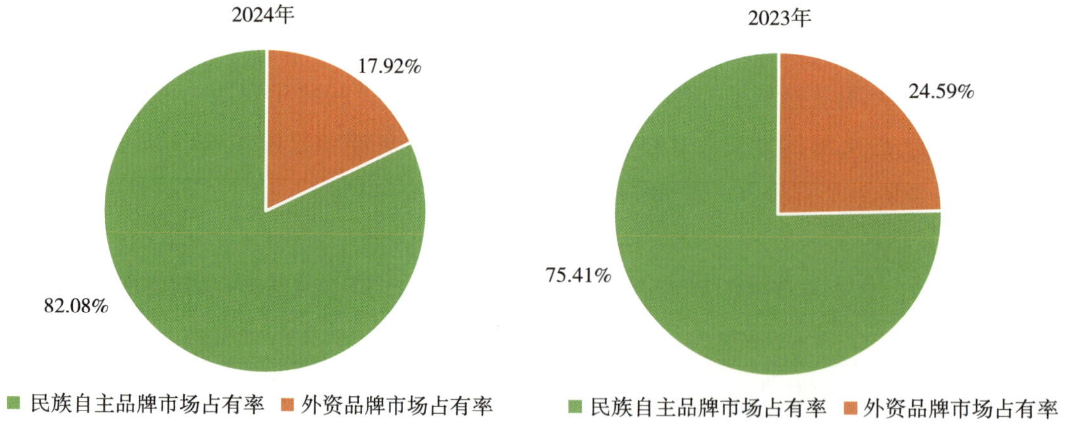

图4-184　2024年和2023年国内民族自主品牌和外资品牌血糖仪市场占有率（按销售金额）

数据来源：公开招投标数据，医装数胜整理。

从国内各品牌血糖仪销售金额市场占有率来看，2024年爱奥乐市场占有率大幅增长至23.41%，跃升第一，较去年增加18.78个百分点。其次鱼跃医疗市场占有率超19%，增加12.83个百分点。此外，宜得孚、华益市场占有率均增加4个百分点以上，三诺市场占有率减少22.16个百分点，见表4-44。

表4-44　2024年国内血糖仪市场占有率TOP5品牌及变化情况（按销售金额）

2024年排名	品牌	2023年占比（%）	2024年占比（%）	同比变动百分点
1	爱奥乐（Bioland）	4.63	23.41	18.78
2	鱼跃（Yuwell）	6.70	19.53	12.83
3	宜得孚（EKF-diagnostic）	7.50	12.31	4.81
4	华益（SINOMEDISITE）	2.40	9.36	6.96
5	三诺（SINOCARE）	29.81	7.65	−22.16

数据来源：公开招投标数据，医装数胜整理。

从国内各品牌血糖仪销售数量市场占有率来看，2024爱奥乐市场占有率最高，达到48.84%，较去年增加35.85个百分点。其次为鱼跃医疗，市场占有率超过25%，增加10.66个百分点。此外，三诺市场占有率减少26.16个百分点，见表4-45。

表4-45　2024年国内血糖仪市场占有率TOP5品牌及变化情况（按销售数量）

2024年排名	品牌	2023年占比（%）	2024年占比（%）	同比变动百分点
1	爱奥乐（Bioland）	12.99	48.84	35.85
2	鱼跃（Yuwell）	14.52	25.18	10.66
3	微策生物（VivaChek）	4.71	4.77	0.06
4	三诺（SINOCARE）	30.02	3.86	−26.16
5	华益（SINOMEDISITE）	3.11	3.64	0.53

数据来源：公开招投标数据，医装数胜整理。

二、新技术应用

（一）IVD类软件：LDP肝病精细化管理数字解决方案在临床检验领域的应用

肝癌的发病率在中国所有恶性肿瘤中位居第四位，死亡率更是高居第二。根据国家癌症中心发布的最新数据显示，2022年中国肝癌新发病例为36.77万，死亡病例为31.65万，分别占到全球的42.4%和41.7%。世界卫生组织下属的国际癌症研究机构发布数据，2022年全球肝癌新发病例数为86.52万，死亡病例数为75.79万。如何进一步降低我国肝癌疾病负担，改善患者生存，是我国公共卫生亟待解决的重大问题。

肝癌的疾病分期很大程度上决定了其疗效，中国大部分的肝癌患者确诊的时候就是晚期（Ⅲ期或Ⅳ期）。如何做好肝癌早筛早诊，是要迫切解决的临床问题。

规律、系统的肝癌筛查和管理可以提高肝癌的早诊率，使患者在早期就得到有效治疗，改善患者生存。随着中国肝癌病因格局发生变化，代谢相关脂肪性肝病占比在提升，传统“一刀切”的筛查方式已不能满足需求，临床上需要新策略实现更高效率的筛查：一是识别肝癌风险人群，及时高效率筛查；二是根据风险等级进行精细化的随访管理。同时，传统的AFP（甲胎蛋白）跟超声对早期诊断的灵敏度也有待提高，亟待新筛查技术升级。

近年来，全球已报道多个肝癌的风险预测模型，利用这些评分模型，可有助于筛选出肝癌的高危人群，从而进行密切监测。然而适合中国人群的院内肝癌筛查和风险管理体系仍非常欠缺，尤其是针对肝癌极高危患者的筛选和管理目前还没有一套完整的方案。

1．肝病精细化管理数字解决方案系统（LDP）介绍

罗氏肝病精细化管理数字化解决方案，将肝癌筛查数字化算法、风险评估模型、院内数据平台及院外随访平台整合，帮助实现肝病全病程精细化管理，见图4-185。功能特色有以下几个方面。

（1）针对多病因学的肝病管理（如乙肝、丙肝、脂肪肝合并代谢异常、家族史等），延缓疾病进展，提升患者中早期肝癌筛查率。

（2）整合高敏感度数字算法和主流的风险评估模型，实现风险分层管理。①肝癌早筛数字标志物GAAD算法，提升早期肝癌筛查的敏感度；②六大临床认可的风险评估模型及基于指南决策流程。

（3）通过院内科室工作站＋院外患者微信程序端，实现全流程闭环。补充诊后延伸场景的疾病管理需求，提升随访应答率，为疾病长期管理提供支持。

（4）支持院内不同系统的对接，包括HIS、LIS、PACS等。形成强大字段集，高效率支

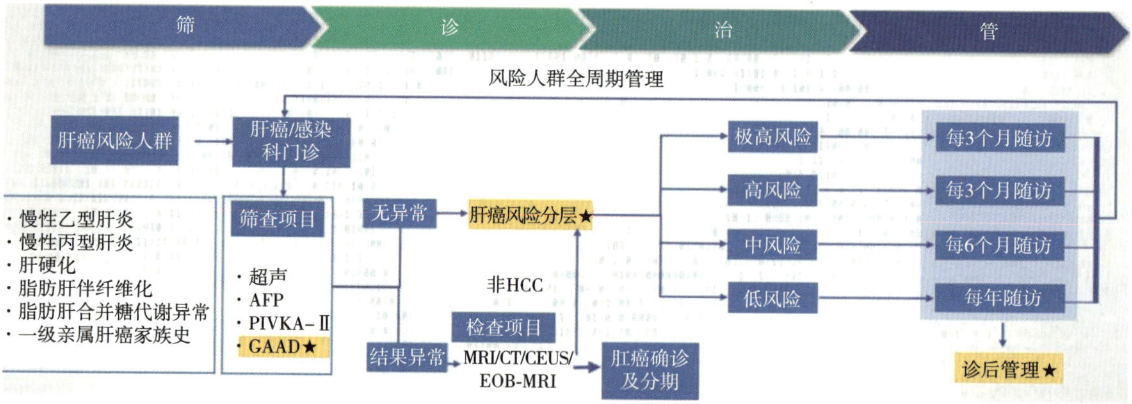

图4-185　肝病精细化管理诊疗路径

注：带星标记为系统特色功能模块。

持临床运营和科研需求。数据自动抓取，提供专病数据分析与导出，赋能前瞻性及回顾性的真实世界研究。

（5）支持服务器本地部署、分权限操作、导出功能，可以极大限度保证数据安全性。

2. 肝病精细化管理数字解决方案应用实例

在罗氏中国的推动下，上海交通大学医学院附属瑞金医院（以下简称“瑞金医院”）感染科通过政府、医院、企业三方合作，推出了肝癌早筛（“瑞肝护”）项目，希望能够建立适合中国人的肝癌风险人群全病程管理体系，结合数字化管理平台，规范化肝癌风险分层管理，提高早期肝癌的诊断率。项目计划两年时间入组2万名患者并进行至少三年的随访管理，形成标准化体系；推动院内机会性筛查真实世界数据积累，实现科研价值；与疾控中心合作，进行社区筛查及区域管理的模式探索；同时依托医联体网络，实现上下联动，建立多中心模式，见图4-186。

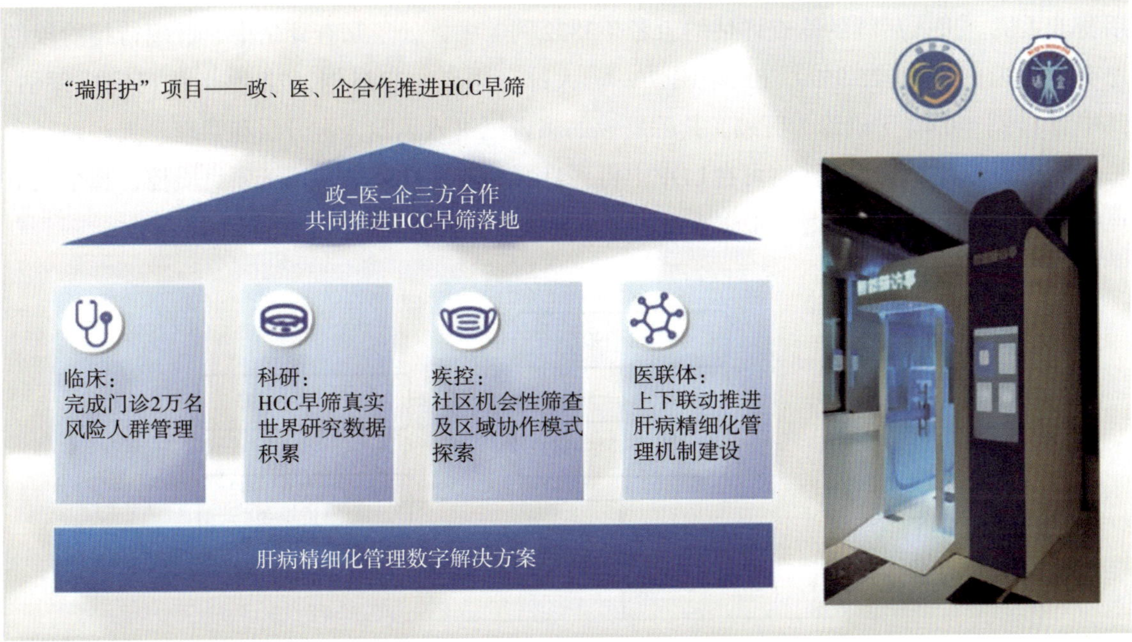

图4-186 上海交通大学医学院附属瑞金医院感染科“瑞肝护”项目

在肝癌早筛工作推进的同时，瑞金医院也在探索通过数字化赋能肝癌的多学科规范化治疗。未来希望通过数据的积累，可以利用系统为肝癌诊疗提供标准化辅助决策，并进一步提升肝癌患者的随访监测，改善肿瘤患者的临床结局，实现真正的“ONE LIVER”一体化管理。

3. 中国肝病精细化管理及肝癌早筛项目早期成果分析

借助“瑞肝护”项目的成功经验，瑞金医院在2023年5月正式开展了“肝病精细化管理及肝癌早筛”项目，并进一步扩展参与中心。2023年10月，作为瑞金医院医联体单位的浙江省丽水市人民医院（以下简称“丽水人民医院”）也加入了该项目。两家医院均采用上述的肝病精细化管理诊疗路径，并使用LDP收集汇总入组患者的全方位信息，包括完整的病史及检验、影像学检查结果，并为肝病管理生成定制化风险评估结果和随访管理计划。每位入组患者首先接受肝癌初筛，包括腹部超声及AFP和PIVKA-II（异常凝血酶原）血清检测。有异常结果的患者将接受进一步的诊断检查，而其他目前排除肝癌的患者将根据国内指南、医院内部标准（瑞金决策树模型）和已发布的风险分层模型（包括TORONTO、mPAGE-B、CAMD、aMAP模型）评估、归类风险等级。这些患者将根据不同风险等级匹配相应的随访计划进行肝癌监测。截至2024年3月4日，该项目共计入组3907例患者，其中瑞金医院入组2499例，丽水人民医院入组1408例。

全部入组患者中，有75例（1.9%）发生脱落或退出，抽样定性调研发现的主要原因包括患者未充分重视或认为没有必要、担心个人隐私泄露、担心疾病被亲属知晓、老年人不使用智能手机。进入后续的筛查评估的患者（3832例）中，处于筛查评估中、肝癌待排阶段的患者分别为992例（25.9%）、65例（1.7%）。大部分患者（2775例，72.4%）均已完成评估，其中有11例（0.4%）确诊为肝癌，排除肝癌的患者则进入风险人群分层和管理。上述路径和每个节点的患者数量、比例均可在LDP中得到良好的监督和跟进，用于项目质控，当个别节点的患者比例过高或过低时，工作人员可进行原因分析并优化流程，见图4-187。

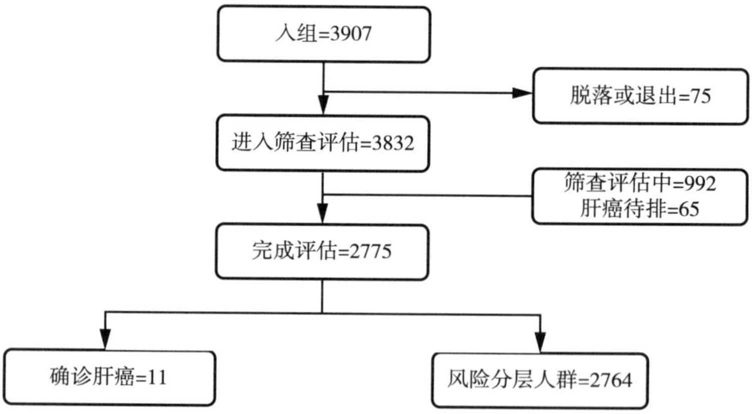

图4-187　入组患者筛选路径

关于患者特征方面，在完成评估的患者中，从性别特征看，以男性居多；从年龄特征看，大多为40～59岁。入组最常见的病因学，前三位为慢性乙型肝炎、肝硬化和脂肪肝伴纤维化。AFP、PIVKA-Ⅱ和超声肝硬化结节的结果异常比例分别为5.2%、4.8%和8.6%，见图4-188。

患者特征	例数（%）
性别（男：女）	1658：1117
年龄	
18岁以下	6（0.2）
18～39岁	640（23.1）
40～59岁	1495（53.9）
60岁或以上	634（22.8）
筛查检查项异常	
AFP异常	143（5.2）
PIVKA-Ⅱ异常*	20（4.8）
超声肝硬化结节	239（8.6）

*共421例患者接受PIVKA-Ⅱ检测。

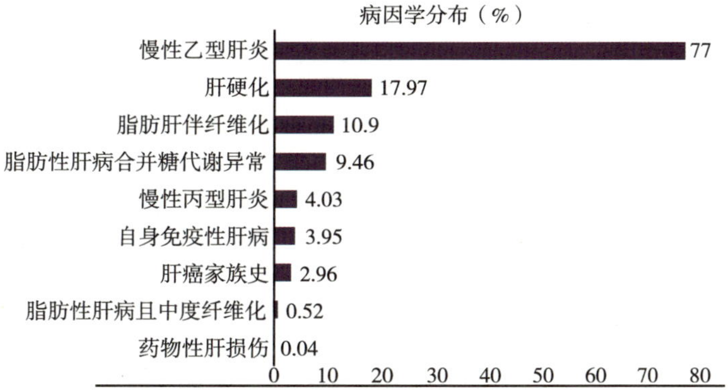

*每个患者可能合并一个以上的入组病因。

图4-188　患者特征和病因学分析

完成评估的患者中，共有11例患者确诊肝癌，整体诊断率为0.4%，说明本项目通过富集风险人群、联合多种筛查手段，可有效提升肝癌筛查效率并减少漏诊。另一方面，7例患者属于早期，早诊率为63.6%，高于国内平均水平，这对改善肝癌患者的疗效和生存至关重要，见图4-189。

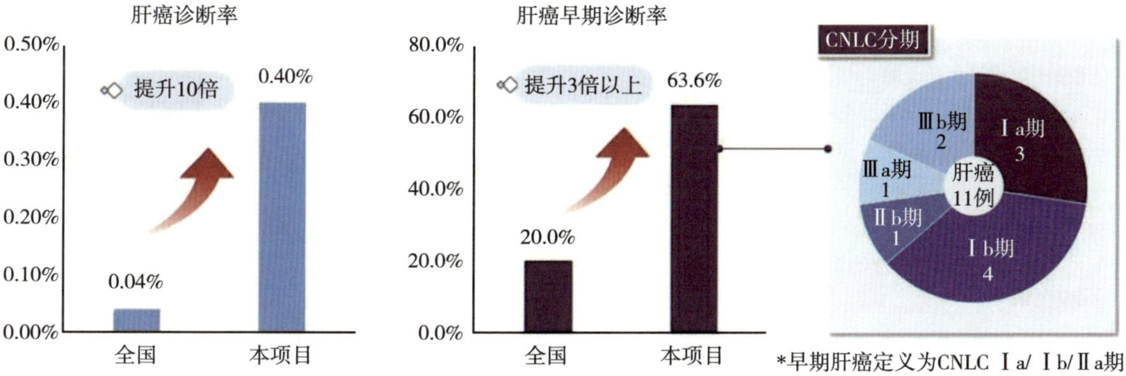

*早期肝癌定义为CNLC Ⅰa/Ⅰb/Ⅱa期。

图4-189　肝病全流程精细化管理临床价值

对于风险分层管理人群，由于每个公开发表的模型都有各自的优势和应用范围，LDP会首先自动计算TORONTO、mPAGE-B、CAMD、aMAP模型的风险等级，然后通过瑞金决策树综合各模型结果，评估得出最终风险等级，并根据最终风险等级分配个性化随访计划，见图4-190。未来可在进一步随访中探索和验证不同模型和不同风险等级的肝癌诊断率、早诊率、筛查至肝癌诊断时间（Lead-time）等结局指标的差异。

在风险人群的随访管理过程中，瑞金医院通过数字化工具、标准化流程及质控管理的有效结合，实现了更少的人力投入同时提升随访效率和效果：从过去1名护士协助1名医生管理约3000名患者，提高到1名护士协助12名医生，目标管理约20 000名患者；目前患者的平均随访完成率达到70.3%，远高于项目开展前的基线水平；通过随访管理，有15例（5.8%）

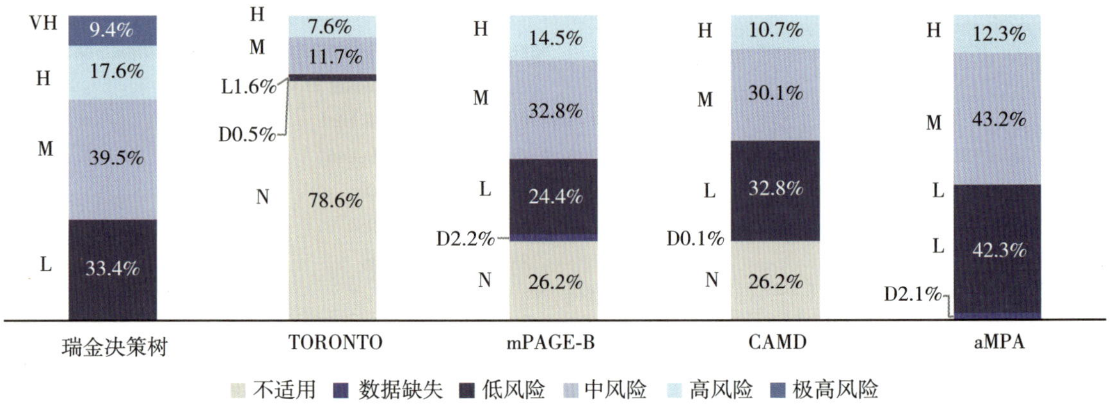

图4-190　风险分层模型和风险等级分布

注：N，不适用；D，数据缺失；L，低风险；M，中风险；H，高风险；VH，极高风险。

患者观察到风险等级下降，其中8例从高风险下降到中风险，7例从中风险下降到低风险，原因主要为肝功能或血小板指标的改善，见图4-191（丽水人民医院由于参与项目时间较晚，截至首次计划随访日期的患者较少，暂未纳入此部分分析。）

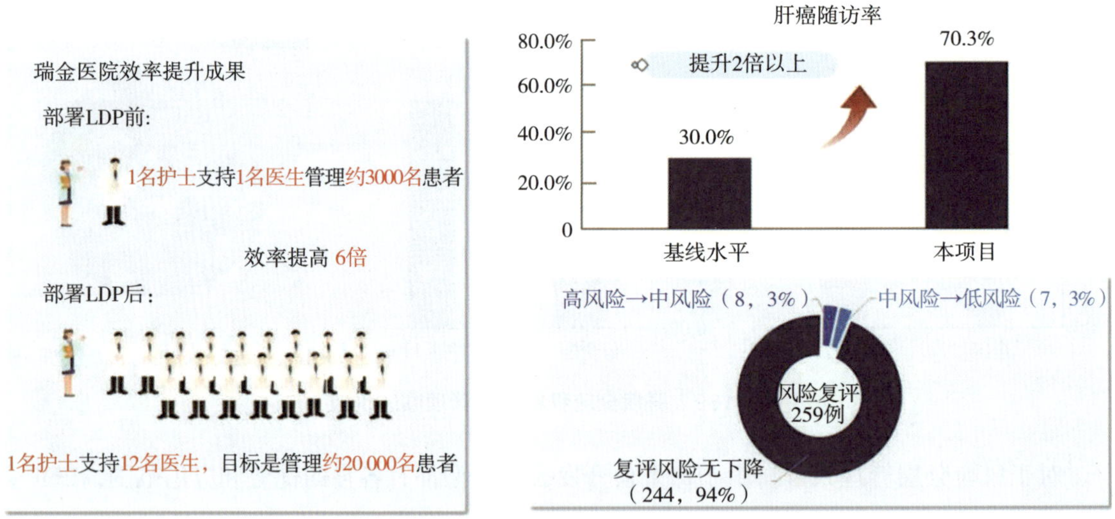

图4-191　随访管理效率和效果

（二）其他新技术：光声成像的临床应用

1．乳腺肿瘤研究1

北京协和医院有团队将光声（PA）成像技术分别用于检测良恶性乳腺肿瘤，提取血氧信号，测量肿瘤局部及周边的血氧饱和度SO_2。

良恶性肿瘤发现T1期浸润性乳腺癌区域的体积平均氧合饱和度（SO_2）比良性肿瘤低，比健康乳房低3.9%。肿瘤周围区域的体积平均SO_2比良性肿瘤低4.9%，见图4-192。

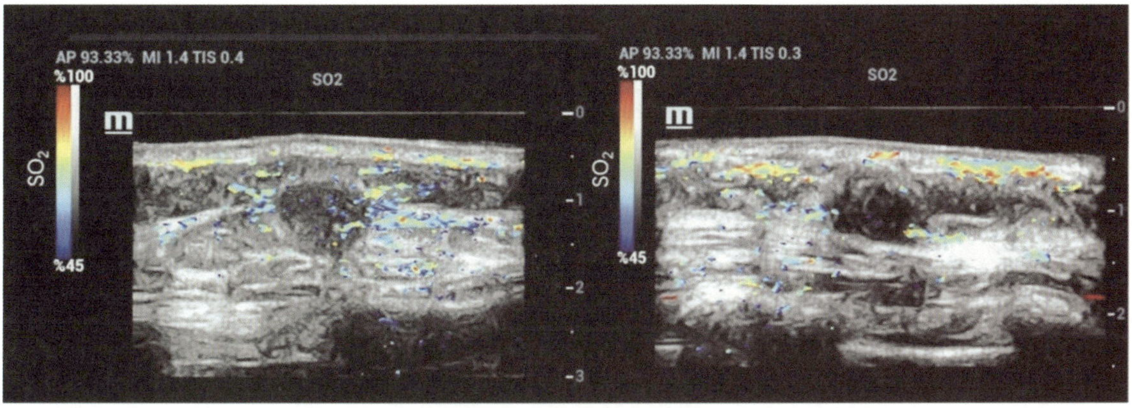

（a）　　　　　　　　　　　　（b）

图4-192　2D SO_2/US成像结果

注：（a）浸润性乳腺癌；（b）乳腺纤维腺瘤。

通过光声成像探测肿瘤内部及周边血氧饱和度可用于早期测量出恶性肿瘤，见图4-193。

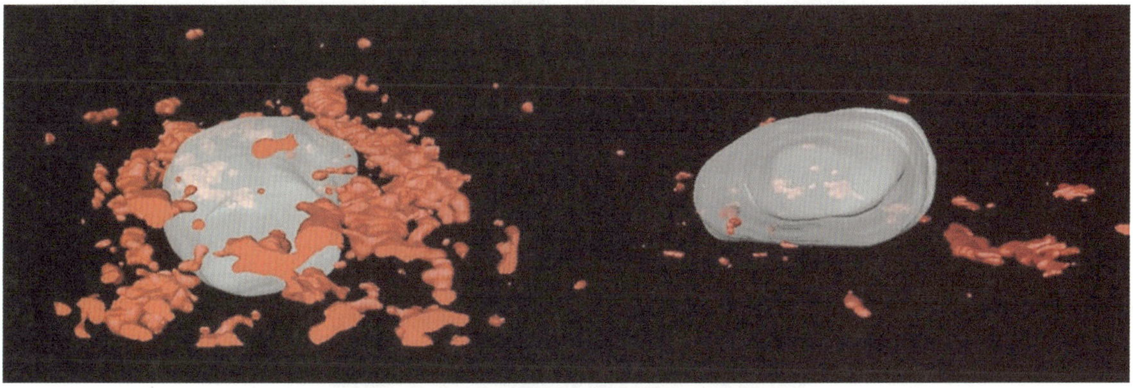

（a）　　　　　　　　　　　　（b）

图4-193　光声三维成像

注：（a）浸润性乳腺癌的周边血管网；（b）乳腺纤维腺瘤的周边血管网。显示恶性内部血氧明显偏低，周边丰富。

2．乳腺肿瘤研究2

深圳市人民医院有医生将光声成像应用于乳腺癌影像组学，发现肿瘤内和瘤周区域的5mm内区域对恶性乳腺结节的识别具有最佳预测效率，对于BI-RADS 3-5乳腺结节具有潜在的诊断价值。这种方法不仅超越了基于临床数据的模型，而且还强调了全面的放射组学分析在准确表征乳腺结节方面的重要性，见图4-194。

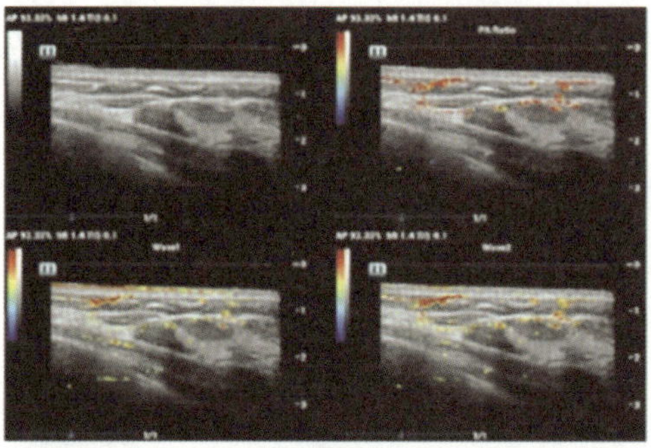

（a）

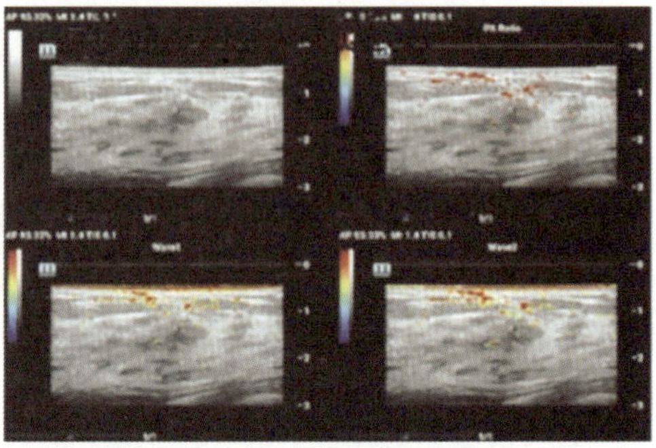

（b）

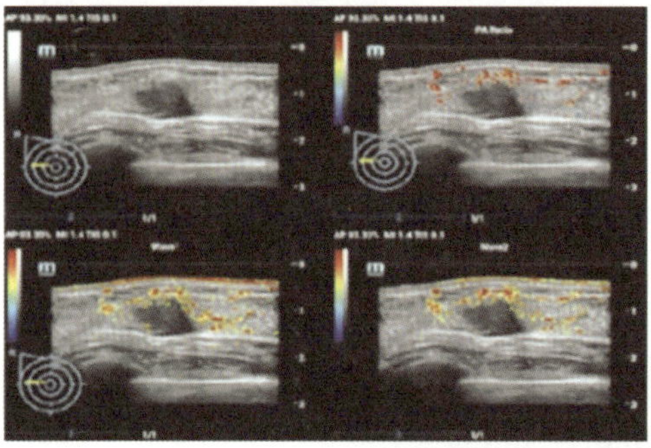

（c）

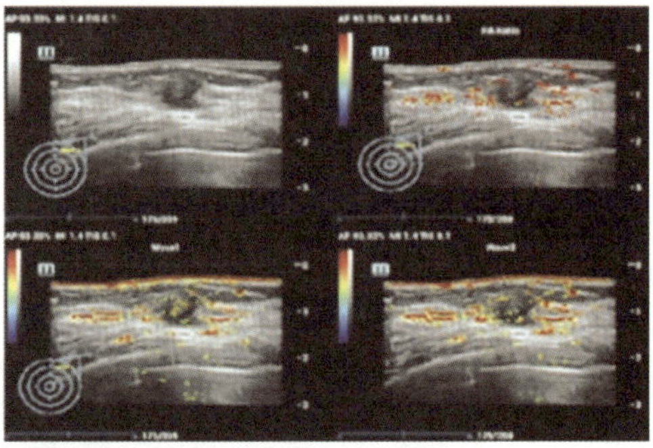

（d）

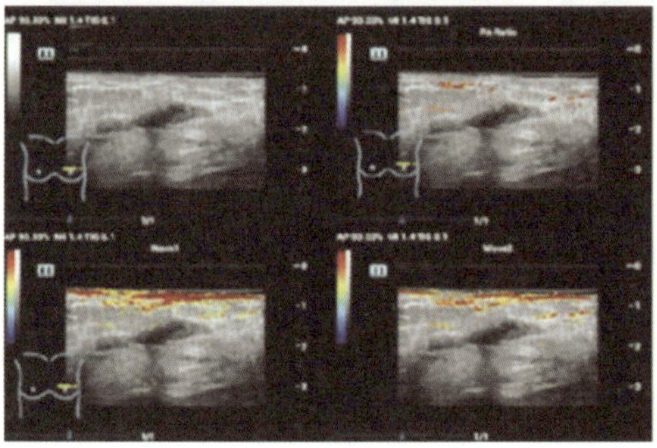

（e）

图4-194　良、恶性病变的光声/超声（PA/US）图像

注:（a）良性病变（BI-RADS 3，纤维腺瘤）的PA/US图像;（b）良性病变（BI-RADS 4 A，导管内乳头状瘤）的PA/US图像;（c）恶性病变（BI-RADS 4B，浸润性非特殊类型癌）的PA/US图像;（d）恶性病变（BI-RADS 4 C，浸润性非特殊类型癌）的PA/US图像;（e）恶性病变（BI-RADS 5，浸润性非特殊类型癌）的PA/US图像。

3．皮肤瘢痕研究

北京协和医院有医生用光声成像研究了瘢痕疙瘩，基于多模态超声参数（低回声模式、高血管密度、弹性降低、瘢痕疙瘩内低SO_2）和VSS的综合模型可能是活动性瘢痕疙瘩的潜在指标，见图4-195、图4-196。

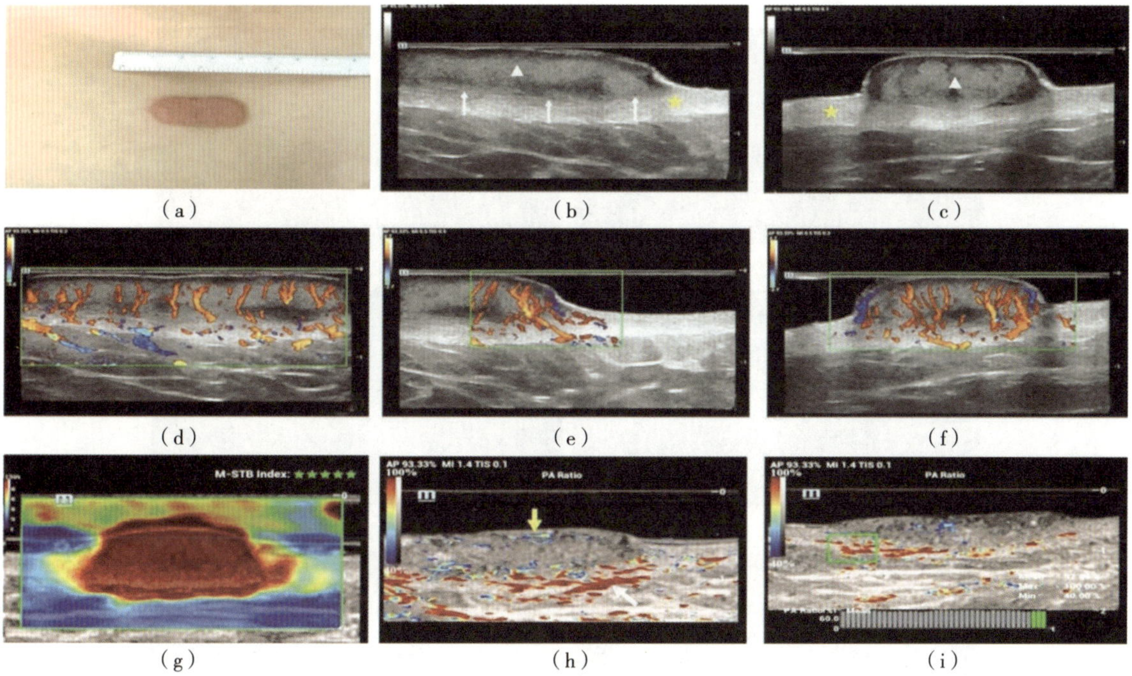

图4-195　前胸瘢痕大体、超声/光声成像

注:（a）前胸瘢痕疙瘩的大体照片;（b）瘢痕疙瘩横切面灰阶图像。在瘢痕疙瘩（白色三角形）和深层/周围真皮组织（黄色星形）之间有清晰的分界线（白色箭头）;（c）瘢痕疙瘩纵切面灰阶成像。（d）瘢痕疙瘩横向的微血管成像。血管从真皮内的血管网呈向上生长趋势，部分延伸到瘢痕表面;（e）瘢痕疙瘩横切面微血管成像。血管从瘢痕疙瘩边缘延伸并沿边缘向上生长;（f）瘢痕疙瘩纵切面微血管成像;（g）弹性成像显示瘢痕疙瘩比周围组织硬，并且可以提供定量弹性;（h）光声成像提供定性的氧饱和状态。瘢痕疙瘩内的蓝色信号显示缺氧（黄色箭头）；瘢痕疙瘩下方的红色信号提示高氧（白色箭头）;（i）光声成像可以提供待测组织氧饱和度。

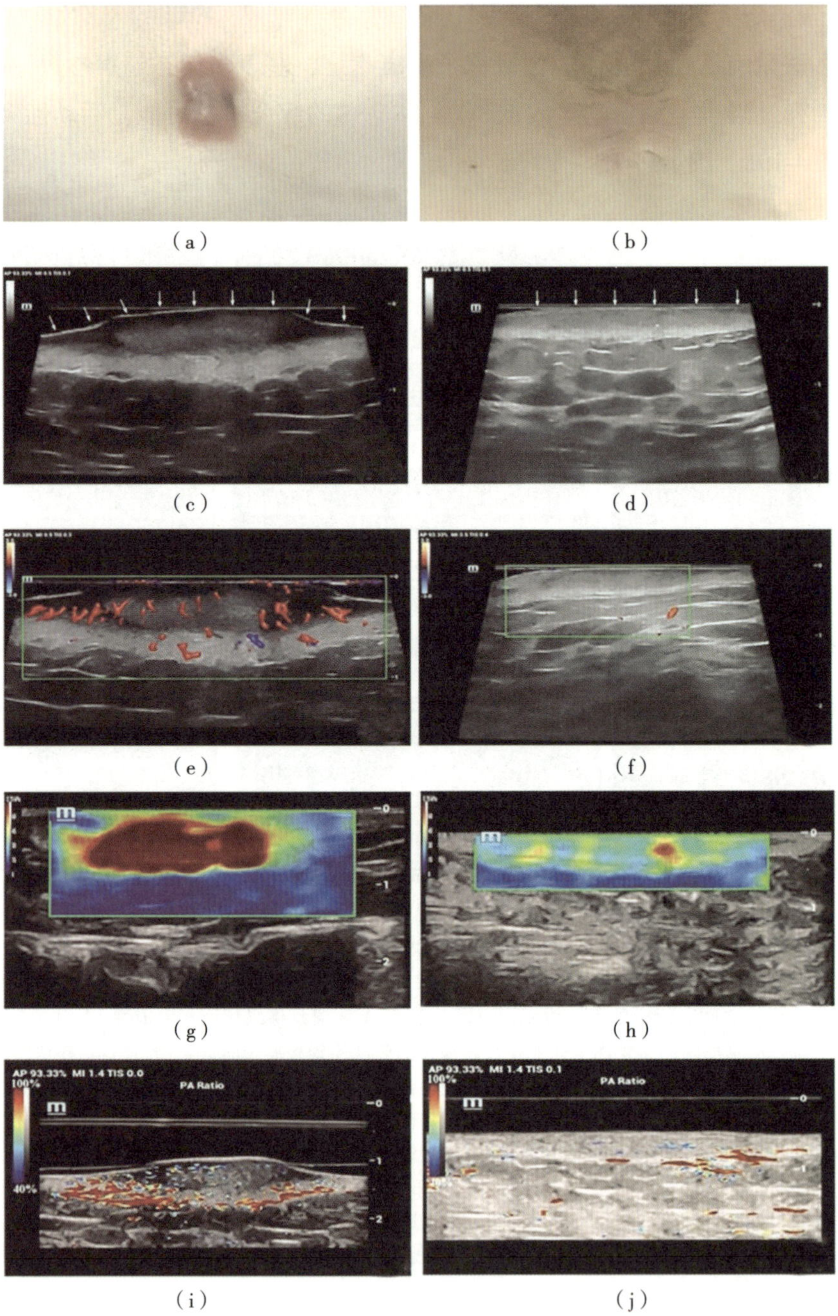

图4-196　典型活动期和非活动期瘢痕疙瘩大体、超声/光声图像

注:（a）活动期瘢痕疙瘩较厚，有色素沉着;（b）非活动期瘢痕疙瘩较扁平，颜色几乎是与正常皮肤类似;（c）活动期瘢痕疙瘩的灰阶成像（白色箭头）为低回声;（d）非活动期瘢痕疙瘩的灰阶成像（白色箭头）为等回声;（e）活动期瘢痕疙瘩的平面波血流成像提示高密度血管;（f）非活动期瘢痕疙瘩的平面波血流分级提示几乎无血管;（g）活动期瘢痕疙瘩的弹性成像提示瘢痕疙瘩较硬;（h）非活动期瘢痕疙瘩弹性成像;（i）活动期瘢痕疙瘩光声成像显示丰富光声信号，提示血管较丰富;（j）非活动期瘢痕疙瘩光声成像显示零星光声信号，提示血管较少。

4. 类风湿关节炎研究

深圳市人民医院医生研究了腕关节滑膜外组织氧合状态与类风湿关节炎疾病活动度的相关性，发现类风湿关节炎患者腕部滑膜外组织氧合水平与疾病活动度显著相关，图4-197。

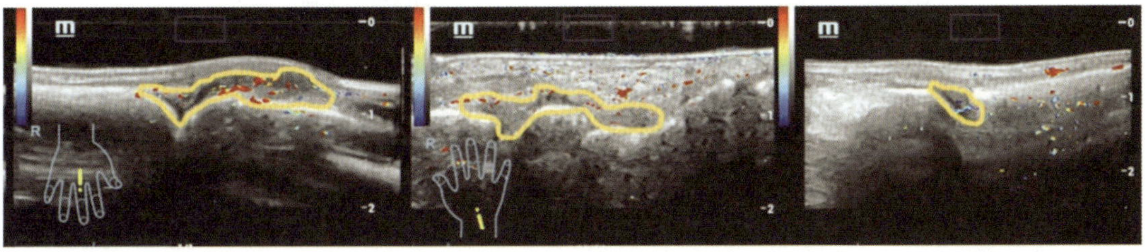

（a）　　（b）　　（c）

图4-197　增厚滑膜内的氧合分组

注：通过计算750nm和830nm波长下的光声（PA）图像的信号像素比，得出氧饱和度（SO_2）值；（a）血氧标测光声图像显示增厚的滑膜（环绕），提示高氧；（b）血氧标测光声图像显示增厚滑膜处于中间氧合状态；（c）血氧标测光声图像可识别增厚的滑膜（图中所示），表明缺氧。

第四节　手术机器人领域

一、市场概述

（一）整体情况

手术机器人集各种现代技术于一身，具有功能复杂、技术难度大、研制难度高、技术壁垒高、价格昂贵的特点，产品一旦形成技术和知识产权壁垒，竞争对手就难以追赶。从涉及的学科上看，手术机器人是集临床医学、生物力学、机械学、计算机科学、微电子学等诸多学科为一体的新型医疗器械。从自动化水平上看，现阶段的手术机器人仍处于以辅助医生手术为主要功能的半自动化阶段，已应用于普腹外科、泌尿外科、心血管外科、胸心外科、妇科、骨科、神经外科、口腔科等多个领域。

按照手术目标脏器类型，手术机器人可分为硬组织机器人和软组织机器人。硬组织机器人主要包括骨科手术机器人、神经外科手术机器人和口腔手术机器人；软组织机器人主要包括腔镜手术机器人、血管介入手术机器人、经自然腔道手术机器人、经皮穿刺手术机器人和眼科手术机器人，见图4-198。

2024年国内手术机器人领域设备市场规模接超30亿元，较去年同期增加13亿元左右，同比增长64.8%，见图4-199。

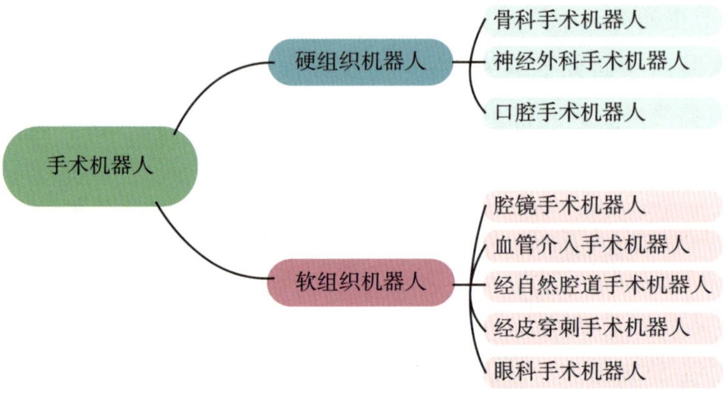

图4-198　手术机器人分类图

资料来源：医装数胜整理绘制。

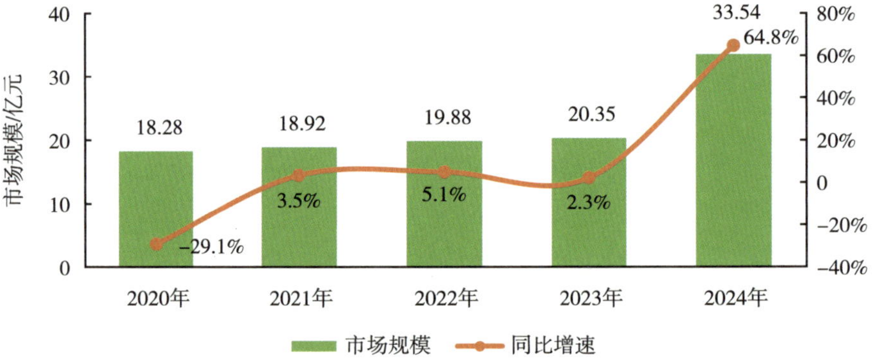

图4-199　2020—2024年国内手术机器人领域设备市场规模及同比增速

数据来源：医装数胜基于公开招投标数据、上市企业及细分领域境内营收等数据推算。

从注册人企业来看，截至2024年底，国内手术机器人领域注册人企业数量94家，其中民族自主品牌注册人企业70家，占74.5%。民族自主品牌注册人企业数量在2022年反超外资品牌注册人企业数量后，持续领先。2020—2024年国内民族自主品牌注册人企业数量复合增速达49.5%，见图4-200。

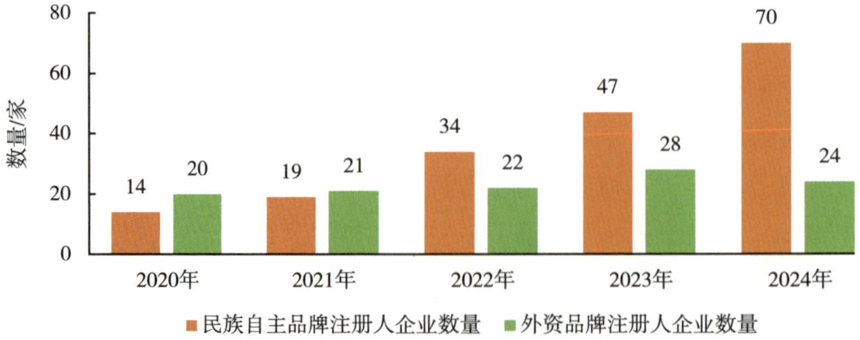

图4-200　2020—2024年国内手术机器人领域注册人企业数量（有效存量）

数据来源：国家及省（自治区、直辖市）药监局，医装数胜整理。

从首次注册来看，2024年国内手术机器人首次注册的Ⅱ类和Ⅲ类产品数量为55件。2024年“准”字（境内生产的医疗器械）产品数量共50件，占比90.9%。相比2023年，首次注册的Ⅱ类和Ⅲ类产品数量（60件）同比下降8.3%，“准”字产品数量同比增长13.6%，见图4-201。

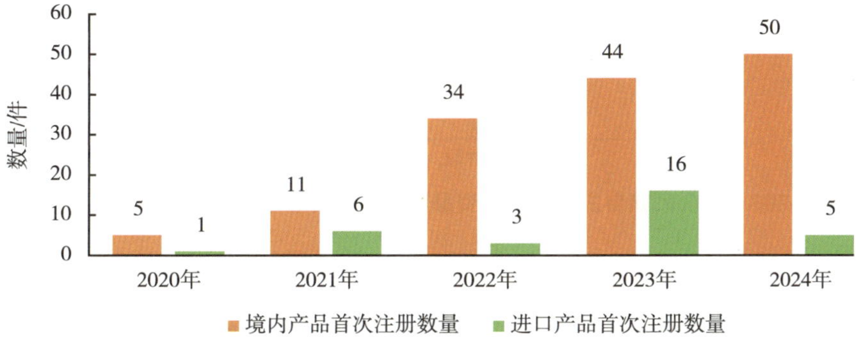

图4-201　2020—2024年国内手术机器人领域Ⅱ类和Ⅲ类产品首次注册数量

数据来源：国家及省（自治区、直辖市）药监局，医装数胜整理。

（二）细分市场

从手术机器人领域细分产品来看，近五年，国内腔镜手术机器人市场规模占比均为最高，2024年腔镜手术机器人占比同比增加显著，占比达到60%左右，骨科手术机器人、神经外科手术机器人占比明显下降，见图4-202。

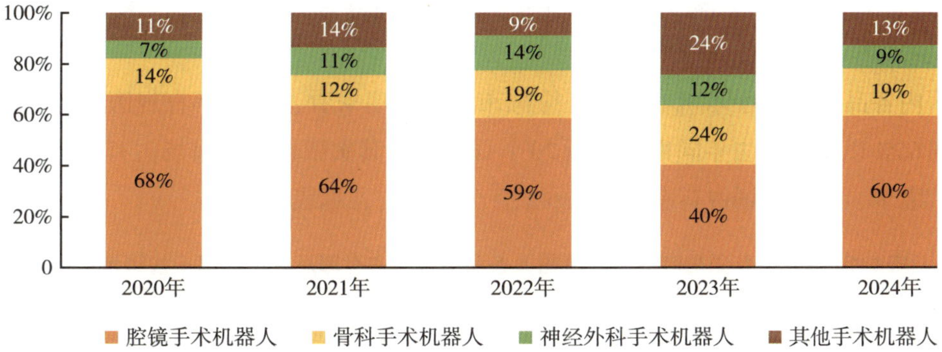

图4-202　2020—2024年国内手术机器人领域细分产品公开市场规模占比分布（按销售金额）

数据来源：公开招投标数据，医装数胜整理。

1．腔镜手术机器人

根据最新数据统计，2019—2024年，有销售记录的腔镜手术机器人品牌中，国内民族自主品牌数量达到4个，外资品牌数量达到1个，见图4-203。

2024年，国内民族自主品牌腔镜手术机器人市场占有率达到35.97%，较去年同期增加20个百分点以上，外资品牌腔镜手术机器人市场占有率达到64.03%，见图4-204。

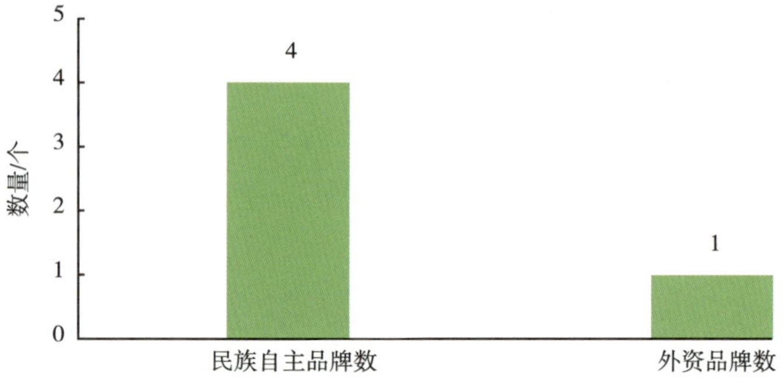

图4-203　国内民族自主品牌和外资品牌数量（有腔镜手术机器人销售记录）

数据来源：医装数胜整理。

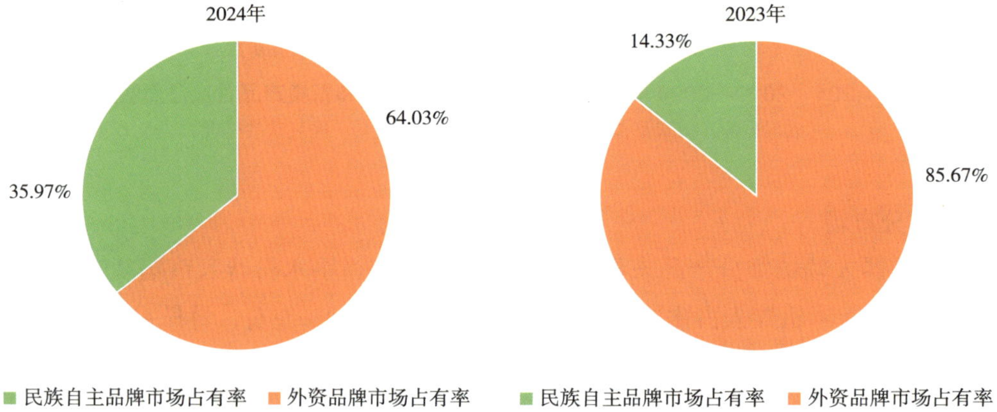

图4-204　2024年和2023年国内民族自主和外资品牌腔镜手术机器人市场占有率（按销售金额）

数据来源：公开招投标数据，医装数胜整理。

从国内各品牌腔镜手术机器人销售金额市场占有率来看，2024年直观医疗市场占有率最高，达到65%以上，较去年同期减少近20个百分点。其次微创医疗市场占有率超过10%，精锋医疗、康多、术锐市场占有率均增加6个百分点左右，见表4-46。

表4-46　2024年国内腔镜手术机器人各品牌市场占有率及变化情况（按销售金额）

2024年排名	品牌	2023年（%）	2024年（%）	同比变动百分点
1	直观医疗（Intuitive）	85.67	65.85	−19.82
2	微创医疗（MicroPort）	10.57	12.05	1.48
3	精锋医疗	1.51	8.49	6.98
4	康多（KD）	2.25	7.99	5.74
5	术锐	0	5.62	5.62

数据来源：公开招投标数据，医装数胜整理。

从国内各品牌腔镜手术机器人销售数量市场占有率来看，2024年直观医疗市场占有率最高，接近60%，较去年同期减少20.54个百分点。其次微创医疗、康多、精锋医疗市场占有率均超过10%，康多、精锋医疗、术锐市场占有率均明显增加，见表4-47。

表4-47 2024年国内腔镜手术机器人各品牌市场占有率及变化情况（按销售数量）

2024年排名	品牌	2023年（%）	2024年（%）	同比变动百分点
1	直观医疗（Intuitive）	78.72	58.18	−20.54
2	微创医疗（MicroPort）	14.89	15.45	0.56
3	康多（KD）	4.26	10.91	6.65
3	精锋医疗	2.13	10.91	8.78
5	术锐	0	4.55	4.55

数据来源：公开招投标数据，医装数胜整理。

2．骨科手术机器人

根据最新数据统计，2019—2024年，有销售记录的骨科手术机器人品牌中，国内民族自主品牌数量达到16个，外资品牌数量达到5个，见图4-205。

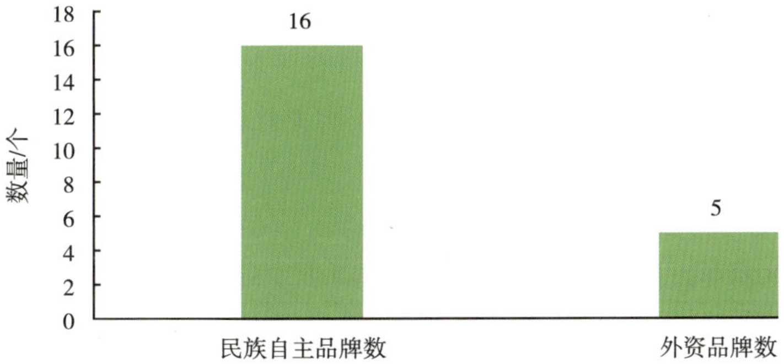

图4-205 国内民族自主品牌和外资品牌数量（有骨科手术机器人销售记录）

数据来源：医装数胜整理。

2024年，国内民族自主品牌骨科手术机器人市场占有率达到66.64%，较去年同期增加12.90个百分点，外资品牌骨科手术机器人市场占有率达到33.36%，见图4-206。

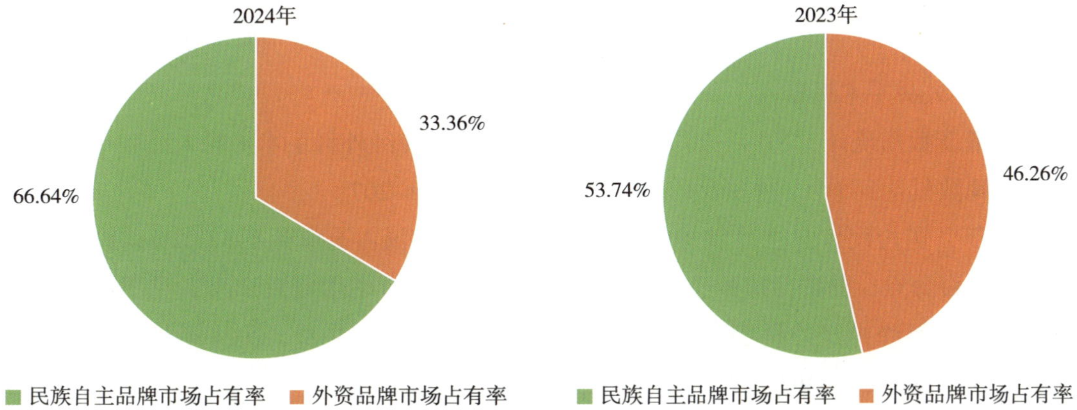

图4-206 2024年和2023年国内民族自主和外资品牌骨科手术机器人市场占有率（按销售金额）

数据来源：公开招投标数据，医装数胜整理。

从国内各品牌骨科手术机器人销售金额市场占有率来看，2024年天智航市场占有率最高，达36.66%，较去年同期增加0.52个百分点。其次美敦力市场占有率达到16.86%，史赛克、佗道医疗市场占有率均接近10%，其中佗道医疗增加6个百分点以上，见表4-48。

表4-48 2024年国内骨科手术机器人市场占有率TOP5品牌及变化情况（按销售金额）

2024年排名	品牌	2023年（%）	2024年（%）	同比变动百分点
1	天智航（TINAVI）	36.14	36.66	0.52
2	美敦力（Medtronic）	22.47	16.86	−5.61
3	史赛克（Stryker）	16.37	9.92	−6.45
4	佗道医疗	3.00	9.14	6.14
5	捷迈（Zimmer CAS）	0	5.43	5.43

数据来源：公开招投标数据，医装数胜整理。

从国内各品牌骨科手术机器人销售数量市场占有率来看，2024年天智航市场占有率最高，达到32.86%，较去年同期增加3.77个百分点。其次美敦力市场占有率接近15%，减少14.80个百分点，见表4-49。

表4-49 2024年国内骨科手术机器人市场占有率TOP5品牌及变化情况（按销售数量）

2024年排名	品牌	2023年（%）	2024年（%）	同比变动百分点
1	天智航（TINAVI）	29.09	32.86	3.77
2	美敦力（Medtronic）	29.09	14.29	−14.80
3	佗道医疗	1.82	8.57	6.75
4	博仕康（BOSSCOME CIENCE&TECHNOLOGY）	3.64	5.71	2.07
5	捷迈（Zimmer CAS）	0	5.71	5.71

数据来源：公开招投标数据，医装数胜整理。

3．神经外科手术机器人

根据最新数据统计，2019—2024年，有销售记录的神经外科手术机器人品牌中，国内民族自主品牌数量达到5个，外资品牌数量达到6个，见图4-207。

2024年，国内民族自主品牌神经外科手术机器人市场占有率达到68.02%，较去年同期增加7.64个百分点，外资品牌神经外科手术机器人市场占有率达到31.98%，见图4-208。

从国内各品牌神经外科手术机器人销售金额市场占有率来看，2024年华科精准、柏惠维康市场占有率均超过30%，其中柏惠维康较去年同期增加10.44个百分点。其次，博医来、美敦力市场占有率均超过10%，见表4-50。

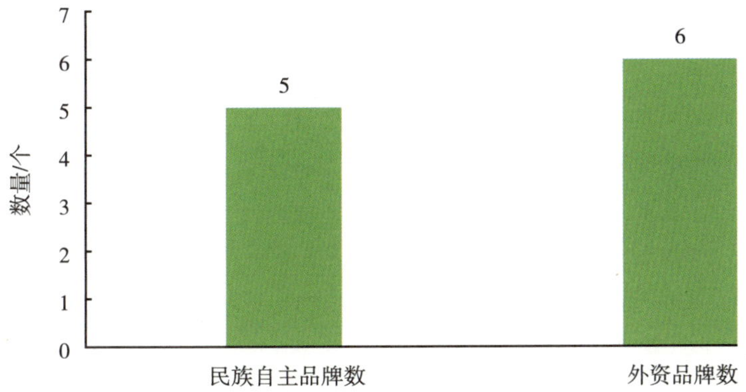

图4-207 国内民族自主品牌和外资品牌数量（有神经外科手术机器人销售记录）

数据来源：医装数胜整理。

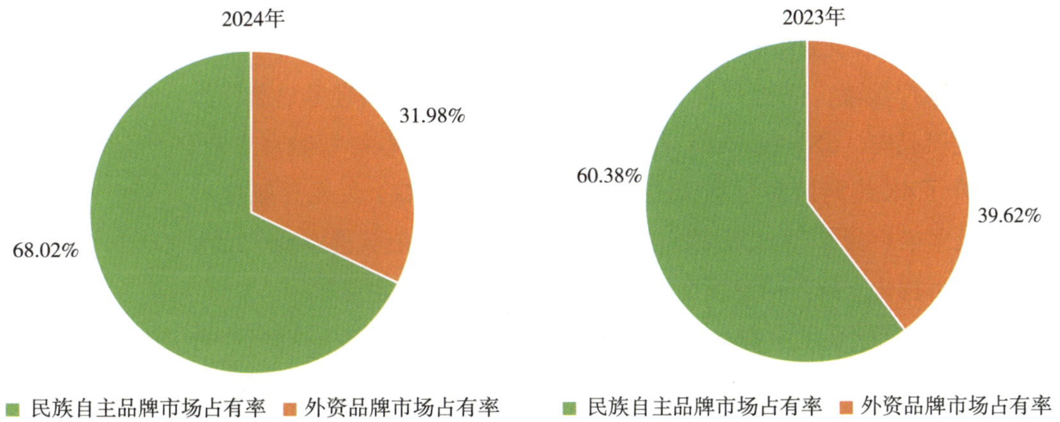

图4-208 2024年和2023年国内民族自主和外资品牌神经外科手术机器人市场占有率（按销售金额）

数据来源：公开招投标数据，医装数胜整理。

表4-50 2024年国内神经外科手术机器人市场占有率TOP5品牌及变化情况（按销售金额）

2024年排名	品牌	2023年（%）	2024年（%）	同比变动百分点
1	华科精准（Sinovation）	36.62	34.38	−2.24
2	柏惠维康（Remebot）	21.93	32.37	10.44
3	博医来（Brainlab）	17.50	18.22	0.72
4	美敦力（Medtronic）	17.08	12.90	−4.18
5	德国富德（Fiagon）	0.91	0.86	−0.05

数据来源：公开招投标数据，医装数胜整理。

从国内各品牌神经外科手术机器人销售数量市场占有率来看，2024年华科精准市场占有率最高，达到40%以上，柏惠维康市场占有率达到30%以上，较去年同期分别增加了7.58个百分点、12.38个百分点。见表4-51。

表4-51　2024年国内神经外科手术机器人市场占有率TOP5品牌及变化情况（按销售数量）

2024年排名	品牌	2023年（%）	2024年（%）	同比变动百分点
1	华科精准（Sinovation）	33.33	40.91	7.58
2	柏惠维康（Remebot）	19.44	31.82	12.38
3	博医来（Brainlab）	16.67	13.64	−3.03
4	美敦力（Medtronic）	19.44	9.09	−10.35
5	安科（ANKE）	1.39	2.27	0.88

数据来源：公开招投标数据，医装数胜整理。

二、新技术应用

（一）腔镜手术机器人

1．双导航手术视觉系统的临床应用

在现代医疗领域，微创手术以其创伤小、恢复快、疼痛轻等显著优势，逐步成为外科手术的重要发展趋向。uNavigator双导航手术视觉系统是由联影智融自主研发的高端医疗设备。该系统融合了4K超高清实时临床图像、吲哚菁绿（ICG）荧光导航技术、AR（增强现实）技术，以及术前影像AI算法等多项前沿技术。借助高性能软件实现三维重建规划智能化、组织信息三维可视化、解剖信息精准定量化、手术方案高效定制化。

uNavigator双导航手术视觉系统通过AI图像算法能够快速完成病灶的三维重建，全方位地展现病灶细节。这使得医生在进行微创手术之前，可以清晰地把握病灶的位置、大小、形态及与周围组织的关联，进而制定出最为优化的手术路径，最大限度地减少对正常组织的损害，实现手术创伤最小化的目标。

（1）技术特点

1）4K超高清实时图像：uNavigator双导航手术视觉系统可提供4K超高清实时临床图像，使医生能够清晰地观察到手术区域的每一个细微之处，为精准手术提供了坚实可靠的视觉保障。

2）荧光导航技术：荧光显影技术是指使吲哚菁绿（ICG）荧光显示在监视器屏幕上。uNavigator双导航手术视觉系统采用吲哚菁绿（ICG）荧光导航技术，通过对病灶进行荧光标记，让医生在手术过程中能够实时追踪病灶位置，显著提升手术的精确性。

3）AR技术：uNavigator双导航手术视觉系统结合最新的AR/VR虚拟混合现实技术，能够实现在术中提供切除边界标记、三维模型与手术画面配准、重要血管指示等功能，精准引导手术切除路径，提高手术安全性、精准性。并能够将术前影像数据与实际手术场景完美融合，利用术前三维重建图像，与实际的腔镜画面和术中超声图像配比，有助于正确理解术中超声图像中的解剖结构，精确定位穿刺点或阻断部位，提高染色的成功率。实现虚拟与现实的无缝对接，为医生提供更为直观的手术导航。

4）AI算法三维重建：三维重建技术可以为医生提供更为直观、立体的解剖结构信息，这有助于医生更准确地判断病变的位置、范围和侵犯程度，从而优化手术规划，提高手术的安全性和成功率。联影智融的多模态医学影像处理软件可以实现四到五级血管的分钟级重建，精确重建及定位肝内肿瘤及关键部位，从而减少术中出血、缩短手术时间。

（2）解锁临床——uNavigator 双导航手术视觉系统临床应用

1）肝脏肿瘤手术：联影智融uNavigator双导航手术视觉系统的数字化三维重建技术比传统的二维影像能更准确地捕捉肝脏病灶的形态特征和解剖结构，并且可以从不同角度进行观察、测量和定位剖切，通过将数字化技术应用到诊断、术前规划、治疗、术后监测等多个步骤，可以大大提高诊疗效率，并且可以让检测结果变得更加明显、可视化，从而克服传统平面检测的局限性。通过三维空间坐标系统，精确定位不同组织和器官的位置，以实现精准手术操作，全方位浏览患者肝脏病灶的解剖位置，预测手术中可能出现的情况，制定手术规划，通过模拟提前发现肝内变异，调整手术计划，优化手术方案。

相较于既往大面积切除，精准解剖手术切除需要更精准的脉管定位与预切除脏器的路径选择，这对腹腔镜手术过程中定位技术提出更高的要求。

广州医科大学附属第二医院肝胆外科团队使用uNavigator双导航手术视觉系统进行原发性肝癌腹腔镜下8段（P8d）正染联合混合现实技术的解剖性肝切除术，见图4-209。

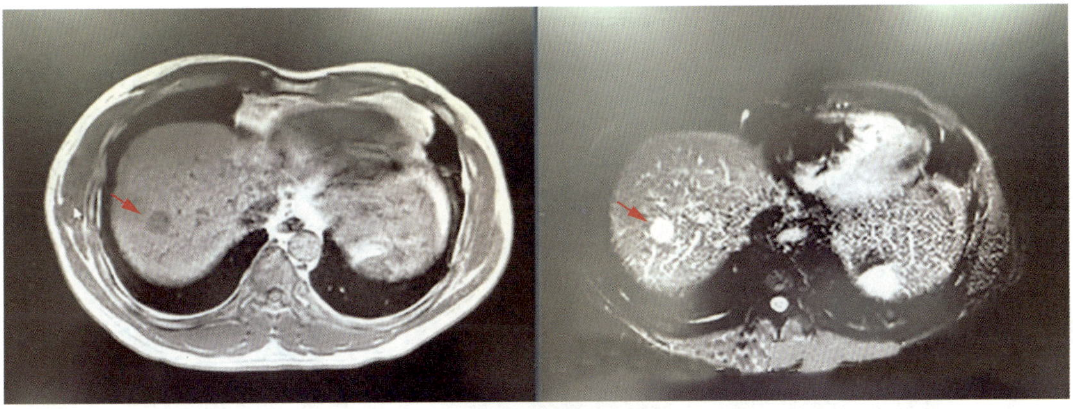

图4-209　患者MR显示肝S8段占位

图片来源：广州医科大学附属第二医院肝胆外科。

术中切除过程中，术中超声和三维重建模型融合配准可以辅助术者快速判断肿瘤位置及血管走行。因为超声画面毕竟只是一个切面，与三维模型融合后可以使切面的信息得到丰富和延伸。图4-210展示了肝脏三维重建软件模拟解剖的肝脏及其脉管系统。

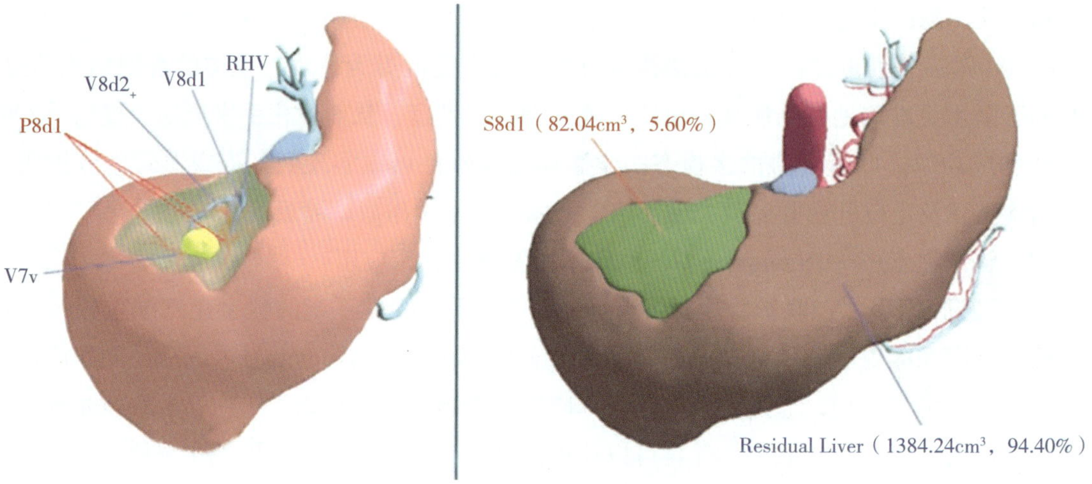

图4-210　依据患者CT数据重建三维模型

图片来源：广州医科大学附属第二医院肝胆外科。

广州医科大学附属第二医院肝胆外科团队认为，术前利用三维重建分析目标门静脉分支流域，有助于规划目标门静脉穿刺点，而术中准确识别目标门静脉及其走行是正染法成功的基础。将术中超声图像与术前三维重建模型融合配准，有助于确定超声图像中目标门静脉分支，精确定位穿刺点，提升正染精确度和成功率。术中超声图像与术前三维重建模型融合配准情况见图4-211。

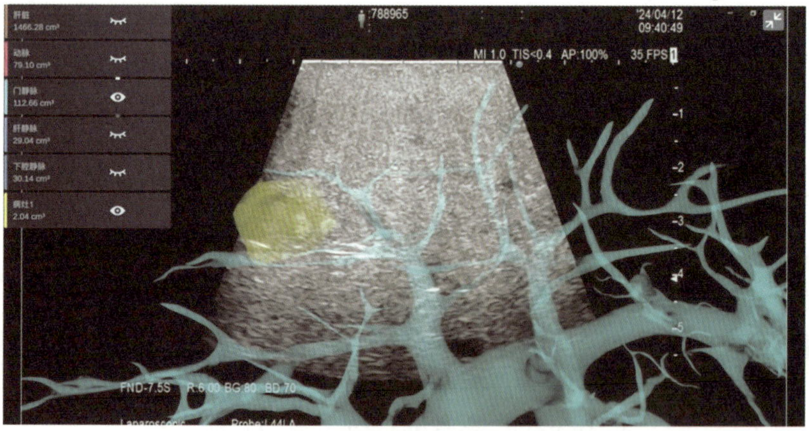

图4-211　术中超声影像与三维重建模型配准

图片来源：广州医科大学附属第二医院肝胆外科。

2）肾脏肿瘤手术：肾脏肿瘤手术中，肾脏的热缺血时间是影响术后肾功能的重要因素。uNavigator双导航手术视觉系统通过精准的手术操作，减少了肾脏的热缺血时间，保护了患者的肾功能。通过精准切除肿瘤，uNavigator双导航手术视觉系统最大限度地保留了正常的肾实质，减少了对肾功能的损害，提高了术后生活质量。

3）肺段切除手术：在胸外科领域，uNavigator双导航手术视觉系统通过AR技术，辅助医生进行精准肺段切除。系统提供的4K超高清实时临床图像和术中AR适时引导，帮助医生在术前对手术方案进行全面、直观、精准的规划，有效缩短手术时间，加速患者康复，提升患者术后生活质量。

（3）应用意义

1）提升手术效率和成功率：uNavigator双导航手术视觉系统通过提供清晰的手术视野和精准的病灶定位，显著提高了手术效率和成功率。

2）降低患者风险和并发症：uNavigator双导航手术视觉系统的精准导航功能减少了手术中的不确定性，降低了患者围手术期的风险，减少了术后并发症，提高了患者的术后恢复速度和生活质量。

3）推动多学科诊疗模式：uNavigator双导航手术视觉系统的临床应用，有力地推进了多学科诊疗模式，加强了相关科室间的学科建设。这种“诊疗联动”的复合手术室，极大地简化了患者就诊流程，节约了宝贵的抢救时间，降低了患者转运过程中出现的风险。

4）促进精准医疗的发展：uNavigator双导航手术视觉系统的应用，是精准医疗发展的重要体现。通过高科技手段，实现了对病灶的精确识别和治疗，推动了医学向更智能、更高效、更精准、更可及的方向发展。

5）弥补基层医疗机构的短板：通过远程医疗技术的应用，uNavigator双导航手术视觉系统还能够有效弥补基层医疗机构经验不足、人才不足等短板，提高医疗服务水平，让更多患者能够享受到高质量的医疗服务。

2．图迈胸腹腔镜手术机器人的临床应用

（1）图迈胸腹腔镜手术机器人技术介绍：图迈®腔镜手术机器人［胸腹腔内窥镜手术系统（MT-1000）］由微创医疗完全自主开发，2019年10月通过国家药监局创新医疗器械特别审查申请，2022年1月获国家药监局批准上市，2023年9月获批多科室应用，2024年5月获CE认证，全面覆盖泌尿外科、普通外科、妇科、胸外科的多科室复杂手术。公司拥有完整自主知识产权，攻克了产业化瓶颈，不断实现国产机器人手术众多空白领域零的突破。

与在国内外实现垄断的国外主流产品达芬奇Xi相比较，图迈®腔镜手术机器人在适应证、产品组成、核心功能/性能上实现了全面对标，整体性能相当，其中在力感知和5G远程等部分核心功能上实现了引领与超越，详情见表4-52。与国内其他产品比较，图迈®腔镜手术机器人为国内第一款获批上市的四臂（最高难度等级）腔镜手术机器人，也是第一且目前唯一获CE认证的国产腔镜手术机器人，已率先实现约5000例的大规模的人体临床手术，体现了其可靠性、安全性与先进性。

表4-52　图迈®MT-1000与达芬奇Xi对比

对比项		图迈®MT-1000	达芬奇Xi
覆盖科室（成人和儿童）	泌尿外科	√	√
	普外科	√	√
	妇科	√	√
	胸外科	√	√
产品组成	机械臂数量	4臂	4臂
	立体视野	沉浸式，裸眼3D	沉浸式，裸眼3D
	模拟器	背包式，组织仿真	背包式，组织仿真
核心功能/性能	画中画	√	√
	双控台	√	√
	一键展开/收起	√	√
	荧光功能	√	√
	柔顺控制	√	√
	力感知	√（全球首款）	–
	5G远程	√（全球引领）	–

在力感知技术方面，高保真度的力感知可以提高手术的安全性和有效性，特别是在一些功能保留、重建等高精度手术操作中，使外科医生获得与开放手术时一样的感受，对手术工具和组织之间的相互作用有更真实的触感。然而，手术操作力感知成为国内外腔镜手术机器人更广泛应用的最大技术瓶颈。图迈®腔镜手术机器人是全球首个基于手术入路机械不动点的一体化多维融合力感知手术机器人系统，也是全球首个实现产品应用的腔镜手术机器人力感知系统。通过本技术的商业化应用，实现了产业关键技术突破，奠定了国产腔镜手术机器人的引领地位。

在远程技术方面，微创®机器人集团于业内首次提出“第二代远程手术”技术理念，即兼容5G和医院常规网络的多网融会技术，低成本地实现一对多、多对多的远程互联与控制。攻克了远程手术大规模应用和远程手术连续性应用两大“世界”难题，使远程手术真正迈过全面常态化、商业化临床的门槛。基于“第二代远程手术”技术，图迈®机器人不断引领全球远程外科创新与临床应用，2025年12月，中国人民解放军总医院第一医学中心使用图迈®机器人，在西藏拉萨成功实施全球首次机器人卫星远程手术。肝癌肿瘤切除两连台卫星远程手术成功实施，标志着基于卫星通信的远程手术控制技术获得里程碑式突破，远程手术正式跨入“第三代远程手术”即机器人卫星远程手术新纪元，对远程手术技术的发展具有革命性的里程碑意义。自2022年6月首次实施全球首例5G超远程手术以来，图迈®机器人在亚洲、美洲、非洲多个国家/地区的多种地形、海洋环境、多种气候条件下，辅助完成覆盖多科室远程手术接近300例，实施成功率100%，创造了20余项全国乃至世界纪录。今年以来，还开创性地完成全球首次环球远程验证试验、全球首例车载移动机器人远程手术、全球首例超远程肺部肿瘤切除手术、全球首例舰载机器人远程手术，并实施1.2万公里全球最远远程手术和中东第一例超远程手术，成为目前唯一完成中国至海外国家超远程手术的腔镜手术机器人。

（2）临床应用实例展示：自2019年开展临床应用以来，图迈®已实现前列腺癌根治术、肾部分切除术、根治性膀胱切除术等30余种术式国产首例，并且完成了腹部外科复杂程度最高、难度最大、等级最高，也被认为是普通外科手术界的“珠穆朗玛峰”的胰十二指肠切除术，以充分的临床数量、完善的临床术式覆盖度和全国范围地域的多环境适应性验证了国产手术机器人在临床使用中的安全性、有效性。

1）临床应用实例1：5G超远程机器人肝胆手术——浙江大学医学院附属邵逸夫医院、新疆生产建设兵团第一师阿拉尔医院。

2023年2月，微创®图迈®机器人成功完成中国首例机器人辅助下超远程5G肝胆外科手术，创造了我国肝胆外科手术史的奇迹。此次手术横跨祖国疆域5000公里，连接浙江大学医学院附属邵逸夫医院（以下简称“浙大邵逸夫医院”）、新疆生产建设兵团第一师阿拉尔医院（现为浙江大学医学院附属邵逸夫医院新疆兵团阿拉尔医院，简称“浙大邵逸夫阿拉尔医院”）两地，由浙大邵逸夫医院远程主刀、浙大邵逸夫阿拉尔医院团队现场协作共同完成。

此次手术的患者来自新疆阿拉尔市，是一名30岁左右的年轻女性，一年多前被诊断为胆结石，临床诊断为急性胆囊炎，须行胆囊切除术。

由于浙大邵逸夫医院与阿拉尔医院共建国家区域医疗中心，了解两地医院的托管关系后，患者希望由浙大邵逸夫医院为她进行手术。得益于电信5G通信技术及图迈®机器人远程手术技术的加持，“患者在新疆、医生在杭州”的远程遥控手术不再只是科幻和梦想。来自浙大邵逸夫医院的术者，稳坐医生控制台，向远在万里的阿拉尔医院手术室内的机械臂发出动作指令，成功为一名当地患者实施了胆囊切除术。

患者由于胆囊凹陷程度深，加上创面炎症明显，操作难度较大，得益于浙大邵逸夫医院术者高超稳健的手术技术，整个手术过程持续不足30分钟，在图迈®机器人的稳定辅助下，通过可转腕机械臂的灵活操作，从肝表面逐步精准游离，直至剥离出胆囊，取出结石，手术过程中出血量少，顺利平稳完成，见图4-212。

2）临床案例2：郑州大学第一附属医院完成国产机器人首例肾癌根治合并下腔静脉取栓术。

2023年4月26日，上海微创医疗机器人（集团）股份有限公司旗下图迈®四臂腔镜手术机器人在郑州大学第一附属医院成功完成1例机器人辅助下肾癌根治合并下腔静脉取栓术。

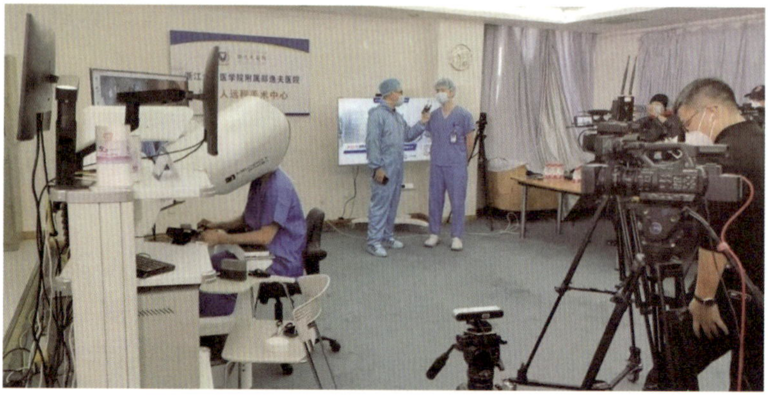

图4-212　图迈®5G超远程肝胆手术

肾癌根治性切除合并下腔静脉取栓术操作困难度非常高，术中除了要切除患有肾癌的肾脏外，还需暂时阻断腔静脉血流，在极短的时间内完成高难度操作，取出癌栓并缝合腔静脉切口。手术进程中会遇到诸多难点，如下腔静脉切开取栓时可能会面临血管破裂大出血、巨大肾肿瘤导致腹腔内解剖异常、癌栓的充分剥离及中途脱落风险等。这些术中问题如处置不当，都可能会引起严重的并发症，甚至危及患者生命，因此要求术者具有高超的手术技巧与强大过硬的心理素质，也需要机器人设备的高度契合及稳定性能。

手术过程：术中可见肾脏周围及下腔静脉粘连，肾肿瘤的挤压改变了正常解剖结构，大大增加了手术难度，图迈®机器人所具有的高清沉浸式3D视野和灵敏易上手的高自由度腕式机械臂，辅助术者辨识肾脏周围组织，完成肾脏肿瘤的切除和大血管的暴露，然后依次阻断下腔静脉远心端、对侧肾静脉、下腔静脉近心端，快速切开下腔静脉，仔细游离癌栓并取出，再连续缝合下腔静脉切口，整个手术顺利完成，见图4-213。

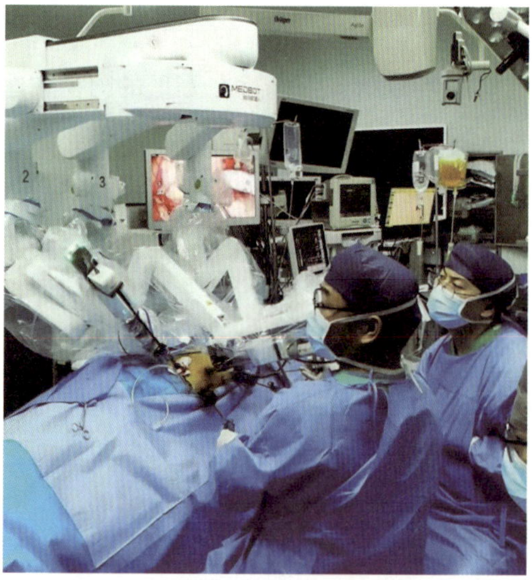

图4-213　图迈®机器人手术进行中

（3）腔镜机器人未来发展方向

1）单孔腔镜与单孔机器人微创外科技术：受限于传统设备及技术的瓶颈，既往单孔腔镜技术仅仅应用于较为简单的良性疾病，如胆囊切除、阑尾切除及肺叶楔形切除等，因其更小的创伤越来越被人们接受。近年来，随着单孔腔镜专用设备的出现并不断更新迭代，单孔机器人软质设备的开发使用，使得单孔腔镜与机器人微创技术逐渐扩大到所有微创外科手术。单孔将是未来腔镜与机器人外科的一个重要发展方向。

2）AI技术指导下的腔镜与机器人微创外科操作：腔镜与机器人外科依托于设备和软件的升级换代，人工智能也将从劈离式的单纯指导到与腔镜与机器人设备完美整合，在接下来的五到十年，有望实现人工智能化的腔镜与机器人微创外科诊疗模式全面推广。例如，全息影像指导下的腔镜与机器人手术，人工智能全程规划的手术方案拟定及术中困难实时分析解决，人工智能模拟微创手术场景，以及人工智能判断手术并发症及预后等，将全面介入腔镜与机器人外科技术，将会切实为更多的患者解决疑难问题。

3）腔镜与机器人微创外科技术助推日间手术规范化：因日间手术具有减少患者住院时间、缩短患者手术等待时间、减轻经济负担等一系列优点，是未来医疗行业发展的大势所趋，也将成为外科学科建设和管理的一种新模式。日间手术的首要要求便是微创化手术，因此腔镜与机器人外科毫无疑问将成为日间手术的必要条件。可以大胆推测，日间手术的发展进程很大程度上将依赖于腔镜与机器人设备及操作技术的进步，后者将进一步推动中国本土特色的日间手术规范化实现。

4）大数据时代的腔镜与机器人微创外科临床研究：在大数据背景下，国家高度重视、重点支持，通过顶层设计为我国临床医学研究提供制度保障和资源支撑。多组学与信息技术的飞速发展，为我国临床医学研究提供了宝贵的资源，助力临床医学研究内容的持续创新，催化临床诊疗模式的不断变革，我国临床医学研究正面临新的机遇与挑战。然而，目前我国生物医学大数据还存在存储碎片化、数据交汇机制缺乏等问题，亟须建立政府主导的数据共享机制，寻求通力合作的研究模式。在新时代背景下，依托大数据的真实世界研究将逐渐成为临床干预的重要证据来源。在此背景下，腔镜与机器人外科发展同样需要外科医生加强临床数据资源和生物样本资源的积累，创新研究方法，开拓研究思路，打破传统思维模式，迎接新的机遇与挑战。

5）远程手术的应用及普及：近年来，随着互联网医疗的发展，网上挂号、远程医疗、在线问诊改变了传统的就医方式，也大大缓解了就医难问题。然而医生和患者之间隔着屏幕依然无法进行手术等医疗处置，千里迢迢跨区域就医的难题依然存在。而如今，5G技术依托工业互联网，凭借其高速率、低时延、大带宽的特点，将破解远程就医的瓶颈，这也将为5G医疗机器人在远程医疗上创造更多的机会和可能，并有望掀起互联网医疗领域一场新的变革。目前各大医疗机器人厂商依托优质网络信号，大力推行远程手术技术。

3．Hugo™手术机器人系统的临床应用

（1）Hugo™手术机器人系统介绍：Hugo™手术机器人系统由机械臂推车、医生控制台和患者影像平台组成，为手术带来灵活体验。其中机械臂推车采用创新的模块化设计，能够依据术者临床需求满足不同的手术场景，且便于手术室间移动；开放式医生控制台，搭配高清大屏、人体工学设计将舒适性和可操控性融为一体；而患者影像平台搭载高清的交互显示与Valleylab™主机，未来可进一步兼容更多手术器械及视频分析工具。如今，Hugo™手术机器人系统已在横跨五大洲的25个国家临床使用，并将加速在中国的商业化落地。

Hugo™手术机器人系统的优越性主要体现在模块化机械臂推车、开放式医生控制台，以及多用途患者影像平台三大方面。

1）模块化机械臂推车：机械臂采用创新的模块化设计，术者可以根据需要灵活选择一至四个机械臂使用（其中单独机械臂联合患者影像平台，可用于持拿内窥镜），并对应设置最佳手术摆放位置；也可基于当日的手术安排，在手术室间轻松移动，最终优化临床体验，提升使用效率。

2）开放式医生控制台：医生通过佩戴专用的术者眼镜获得高清3D视觉，能够保证术者在术中依然对手术室场景了如指掌，便于团队沟通与协作，且融合了人体工程学设计，以缓解术者长时间手术的疲劳感。

3）多用途患者影像平台：搭载Valleylab™ FT10为术者提供可信赖的能量平台，并将兼容Ligasure高频电刀，未来亦有机会联合TouchSurgery™生态系统进行手术视频分析与培训等；单独使用患者影像平台也可为标准腹腔镜手术提供可视化系统和能量主机平台。

（2）临床应用实例：具体临床应用层面，Hugo™手术机器人系统的效果已在全球多家医院不同科室获得了验证。

1）在泌尿外科领域：使用Hugo™手术机器人系统对7名cT1肾肿块患者实施了机器人辅助肾部分切除术（RAPN）手术。结果显示，（三个）机械臂设置时间中位数为6分钟；无术中并发症，也没有观察到手术器械或机械臂之间的冲突，且系统未发生技术故障；控制台中位时间为83分钟；所有患者均在术后第2～3天出院，无须再次入院，且术后30天内没有出现并发症，从而证实Hugo™手术机器人系统可提供令人满意的术中和围手术期结果。

2）在妇科领域：Hugo™手术机器人系统为一名患有多室脱垂、脱肛、膀胱颈梗阻和排便阻塞综合征的68岁女性实施了机器人辅助骶骨阴道固定术。其中机械臂设置时间为8分钟，而控制台操作时间为120分钟；手术后第2天，患者出院。手术过程相当顺利，且3个月随访效果亦令人满意。

3）在普外科领域：通过Hugo™手术机器人系统为一名65岁的女性实施了Nissen胃底折叠术。其中，机械臂设置和控制台操作时间（分别为3分钟及100分钟）与其他机器人系统相近；患者住院时间为3天；手术结果可行且安全，没有并发症的报道。值得一提的是，术者反馈Hugo™手术机器人系统的模块化理念及开放式控制台设计可提升外科医生的操作舒适度。

目前Hugo™手术机器人系统获批的应用科室包括泌尿外科、妇科及普外科，其中泌尿外科涉及前列腺切除术、肾切除术、输尿管结石切开术、输尿管再植等术式；妇科涉及全子宫切除术、根治性子宫切除术、盆腔和主动脉旁淋巴结清扫术、大网膜切除术等术式；普外科涉及腹股沟疝修补术、左半/右半结肠切除术、胆囊切除术、胃底折叠术等术式。与开放手术相比，Hugo™手术机器人系统能够凭借微创手术实现更少的并发症、更少的出血量、更短的住院时间，助力患者更快回归日常生活，且减少瘢痕范围；同时，相对于传统腔镜下的微创手术，Hugo™手术机器人系统为外科医生带来独特人体工程学设计、3D高清视野等优势，便于术者灵活选择最佳手术方式，以满足不同患者的特定治疗需求。

（二）神经外科手术机器人

1．睿米®神经外科手术机器人的介绍

睿米®神经外科手术机器人集AI医学影像融合分割、三维手术规划、多光谱光学跟踪空间注册、全自动导航定位和手术操作支撑于一体，采用了自主研发的软件和AI算法，自研了核心零部件光学跟踪定位仪——多光谱跟踪定位平台、六自由度机械臂，将精度提升至满足神经外科手术需求。

（1）重要性：产品主要应用于神经外科手术精准导航和定位，能够辅助医生微创、精准、高效、安全地完成各类神经外科手术，可实施活检、抽吸、脑深部电极植入、SEEG电极植入、经皮穿刺、内镜导航、开颅导航、神经脊柱等多种术式，用于治疗脑出血、脑肿瘤、帕金森病、癫痫等近百种疾病。

（2）先进性

A．AI智能手术规划系统："AI智能手术规划系统"基于AI算法技术，可自动融合分割MRI、CT、PET、DTI、BOLD等多种影像，自动分割创建皮肤、颅骨、脑皮质、血肿、血管、脑肿瘤等解剖结构三维模型，自动判断路径安全性，为医生提供AI智能规划手术方案，并预设多种术式模块，辅助医生更好地进行手术决策。

B．多光谱跟踪定位平台：多光谱跟踪定位平台在技术性能、产品功能等方面实现了全面升级，汇集了增强现实、超扫注册、定位导航三重核心技术，支持术中多光谱识别。

2．睿米®神经外科手术机器人临床应用实例

目前，由柏惠维康自主研发的睿米®神经外科手术机器人产品已在超450家医院开展临床应用，其中包含头部三甲医院、区域中心医院、基层医院、民营医院，累计成功开展超40 000例临床手术。

以百色市人民医院为代表，通过与首都医科大学宣武医院开展远程神经外科手术机器人

临床协同应用，显著提升科室临床诊疗能力。自2020年6月引进第一台睿米®手术机器人以来，实现脑出血诊疗能力从0到1的突破，累计开展超2100例神经外科手术，其中脑出血手术1500余例，打破以往被动保守治疗的局面，并形成极具特色的脑出血急救“百色模式”，造福桂西及滇黔桂周边区域患者，相关学术成果在国内核心期刊发表，临床诊疗能力和学术科研能力持续提升，见图4-214。

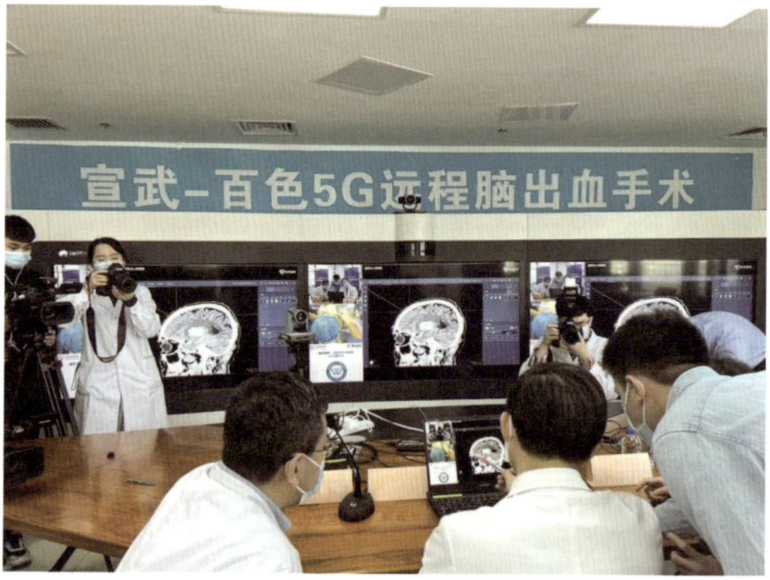

图4-214 2021年12月，首都医科大学宣武医院团队教授指导2400公里之外的百色市人民医院手术室的当地专家，开展睿米®手术机器人辅助脑出血手术

第五节 生命支持领域

一、市场概述

（一）整体情况

生命支持类装备作为重要的医学装备，需要长时间维持患者的生命体征，其安全性和可靠性对患者的生命安全至关重要。常见的生命支持类装备可分为监护类（监护仪、心电图机等）、器官支持类（呼吸机、麻醉机、血液净化装备、体外膜氧合器等）、急救类（反搏泵、除颤仪、输注泵、心肺复苏机等）及其他类型（降温毯、排痰仪等）。本报告分析的生命支持装备包括呼吸机、监护仪、麻醉机、血液净化装备、体外膜氧合器（ECMO）、心电图机等，见图4-215。

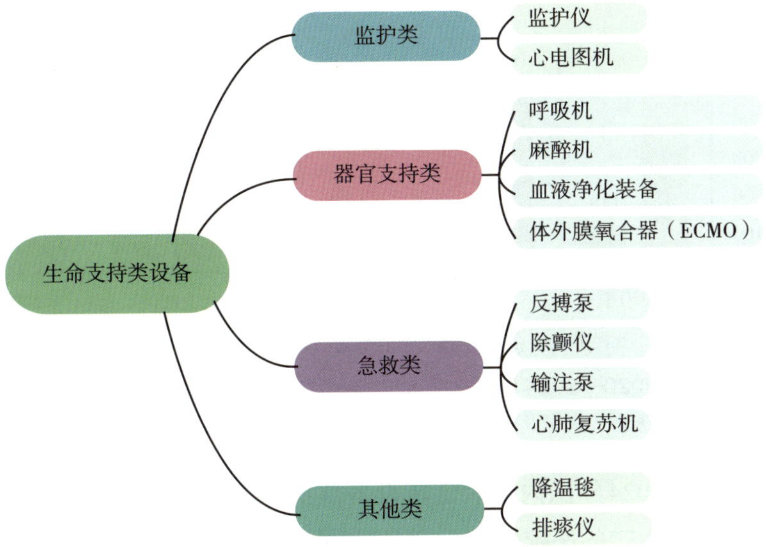

图4-215　生命支持设备分类图

资料来源：医装数胜整理绘制。

2024年国内生命支持领域设备（本书涵盖的生命支持设备，下同）市场规模达到231.10亿元，较去年同期减少74亿元左右，同比下降24.28%。2019—2024年国内生命支持领域设备市场规模复合增速达到6.5%，见图4-216。

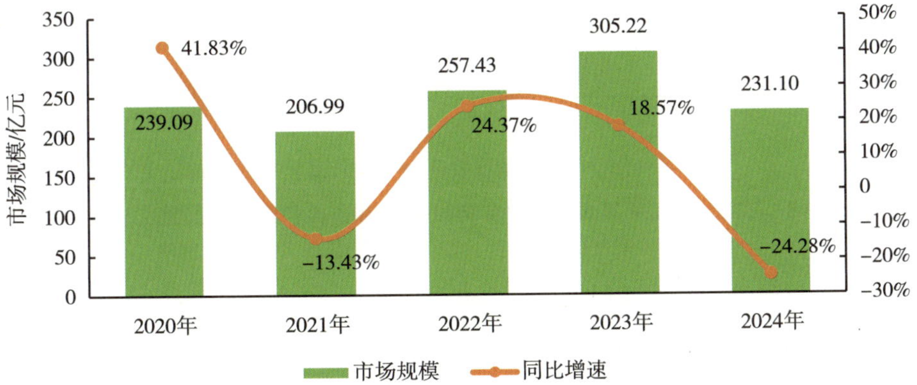

图4-216　2020—2024年国内生命支持领域设备市场规模及同比增速

数据来源：医装数胜基于公开招投标数据、上市企业及细分领域境内营收等数据推算。

从注册人企业来看，截至2024年底，国内生命支持设备注册人企业数量731家，其中民族自主品牌注册人企业623家，占85.2%。2020—2024年国内民族自主品牌注册人企业数量复合增速达7.3%，见图4-217。

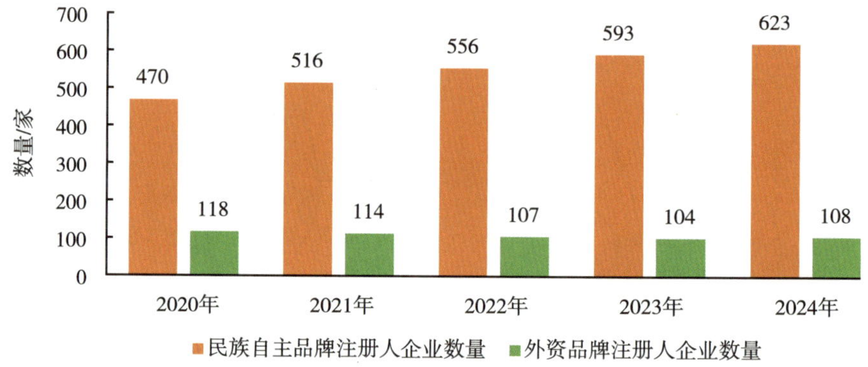

图4-217　2020—2024年国内生命支持领域注册人企业数量（有效存量）

数据来源：国家及省（自治区、直辖市）药监局，医装数胜整理。

从首次注册来看，2024年国内生命支持设备首次注册的Ⅱ类和Ⅲ类产品数量为195件。2024年“准”字（境内生产的医疗器械）产品数量共180件，占比92.3%。相比2023年，首次注册的Ⅱ类和Ⅲ类产品数量（186件）同比增长4.8%，“准”字产品数量同比增长2.3%，见图4-218。

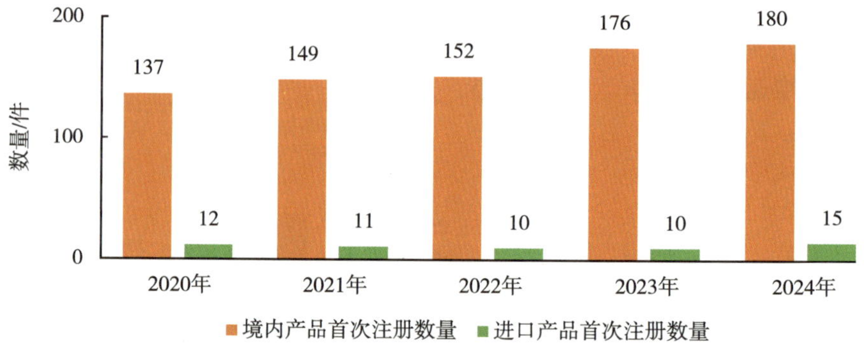

图4-218　2020—2024年国内生命支持设备领域Ⅱ类和Ⅲ类产品首次注册数量

数据来源：国家及省（自治区、直辖市）药监局，医装数胜整理。

从出口情况来看，根据海关总署相关数据不完全统计，2024年国内生命支持领域设备出口金额约为106亿元人民币，其中监护仪出口金额40.01亿元人民币，呼吸机出口金额33.64亿元人民币。

（二）细分市场

从生命支持领域细分产品[1]来看，2024年，国内监护仪、呼吸机、麻醉机和血液净化设备市场规模占比均超15%，其中监护仪和麻醉机市场规模占比较去年同期均增加3%以上，呼吸机市场规模占比大幅下降。此外，心电图机市场规模占比有所上升，ECMO市场规模占

[1] 其中“其他生命支持设备”包括除颤仪、心肺复苏设备、输液泵、排痰机等。

比稳定在5%左右，见图4-219。

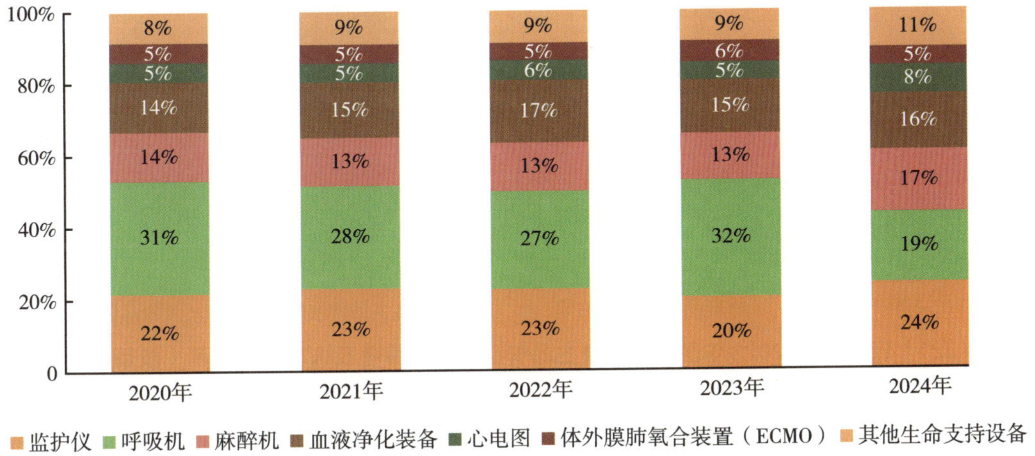

图4-219　2020—2024年国内生命支持领域细分产品公开市场规模占比分布（按销售金额）

注：其中“其他生命支持设备”包括除颤仪、心肺复苏设备、输液泵、排痰机等。

数据来源：公开招投标数据，医装数胜整理。

1．呼吸机

根据最新数据统计，2019—2024年，有销售记录的呼吸机品牌中，国内民族自主品牌数量达到107个，外资品牌数量达到42个，见图4-220。

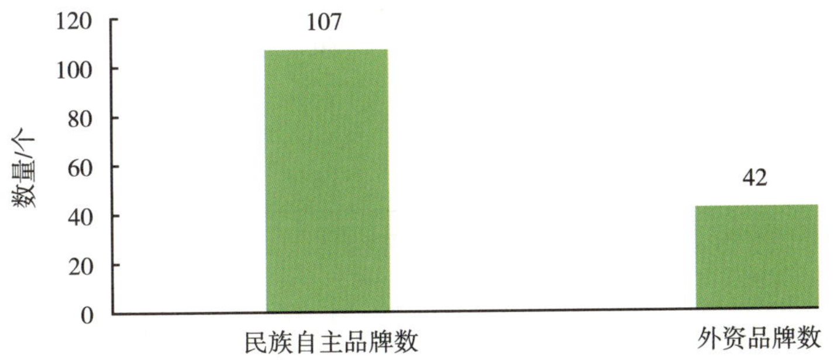

图4-220　国内民族自主品牌和外资品牌数量（有呼吸机销售记录）

数据来源：医装数胜整理。

2024年，国内民族自主品牌呼吸机市场占有率达到63.06%，较去年减少12.14个百分点，外资品牌呼吸机市场占有率达到36.94%，见图4-221。

从国内各品牌呼吸机销售金额市场占有率来看，2024年迈瑞医疗市场占有率最高，达到33.42%，较去年增加1.13个百分点。其次，德尔格医疗和科曼市场占有率超过13%，其中德尔格医疗增加9.91个百分点，科曼略有下滑。此外，卡尔莱纳市场占有率增加2.70个百分点，谊安减少3.70个百分点，见表4-53。

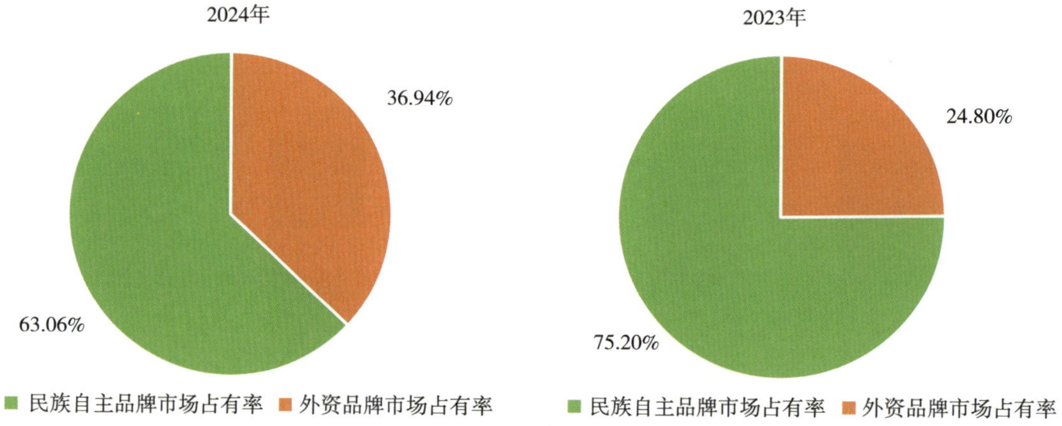

图4-221　2024年和2023年国内民族自主品牌和外资品牌呼吸机市场占有率（按销售金额）

数据来源：公开招投标数据，医装数胜整理。

表4-53　2024年国内呼吸机市场占有率TOP10品牌及变化情况（按销售金额）

2024年排名	品牌	2023年占比（%）	2024年占比（%）	同比变动百分点
1	迈瑞（Mindray）	32.29	33.42	1.13
2	德尔格医疗（Dräger）	7.69	17.60	9.91
3	科曼（COMEN）	13.63	13.42	−0.21
4	谊安（Aeonmed）	6.95	3.25	−3.70
5	安保医疗（Amoul）	2.74	3.16	0.42
6	卡尔莱纳（CARL REINER）	0.39	3.09	2.70
7	迈柯唯（Maquet）	3.40	2.95	−0.45
8	德国律维施泰因	1.06	2.32	1.26
9	斯百瑞（micomme）	3.94	2.24	−1.70
10	爱思意（SLE）	1.19	1.97	0.78

数据来源：公开招投标数据，医装数胜整理。

从国内各品牌呼吸机销售数量市场占有率来看，2024年迈瑞医疗市场占有率最高，达到27%以上，较去年增加3.54个百分点。其次科曼和德尔格医疗市场占有率均超过10%，其中德尔格医疗市场占有率增加6.83个百分点，科曼减少1.05个百分点。此外，斯百瑞和谊安市场占有率均减少2个百分点以上，见表4-54。

表4-54　2024年国内呼吸机市场占有率TOP10品牌及变化情况（按销售数量）

2024年排名	品牌	2023年占比（%）	2024年占比（%）	同比变动百分点
1	迈瑞（Mindray）	24.36	27.90	3.54
2	科曼（COMEN）	15.91	14.86	−1.05

续 表

2024年排名	品牌	2023年占比（%）	2024年占比（%）	同比变动百分点
3	德尔格医疗（Dräger）	4.03	10.86	6.83
4	斯百瑞（Micomme）	10.67	6.75	−3.92
5	谊安（Aeonmed）	6.74	4.60	−2.14
6	安保医疗（Amoul）	2.73	3.65	0.92
7	费雪派克（Fisher&Paykel）	3.27	3.21	−0.06
8	迈思（RESPIRCARE）	1.95	2.20	0.25
9	鱼跃（Yuwell）	2.52	1.80	−0.72
10	迈柯唯（Maquet）	1.77	1.61	−0.16

数据来源：公开招投标数据，医装数胜整理。

2．监护仪

根据最新数据统计，2019—2024年，有销售记录的监护仪品牌中，国内民族自主品牌数量达到163个，外资品牌数量达到29个，见图4-222。

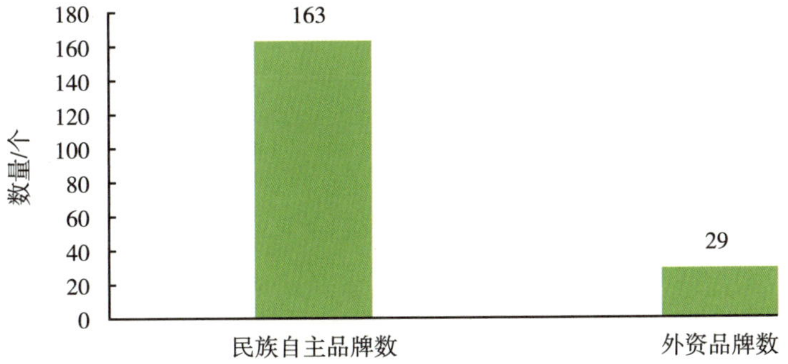

图4-222　国内民族自主品牌和外资品牌数量（有监护仪销售记录）

数据来源：医装数胜整理。

2024年，国内民族自主品牌监护仪市场占有率达到85.63%，较去年减少0.35个百分点，外资品牌监护仪市场占有率达到14.37%，见图4-223。

从国内各品牌监护仪销售金额市场占有率来看，2024年迈瑞医疗市场占有率最高，达到58%以上，较去年增加1.14个百分点。其次为科曼、理邦，市场占有率均超过6%，分别减少0.91个百分点、1.10个百分点，见表4-55。

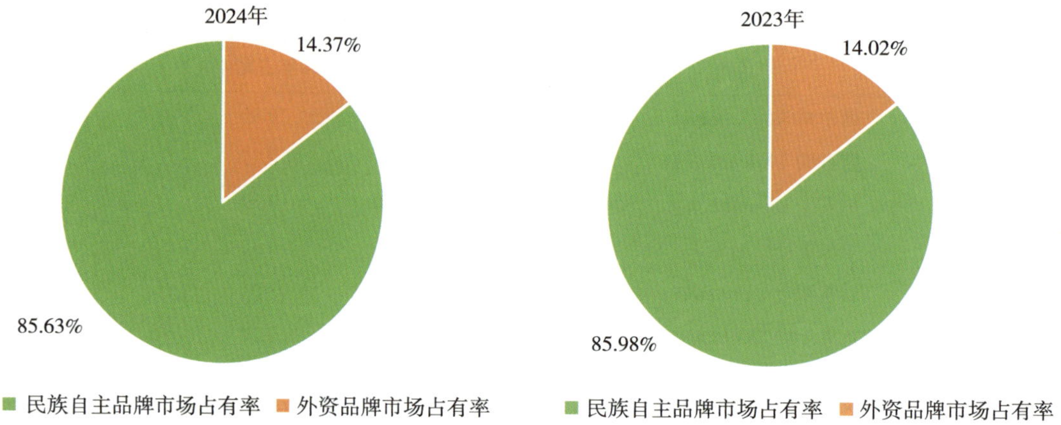

图4-223　2024年和2023年国内民族自主品牌和外资品牌监护仪市场占有率（按销售金额）

数据来源：公开招投标数据，医装数胜整理。

表4-55　2024年国内监护仪市场占有率TOP10品牌及变化情况（按销售金额）

2024年排名	品牌	2023年占比（%）	2024年占比（%）	同比变动百分点
1	迈瑞（Mindray）	57.00	58.14	1.14
2	科曼（COMEN）	9.24	8.33	−0.91
3	理邦（EDAN）	8.00	6.90	−1.10
4	飞利浦（PHILIPS）	4.61	4.78	0.17
5	通用电气（GE）	2.74	3.40	0.66
6	宝莱特（BLT）	3.42	2.84	−0.58
7	爱德华兹（Edwards）	1.70	1.45	−0.25
8	马门多夫医学（MIPM）	1.09	1.09	0
9	日本光电（NIHON KOHDEN）	1.63	1.06	−0.57
10	三瑞（Sunray）	0.54	0.97	0.43

数据来源：公开招投标数据，医装数胜整理。

从国内各品牌监护仪销售数量市场占有率来看，2024年迈瑞医疗市场占有率最高，达到53%以上，与去年基本持平。其次为科曼、理邦，市场占有率均超过10%，分别减少1.29个百分点、0.83个百分点。此外，宝莱特市场占有率增加2.21个百分点，见表4-56。

表4-56　2024年国内监护仪市场占有率TOP10品牌及变化情况（按销售数量）

2024年排名	品牌	2024年占比（%）	2023年占比（%）	同比变动百分点
1	迈瑞（Mindray）	53.77	53.68	0.09
2	科曼（COMEN）	10.71	12.00	−1.29
3	理邦（EDAN）	10.24	11.07	−0.83

续 表

2024年排名	品牌	2024年占比（%）	2023年占比（%）	同比变动百分点
4	宝莱特（BLT）	6.17	3.96	2.21
5	飞利浦（PHILIPS）	4.01	3.60	0.41
6	中旗（ZONCARE）	1.51	1.35	0.16
7	通用电气（GE）	1.09	1.20	−0.11
8	硅基智能（SIBRIGHT）	1.09	0.04	1.05
9	康泰（CONTEC）	0.98	0.34	0.64
10	三瑞（Sunray）	0.78	0.57	0.21

数据来源：公开招投标数据，医装数胜整理。

3．血液净化装备

根据最新数据统计，2019—2024年，有销售记录的血液净化装备品牌中，国内民族自主品牌数量达到51个，外资品牌血液净化装备品牌数量达到19个，见图4-224。

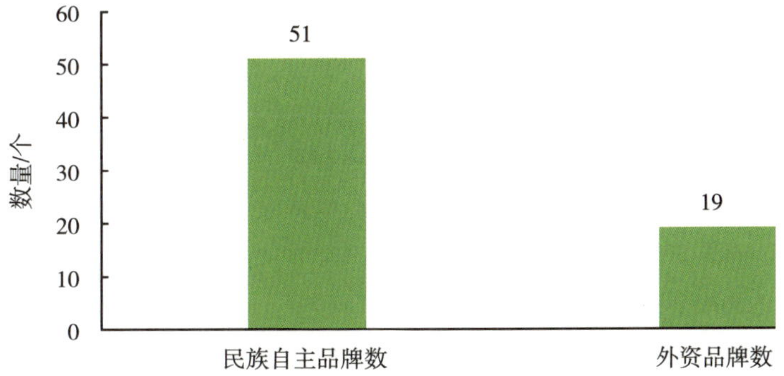

图4-224 国内民族自主品牌和外资品牌数量（有血液净化装备销售记录）

数据来源：医装数胜整理。

2024年，国内民族自主品牌血液净化装备市场占有率达到45.30%，较去年增加3.79个百分点，外资品牌血液净化装备市场占有率达到54.70%，见图4-225。

从国内各品牌血液净化装备销售金额市场占有率来看，2024年费森尤斯、威高市场占有率较高，均达到21%以上，分别增加1.78个百分点、0.91个百分点。其次为贝朗、山外山，市场占有率均超过14%，二者市场占有率均增加2个百分点以上。此外，威力生科技市场占有率增加1.90个百分点，百特减少1.94个百分点，见表4-57。

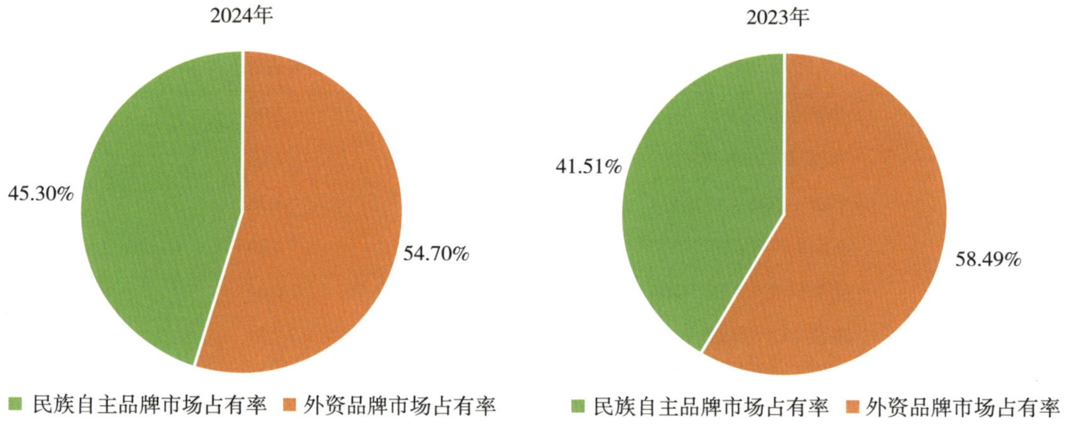

图4-225　2024年和2023年国内民族自主品牌和外资品牌血液净化装备市场占有率（按销售金额）

数据来源：公开招投标数据，医装数胜整理。

表4-57　2024年国内血液净化装备市场占有率TOP10品牌及变化情况（按销售金额）

2024年排名	品牌	2023年占比（%）	2024年占比（%）	同比变动百分点
1	费森尤斯（FRESENIUSSE）	20.95	22.73	1.78
2	威高（WEGO）	20.74	21.65	0.91
3	贝朗（B.Braun）	16.72	18.78	2.06
4	山外山	12.08	14.44	2.36
5	百特（Baxter）	7.53	5.59	−1.94
6	威力生科技（WESLEY）	0.73	2.63	1.90
7	日机装（Nikkiso）	3.10	2.32	−0.78
8	宝莱特（BLT）	1.24	2.21	0.97
9	健帆（JaFron）	3.86	2.12	−1.74
10	东丽医疗（TMQ）	2.61	1.87	−0.74

数据来源：公开招投标数据，医装数胜整理。

从国内各品牌血液净化装备销售数量市场占有率来看，2024年费森尤斯市场占有率最高，达到24%以上，较去年增加4.76个百分点。其次为威高、贝朗、山外山，市场占有率均超过16%，其中贝朗、山外山市场占有率分别增加0.70个百分点、2.76个百分点，威高减少5.10个百分点。此外，威力生科技和宝莱特分别增加2.39个百分点、1.13个百分点，见表4-58。

表4-58　2024年国内血液净化装备市场占有率TOP10品牌及变化情况（按销售数量）

2024年排名	品牌	2023年占比（%）	2024年占比（%）	同比变动百分点
1	费森尤斯（FRESENIUSSE）	19.40	24.16	4.76
2	威高（WEGO）	23.84	18.74	−5.10
3	贝朗（B.Braun）	16.93	17.63	0.70

续 表

2024年排名	品牌	2023年占比（%）	2024年占比（%）	同比变动百分点
4	山外山	13.59	16.35	2.76
5	百特（Baxter）	7.88	5.18	−2.70
6	威力生科技（WESLEY）	0.87	3.26	2.39
7	宝莱特（BLT）	2.02	3.15	1.13
8	东丽医疗（TMQ）	3.46	2.50	−0.96
9	健帆（JaFron）	3.08	1.93	−1.15
10	日机装（Nikkiso）	2.01	1.59	−0.42

数据来源：公开招投标数据，医装数胜整理。

4. 麻醉机

根据最新数据统计，2019—2024年，有销售记录的麻醉机品牌中，国内民族自主品牌数量达到30个，外资品牌数量达到11个，见图4-226。

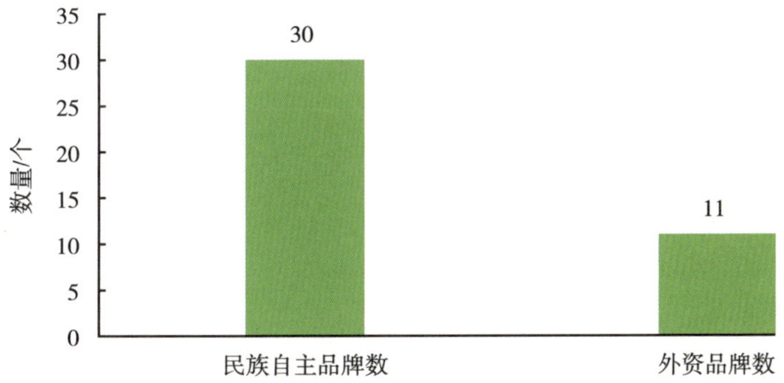

图4-226　国内民族自主品牌和外资品牌数量（有麻醉机销售记录）

数据来源：医装数胜整理。

2024年，国内民族自主品牌麻醉机市场占有率达到56.62%，较去年减少2.33个百分点，外资品牌麻醉机市场占有率达到43.38%，见图4-227。

从国内各品牌麻醉机销售金额市场占有率来看，2024年迈瑞医疗市场占有率最高，达到43.35%，较去年减少4.36个百分点。其次为德尔格医疗、GE医疗，市场占有率均超过18%，德尔格医疗增加3.95个百分点，GE医疗减少0.53个百分点。此外，科曼市场占有率增加2.09个百分点，见表4-59。

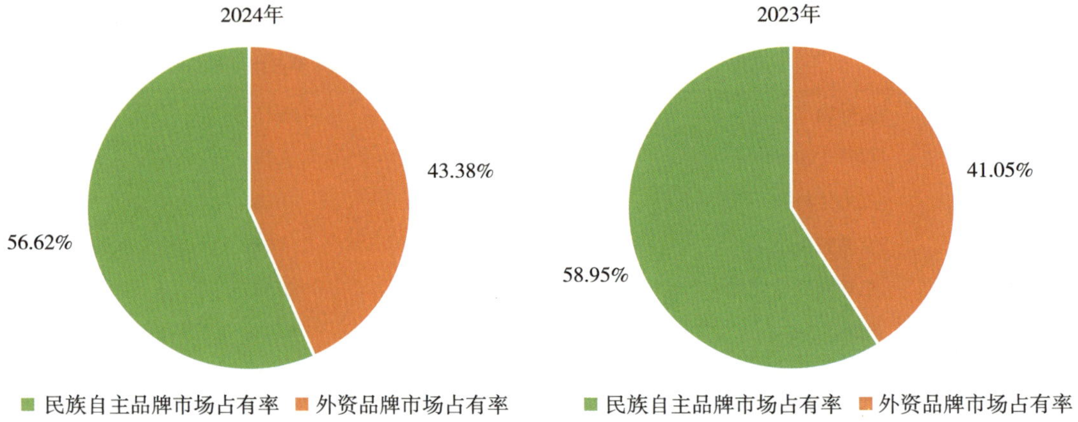

图4-227　2024年和2023年国内民族自主品牌和外资品牌麻醉机市场占有率（按销售金额）

数据来源：公开招投标数据，医装数胜整理。

表4-59　2024年国内麻醉机市场占有率TOP10品牌及变化情况（按销售金额）

2024年排名	品牌	2023年占比（%）	2024年占比（%）	同比变动百分点
1	迈瑞（Mindray）	47.71	43.35	−4.36
2	德尔格医疗（Dräger）	20.09	24.04	3.95
3	通用电气（GE）	19.48	18.95	−0.53
4	科曼（COMEN）	6.81	8.90	2.09
5	谊安（Aeonmed）	2.18	1.94	−0.24
6	舒普思达（SUPERSTAR MED）	0.90	1.05	0.15
7	乐基（LEJI）	0.06	0.27	0.21
8	普博（Prunus）	0.58	0.26	−0.32
9	晨伟（ChenWei）	0.13	0.16	0.03
10	圣王（SUNKINGS）	0.03	0.15	0.12

数据来源：公开招投标数据，医装数胜整理。

从国内各品牌麻醉机销售数量市场占有率来看，2024年迈瑞医疗市场占有率最高，达到41.46%，较去年减少9.60个百分点。其次为德尔格医疗、GE医疗，市场占有率均超过15%，分别增加3.16个百分点、0.36个百分点。此外，科曼市场占有率增加6.70个百分点，见表4-60。

表4-60　2024年国内麻醉机市场占有率TOP10品牌及变化情况（按销售数量）

2024年排名	品牌	2023年占比（%）	2024年占比（%）	同比变动百分点
1	迈瑞（Mindray）	51.06	41.46	−9.60
2	德尔格医疗（Dräger）	17.38	20.54	3.16

续 表

2024年排名	品牌	2023年占比（%）	2024年占比（%）	同比变动百分点
3	通用电气（GE）	15.17	15.53	0.36
4	科曼（COMEN）	8.09	14.79	6.70
5	谊安（Aeonmed）	2.76	2.76	0
6	舒普思达（SUPERSTAR MED）	1.56	1.53	−0.03
7	圣王（SUNKINGS）	0.17	0.45	0.28
8	乐基（LEJI）	0.10	0.40	0.31
9	易世恒	0.07	0.38	0.31
10	普博（Prunus）	0.72	0.36	−0.36

数据来源：公开招投标数据，医装数胜整理。

5. 体外膜氧合器（ECMO）

根据最新数据统计，2019—2024年，有销售记录的ECMO品牌中，国内民族自主品牌数量达到8个，外资品牌ECMO品牌数量达到6个，见图4-228。

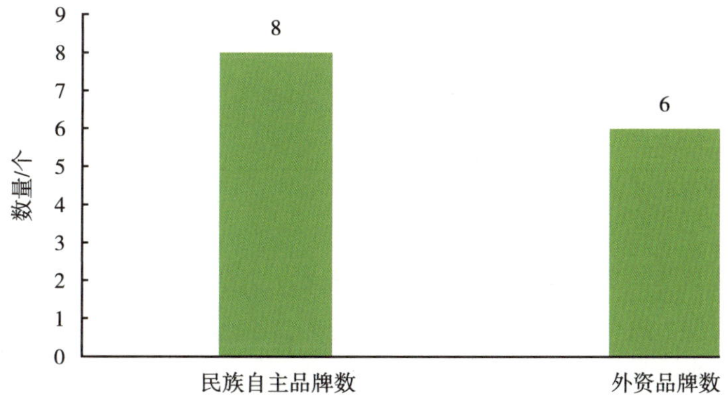

图4-228 国内民族自主品牌和外资品牌数量（有ECMO销售记录）

数据来源：医装数胜整理。

2024年，国内民族自主品牌ECMO市场占有率达到22.97%，较去年增加18.12个百分点，外资品牌ECMO市场占有率达到77.03%，见图4-229。

从国内各品牌ECMO销售金额市场占有率来看，2024年理诺珐市场占有率最高，达到42.39%，较去年增加6.82个百分点。其次是迈柯唯，市场占有率28.02%，减少17.66个百分点。此外，汉诺医疗市场占有率增加11.30个百分点，费森尤斯减少3.43个百分点，见表4-61。

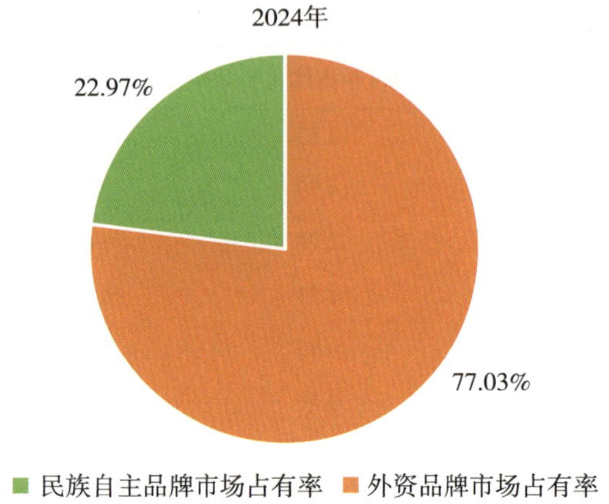

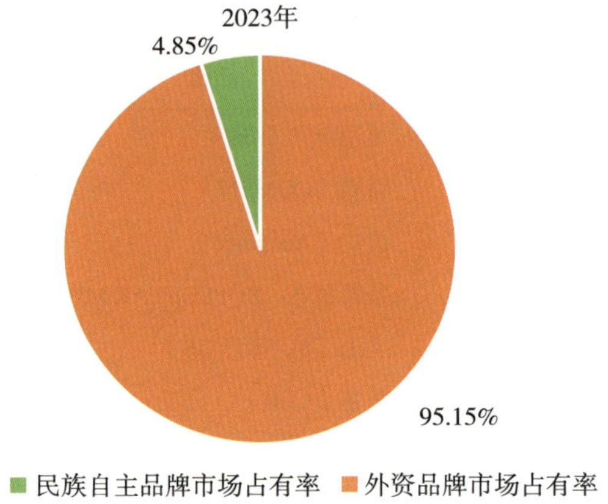

图4-229　2024年和2023年国内民族自主品牌和外资品牌ECMO市场占有率

数据来源：公开招投标数据，医装数胜整理。

表4-61　2024年国内ECMO市场占有率TOP5品牌及变化情况（按销售金额）

2024年排名	品牌	2023年占比（%）	2024年占比（%）	同比变动百分点
1	理诺珐（LivaNova）	35.57	42.39	6.82
2	迈柯唯（Maquet）	45.68	28.02	−17.66
3	汉诺医疗	2.35	13.65	11.30
4	费森尤斯（FRESENIUSSE）	6.89	3.46	−3.43
5	赛腾医疗	1.08	3.29	2.21

数据来源：公开招投标数据，医装数胜整理。

从国内各品牌ECMO销售数量市场占有率来看，2024年理诺珐市场占有率最高，达到34.64%，较去年增加2.22个百分点。其次为迈柯唯，市场占有率达到28.76%，减少18.27个百分点。此外，汉诺医疗市场占有率增加14.65个百分点，见表4-62。

表4-62　2024年国内ECMO市场占有率TOP5品牌及变化情况（按销售数量）

2024年排名	品牌	2023年占比（%）	2024年占比（%）	同比变动百分点
1	理诺珐（LivaNova）	32.42	34.64	2.22
2	迈柯唯（Maquet）	47.03	28.76	−18.27
3	汉诺医疗	3.65	18.30	14.65
4	赛腾医疗	1.83	4.58	2.75
5	美敦力（Medtronic）	6.39	3.92	−2.47

数据来源：公开招投标数据，医装数胜整理。

6．心电图机

根据最新数据统计，2019—2024年，有销售记录的心电图机品牌中，国内民族自主品牌数量达到123个，外资品牌数量达到28个，见图4-230。

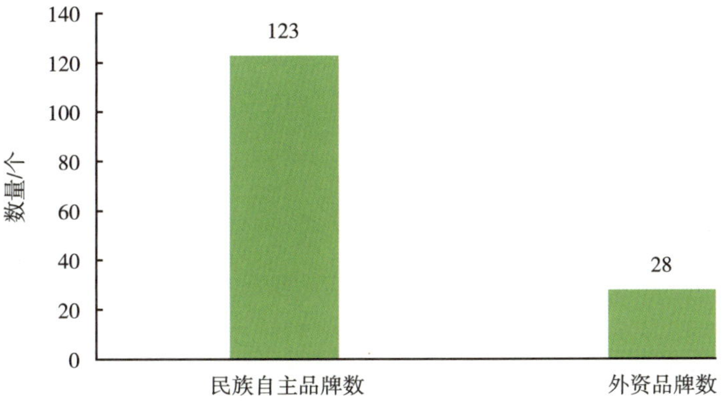

图4-230　国内民族自主品牌和外资品牌数量（有心电图机销售记录）

数据来源：医装数胜整理。

2024年，国内民族自主品牌心电图机市场占有率达到71.37%，较去年减少2.56个百分点，外资品牌心电图机市场占有率达到28.63%，见图4-231。

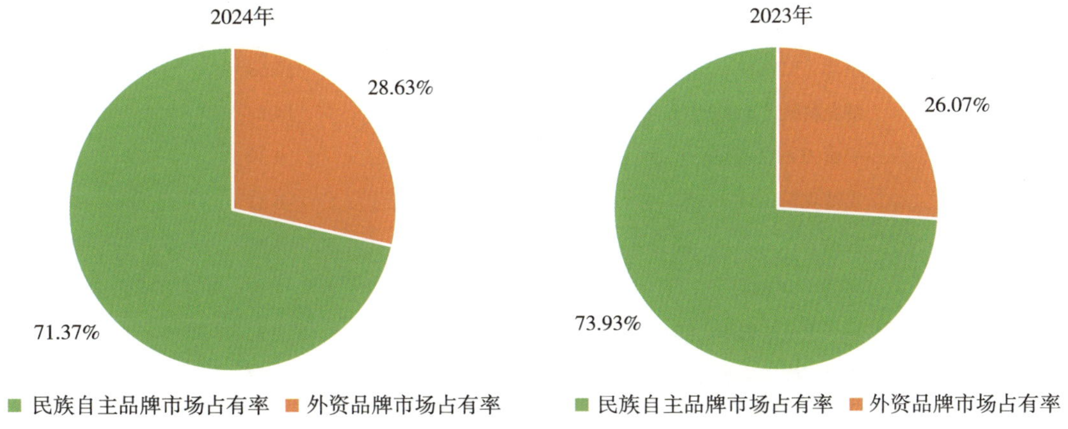

图4-231　2024年和2023年国内民族自主品牌和外资品牌心电图机市场占有率（按销售金额）

数据来源：公开招投标数据，医装数胜整理。

从国内各品牌心电图机销售金额市场占有率来看，2024年理邦市场占有率最高，达到15.08%，较去年减少0.97个百分点。其次，雅培医疗、纳龙科技市场占有率均超11%，分别增加7.28个百分点、0.38个百分点。此外，锦江电子和中旗市场占有率分别增加2.37个百分点、1.35个百分点，见表4-63。

表4-63　2024年国内心电图机市场占有率TOP10品牌及变化情况（按销售金额）

2024年排名	品牌	2023年占比（%）	2024年占比（%）	同比变动百分点
1	理邦（EDAN）	16.05	15.08	−0.97
2	雅培医疗（Abbott）	6.46	13.74	7.28
3	纳龙科技（ALONG N）	11.36	11.74	0.38
4	锦江电子	6.44	8.81	2.37
5	中旗（ZONCARE）	4.14	5.49	1.35
6	麦迪克斯（MEMRS）	4.67	3.94	−0.73
7	波士顿科学（Boston Scientific）	3.13	3.78	0.65
8	日本光电（NIHON KOHDEN）	5.72	3.26	−2.46
9	宏桐（HTDNG）	1.91	3.19	1.28
10	博英（MOBI）	2.20	2.51	0.31

数据来源：公开招投标数据，医装数胜整理。

从国内各品牌心电图机销售数量市场占有率来看，2024年理邦市场占有率最高，达到19.68%，较去年增加2.98个百分点。其次为纳龙科技，市场占有率14.11%，增加3.05个百分点。此外，普瑞和雅培医疗市场占有率同比均增加3个百分点以上，见表4-64。

表4-64　2024年国内心电图机市场占有率TOP10品牌及变化情况（按销售数量）

2024年排名	品牌	2023年占比（%）	2024年占比（%）	同比变动百分点
1	理邦（EDAN）	16.70	19.68	2.98
2	纳龙科技（ALONG N）	11.06	14.11	3.05
3	中旗ZONCARE）	7.47	9.39	1.92
4	麦迪克斯（MEMRS）	6.71	6.81	0.10
5	普瑞	1.63	4.71	3.08
6	博英（MOBI）	3.77	4.29	0.52
7	瑞康宏业（RENCARE）	1.72	3.73	2.01
8	雅培医疗（Abbott）	0.13	3.57	3.44
9	迪姆（DMS）	5.30	2.61	−2.69
10	百慧医疗（BENEWARE）	2.24	2.46	0.22

数据来源：公开招投标数据，医装数胜整理。

二、新技术应用

本部分主要介绍新技术在监护仪中的应用，以无创脑血氧监护仪为例。

1．无创组织氧饱和度监测介绍

中科搏康（北京）医疗器械有限公司依托中国科学院自动化研究所脑网络组研究中心近20年脑血氧监测技术积累，自主研发和生产的无创脑血氧监护仪，利用近红外光谱可无创实时监测脑组织血氧饱和度、脑组织氧合血红蛋白等指标，还同时监测外周组织血氧等信息，可预防临床患者在手术中麻醉或昏迷时脑卒中的发生，可监测在体外循环手术期间患者下肢灌注不足引起的缺血缺氧。无创脑血氧监护仪核心技术已获批发明专利授权，项目被北京市药品监督管理局批准为“北京市创新医疗器械”产品，入选《中关村创新医疗器械产品目录》。

此外，通过核心技术攻关自主研发的增强型探头，无惧毛发遮挡，可实现头发覆盖区域的颞叶、顶叶、枕叶多脑区监测功能，相对于局部脑氧饱和度监护仪仅能够监测大脑前额叶区域，多脑区监护仪能够为临床提供更加全面的脑部血氧信息。

本项目还具有可穿戴无线式脑血氧监测功能，摆脱了临床常规脑氧监护对患者体位、活动的限制，具有数据蓝牙无线传输、实时监测、云端储存、数据回放、智能提醒、小巧轻便等特点。

本项目研发的产品不仅替代了传统的有创脑血氧检测方法，更突破了目前市场二通道监测的局限性，实现了覆盖主要感知觉皮质的多个脑功能区组织血氧检测，达到脑组织与躯干组织血氧同步实时监测的作用，在体外生命支持领域、麻醉领域、神经外科手术、心血管手术、急危重症抢救、体外循环、心搏骤停后的心肺复苏等治疗中得到有效应用，将为临床医务人员提供脑血氧饱和度可靠、稳定、准确、全面的连续无创监测，见图4-232。

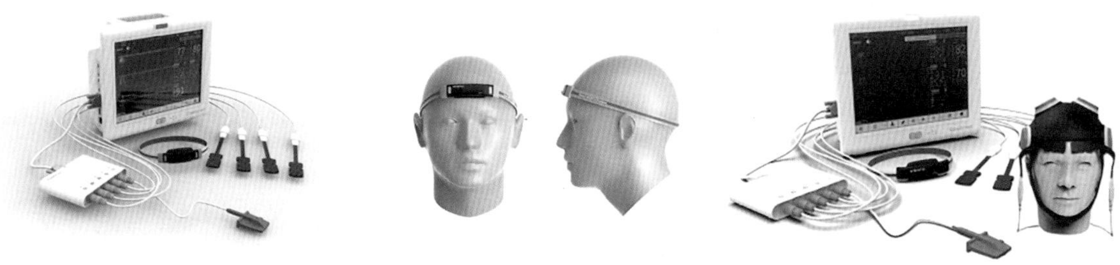

（a）　　　　（b）　　　　（c）

图4-232　无创脑血氧监护仪

注：（a）无创多通道脑血氧监护仪；（b）无线式脑血氧监测头带；（c）无创多脑区脑血氧监护仪。

2．无创局部组织血氧监测在生命支持（体外循环手术）中的应用

近红外光谱技术（near infrared spectroscopy，NIRS）作为一种非侵入性检测技术，因其

具有实时、动态、可连续监测的特点，在医学领域得到广泛关注和应用，尤其在生命支持领域显示出巨大的潜力。通过检测组织中氧合血红蛋白（HbO_2）和脱氧血红蛋白（Hb）的浓度变化，NIRS能够提供关于组织氧供、氧耗及代谢状态的重要信息。

（1）NIRS的工作原理及技术优势：NIRS利用700～1000nm波长的近红外光穿透人体组织，通过分析光的吸收特性，测定血红蛋白的氧合状态。近红外光能够较好地穿透皮肤、颅骨等生物组织，且对水和脂肪的吸收较弱，因此能够深入到较深的组织层次，从而实现对脑部、肌肉及其他组织氧代谢的评估。

NIRS的主要技术优势包括：①非侵入性，避免传统检测手段对患者造成的创伤。②实时监测，能够连续采集数据，提供动态变化趋势。③便携性，设备小型化、易于操作，适合床旁和移动环境使用。④多参数评估，同时监测血流量、氧饱和度和代谢指标，为全面评估组织功能提供依据。

无创组织血氧饱和度监护技术，基于近红外光谱技术和自主核心算法，能够无损、实时、连续监测脑组织、局部躯干组织及四肢末梢血氧参数，同时还可实现脑部血氧饱和度的无线、便携监测。氧饱和度能够反映患者组织供氧与耗氧的动态平衡，从而能更好地指导临床制定方案，采取相应措施。

（2）NIRS在生命支持中的具体应用

1）重症监护中的脑氧监测：在重症医学中，脑缺氧是影响患者预后的关键因素之一。NIRS可通过脑氧饱和度（rSO_2）的监测，评估脑部供血供氧情况，帮助临床医生尽早识别脑缺氧风险。例如，在体外膜肺氧合（ECMO）支持患者中，NIRS可用于实时监测脑氧代谢状态，指导氧合水平调节，降低缺血性脑损伤的发生率。

2）心脏手术中的术中管理：在心脏手术中，由于体外循环（CPB）的使用，患者可能面临脑灌注不足的风险。NIRS通过持续监测脑部和其他重要器官的氧供状态，为术中管理提供实时指导，帮助调整体外循环流量、血压及氧供参数，以优化术中供氧水平。研究表明，术中应用NIRS监测可显著降低术后认知功能障碍（POCD）的发生率。另外，在体外循环手术中患者下肢及四肢末梢容易灌注不足，因此监测体外循环手术患者下肢组织氧供也非常重要。

3）新生儿及儿童的生命支持：新生儿和儿童因发育未成熟，易受到缺氧、低灌注等影响。NIRS已被广泛应用于新生儿重症监护病房（NICU），特别是在早产儿的脑氧代谢监测中。通过NIRS可动态观察早产儿的脑血流灌注和氧饱和度，帮助判断脑损伤风险并及时干预。此外，在儿童心肺复苏及手术中，NIRS同样可为生命支持措施提供参考。

4）运动医学及康复中的组织氧监测：在康复训练和运动过程中，NIRS可以用于监测肌肉组织氧代谢情况，为运动负荷调节和康复计划制定提供依据。例如，对于长期卧床或接受生命支持的患者，肌肉代谢状态的监测有助于评估康复效果，防止肌肉萎缩的发生。

NIRS作为一种新兴的监测手段，在生命支持领域展现了巨大的应用前景，其非侵入性、实时性和多参数特性为危重症患者的治疗决策和预后评估提供了重要依据。随着技术的进一步成熟，NIRS有望在更多临床场景中得到普及，成为生命支持领域不可或缺的监测工具。

3. 临床应用实例

由中科搏康（北京）医疗器械生产的无创脑血氧饱和度监护仪经过国际标准的临床试验，监测误差≤1.5%，具有精准、多通道、多脑区、多模态性能特性，已经面向全国超百家三甲医院装机使用，在首都医科大学附属北京安贞医院体外循环科装机多台，能够在体外循环手术、ECMO诊治过程中为临床医生提供监测依据，指导对患者的进一步救治。另外凭借CE认证也成功出口到美国、意大利、希腊、伊朗等海外国家。

（1）应用案例一：体循手术中脑部血氧监测，实时监测辅助调整插管位置，保障患者术中脑部供血供氧。

在心脏手术中会用到较多的插管，如升主动脉插管、上下腔静脉插管、右心插管、左心插管、心肌保护液灌注插管等。在建立体外循环的时候，插管位置不当、血液稀释等原因可能会引起脑部灌注不足，造成脑组织缺血缺氧，心外科手术体外循环过程中实时监测脑氧，及时准确发现诊疗过程中脑部低氧供状况，指导临床优化或增加插管位置，避免术后脑组织损伤，见图4-233。

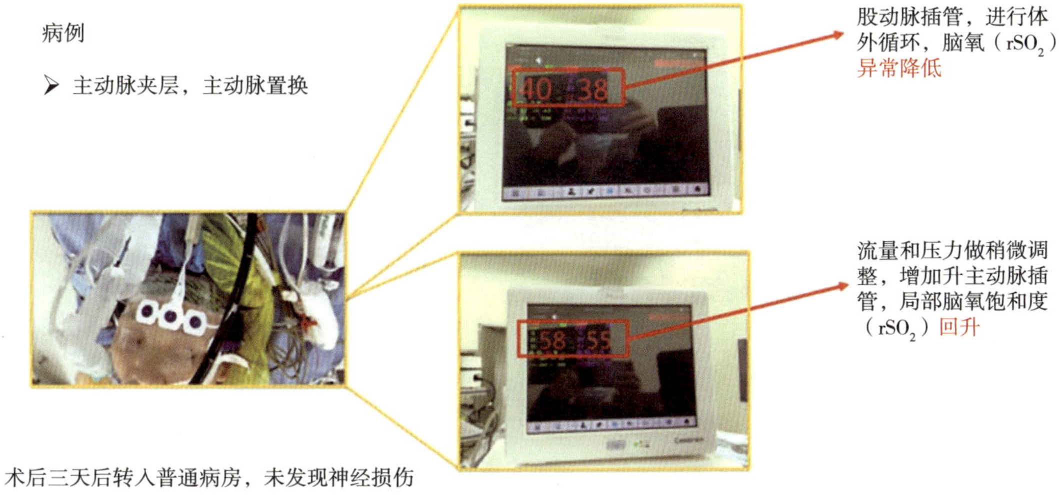

图4-233 临床应用案例一

（2）应用案例二：重症患者脑部血氧监测。对重症/ECMO患者连续实时监测脑氧饱和度，让医护人员及时发现患者脑部血流灌注改变，提示临床及时调整患者氧合，保护神经中枢重要组织器官，见图4-234。

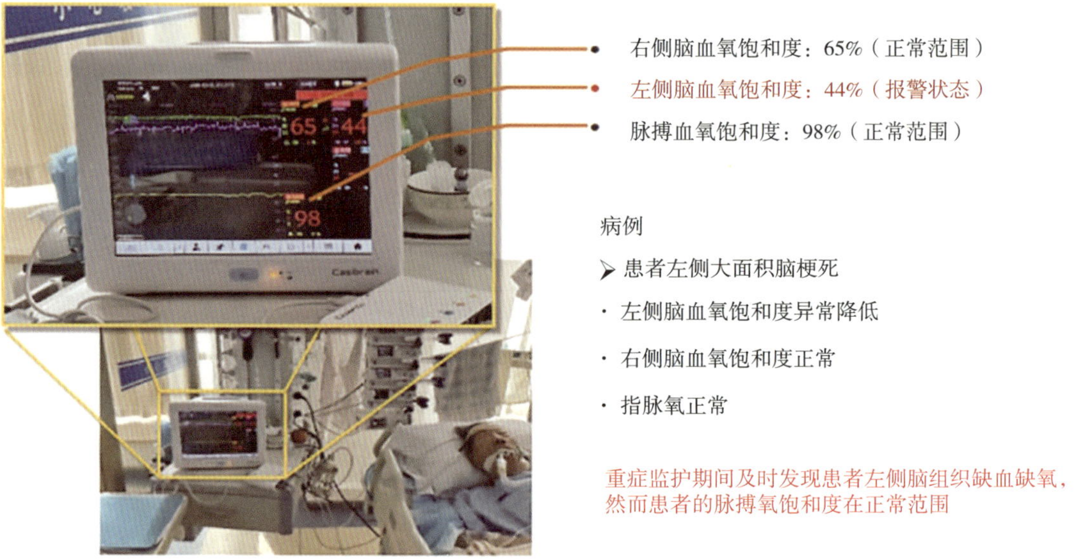

图4-234　临床应用案例二

（3）应用案例三：体外循环手术下肢组织灌注监测，及时发现下肢缺血缺氧。

体外循环手术过程中，插管位置不当、血液稀释等原因可能会引起下肢灌注不足，利用NIRS无创组织氧饱和度监测技术实时监测患者下肢氧饱和度，可以及时发现下肢缺血，避免术后下肢因缺血缺氧造成的机体损伤，见图4-235。

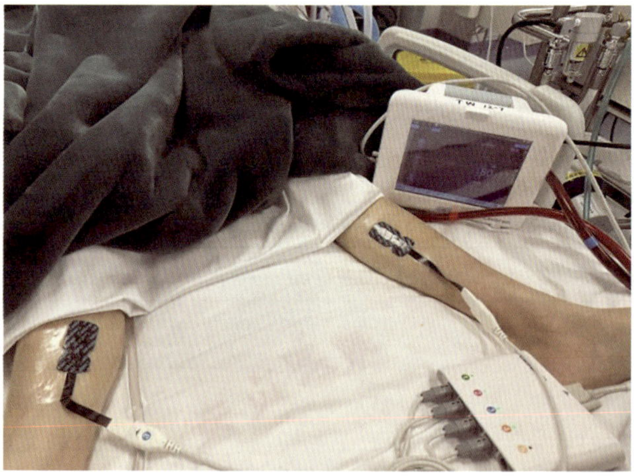

图4-235　临床应用案例三

第六节　康复理疗领域

一、市场概述

（一）整体情况

康复理疗原理主要利用外在的物理方法，对机体的肌肉组织、穴位等进行刺激，产生反应，以改善机体循环。本报告分析的康复理疗设备包括磁疗设备、运动治疗（PT）设备、电疗设备、光治疗设备、温热（冷）治疗设备等，见图4-236。

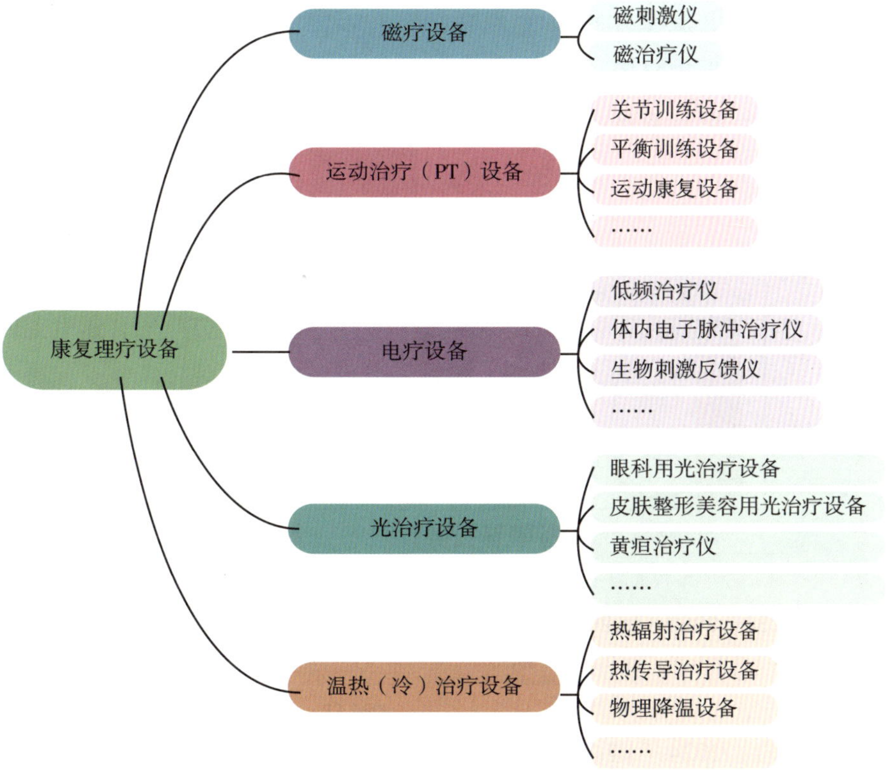

图4-236　康复理疗设备分类图

资料来源：医装数胜整理绘制。

2024年国内康复理疗设备（本书涵盖的康复理疗设备，下同）市场规模达到473.29亿元，较去年同期减少142亿元左右，同比下降23.1%。2020—2024年国内康复理疗设备市场规模复合增速达到5.4%，见图4-237。

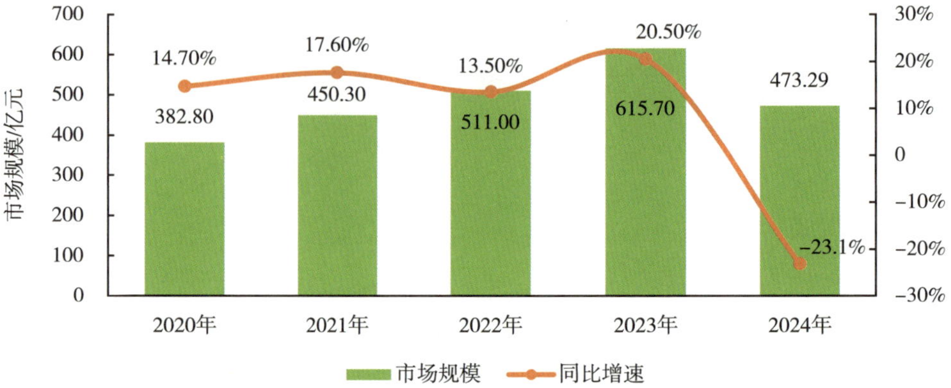

图4-237　2020—2024年国内康复理疗领域设备市场规模及同比增速

数据来源：医装数胜基于公开招投标数据、上市企业及细分领域境内营收等数据推算。

从注册人企业来看，截至2024年底，国内康复理疗领域注册人企业数量1878家，其中民族自主品牌注册人企业1741家，占92.7%。2020—2024年国内民族自主品牌注册人企业数量复合增速达12.5%，见图4-238。

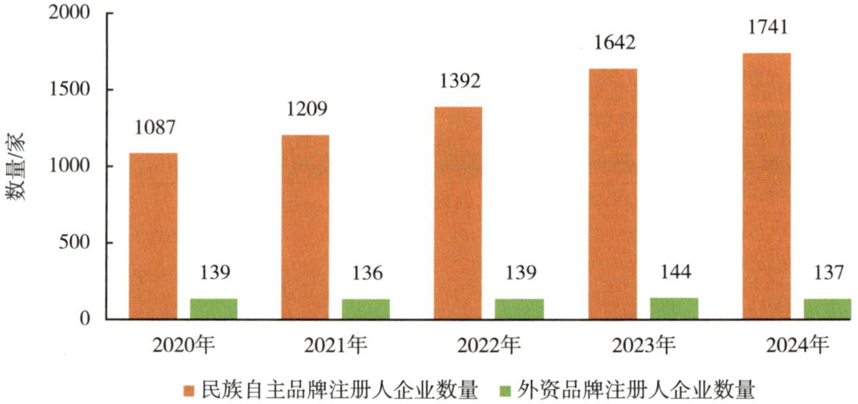

图4-238　2020—2024年国内康复理疗领域注册人企业数量（有效存量）

数据来源：国家及省（自治区、直辖市）药监局，医装数胜整理。

从首次注册来看，2024年国内康复理疗设备首次注册的Ⅱ类和Ⅲ类产品数量为613件。2024年“准”字（境内生产的医疗器械）产品数量共604件，占比98.5%。相比2023年，首次注册的Ⅱ类和Ⅲ类产品数量（690件）同比下降11.2%，“准”字产品数量同比下降11.6%，见图4-239。

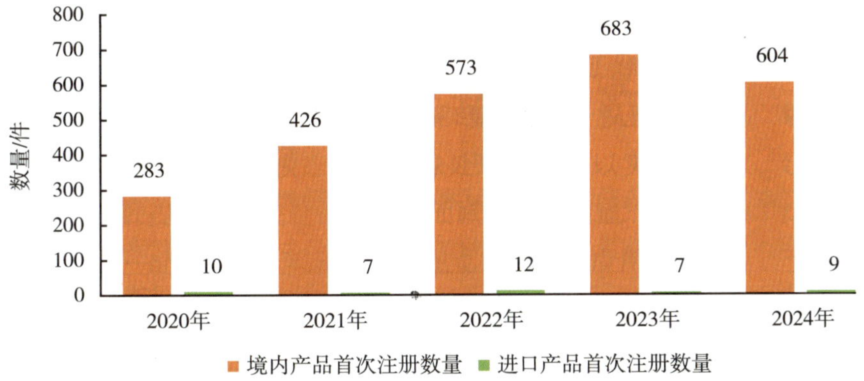

图4-239　2020—2024年国内康复理疗领域Ⅱ类和Ⅲ类产品首次注册数量

数据来源：国家及省（自治区、直辖市）药监局，医装数胜整理。

（二）细分市场

从康复理疗领域细分产品来看，近年来，国内磁疗设备市场规模占比持续稳步增长，2024年达到29%；此外，2024年光治疗设备市场规模占比明显下滑，运动治疗（PT）设备和电疗设备市场规模占比均略有上升，温热（冷）治疗设备市场规模占比稳定在10%左右，见图4-240。

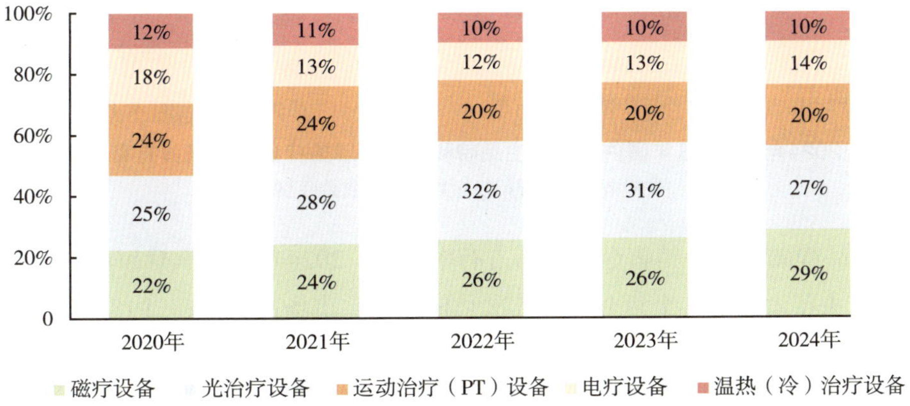

图4-240　2020—2024年国内康复理疗领域细分产品公开市场规模占比分布（按销售金额）

数据来源：公开招投标数据，医装数胜整理。

1．磁疗设备

根据最新数据统计，2019—2024年，有销售记录的磁疗设备品牌中，国内民族自主品牌数量达到81个，外资品牌数量达到5个，见图4-241。

2024年，国内民族自主品牌磁疗设备市场占有率达到99.38%，较去年减少0.3个百分点，外资品牌磁疗设备市场占有率达到0.62%，见图4-242。

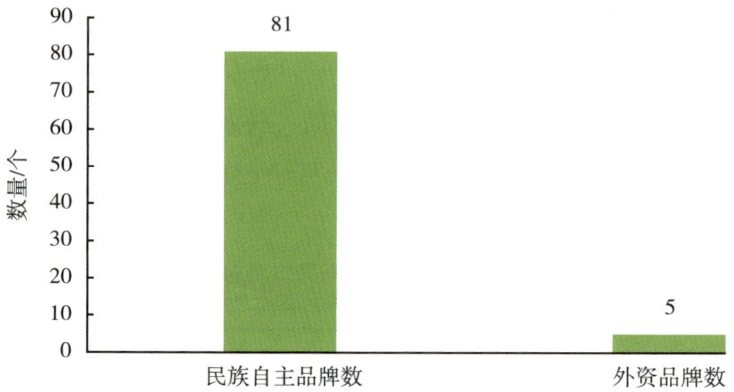

图4-241　国内民族自主品牌和外资品牌数量（有磁疗设备销售记录）

数据来源：医装数胜整理。

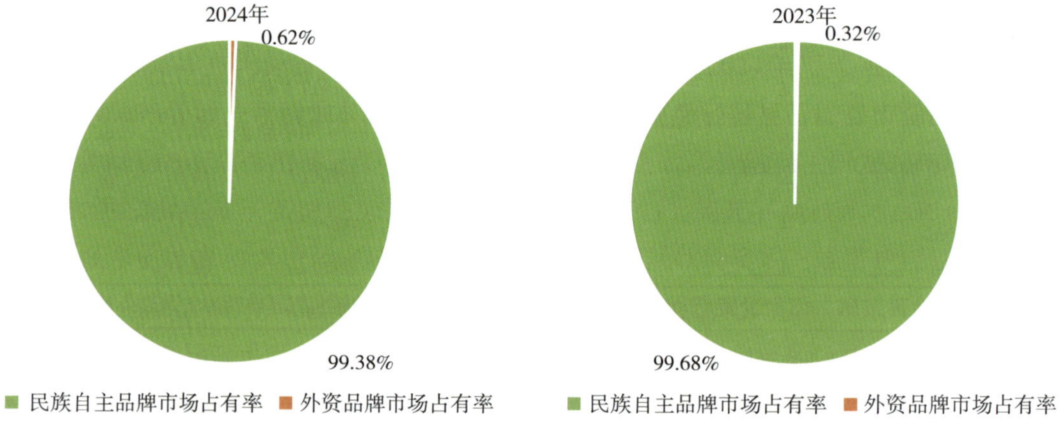

图4-242　2024年和2023年国内民族自主品牌和外资品牌磁疗设备市场占有率（按销售金额）

数据来源：公开招投标数据，医装数胜整理。

从国内各品牌磁疗设备销售金额市场占有率来看，2024年伟思医疗市场占有率最高，达到27.65%，较去年增加3.21个百分点。其次是依瑞德，市场占有率超过18%，增加1.67个百分点，见表4-65。

表4-65　2024年国内磁疗设备市场占有率TOP5品牌及变化情况（按销售金额）

2024年排名	品牌	2023年占比（%）	2024年占比（%）	同比变动百分点
1	伟思（VISHEE）	24.44	27.65	3.21
2	依瑞德（YIRUIDE）	16.49	18.16	1.67
3	麦澜德（MEDLANDER）	7.91	8.71	0.80
4	英智科技（YINGCHI）	8.37	8.60	0.23
5	翔宇医疗（XIANGYU MEDICAL）	6.13	7.27	1.14

数据来源：公开招投标数据，医装数胜整理。

从国内各品牌磁疗设备销售数量市场占有率来看，2024年伟思医疗市场占有率最高，达到18%以上，较去年增加3.09个百分点。其次，翔宇医疗、依瑞德市场占有率均超过10%，分别增加1.37个百分点、0.79个百分点，见表4-66。

表4-66　2024年国内磁疗设备市场占有率TOP5品牌及变化情况（按销售数量）

2024年排名	品牌	2023年占比（%）	2024年占比（%）	同比变动百分点
1	伟思（VISHEE）	15.78	18.87	3.09
2	翔宇医疗（XIANGYU MEDICAL）	10.42	11.79	1.37
3	依瑞德（YIRUIDE）	9.50	10.29	0.79
4	好博（Haobro）	5.11	5.57	0.46
5	英智科技（YINGCHI）	5.31	5.42	0.11

数据来源：公开招投标数据，医装数胜整理。

2．运动治疗（PT）设备

根据最新数据统计，2019—2024年，有销售记录的运动治疗（PT）设备品牌中，国内民族自主品牌数量达到200个，外资品牌数量达到26个，见图4-243。

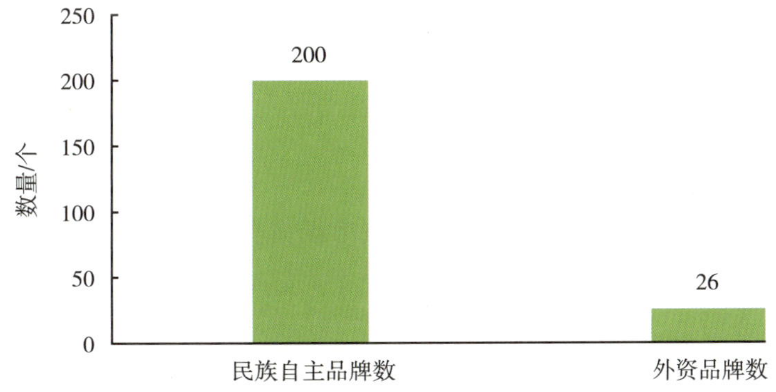

图4-243　国内民族自主品牌和外资品牌数量［有运动治疗（PT）设备销售记录］

数据来源：医装数胜整理。

2024年，国内民族自主品牌运动治疗（PT）设备市场占有率达到95.28%，较去年增加1.49%，外资品牌运动治疗（PT）设备市场占有率达到4.72%，见图4-244。

从国内各品牌运动治疗（PT）设备销售金额市场占有率来看，2024年翔宇医疗市场占有率最高，达到12.29%，较去年减少0.76个百分点。其次，傅利叶、一康市场占有率超过7%，其中傅利叶增加0.61个百分点，见表4-67。

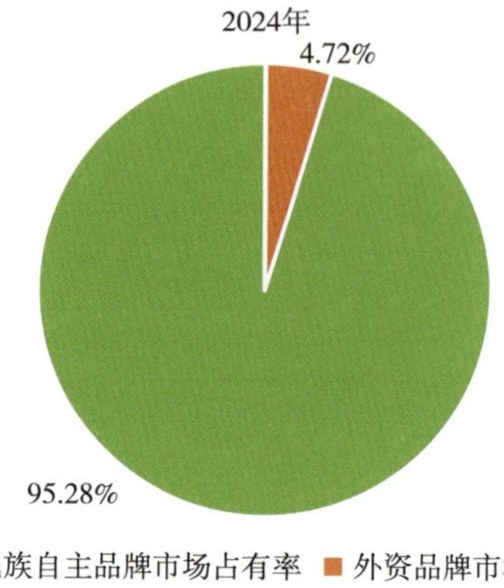

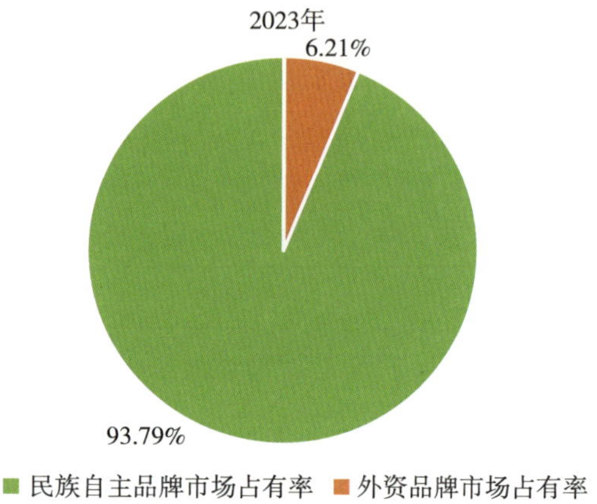

图4-244　2024年和2023年国内民族自主品牌和外资品牌运动治疗（PT）设备市场占有率（按销售金额）

数据来源：公开招投标数据，医装数胜整理。

表4-67　2024年国内运动治疗（PT）设备市场占有率TOP5品牌及变化情况（按销售金额）

2024年排名	品牌	2023年占比（%）	2024年占比（%）	同比变动百分点
1	翔宇医疗（XIANGYU MEDICAL）	13.05	12.29	−0.76
2	傅利叶（FOURIER）	6.92	7.53	0.61
3	一康（NX）	7.39	7.21	−0.18
4	泽普医疗（ZEPU）	5.11	5.40	0.29
5	龙之杰（Longest）	6.19	4.98	−1.21

数据来源：公开招投标数据，医装数胜整理。

从国内各品牌运动治疗（PT）设备销售数量市场占有率来看，2024年翔宇医疗市场占有率最高，达到18%以上，较去年减少2.40个百分点。好博紧随其后，市场占有率超13%，增加3.09个百分点，见表4-68。

表4-68　2024年国内运动治疗（PT）设备市场占有率TOP5品牌及变化情况（按销售数量）

2024年排名	品牌	2023年占比（%）	2024年占比（%）	同比变动百分点
1	翔宇医疗（XIANGYU MEDICAL）	20.52	18.12	−2.40
2	好博（Haobro）	10.15	13.24	3.09
3	龙之杰（Longest）	8.88	6.48	−2.40
4	友邦（Youbang）	3.96	5.02	1.06
5	钱璟（Qianjing）	4.59	4.10	−0.49

数据来源：公开招投标数据，医装数胜整理。

3．电疗设备

根据最新数据统计，2019—2024年，有销售记录的电疗设备品牌中，国内民族自主品牌数量达到272个，外资品牌数量达到19个，见图4-245。

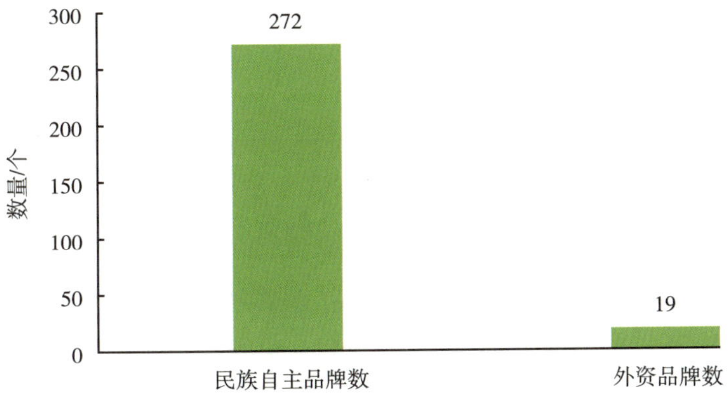

图4-245　国内民族自主品牌和外资品牌数量（有电疗设备销售记录）

数据来源：医装数胜整理。

2024年，国内民族自主品牌电疗设备市场占有率达到96.98%，较去年增加6.87个百分点，外资品牌电疗设备市场占有率达到3.02%，见图4-246。

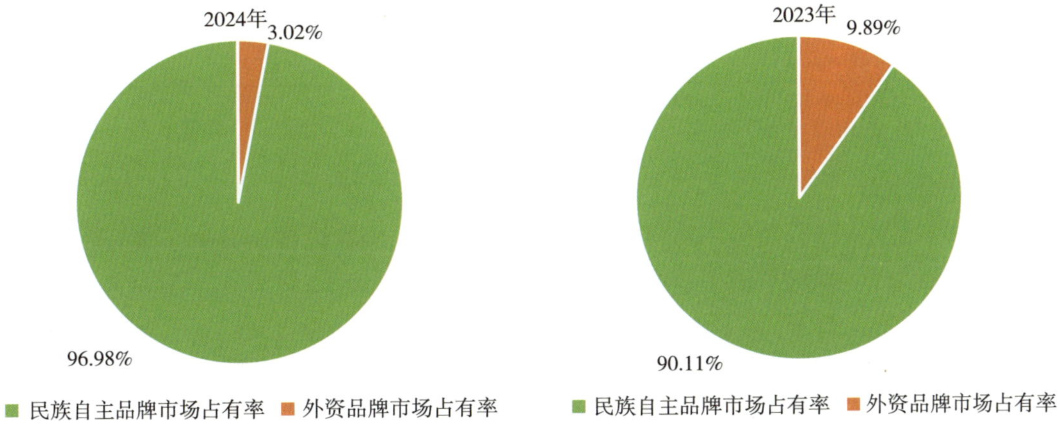

图4-246　2024年和2023年国内民族自主品牌和外资品牌电疗设备市场占有率（按销售金额）

数据来源：公开招投标数据，医装数胜整理。

从国内各品牌电疗设备销售金额市场占有率来看，2024年翔宇医疗和龙之杰占据领先地位，市场占有率均超12%，二者较去年同期分别增加1.77个百分点、1.47个百分点，见表4-69。

表4-69　2024年国内电疗设备市场占有率TOP5品牌及变化情况（按销售金额）

2024年排名	品牌	2023年占比（%）	2024年占比（%）	同比变动百分点
1	翔宇医疗（XIANGYU MEDICAL）	13.70	15.47	1.77
2	龙之杰（Longest）	11.14	12.61	1.47
3	好博（Haobro）	5.85	5.32	−0.53
4	海坤	6.81	4.56	−2.25
5	辉博（HUIBO）	4.10	4.23	0.13

数据来源：公开招投标数据，医装数胜整理。

从国内各品牌电疗设备销售数量市场占有率来看，2024年翔宇医疗市场占有率大幅领先，达到21%以上，较去年减少0.25个百分点。其次，好博市场占有率超过11%，增加0.68个百分点。此外，奔奥市场占有率均增加1.96个百分点，见表4-70。

表4-70　2024年国内电疗设备市场占有率TOP5品牌及变化情况（按销售数量）

2024年排名	品牌	2023年占比（%）	2024年占比（%）	同比变动百分点
1	翔宇医疗（XIANGYU MEDICAL）	21.76	21.51	−0.25
2	好博（Haobro）	10.76	11.44	0.68
3	龙之杰（Longest）	8.01	7.61	−0.40
4	倍益康（Beoka）	6.37	6.85	0.48
5	奔奥（Benao）	2.81	4.77	1.96

数据来源：公开招投标数据，医装数胜整理。

4．光治疗设备

根据最新数据统计，2019—2024年，有销售记录的光治疗设备品牌中，国内民族自主品牌数量达到148个，外资品牌数量达到41个，见图4-247。

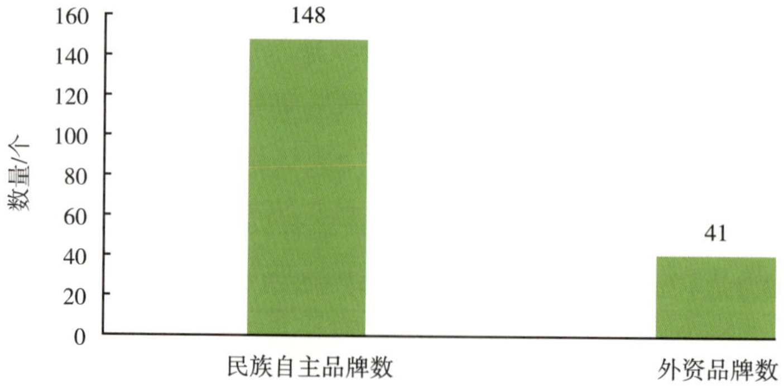

图4-247　国内民族自主品牌和外资品牌数量（有光治疗设备销售记录）

数据来源：医装数胜整理。

2024年，国内民族自主品牌光治疗设备市场占有率达到53.48%，较去年增加7.1个百分点，外资品牌光治疗设备市场占有率达到46.52%，见图4-248。

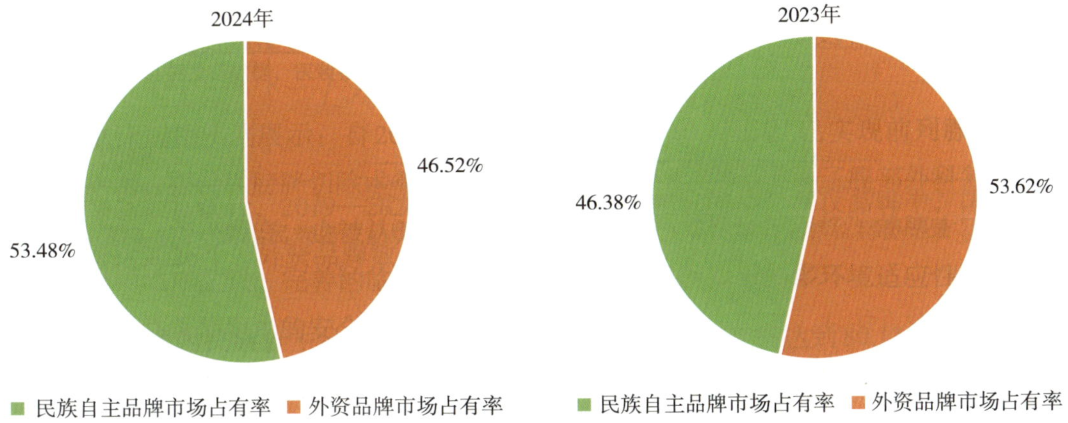

图4-248　2024年和2023年国内民族自主品牌和外资品牌光治疗设备市场占有率（按销售数量）

数据来源：公开招投标数据，医装数胜整理。

从国内各品牌光治疗设备销售金额市场占有率来看，2024年前三名分别为科医人、科英激光和赛诺秀，市场占有率均超9%，其中科医人、科英激光较去年同期分别增加2.15个百分点、1.89个百分点，赛诺秀减少2个百分点。此外，凯德朗市场占有率减少6.07个百分点，见表4-71。

表4-71　2024年国内光治疗设备市场占有率TOP5品牌及变化情况（按销售金额）

2024年排名	品牌	2023年占比（%）	2024年占比（%）	同比变动百分点
1	科医人（Lumenis）	17.98	20.13	2.15
2	科英激光（Kinglaser）	11.99	13.88	1.89
3	赛诺秀 Cynosure）	11.93	9.93	−2.00
4	凯德朗（Candela）	12.87	6.80	−6.07
5	奇致激光	7.37	6.68	−0.69

数据来源：公开招投标数据，医装数胜整理。

从国内各品牌光治疗设备销售数量市场占有率来看，2024年普门科技市场占有率最高，达到12%以上，较去年减少2.64个百分点。其次，戴维、科英激光市场占有率均超过7%，其中戴维增加1.63个百分点，科英激光减少0.69个百分点，见表4-72。

表4-72　2024年国内光治疗设备市场占有率TOP5品牌及变化情况（按销售数量）

2024年排名	品牌	2023年占比（%）	2024年占比（%）	同比变动百分点
1	普门科技（Lifotronic）	15.22	12.58	−2.64
2	戴维（DAVID）	7.85	9.48	1.63
3	科英激光（Kinglaser）	8.04	7.35	−0.69
4	科曼（COMEN）	4.77	5.60	0.83
5	翔宇医疗（XIANGYU MEDICAL）	3.47	4.26	0.79

数据来源：公开招投标数据，医装数胜整理。

5．温热（冷）治疗设备

根据最新数据统计，2019—2024年，有销售记录的温热（冷）治疗设备品牌中，国内民族自主品牌数量达到176个，外资品牌数量达到16个，见图4-249。

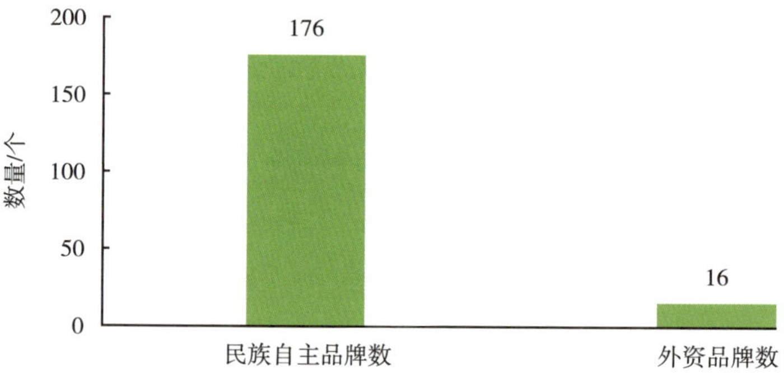

图4-249　国内民族自主品牌和外资品牌数量［有温热（冷）治疗设备销售记录］

数据来源：医装数胜整理。

2024年，国内民族自主品牌温热（冷）治疗设备市场占有率达到92.36%，较去年减少1.18个百分点，外资品牌温热（冷）治疗设备市场占有率达到7.64%，见图4-250。

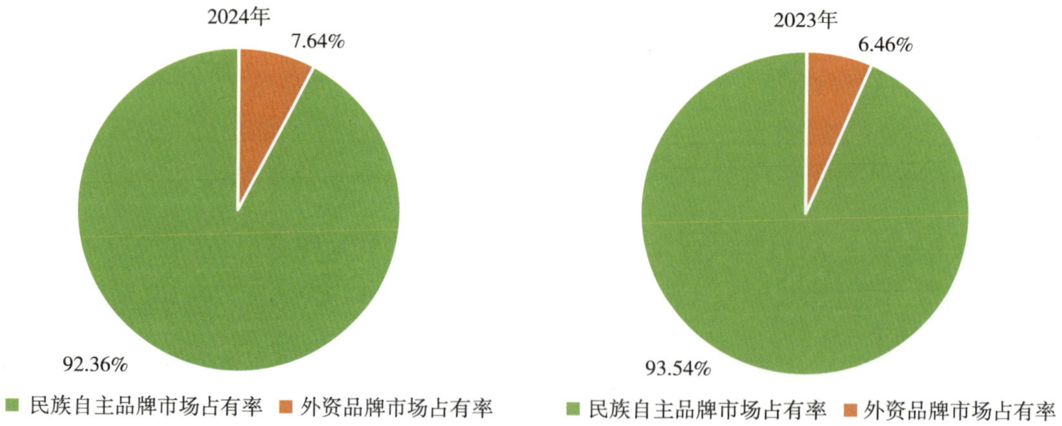

图4-250　2024年和2023年国内民族自主品牌和外资品牌温热（冷）治疗设备市场占有率（按销售金额）

数据来源：公开招投标数据，医装数胜整理。

从国内各品牌温热（冷）治疗设备销售金额市场占有率来看，2024年前三名分别为保瑞医疗、普门科技和翔宇医疗，市场占有率均超6%，其中普门科技和翔宇医疗较去年分别增加2.60个百分点、1.57个百分点，保瑞医疗减少0.51个百分点。此外，科曼市场占有率增加2.72个百分点。见表4-73。

表4-73　2024年国内温热（冷）治疗设备市场占有率TOP5品牌及变化情况（按销售金额）

2024年排名	品牌	2023年占比（%）	2024年占比（%）	同比变动百分点
1	保瑞医疗（BRM）	8.03	7.52	−0.51
2	普门科技（Lifotronic）	4.83	7.43	2.60
3	翔宇医疗（XIANGYU MEDICAL）	5.10	6.67	1.57
4	迈达医疗（ORESTEP）	4.59	4.34	−0.25
5	科曼（COMEN）	1.38	4.10	2.72

数据来源：公开招投标数据，医装数胜整理。

从国内各品牌温热（冷）治疗设备销售数量市场占有率来看，2024年恒明医疗市场占有率最高，达到13.00%，较去年减少3.76个百分点；其次中芝、重庆航天和蜀轩医疗市场占有率均超8%，中芝和蜀轩医疗市场占有率分别增加6.09个百分点、5.81个百分点，见表4-74。

表4-74　2024年国内温热（冷）治疗设备市场占有率TOP5品牌及变化情况（按销售数量）

2024年排名	品牌	2023年占比（%）	2024年占比（%）	同比变动百分点
1	恒明医疗	16.76	13.00	−3.76
2	中芝	3.32	9.41	6.09
3	重庆航天	8.76	8.59	−0.17
4	蜀轩医疗	2.68	8.49	5.81
5	国仁	7.46	7.23	−0.23

数据来源：公开招投标数据，医装数胜整理。

二、新技术应用

本部分主要介绍助听器新技术临床应用实例。

1．产品性能及优势介绍

联影uOrigin源系列基于自主研发的定制芯片和边缘侧神经网络算法，可深度模拟人耳自然听觉信号处理，根据用户的听损程度、聆听习惯与不舒适阈，量身定制个性化聆听。其原创的中文听力平台，可针对中文语音特点深度定制，显著提升国人的聆听清晰度、言语可懂度与舒适度。此外，基于AI高算力与集成化的片上电源管理，联影uOrigin源助听器在算力功耗比、续航、隐蔽定制等多方面，均实现了突破。

（1）智能神经网络降噪：智能神经网络降噪技术的工作原理主要依赖于人工智能深度学习算法。通过让机器在万千真实的声音场景中进行模拟训练，AI可自动学习和识别各种复杂的噪声模式。助听器借助搭载在芯片上的AI模块实时分析声音信号，精确区分语音和噪声部分，对噪声进行分类抑制和消除，同时保留语音，实现精准降噪。

为突破算力束缚，联影助听器为智能神经网络算法定制了“异构六核芯片”。这款芯片能够同时满足助听器对高算力和低功耗的严苛要求，实现了算力与算法的深度融合，使得智能神经网络降噪算法在联影助听器上能够充分发挥其强大性能。同时联影助听器采用数百万条音频材料进行神经网络模型的深度训练，所有训练材料均从中国生活场景中实地采集，确保了联影助听器的神经网络模型能够更好地理解中国本地化噪声场景的聆听需求。

根据联影助听器声学实验室的临床测试数据，相比经典降噪，开启智能降噪功能后，信噪比可提升10dB以上[1]。此外，由于联影智能神经网络降噪技术能够精准聚焦目标人声，并精细处理噪声中的语音信号，在极端条件下也可最大限度地保留噪声中的语音成分。无论是身处喧闹的街道还是嘈杂的餐厅，用户都能享受到信噪比低至-5dB[2]的自然、清晰的聆听效果，为用户带来贴近真耳聆听的舒适体验。

（2）原创中文听力平台：原创中文平台通过聚焦影响中文语音识别的三大声学线索——声调、中高频语音、音节起始辅音，开发了中文听力公式与中文言语增强算法。通过融合中文语音的精细补偿与听感优化，该平台显著提升了国人的聆听清晰度、言语可懂度和舒适度。

（3）数智化康复新模式：这款助听器还配套数智化康复平台，将佩戴助听器后的个性化康复计划融入手机APP之中，利用大数据与人工智能技术，为每位用户量身打造科学合理的康复方案，并可提供专业的远程服务。APP不仅可以提供每日的佩戴时长建议，还能根据用户的佩戴反馈动态调整康复计划，推送针对性的康复建议与训练任务。

2. 临床科研合作及案例分享

为加快推广匹配国人语言、聆听习惯的声学技术，推动创新纵深转化，联影还携手首都医科大学附属北京同仁医院，此外还有复旦大学附属中山医院、中国人民解放军总医院、重庆医科大学附属第一医院、四川泰康医院等医院，同步开启了首批国内医疗级助听器联影uOrigin源系列“国产自研芯片助听器及其人工智能算法对听力损失的干预效果研究”，依托院端深厚的临床科研能力、顶尖人才资源和丰富的临床沃土，持续释放创新源动能，让临床成果惠及国人。

截至目前，临床研究已招募入组50多名受试者，涵盖了不同年龄层和听力损失程度。临

[1] 数据来源于联影助听器声学实验室，临床测试值。

[2] 数据来源于联影助听器声学实验室，临床测试值。

床研究结果显示，受试者助听后的言语识别率在安静和噪声环境均有明显提升。

以首都医科大学附属北京同仁医院的临床评测结果为例，13名受试者助听后语音识别能力均有明显提升。在安静环境（50dB SPL）下，受试者言语识别率平均提升30%～50%，部分受试者的识别率甚至达到了100%。在极具挑战性的嘈杂环境（SNR＝0，60dB SPL）下，受试者的语句识别能力显著提升，大多数用户的识别率达到90%以上，其中部分识别率更是接近或达到100%。在APHAB问卷中，受试者通过佩戴联影助听器在交流便利程度、混响环境、嘈杂背景环境和对烦扰声的厌恶情况四个维度上均表现出明显的正向获益，这得益于联影助听器在动态范围扩展、语音信号增强和噪声抑制等核心功能上的技术优势，在保证用户舒适度的情况下，能够大幅提升用户在各类场景下的言语交流能力。另外，在IOI-HA的问卷中，所有受试者均获得了较高的得分，表明受试者对联影助听器的实际效果满意。

综上所述，同仁测评项目所收集的数据充分证明，联影uOrigin助听器在提升各类听力障碍人群的语音识别能力和用户满意度方面的表现出色。这得益于联影智能神经网络降噪技术的精准降噪，协同原创中文听力平台对中文语音信号的有效提取，即使在低声压级、低信噪比的聆听环境下，联影助听器仍能展现其卓越性能，确保每位使用者在复杂的聆听环境中，都能从联影助听器中获益。

第七节　中医领域

本节主要介绍中医领域的市场情况。

一、整体情况

中医设备是基于中医理论研发出来的诊疗设备，利用现代科学技术为中医服务，通常分为中医治疗设备和中医诊断设备两类。本报告分析的中医设备包括熏蒸治疗设备、灸疗设备、穴位电刺激设备、望诊设备、穴位阻抗检测设备等，见图4-251。

2024年国内中医领域设备（本书涵盖的中医设备，下同）市场规模达到112.55亿元，较去年同期增加9亿元左右，同比增长8.6%。2020—2024年国内中医领域设备市场规模复合增速达到10.4%，见图4-252。

从注册人企业来看，截至2024年底，国内中医领域注册人企业数量237家，均为民族自主品牌注册人。2020—2024年国内民族自主品牌注册人企业数量复合增速达16.9%，见图4-253。

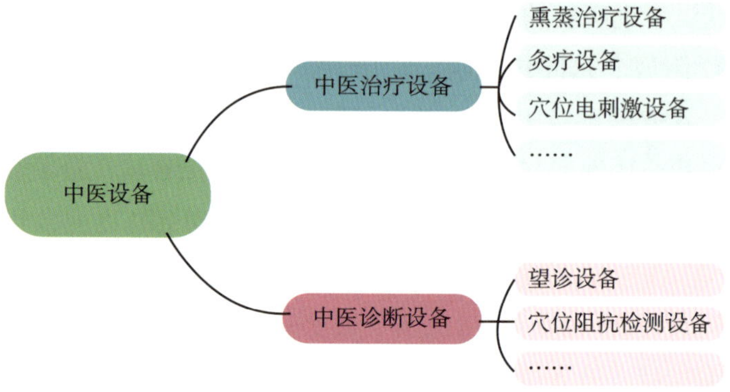

图4-251　中医设备分类图

资料来源：医装数胜整理绘制。

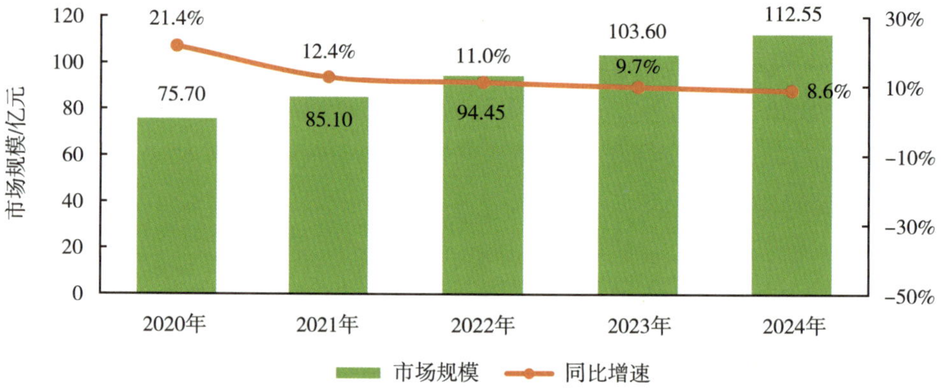

图4-252　2020—2024年国内中医领域设备市场规模及同比增速

数据来源：医装数胜基于公开招投标数据、上市企业及细分领域境内营收等数据推算。

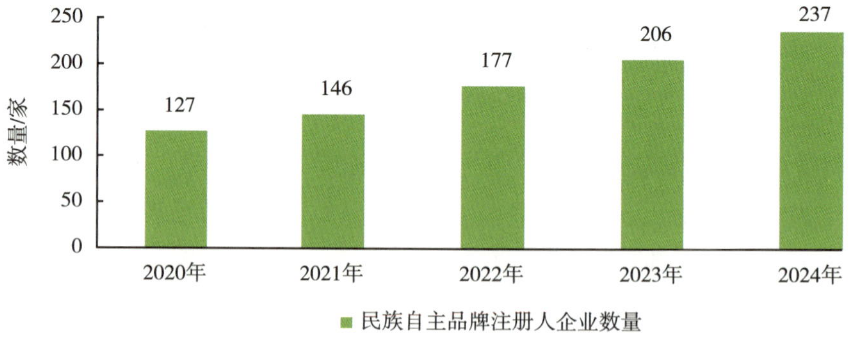

图4-253　2020—2024年国内中医领域注册人企业数量（有效存量）

数据来源：国家及省（自治区、直辖市）药监局，医装数胜整理。

从首次注册来看，2024年国内中医设备领域首次注册的Ⅱ类和Ⅲ类产品数量为71件，均为“准”字（境内生产的医疗器械）产品。相比2023年，首次注册的Ⅱ类和Ⅲ类产品数量（57件）同比增长24.6%，见图4-254。

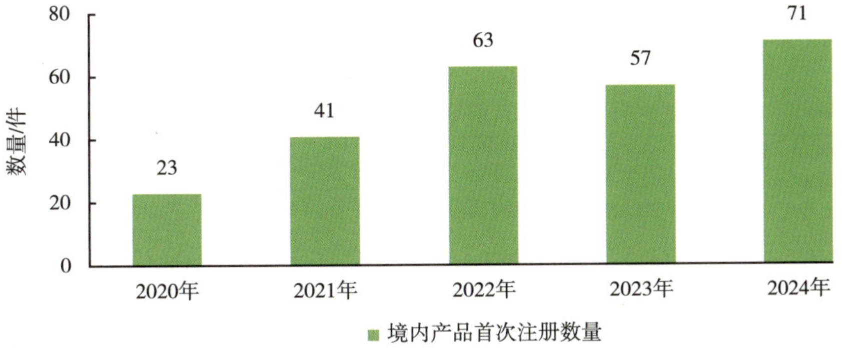

图4-254　2020—2024年国内中医领域Ⅱ类和Ⅲ类产品首次注册数量

数据来源：国家及省（自治区、直辖市）药监局，医装数胜整理。

二、细分市场

从中医领域细分产品来看，近5年，国内熏蒸治疗设备市场规模占比领先于其他设备，维持在30%以上且持续上升，2024年占比达到39%；灸疗设备由2020年的29%下降至2022年的22%，而后持续回升至2024年的31%；此外，穴位阻抗检测设备和望诊设备市场规模占比均有所下降，见图4-255。

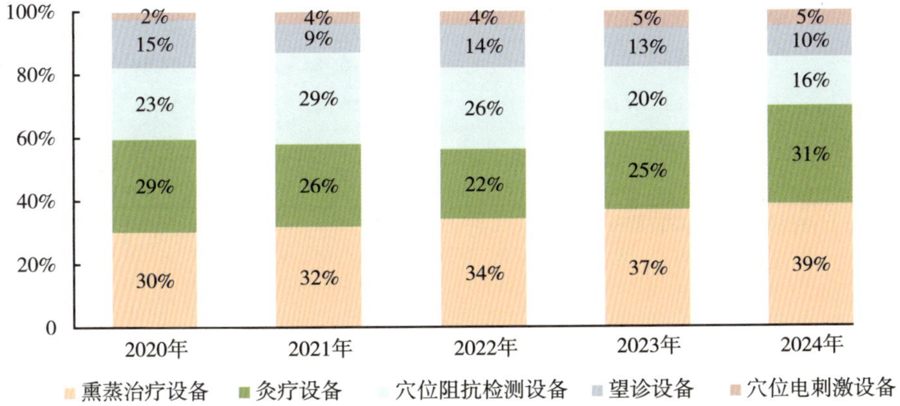

图4-255　2020—2024年国内中医领域细分产品公开市场规模占比分布

数据来源：公开招投标数据，医装数胜整理。

1．熏蒸治疗设备

根据最新数据统计，2019—2024年，有销售记录的熏蒸治疗设备品牌均为国内民族自主品牌，数量为66个。

从各品牌熏蒸治疗设备销售金额市场占有率来看，2024年前三名分别为翔宇医疗、立鑫医疗和好博，市场占有率均超15%，其中立鑫医疗和好博市场占有率较去年分别增加1.18个百分点、2.83个百分点，翔宇医疗减少3.78个百分点。此外，一真医疗市场占有率减少超7

个百分点，见表4-75。

表4-75　2024年国内熏蒸治疗设备市场占有率TOP5品牌及变化情况（按销售金额）

2024年排名	品牌	2023年占比（%）	2024年占比（%）	同比变动百分点
1	翔宇医疗（XIANGYU MEDICAL）	26.45	22.67	−3.78
2	立鑫医疗（LIXIN MEDICAL）	18.23	19.41	1.18
3	好博（Haobro）	12.72	15.55	2.83
4	华伟（Huawei）	2.44	5.58	3.14
5	一真医疗	11.23	4.05	−7.18

数据来源：公开招投标数据，医装数胜整理。

从国内各品牌熏蒸治疗设备销售数量市场占有率来看，2024年前三名分别为翔宇医疗、好博和立鑫医疗，市场占有率均超16%，其中，好博和立鑫医疗市场占有率分别增加2.06个百分点、0.39个百分点，翔宇医疗减少4.82个百分点，见表4-76。

表4-76　2024年国内熏蒸治疗设备市场占有率TOP5品牌及变化情况（按销售数量）

2024年排名	品牌	2023年占比（%）	2024年占比（%）	同比变动百分点
1	翔宇医疗（XIANGYU MEDICAL）	27.83	23.01	−4.82
2	好博（Haobro）	16.78	18.84	2.06
3	立鑫医疗（LIXIN MEDICAL）	16.52	16.91	0.39
4	华伟（Huawei）	3.18	4.48	1.30
5	舒蠡医疗	1.86	3.40	1.54

数据来源：公开招投标数据，医装数胜整理。

2．灸疗设备

根据最新数据统计，2019—2024年，有销售记录的灸疗设备品牌均为国内民族自主品牌，数量为54个。

从各品牌灸疗设备销售金额市场占有率来看，2024年翔宇医疗市场占有率大幅领先，达到31.47%，较去年减少10.32个百分点。其次，好博市场占有率为9.15%，增加5个百分点。此外，隆成医疗市场占有率增加6.30个百分点，见表4-77。

表4-77　2024年国内灸疗设备市场占有率TOP5品牌及变化情况（按销售金额）

2024年排名	品牌	2023年占比（%）	2024年占比（%）	同比变动百分点
1	翔宇医疗（XIANGYU MEDICAL）	41.79	31.47	−10.32
2	华伟（Huawei）	4.15	9.15	5.00

续　表

2024年排名	品牌	2023年占比（%）	2024年占比（%）	同比变动百分点
3	好博（Haobro）	10.94	7.70	−3.24
4	立鑫医疗（LIXIN MEDICAL）	5.37	7.34	1.97
5	隆成医疗	0.14	6.44	6.30

数据来源：公开招投标数据，医装数胜整理。

从国内各品牌灸疗设备销售数量市场占有率来看，2024年翔宇医疗市场占有率最高，达到近22%，较去年减少7.26个百分点。其次是雨桐医疗，市场占有率超过8%，增加5.19个百分点。此外，华伟医疗市场占有率增加4.56个百分点，见表4-78。

表4-78　2024年国内灸疗设备市场占有率TOP5品牌及变化情况（按销售数量）

2024年排名	品牌	2023年占比（%）	2024年占比（%）	同比变动百分点
1	翔宇医疗（XIANGYU MEDICAL）	29.25	21.99	−7.26
2	雨桐医疗	3.51	8.70	5.19
3	华伟（Huawei）	1.81	6.37	4.56
4	好博（Haobro）	9.07	6.29	−2.78
5	祥和中医	7.60	5.75	−1.85

数据来源：公开招投标数据，医装数胜整理。

3．穴位电刺激设备

根据最新数据统计，2019—2024年，有销售记录的穴位电刺激设备品牌均为国内民族自主品牌，数量为23个。

从各品牌穴位电刺激设备销售金额市场占有率来看，2024年前三名分别为翔宇医疗、曙新科技和华佗医疗，市场占有率均超21%，其中，曙新科技和华佗医疗较去年分别增加8.28个百分点、1.77个百分点，翔宇医疗减少4.91个百分点，见表4-79。

表4-79　2024年国内穴位电刺激设备市场占有率TOP5品牌及变化情况（按销售金额）

2024年排名	品牌	2023年占比（%）	2024年占比（%）	同比变动百分点
1	翔宇医疗（XIANGYU MEDICAL）	37.91	33.00	−4.91
2	曙新科技（ACUCEUTICALS）	17.22	25.50	8.28
3	华佗（Hwato）	19.34	21.11	1.77
4	达佳（DJ）	6.07	6.51	0.44
5	恒明医疗	1.47	2.19	0.72

数据来源：公开招投标数据，医装数胜整理。

从国内各品牌穴位电刺激设备销售数量市场占有率来看，2024年华佗医疗市场占有率最高，达到50%以上，较去年增加2.45个百分点。其次为翔宇医疗，市场占有率超过26%，减少6.70个百分点。此外，达佳医疗和佳健医疗市场占有率分别增加1.61个百分点、1.03个百分点，见表4-80。

表4-80　2024年国内穴位电刺激设备市场占有率TOP5品牌及变化情况（按销售数量）

2024年排名	品牌	2023年占比（%）	2024年占比（%）	同比变动百分点
1	华佗（Hwato）	48.47	50.92	2.45
2	翔宇医疗（XIANGYU MEDICAL）	33.64	26.94	−6.70
3	达佳（DJ）	5.81	7.42	1.61
4	恒明医疗	5.28	5.54	0.26
5	佳健医疗	2.01	3.04	1.03

数据来源：公开招投标数据，医装数胜整理。

4．望诊设备

根据最新数据统计，2019—2024年，有销售记录的望诊设备品牌均为国内民族自主品牌，数量为8个。

从各品牌望诊设备销售金额市场占有率来看，2024年海恩达市场占有率最高，达到35.27%，较去年增加5.84个百分点。其次为道生医疗，市场占有率29.80%，减少5.18个百分点。此外，天中依脉和天津国民市场占有率分别增加7.61个百分点、3.52个百分点，圣美孚市场占有率减少9.25个百分点，见表4-81。

表4-81　2024年国内望诊设备市场占有率TOP5品牌及变化情况（按销售金额）

2024年排名	品牌	2023年占比（%）	2024年占比（%）	同比变动百分点
1	海恩达（HED）	29.43	35.27	5.84
2	道生医疗	34.98	29.80	−5.18
3	天中依脉（TZYM）	12.47	20.08	7.61
4	圣美孚（SMF）	14.06	4.81	−9.25
5	天津国民	0	3.52	3.52

数据来源：公开招投标数据，医装数胜整理。

从国内各品牌望诊设备销售数量市场占有率来看，2024年海恩达市场占有率最高，达到35%以上，较去年减少4.96个百分点。其次，天中依脉市场占有率达到29.17%，增加13.79个百分点。此外，道生医疗市场占有率减少10.25个百分点，见表4-82。

表4-82　2024年国内望诊设备市场占有率TOP5品牌及变化情况（按销售数量）

2024年排名	品牌	2023年占比（%）	2024年占比（%）	同比变动百分点
1	海恩达（HED）	40.38	35.42	−4.96
2	天中依脉（TZYM）	15.38	29.17	13.79
3	道生医疗	26.92	16.67	−10.25
4	圣美孚（SMF）	11.54	10.42	−1.12
5	慧医谷	5.77	4.17	−1.60

数据来源：公开招投标数据，医装数胜整理。

5. 穴位阻抗检测设备

根据最新数据统计，2019—2024年，有销售记录的穴位阻抗检测设备品牌均为国内民族自主品牌，数量为11个。

从各品牌穴位阻抗检测设备销售金额市场占有率来看，2024年身心康和海恩达市场占有率均超30%，较去年同期分别增加10.07个百分点、3.47个百分点。此外，慧医谷市场占有率增加4.42个百分点，见表4-83。

表4-83　2024年国内穴位阻抗检测设备市场占有率TOP5品牌及变化情况（按销售金额）

2024年排名	品牌	2023年占比（%）	2024年占比（%）	同比变动百分点
1	身心康	28.16	38.23	10.07
2	海恩达（HED）	26.71	30.18	3.47
3	庄志医疗	11.90	11.50	−0.40
4	慧医谷	2.20	6.62	4.42
5	圣美孚（SMF）	8.77	5.70	−3.07

数据来源：公开招投标数据，医装数胜整理。

从国内各品牌穴位阻抗检测设备销售数量市场占有率来看，2024年海恩达市场占有率最高，达到40%以上，较去年增加8.74个百分点。其次，庄志医疗、身心康市场占有率均为17.74%，分别增加4.06个百分点、7.21个百分点。此外，圣美孚和中瑞博康市场占有率分别减少3.52个百分点、6.18个百分点，见表4-84。

表4-84　2024年国内穴位阻抗检测设备市场占有率TOP5品牌及变化情况（按销售数量）

2024年排名	品牌	2023年占比（%）	2024年占比（%）	同比变动百分点
1	海恩达（HED）	31.58	40.32	8.74
2	庄志医疗	13.68	17.74	4.06

续　表

2024年排名	品牌	2023年占比（%）	2024年占比（%）	同比变动百分点
3	身心康	10.53	17.74	7.21
4	圣美孚（SMF）	11.58	8.06	−3.52
5	中瑞博康	12.63	6.45	−6.18

数据来源：公开招投标数据，医装数胜整理。

编　　写：张笑潮　李永新
供稿单位：上海联影医疗科技股份有限公司
东软医疗系统股份有限公司
通用电气医疗系统贸易发展（上海）有限公司
佳能医疗系统（中国）有限公司
飞利浦（中国）投资有限公司
强生（上海）医疗器材有限公司
中核安科锐（天津）医疗科技有限责任公司
罗氏诊断产品（上海）有限公司
深圳迈瑞生物医疗电子股份有限公司
上海微创医疗器械（集团）有限公司
美敦力（上海）管理有限公司
北京柏惠维康科技股份有限公司
中科搏康（北京）医疗器械有限公司

后　记

在《中国医学装备发展状况与趋势（2025）》中国医学装备绿皮书出版之际，我们衷心地感谢给予本书帮助的各界人士和中国协和医科大学出版社。感谢国家有关部门给予的大力支持，感谢协会各个分会、会员企业、行业专家和“医知桥”医学装备知识产权服务平台、北京医装数胜科技有限公司的积极参与和所倾注的大量心血。

由于本书编写时间紧张，难免存在不足之处，欢迎广大读者提出意见建议和质询，您可以通过邮件（came-information@yxzb.org.cn）与我们联系。希望业内更多的人士关心、参与到绿皮书撰写过程中，我们共同努力，打造实用的行业工具书。

编委会

2025年6月

中国医学装备协会　　医知桥　　医装数胜